개정판

방사선진료 환자의 CARE

최종학·송재흥·임창선·임청환

도서출판 대학서림

〈첫 장으로 들어가기 전에〉

미래의 방사선사들을 초대합니다.

온 세계는 당신이 머무를 항구,
21세기는 당신이 항해할 너른 바다 ,
세상 모든 사람들은 당신을 기다리는 친구려니

방사선사 –
늘 환자와 함께, 환자를 위해!

병자(Patient, 환자)는 시인이다.
삶과 생명의 경이로움에
애절한 깨달음과 눈뜸을 가지는
병자는 시인이다.

방사선사(Radiological Technologist), 그대는
진정 시인의 벗이다.
사랑과 진심을 나누는 파트너, 돌보미(carer)*이다.
병자의 애닯은 마음을 섬세히 헤아려
앓는 생명결에
무한히 빛을 밝히는 등불이리니.

이 시대가 만날
앓는 이와 함께 시인의 벗, 돌보미가 바로 당신이리니,
꺼지지 않을 『사람 사랑』의 불씨를 돋우시라.

---

*돌보미(carer, 간호하는 사람, 돌보는 사람)

– 책을 다듬어 새로 떠내는 날에

2023. 2. 25.

지은이

차례

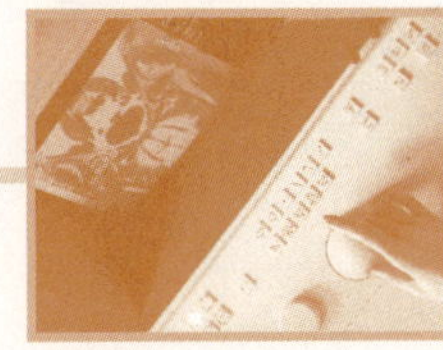

Chapter 1
환자 CARE의 기본

Chapter 2
환자의 심리와 대응

Contents

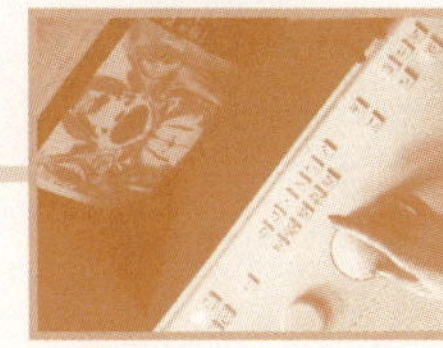

Chapter 6
응급환자의 응대

Chapter 7
증상에 대한 CARE

Contents

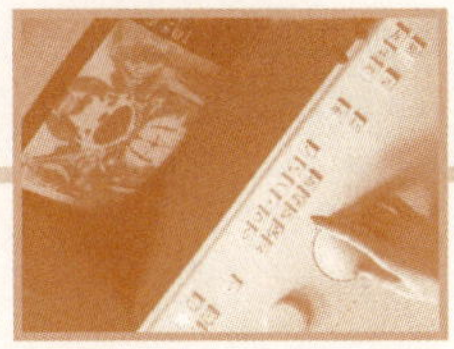

Chapter 12
말기 암 환자의 CARE

Chapter 13
환자를 위한 방사선방어

Chapter 14
병원감염의 예방과 관리

Contents

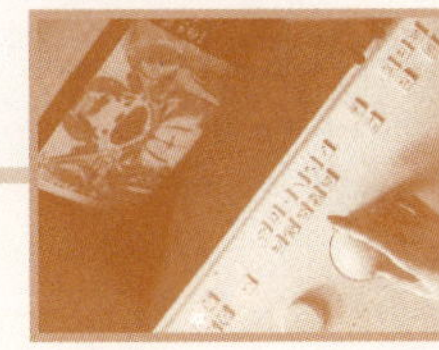

생각을 여는 창

Contents

생각을 여는 창

Chapter 1

환자 CARE의 기본

1-1 CARE의 개념

사람이 지구위에 처음 나타난 것은 700만년 전(학설에 따라 차이가 있음)이라고 한다. 그 무렵의 인류는 먹을 수 있는 동·식물을 찾고, 자녀를 낳아 기르고, 종족을 보존하면서, 생존의 형태를 점차로 발전시켜 왔다. 그러면 원시생활을 영위하는 과정에서 상처를 입거나 병든 사람들은 어떠한 치료와 처치를 받았을까? 그런 사람들을 대개는 가족들이 위로하고, 보살폈을 것으로 짐작된다. 태어난 아이에게 젖을 먹이고 기르고, 노인의 생활을 도와준다고 하는 행위는 'care'라고 하는 행위의 원형이라고 할 수 있고, 아울러 역사가 비롯된 이전부터 '환자 care'도 이루어져 왔던 것이다.

어느 시대에도 건강하게 생활하는 것은 사람들의 중요한 관심사이며, 살면서 괴로움과 아픔을 견디고 있는 사람들을 돕는 노력은 오늘날까지 계속하여 이어져 왔던 것이다.

Care(돌봄)는 사람이 건강하게 사는 것(생활하는 것)과 따로 떨어뜨려 생각할 수 없다. Care는 사람이 생활하는 것, 그 자체를 유지하는 행위라고 해도 지나친 말이 아니다.

Care를 우리 말로 나타낸 표현의 하나인 '간호(看護)'는 한자 사전을 보면 '看'은 손(手)과 눈(目)을 모아 놓은 글자이다. '눈 위에 손을 펴서 가려 본다'는 뜻으로 '잘 본다'는 것이며, '護'는 '지킨다'는 것이다. 즉, Patient care란 '환자를 잘 관찰하여 그들에게 필요한 도움을 주어 지킨다'고 하는 뜻이 된다.

모든 생애를 건강하게 사는 사람은 거의 없다고 생각되지만, 보건의료인은 건강한 사람에게 보다 건강을 증진하기 위하여 필요하며, 병든 사람에게는 건강한 생활을 되찾아 주기 위하여 필요한 것이다. 환자 care는 결국 신체의 좋지 않은 기관이나 장기에 대한 돌봄·보살핌의 차원을 넘어 정신분야도 포함한 사람 전체에 대하여 관여하는 행위이다. 다시 말하면, 투병의지를 높이고 사람에게 본래 갖추어져 있는 회복력을 끌어내는데 그 목적과 의미가 있다. 하루라도 빨리 건강을 회복하여 행복한 생활을 누리도록 하는 활동, 그 자체가 care이다. 이와같이 care는 사람의 건강과 복지에 관련된 사회적인 활동의 하나라고 할 수 있다.

1-2 CARE의 본질

병에 걸리면 사람의 행동은 제한되며, 건강할 때의 행동을 유지하기 어렵게 되거나 또는 할 수 없게 되어 버린다. 환자 care에 있어서, 환자의 입장이 되어서 필요한 '돌봄'을 제공하는 것이 중요하다. '상대의 입장에 서서'라고 하는 것은 간단하지만, 사람에게는 개별성이 있어 사람마다 마음가짐과 요구가 다르기 때문에 결코 간단하지 않다. 또한, 신체의 이상은 비교적 간단하게 볼 수 있지만, 마음의 상처나 변화를 읽는 것은 매우 어려운 것이다. 마음을 살피기 위해서는 상당한 훈련이 필요하며, 표정·태도·말씨 등을 통하여 판단하지 않으면 안된다. 그러므로 care의 책임을 맡은 사람은 상대의 생각과 기분을 자신의 마음에 느낄 수 있는 풍부한 감수성을 가져야 하다.

문화인류학자인 M. 미드(1901~78)는 환자 care에 종사하는 사람들을 '특별히 독자적인 훈련을 받고 독자적인 통찰력을 가지며 독자적인 예리한 감수성을 키우고 있는 사람, 그것에 의하여 없어서는 안될 분야를 이끌고 지키는 일을 계속할 수 있는 사람'이라고 설명하였다.

시대적 배경에 따라서 사람들의 사고 및 생활 방식이 변화하여도, 사람은 본래 사람에 대한 친절함·배려·동정심·애정 등을 변함없이 가지고 있다. 이것은 사람이 사람을 care할 때에 없어서는 안되는 심정이며, care의 본질이라고 할 수 있다.

1-3 CARE를 구성하고 있는 요소

Care는 세 가지 요소(인자)로 구성되어 있다. 그것은 ① 지식, ② 기술, ③ 태도이다. 이것을 환자 care의 3요소라 한다(그림 1-1).

앞에서 설명하였듯이, care란 '동정심이나 배려하는 심정과 태도를 갖고, 전문적인 지식을 살려서 기술을 씀으로써, 하루라도 빨리 건강을 되찾도록 도와주는 것'이라고 할 수 있다. 지식이란 일반적 지식을 밑바탕으로 한, 생명과학적·심리학적·사회학적인 부문의 폭넓은 지식을 말한다. 그 지식을 기초로 관찰력·통찰력을 기르고, 어떻게 하면 환자의 기대에 맞출 수 있는가를 판단하고, 나아가 그것을 만족시키는 기술을 갖고 있어야 care행위를 제공할 수 있다.

개별적으로 환자의 성격 차이에 대하여 과학적 지식을 갖고서, 환자에게 적절한 기술을 전개하는 것에는 예술적인 의미가 있다. 그것은 과학적 사고를 기초로 기술을 사람의 건강과 복지를 위하여 전개하기 때문이며, care의 책임을 맡은 사람의 가치관·윤리관은 care의 행동에 집약되어서 표출되기 때문이다. 시스터 M. 올리비아는 "care란 신체·정서·정신을 포함한 환자 전체를 포괄하는 예술(art)이며, 과학(science)이다"라고 하였다.

"Care의 진수는 이상·애정·공감·지식·교양을 통해서 이해되는 것이며, 그들은 예술적인 일의 방법과 예술적인 사람의 연결을 통하여 표현된다." 이것은 V. 핸더스의 말이다.

결국, 세 개의 요소가 따로 따로 작용하는 것이 아니라, 마음을 밑바탕으로 유기적인 상호관계를 연결하여 실천에 옮기는 것이 필요한 것이다. Care는 환자에게 실천하여 평가받는 것이며, 실천 없이는 care도 있을 수 없다. Care는 실천 과학이다. Care란 건강의 유지 증진, 질병의 예방, 조기발견, 건강의 회복을 실현하기 위한 실천적인 행위이다.

Care는 인류의 평화와 행복을 건강생활 측면에서 지원하고 이끌어 나가는 사회활동이며, 복지에 공헌한다고 하는 큰 목적을 갖고 있다.

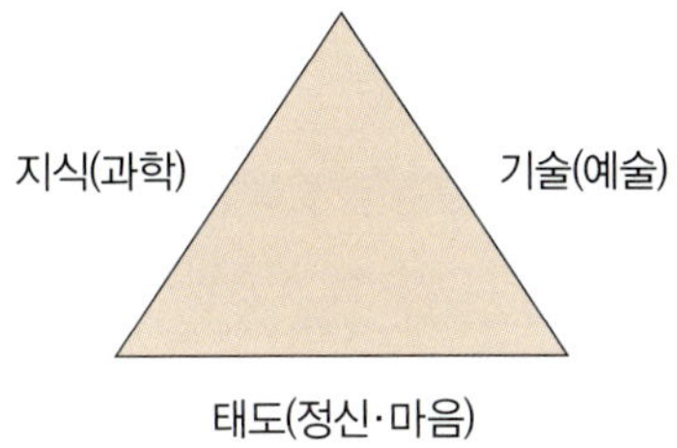

그림 1-1. 환자 care의 3요소

1-4 의료와 사람

의료는 사람이 사람에게 시행하는 것으로, '의술(醫術)은 인술(仁術)'이라 한다. 「仁」이라 함은 어지다, 착하다는 뜻으로 인술은 「사람을 살리는 어진 기술」이라는 의미이다. 「仁」은 사람 人과 =(똑같다는 글자)의 합성어로서 두 사람이 서로 친밀하다는 의미를 가지며, 대등한 입장이 사람도리(人道)의 기본으로 되어 있다.

의료팀은 환자에게 희망이며, 약속이다. 의료의 윤리는 최선이다.

보건의료인은 보건의료 관계 법령이 정하는 바에 의하여 면허·자격을 취득한 시점에서부터 그 시대에 대응할 수 있는 직종으로 hard ware인 전문지식 수준을 가지고 있는 반면에, 팀의료를 하는데 필요한 환자응대로부터 전체 직종에 관계되는 가장 중요한 soft ware라 할 수 있는 의료 종사자로서의 적성, 보다 좋은 인간관계를 유지하기 위한 협조성, 의료기관을 안정되게 영속시키기 위해 계획과 실행을 하는 경영인으로서의 의식을 갖추어야 한다.

의료종사자가 직장 내에서 문제를 해결하기 위해서는 일반 직장과는 많은 차이점이 있으며, 의료인간학·직업윤리·환자심리 등 기본적인 지식과 소양을 갖추어야 한다.

사람에 대한 학문을 인간학·인류학·의료인간학으로 나눈다면, 인간학은 사람의 본질, 즉 마음(사고·행동)을 연구하는 학문이고, 인류학은 사람을 생물학적으로 연구하는 학문이다. 의료인간학은 의료에 종사하는 사람의 인간학이 된다.

의료종사자는 보건의료 서비스를 제공함에 있어서 환자를 위해서 어떤 행위와 행동을 해야 하는가에 대해서 자기연마를 해야 한다. 생활하는 모든 장소와 모든 시간이 교실이 되고 실습 현장이 된다. 지식이 많으면 많을수록 새로운 지식을 지혜로써 살릴 수가 있다. 그러나 아무리 해박한 보건의료 지식과 능숙한 보건의료 기술을 소유하였다 하더라도, 의료정신이 없다면 바람직한 의료를 실현할 수 없다. 그러므로 의료종사자에게는 참다운 '의료정신'이 절실히 요청되는 것이다.

1-5 종합 보건의료

종래의 의료는 의사에 의한 병자(病者, 환자)의 진단·치료 행위를 가리킨다고 생각하였다.

그런데 지난 20세기 중반에 이르러, 의료는 그와 같은 좁은 의미를 넘어 예방적인 것에서 재활까지 포함한 포괄적인 역할·기능을 가져야 한다는 주장이 전개되어, 포괄 의료 즉 종합 보건의료라는 새로운 개념이 확립되었다. 이와 같은 넓은 의미의 의료는 보건활동과 의료활동을 포함한 것으로 해석되며, 보건의료와 동의어로서 사용되고 있다.

이러한 의료의 의미가 확대된 밑바탕에는 건강의 연속성, 의료를 받는 입장인 환자의 생활에서 연속성에 대하여 의료가 관련되고 있다는 이념이 들어있다.

1) 질병의 예방

병에 걸리지 않기 위해서는 개인 위생에 주의하는 것이 기본이지만, 건강을 유지하는 일은 사람의 권리임과 동시에 개인이 속한 사회집단 전체의 문제이다. 그러므로 국가기관 및 지방자치단체, 민간 보건기관이 주체가 되어 인간의 라이프 사이클(life cycle)에 맞는 공중위생 서비스가 집단에 대한 건강관리 차원에서 이루어지고 있다. 예방의 시점에서 건강 수준을 유지하고, 질병에 대한 대책을 강구해 가는 것, 즉 사람들이 건강한 일생을 영위하는데 있어서 우선 질병 예방 활동에 중점을 두어 대처할 필요가 있다.

2) 질병의 조기 발견

최근에는 성인병이나 직업병에 대한 일반인의 관심도가 높아지고 건강관리도 치밀해지기 시작하였기 때문에 집단 및 개인 건강진단에 의하여 질병이 조기에 발견되고 치료가 빨리 시작되므로서 질병의 조기 회복율이 높아지고 있다. 질병의 발견이 빠르면 빠를수록 건강의 회복도 빨라질 수 있다. 그래서, 질병은 조금이라도 빨리 발견하는 것이 중요하다.

3) 질병의 치료

건강에 장해가 생기거나 질병에 걸리면 사람들은 의료시설(병·의원, 보건소 등)을 찾는다. 그리고 의사의 진찰을 받고, 필요한 검사를 거쳐 진단된 결과에 따라서 치료를 받기 시작한다. 치료에 있어서는 증상을 개선하면서 자연 치유력을 높이기 위하여, 약물요법이나 수술요법·생활요법 등이 실시된다. 질병의 종류나 정도에 따라서는 통원(외래)치료로 끝나는 일도 있고, 입원 가료를 필요로 하는 경우도 있다.

검사입원, 교육입원이라고 해서 짧은 기간동안 병원생활을 하는 경우도 있다. 이것은 만성질환과 같이 식이요법이나 자기제어(self-control)에 중점을 두는 치료에서 이루어지는 경우가 많다.

4) 재활(rehabilitation)

영어의 rehabilitation은 re-(다시)와 habilis(적응한다)라고 하는 두 개의 라틴어에서 성립되어 있다. 즉, 다시 적응한 것이라고 하는 것이 재활(rehabilitation)의 원래 뜻이다. '사회복귀', '갱생 지도'라고도 번역되고 있지만, 질병이나 사고 등에 의해 심신에 장해를 가진 사람들을 장해에서 회복시키거나 남아있는 기능을 최대한 살려서 사회생활로 복귀시켜 독립하여 생활을 할 수 있도록 돕는 것을 말한다.

재활은 뇌혈관 장해나 신경계 질환의 환자 증가, 급속한 산업 발전에 따른 산업재해나 교통사고의 빈발에 의한 부상자의 급증을 비롯하여, 정신장해자의 증가 등에 따라서 점차 중요성과 사회의 인식도가 높아지고 있다. 이런 사람들의 생활능력을 회복시켜 인생에 희망을 안겨주는 것이 의료종사자의 큰 역할이다.

모든 의료종사자가 환자에게 재활에 대한 동기를 주는 역할을 해야 한다. 환자의 일상생활 중에서 재활의 의욕을 높이도록 돕는 것이 필요하다.

1-6 현대의료의 특성

1. 일방성

의료의 특성을 한마디로 표현한다면, 그것은 일방성이라고 할 수 있다. 일방성은 모든 전문직의 전문성에 기인하는 현상으로, 환자를 대하는 임상 의사들은 매일의 진료과정에서 항상 이 일방성의 문제점을 만나게 된다. 의사들이 질병의 경과에 대해 환자들에게 설명할 때 아무리 쉬운 우리말로 환자에게 자세히 이야기해도 과연 환자나 가족이 그들이 가진 문제에 대해 의사가 생각하는 것과 같은 수준으로 이해를 공유할 수 있을까? 환자의 경우는 준비가 되어 있지도 않으며 이해를 공유할 만한 시간 여유도 없으므로, 대부분 환자나 가족들이 질병에 대해 피상적인 이해 수준에 그치게 되거나, 내용 중 일부만을 받아들여 전혀 다른 차원의 생각에 머무는 경우도 있다.

의사들의 불친절함, 권위주의적 태도에 대한 많은 불만과 비판을 우리는 흔히 마주친다. 이는 상당히 많은 부분이 대인관계의 미숙함을 당연하게 생각하는 일부 또는 많은 의사들의 불친절함, 권위주의에 원인이 있기도 하겠지만, 일반 국민이 의사들에 대해 가지는 불만의 주요한 원인 중 하나는 환자와 의사 사이의 극복하기 어려운 지식과 경험의 차이가 근본적으로 존재한다는 점이다. 근래에는 의료 자원도 쉽게 구할 수 있고, 의학적 지식도 노력 여하에 따라서 특정 질병에 대해서는 환자가 의사보다 더 많이 알고 있는 경우도 있기는 하지만, 이러한 일방성의 문제는 의료 상황에서 매우 일반적인 현상일뿐만 아니라 모든 전문적 지식 분야가 가지는 어쩔 수 없는 내재적인 문제이다.

이와 같은 의료 문제에서 지식과 경험의 소유로 인해 전문가 집단이 상호 관계에서 가질 수 밖에 없는 본질적인 우위, 비대칭성은 일찍이 유명한 의료사회학자인 파슨소(Talcot Parsons)가 비대칭 하이어라키(asymmetric hierarchy)라고 설명했던 개념과 서로 통하는 것이다. 파슨소는 의료에 대한 전문가의 역할이 제도화 되면서 환자와 의사의 관계는 본질적으로 비대칭적이며, 의사가 우위에 있게 됨을 지적하였다. 그리고 전통적인 환자-의사 관계에서 실제로 질병에 걸리게 되면, 환자는 질병에 대한 지식과 경험의 일방적 격차뿐만 아니라 환자가 됨으로 인해 발생하는 정서적, 실존적 불안이 가중되어 환자-의사 관계에서 보다 낮은 위치에 있게 되고, 나아가서 의사는 환자에 대해 수탁자적 책임(fiduciary responsibility)까지도 담당하게 된다는 것이다.

다른 전문 분야, 전문 지식들도 마찬가지의 특성을 가지고 있겠지만. 법률적 문제나 교육적 문제들과 비교해 보면 의료 문제는 매우 흔하고, 보편적인 것이며, 생활과 밀접하게 연관되어 있기 때문에 이러한 일방성의 문제점이 다른 전문 분야보다도 더욱 실감나게 드러난다. 일방성은 현대

의학이 가지는 한계성과 그 결과의 불확실성과 결합되어 의료 상황에서 관계가 복잡해지고, 의료의 또 다른 특성인 공공재정적인 성격과 재정적 부담이 요구됨으로써 의료가 가진 문제점의 사회적 해결이 더욱 어려워지는 것이다.

2. 불확실성

현대 의료의 또 다른 특성은 한계성과 불확실성이다. 인간은 어차피 영원히 살 수 없는 존재이며 아무리 발달된 의학도 모든 질병을 해결할 수 없음은 오늘날의 의학 수준에서 분명한 일이지만, 수탁 받은 행위의 결과를 잘 예측할 수 있고 아울러 서로 공유할 수 있다면, 지금 우리들 주위에 있는 현대 의학에 대한 실망과 좌절, 또는 개별적 의료 상황에서 발생하는 문제에 대한 불만족은 없을 것이다. 앞에서 말한 극복할 수 없는 일방성이 가장 뚜렷하게 나타나는 때가 바로 치료자와 환자가 앞으로의 불투명한 전망에 대해, 치료 과정에서 나타날 수 있는 수 많은 문제점들에 대해 같은 생각을 공유하지 못하는 경우이다. 환자들의 알 권리를 위해 설명을 하는 것은 당연하지만, 과연 전달하고자 하는 것을 얼마나 공감하는지는 의심스러운 경우가 많다는 것이다. 아무리 설명을 이해하도록 하여도 음식점에서 음식 메뉴를 고르듯이 의료 내용을 환자가 고르기는 어렵다. 의료 행위의 모든 선택을 환자가 하게 되면 그 결과에 대한 책임도 결국 환자가 져야 하는데, 도리어 이는 결정적인 판단을 아마추어에게 맡기는 일이 되며, 결국 환자에게 손해도 나타나게 되는 위험이 있다. 따라서 최종적인 결정을 의사에게 위임하게 되지만, 현대 의학이 감수해야 하는 한계, 즉 불확실성을 서로 공감하지 못하면 혼동과 오해가 발생하게 된다.

불행하게도 의료 행위 자체가 불확실한 작업인데다 이해 수준을 같이한다는 것이 최근 쏟아져 나오는 의료정보 속에서도 결코 쉽지 않기 때문에, 피할 수도 있었던 의료 분쟁이 발생하기도 하고, 이에 따른 의료의 위축, 의료 비용의 증가 현상 등이 나타나고 있다. 모든 문제를 해결해 주기를 원하는 현대 의학에 대한 맹신과 이에 따른 상대적 실망이 분쟁으로 이어지고, 이 과정에서 사회적으로 의사나 의학의 권위가 위협 당하게 된다.

이렇듯 우리나라에서는 과학적 의료에 대한 막연한 맹신과 최근 의료의 상업화에 편승한 치유 능력의 과장이 질병에 대한 절대적 해결을 기대하도록 일반 국민을 부추겼으나, 의학 자체가 가지고 있는 일방성과 불확실성의 한계 때문에 국민과 합리적 관계 설정이 실패로 이어지고, 의료 자체가 사회적 실망과 비난의 대상으로 되었다. 더군다나 현재 우리 사회가 급속히 변모해 가면서, 사회 모든 분야에서 나타나는 권위의 추락과 가치관의 혼란과 더불어 전통적으로 권위의 상징이던 의사들의 모습은 '장사꾼'으로 변하고 말았다. 이러한 틈을 이용하여 '대체 의학'이라는 불확실한 개념이 생기게 되었고 다른 나라에 비해 기형적인 제도권 밖의 의료 형태가 엄청난 세

력으로 확장되고 있다.

3. 경제성/공공재정적 성격

현대의 의료 문제를 더욱 복잡하게 만드는 것은 바로 돈 문제다. 의료 행위가 비용이 드는 것이라는 생각이 새삼스러운 것이 아니지만, 의료 작업이 말이나 지식만으로 되는 것이 아니고, 막대한 재료와 자원이 동원되는 현상은 최근 더욱 두드러지고 있다. 우리나라에서는 무형의 지식 부분이 보상되지 않아 생기는 문제가 각 분야에 걸쳐 나타나고 있다. 의학 지식뿐만 아니라 의료에 필요한 다른 자원도 결국 무형의 지식의 산물이라고 말할 수 있다. 어쨌든 의료 행위에는 비용 부담이 따르고, 이에 대한 갈등은 서구 중세시대의 의사에 대한 풍자(병에 걸렸을 때 : 천사→병이 낫을 때 : 평범한 인간 → 돈을 지불해야 할 때 : 악마)에서도 나타나고 있다.

이와 비교해 보면, 허준으로 대표되는 우리나라의 전통적인 의료인의 개념은 재정적 문제는 초월한 채 대단히 이상적인 측면만이 강조되어 있다.

경제적·재정적 측면에서 보면 의료 환경을 구성하는 요소가 과거에는 두 가지, 즉 환자와 의사라는 이원적인 설정이었으나, 지금은 환자-의사 관계만이 아니라 환자, 의사 이외에도 건강보험공단 또는 정부로 대표할 수 있는 제3의 재정 부담자가 있는 삼각 관계 또는 더 많은 다각적인 역학 관계로 변화했다. 영어로 흔히 third-party payer라고 하는 의료재정을 담당하는 기관이 있어, 의료 체제가 자유시장 경제적인 의료체제이거나, 공공 의료가 주도된 체제이거나, 아니면 이것도 저것도 아닌 한국과 같은 혼합된 의료 체제에서 의료 행위나 의료 행태를 결정하는 중요한 요소가 되고 있다.

이러한 예로서 의사가 윤리적으로 환자를 잘 치료하기 위해서 여러 가지 결정을 내려도 그 비용을 부담하는 제3자에 의해 의료 내용이 변화되는 것을 대표적으로 들 수 있다. 이러한 현상은 미국이 더 심하지만, 지금은 우리나라도 마찬가지다. 미국의 대부분 의료 보험 회사들은 의사의 행위에 대해 일일이 견제하고, 의료 내용에 대해 간섭한다. 물론 의료 비용을 줄이겠다는 의도에서 시작했지만, 많은 경우 윤리적 결정과 재정적 결정 사이에 충돌이 일어나게 되고, 이때에는 경제적 권한을 가지고 있는 쪽의 힘이 더 강해지기 마련이다.

이러한 미국 의료 환경의 변화에 대해 "과거에는 의사가 사람인 환자의 건강과 생명을 위해서 치료를 결정하는 의료 윤리를 논의했지만, 지금은 마치 외양간의 소가 병이 들었는데 그 주인이 자신의 호주머니 사정을 생각해서 병든 소를 치료할 것인지 말 것인지를 결정하는 수의학의 윤리를 논의하는 것과 같다"라는 신랄한 비판도 있다.

이에 반발해서, 최근 미국에서는 보험회사들의 비용 절감만을 강조하는 입장 속에서 환자에게 최선의 치료를 제공하는 기회가 박탈될 수도 있음을 지적하면서, 비용의 감소만을 생각하는 비윤리적이고 일방적인 보험회사의 정책에 대해 윤리지침을 제정하자는 움직임도 있다.

우리나라의 보건정책도 필수적인 재정적 확보도 없이 의료 제공자들의 일방적 희생을 통해 비용 절감만을 요구하는 공평하지 못한 모습을 보여주고 있다. 다른 직업에 비해서 의사들의 윤리적 소양이 강조되는 것은 그만큼 의사들의 결정이나 행위가 중요하기 때문이다. 따라서 의사들은 더욱더 윤리적 성취도를 높이도록 노력해야겠지만, 궁극적으로 의료적 결정이 더욱 윤리적이 되기 위해서는 의료 상황을 이루는 요소인 환자들의 권리뿐만 아니라 환자들의 윤리도 함께 논의되어야 하고, 그리고 더욱 중요한 것은 의료재정 기관의 윤리도 균형있게 형성되어야 한다.

1-7 의료의 변화와 patient care

오늘날 의료분야의 혁신은 신속하게 진행되고 있다. 이러한 변화의 속도는 의료분야에 종사하고 있는 전문인력들에게도 충격적일 정도이다. 그러나 더욱 충격적인 사실은 이러한 발전의 속도가 앞으로는 더욱 가속될 전망이라는 점과, 이와 같은 혁신에도 불구하고 일반국민의 의료에 대한 기대는 한 사회의 의료수준이 실제로 제공할 수 있는 범위를 훨씬 초월할 것이라는 전망이다.

평균수명의 연장으로 '인생은 육십부터'라는 말이 실감나는 시대를 맞고 있다. 앞으로의 의료는 인구의 고령화에 따라 크게 변화해 갈 것이고, 국민들이 건강을 유지하는 데 대한 자각이 높아질 것이므로 건강하게 보람있는 생활을 할 수 있도록 의료는 역할을 다해야 한다.

건강에는 일상생활의 자기관리가 가장 중요하다. 그러나 사회생활의 환경변화에 따라 질병이 다양화되고, 특히 장·노년층의 질병은 암·고혈압·심장병·당뇨병 등 성인병이 주가 되고, 의료는 치료뿐만이 아니고 건강의 유지·관리·예방·재활 등 폭넓은 분야에 걸쳐서 대처해야 할 필요가 생겼다. 이와 같이 의료의 수요가 증대해도 의료에 종사하는 사람의 수효나 의료시설의 규모는 의료경제적인 문제로 비례적으로 증가되기가 어렵다지만, 이른 바 〈3, 3, 3 진료〉의 "3시간을 기다려서, 3분 동안 진료하고, 3만원의 진료비를 지불한다"는 말이 과거에 병원에서 진료를 받는 환자들 사이에 흔히 오르내리던 말이었다. 한국소비자보호원에서 일반인에게 설문조사한 결과에서도 '기다림'이 가장 큰 불만으로 나타났다.

최근에는 자신의 증상에 대해 인터넷을 이용해 진료상담을 할 수 있는 병원이 늘어나고 있다. 또한, 인터넷으로 바로 진료예약도 할 수 있다. 그러나, 아직도 환자의 기다림은 여전하다. 병원에서 5분 단위까지 세분하여 예약시간을 정해 주면서도, 정작 제시간에 병원에 도착하여 진료를 받으려 하면 역시 긴 시간을 기다려야 한다.

하루 빨리 병원에서 구축한 진료예약 시스템이 제 기능을 하고, 환자에게 되도록 시간과 관심을 많이 할애하는 의료가 시행되어야 하겠다.

현대 의료는 환자가 주체라야 한다. 실제로 의료에 종사하는 사람들은 환자의 중요성을 진실로 이해하고 환자를 응대하여야 한다.

선진국에서는 이미 "환자야말로 의료의 주인공이다"라는 사상이 의료사회에 뿌리를 내리고 크게 확장되어 의료가 개혁되고 있으며, 미국 의료인 사이에서는 환자가 "고객(customer)"이라는 개념이 정착되어 있다.

예전에 의사들은 환자의 병을 고쳐준다, 입원시켜 준다, 진료해 준다라는 태도였고, 또 그러한 의식을 가지고 있는 의사들이 많았다. 국민들도 이것을 아무런 저항감 없이 받아들이고 있었던 것도 사실이었다. 그러나 오늘날에는 그런 의사는 적고, 대개 「환자중심의 의료」의 중요성을 인식하고 있다. 그리고 의사가 환자로부터 의료 의뢰를 받고, 의사는 그것에 대하여 충분한 정보를 가능한 한 알기 쉽게 설명하여 제공하고 환자의 동의를 얻으므로써 의료가 성립된다는 사고방식이 추진되고 있다. 따라서 최종적인 판단을 내리는 것은 환자 자신이고, 의사는 그것을 존중하여 의료를 진행해 가는 것이 올바른 의료라고 할 수 있다.

이 사고방식은 의료를 시행하는 쪽이 환자에게 필요한 충분한 정보를 제공하고, 환자 자신은 그것을 판단하여 치료에 동의를 함으로써 의료가 성립된다는 것이다. 병에 걸리면 의사, 간호사, 방사선사 등 의료종사자에게 그저 맡기는 방식이 아니라 환자 자신이 납득이 갈 때까지 진실을 확인하도록 하여야 한다.

생산자에게 있어 가장 소중한 것은 소비자이며, 소비자를 위한 것들 중에서 가장 중요한 것은 생산품의 품질이나 소비자와의 인간관계이다. 즉, 소비자가 주인공이라는 인식을 가지고 소비자와 대화를 통해서 항상 좋은 물건을 적정한 가격으로 제공할 수 있도록 힘쓰고 있는 것이다.

이와 같이 의료에서 주인은 환자라는 인식을 철저히 하는 것이 현대 의료에서 필요하다. 의료에 대한 국민들의 비판은 엄중한 것이고, 불신감을 품고 있는 사람들도 적지 않다. 의료종사자들은 이 현실을 솔직히 반성하여 의식을 개선해야 한다.

오늘날 일반인들도 매우 전문적인 고도의 수준으로 의학, 의료에 대한 지식을 가지고 있다. 이들이 외래나 입원을 통하여 진료를 받으면서도 불안감을 느끼고 있다면 소중한 신뢰관계가 상실되고, 의료의 역할을 다 할 수가 없다.

현대 의료에서 중요한 것은 「환자 중심의 의료(Patient-centered medicine)」를 실천하는 것이다.

1-8 우리나라 보건의료 수준

보건복지부가 'OECD 보건통계(Health Statistics) 2018'를 2018년 7월 20일에 발표하였다. 이 자료는 대한민국의 보건의료 수준을 나타내는 객관적인 지표이다.

이 자료에 따르면, 한국은 2016년 태어난 아기가 살 것으로 기대되는 수명이 82.4세로 미국보다 4년이 길고, 과체중이거나 비만인 인구 비율이 34.5%로 OECD(경제협력개발기구) 국가 중 두 번째로 낮은 나라로 좋은 건강지표를 나타냈다. 그럼에도 불구하고 '스스로 건강하다고 생각하는'한국인의 비율(32.5%)은 세계에서 가장 낮은 것으로 나타났다. 자신의 건강에 대한 주관적 평가가 최하위인 것이다.

2016년 기준 한국인의 기대수명은 82.4세로 OECD 평균(80.8세)보다 1.6세 길었다. 한국의 기대수명은 5년 전(2011년)에 비해서 1.8세 길어진 상태다.

기대수명이 가장 긴 나라는 일본으로 84.1세였고, 스위스(83.7세), 스페인(83.4세) 등이 그 다음순서 이었다. 반면 미국도 78.6세로 낮은 편이었다. 특히 미국의 기대수명은 2014년의 78.9세에 비해서도 오히려 짧아졌다. 그 이유로는 미국인의 의료보험 가입률이 낮다는 점, 비만률(71%)이 높은 점 등을 꼽았다.

총 병원병상 수도 인구 1000명당 12병상으로 일본에 이어 두 번째였고, MRI(자기공명영상)장치나 CT(컴퓨터단층촬영)장치 등 첨단의료기기 보유대수도 상위권에 속했다.

우리나라의 암 사망률(2015년)은 인구 10만 명당 168.4명으로 멕시코(114.7명), 터키(160.8명)에 이어 3번째로 낮았고, OECD 평균(201.9명)보다 33.5명 적었다.

총 사망 건수의 30%를 차지하는 심혈관계 질환을 살펴보면, 우리나라의 허혈성 심장질환 사망률(2015년)은 인구 10만 명당 37.1명으로 일본(32.3명) 다음으로 낮았다. 뇌혈관질환 사망률(61.7명)은 평균 수준이었다.

과체중 및 비만인구 비율은 다른 OECD 국가들에 비해 월등히 낮았다. 우리나라가 34.5%인데 비해 OECD평균은 58.1%였고, 미국과 멕시코는 70%를 넘었다.

외국에 비해 뒤떨어지는 분야도 있다. 우리나라의 노인 장기요양수급자 비율은 7.8%로 OECD 평균(12.5%)보다 낮았다. 장기요양 돌봄 종사자수도 OECD평균에 못 미치고 있다. 그러나 최근 장기요양병원 병상과 시설의 침상수가 빠른 속도로 증가하고 있으며, GDP(국내총생산) 대비 장기요양 지출비의 비중이 급속 증가할 것으로 전망되고 있다.

이렇듯 객관적인 보건의료 지표는 다른 OECD 국가들에 비해 대체적으로 양호한 편이다. 문제는 자신의 건강상태에 대한 우리나라 국민의 주관적인 인식이 매우 부정적이라는 점이다. '나의 건강상태가 양호하다'고 생각하는 한국인은 전체의 32.5%에 불과했다. 국민 3명 중 1명만 자신의 건강상태를 긍정적으로 보고 있는 것이다. 건강염려증은 건강에 대한 민감성을 높여 암을 비롯한 중병을 조기에 발견하는 데 기여하기도 하지만, 불안장애를 일으키고 과도한 의료비 지출의 원인이 된다.

반면, 캐나다와 미국은 조사 대상 10명 중 9명이 '자신은 건강하다'고 응답한 것으로 나타났다. 미국의 경우 평균수명이 79세에도 못 미칠 정도로 객관적인 지표는 좋지 않지만, 우리나라와 상반된 결과를 보여주고 있다.

건강보험심사평가원에 따르면, '건강염려증'으로 병원에서 진단을 받은 사람이 2016년에만 4,000명에 육박하는 것으로 나타났다. 연령별로는 50대 19%, 40대 18%, 70대 14%, 80세 이상 4% 등으로 주로 중·고령층이 많았다. 우리나라는 TV나 인터넷, SNS(사회관계망 서비스)를 통해 검증되지 않은 건강정보가 과다하게 전해지고 있는 실정으로, 그런 정보를 접하다보면 사례로 제시된 환자와 자신의 증상이 비슷하다고 생각하고 자신에게도 같은 질병이 있는 것이 아닌가 의심하게 되는 경향이 있을 수 있다. 그리고 몸과 마음의 건강이 서로 밀접하게 연관되어 있기 때문에 건강염려증은 우울과 불안을 일으켜 신체적인 안락을 악화시킬 수 있다.

보건복지부는 "『OECD 보건통계 2022』로 보는 우리나라 보건의료 현황"을 2022년 7월 26일에 발표하였다

이 자료에 따르면, 우리나라 국민의 기대수명(2020년)이 83.5년으로 OECD 국가(평균 80.5년) 중 상위권에 속하였다. 이 기대수명은 10년 전과 비교해서 3.4년이 증가하였다. 대부분 국가에서 생활환경 개선, 교육수준 향상, 의료서비스 발달 등으로 기대수명이 증가하고 있으며, 우리나라의 기대수명은 OECD 국가 중 상위국에 속한다.

2020년 우리나라의 자기공명영상(MRI) 이용량은 인구 1,000명당 71.7건으로 OECD 평균보다 적었고, 컴퓨터단층촬영(CT)은 인구 1,000명당 250.0건으로 OECD 평균보다 많았다. 최근 10년간 우리나라 CT 및 MRI 이용량은 지속적으로 증가하는 추세를 보였다. CT 이용량은 연평균 8.3% 증가하였고, MRI 이용량은 연평균 14.6% 증가하였다.

2020년 우리나라 국민 1인당 의사에게 외래 진료를 받은 횟수는 연간 14.7회로 OECD 국가 중 가장 많았고, 이는 회원국들의 평균(5.9회)의 2.5배 높은 수준이다.

일본(12.4회)이 우리나라에 이어 두 번째로 국민 1인당 외래 진료 횟수가 많고, 코스타리카(1.9회), 멕시코(2.1회), 칠레와 스웨덴(2.2회), 콜롬비아(2.6회), 그리스(2.7회)가 '3회 미만'으로 적었다.

2020년 우리나라 입원환자 1인당 평균 재원 일수는 19.1일로 OECD 국가 중에서 일본(28.3일) 다음으로 길었으며 OECD 평균 재원 일수는 8.3일이었다. 급성기 치료를 위한 입원환자 1인당 평균 재원 일수는 7.8일로 OECD 평균(6.6일)보다 길었다.

최근 10년간 우리나라 입원환자 1인당 평균 재원 일수는 연평균 1.9% 증가 추세를 보이지만, 급성기 치료 환자는 연평균 2.5% 감소 추세를 보였다.

생각을 여는 창 ①

소방관 기도문

제가 업무의 부름을 받을 때에는 신이시여
아무리 강열한 화염속에서도 한 생명을
구할 수 있는 힘을 저에게 주소서.

너무 늦기 전에 어린 아이를
감싸 안을 수 있게 하시고
공포에 떨고 있는 노인을 구하게 하소서.

저에게 언제나 실수가 없게 하시어
가냘픈 외침까지도 들을 수 있게 하시고
신속하고 효과적으로 화재를 진압하게 하소서.

제가 업무를 충실히 수행하게 하시어
최선을 다할 수 있게 도와주시고
모든 이웃의 생명과 재산을 보호하고
지키게 하여 주소서.

그리고 신의 뜻에 따라 저의 목숨을 잃게 되면,
신의 은총으로
저의 아내와 가족을
돌보아 주소서.

*이 글은 2001년 3월 서울·서대문구 홍제1동 주택화재에서 순직한 소방관 책상에 걸려있던 시(詩)임.

1-9 의료봉사자와 봉사

의료는 사람의 생명에 관계되는 업무이니 만큼, 의료종사자에게는 생명경외(生命敬畏, 생명을 공경하고 두려워함)와 박애(博愛, 모든 사람을 평등하게 사랑함) 정신과 함께 봉사의 정신이 요구된다. '인간 사랑의 정신'에 바탕을 둔 이 봉사의 정신이 없는 한, 의료를 받는 사람들로부터 의료종사자는 신뢰를 얻기 어렵다. 방사선사를 비롯한 의료종사자의 업무는 정신적으로나 육체적으로나 과중한 것이겠지만, 의료종사자는 이것을 견디어내는 정신력과 체력을 항상 키워 둘 필요가 있다.

"병에는 쉬는 시간이 없다", "환자에게는 휴일이 없다"라고들 하는데 실로 환자에게는 질병과 투쟁이 밤낮 계속되고 있다.

이런 고통은 조금이라고 빨리 적게 해 주어야 한다. 여기에 환자돌봄(patient care)의 필요성이 있다. 가령 환자는 진료 또는 검사를 받기 위하여 긴 시간을 기다려야 하는 일이 많다.

고통을 참고 기다리는 환자에게는 단 1분이라도 힘겨운 시간일 것이다. 그렇기 때문에 의료종사자는 점심시간·휴식시간도 없이 때로는 한밤 중이라도 환자를 위해서 전력을 기울여야 하는 것이다.

생각을 여는 창 ②

의료종사자의 다짐

He is first and foremost humane.
…는 무엇보다 가장 인간성·인간애(humanity)가 풍부하여야 한다.

He is a constantly observant.
…는 끊임없는 관찰자이다.

He respects the information that comes from the patient.
…는 환자로부터 얻는 정보를 존중한다.

He is a perpetual student.
…는 일생을 통해 끊임없이 배우고 연구한다.

*이 글은 〈The Clinical Approach to the Patients〉(Morgan 지음)에서 인용하였음.

의료종사자는 환자가 위급하고 고통스러울 때에 위기를 구해 줄 수 있는 직업이기에 소중하다. 의료종사자는 모두 '응급구조사'라고도 할 수 있다. 그들에게 봉사정신은 필수적이다.

Niegel M. Cameron은 저서 「The New Medicine」에서 "의료직은 절차와 기술을 떠나 도덕적 천직이다"라고 주장하였다.

1-10 환자의 기대와 신뢰

의료를 받는 사람이 방사선사에게 기대하고 있는 것은 의료인 모두에게 공통되는 것이다. Delore는 조사보고서에서 환자가 의사에게 바라는 것으로 다음과 같은 것을 제시하였다.

① 환자에게 언제나 도움을 줄 수 있을 것,
② 항상 최선의 과학기술을 갖고 있을 것,
③ 헌신적이며 쾌활하고 낙천적이며 열성적이고 애타적이며 인내심이 강한 성품일 것,
④ 신체가 건강할 것.

Krut Hauss는 저서 「의학심리학」에서 의사와 환자 사이의 신뢰는 다음과 같은 것들이 관련된다고 주장하였다.

① 의사의 전문지식과 능력(전문 권위성),
② 호감, 대면해서 수용되는 체험,
③ 의사적 행동의 연속성
④ 의사와 환자 사이의 언어적 및 비언어적 커뮤티케이션 요소

환자의 기대 및 신뢰와 관련하여, 의성(醫聖)으로 불리는 히포크라테스가 '의사 선언'에서 '어떤 환자는 비록 자신의 상태가 위험하다는 것을 의식하고 있을지라도 단순히 의사의 친절에 대한 만족감만으로 건강을 회복하기도 한다'고 말한 것도 비슷한 맥락이다. 동양의학에서 말하는 인술도 그렇다. 요컨대 환자로 하여금 의사를 믿게 하는 것이 질병 치료를 하는 의사들의 기본적 자세여야 함은 두말할 나위 없다.

방사선사에게 있어서 환자들은 공통적으로 우선 온정(warmth heart)이 있는 방사선사, 언제나 환자의 입장에서 생각해 주는 온화하고 따뜻한 인정미가 있는 방사선사이기를 바란다. 그리고 전문직으로서의 지식과 기술을 갖추고 자신감과 긍지를 가지고 맡은 역할을 다해 주는 방사선사 이기를 바란다.

방사선사는 사람의 생명을 다루는 직업인만큼 '신뢰할 수 있는 방사선사에 대한 기대'는 의료를 받는 사람으로서는 당연하다. 방사선사는 환자와 직접 만나는 직업이면서도 기술에만 중점을 두고 전문 기술에 관한 지식에 편중하여 의료의 기본인 환자에 대한 온정, 응대방법, 대화방법 등을 잊고 있는 경향이 많다. 의학영상검사와 방사선치료를 하는 것은 우선 환자와 접촉하는 것부터 시작된다. 그래서 실제 진료현장에서 가장 중요한 것은 환자의 신뢰를 받는 것이다.

그러기 위해서는 평소에 의료 현장에서 새로운 기술을 발굴하여 연마하고, 급속히 진보·발전해 가는 전문직으로서의 지식을 흡수하고, 이것을 의료에 응용해 가야 한다. 그러나 '연구 제일주의'로 독주하는 것은 환자가 가장 불신감을 품게 되는 것이니 피해야 한다.

아무리 지식이 풍부하고 기술이 뛰어나 있어도 환자의 마음을 이해하지 못하고 공감하지 못하는 방사선사라면 환자의 진정한 신뢰를 얻기는 불가능한 것이다. 의료 종사자는 환자의 인격과 인권에 대해 배려해야 한다는 것을 명심해야 한다.

아울러, 방사선사가 환자의 신뢰를 확보하기 위해서는 자신의 직업에 대한 긍지(pride)를 높여야 한다. 자기 직업을 부끄럽게 생각하고 있는 이상, 그 직업은 진보도 발전도 없다. 이것은 사회의 상식이다. 자신의 직업을 자각하고 직업을 사랑하고 직업에 대한 긍지를 가지고 환자와 관련을 맺고 방사선사의 책임을 다함으로써 방사선사는 환자의 신뢰와 기대에 부응할 수 있다.

환자에게 신뢰를 잃은 의료종사자는 그를 진료함에 있어서 지대한 장애를 일으키게 되는 것이며, 경우에 따라서는 환자의 신뢰를 얻은 의료종사자의 능력은 실제 치료보다 큰 힘이 될 수 있다.

방사선사가 환자로부터 얻어야 할 신뢰성은 진료적 신뢰성(clinical responsibility), 윤리적 신뢰성(ethical responsibility), 법적 신뢰성(legal responsibility) 등이다(Noreen & Muriel Chesney : Care of the Patient in Diagnostic Radiology, Blackwell Scientific Publication, 1990).

1-11 의료의 기본

1. 온정의 정신

평소에 시행하고 있는 방사선검사가 환자에게는 고통스럽거나 불안감을 주는 일이 의외로 많다. 또 환자를 위해서 있어야 할 의료가 병원을 위한 의료, 의사를 위한 환자가 될 경우도 있다. 오랜 관습이어서 의외로 느끼지 못하는 수도 있겠지만 반성해야 할 것이다.

방사선사가 환자를 소중히 응대하는 것은 업무의 기본이다. 방사선사가 의학영상 촬영대나 방사선치료대 위에 스스로 올라가 보는 경험을 해보는 것도 좋다. 의외로 많은 것을 깨닫고 반성하는 계기가 될 수 있기 때문이다.

한 소화기내과 의사가 위 내시경검사를 처음으로 체험하고 "대단히 고통스러워 긴 시간의 검사는 못견디겠다"라면서 솔직히 말하고, 그 다음부터는 환자의 입장이 되어 생각하게 되었다는 일화가 있다. 체험이란 귀중한 것이고, 특히 의료는 인간 대 인간의 관계가 신뢰로 결합되어야 하는 만큼 이러한 온정의 반성이 필요한 것이다.

실제로 진료를 받는 환자의 입장이 되고 보면, 평소에 해 본 적이 없는 부자연스런 체위를 강요당하고 차갑고 딱딱한 재질의 촬영대 또는 치료대에 올라가 큰 소리로 주의를 받고 압박을 받으며 이것저것 지시를 따르는 것이 얼마나 고통스러운 일인 것을 실감하게 된다. 인간은 각자 감정과 감각이 있고 특히 환자는 고통과 불안감이 있는 상태라는 것을 이해하고, 온화한 마음씨로 친절하게 성의를 가지고 환자를 응대하는 깊은 「온정(溫情 또는 溫心, warmth heart)의 정신」이 필요하다.

2. 온정의 실천

확실히 과거의 방사선사는 기계장치를 우선으로 하고, 의료의 원점이라고 할 만한 온정을 잊고 있었던 경향을 부정할 수가 없다.

우리나라 의료는 의사중심이고 선진국과 같은 환자 주체가 되어 있지 않은 현실은 참으로 안타까운 실정이다.

새삼스럽게 자신이 환자가 되었을 때에 무엇을 해주면 좋겠는가를 생각해 볼 필요가 있다. 의료종사자는 '섬세한 마음의 배려가 깃들인 온정'의 기틀을 환자에게 넓혀가야 한다.

의학영상 검사를 받을 사람은 긴장하고 기다리며, 때로는 용변도 참고 기다리는 수가 있다. 기다리는 시간이 너무 길면 자기의 진료차례를 잊지나 않았을까 하고 한층 더 불안해하고, 차분하게 있을 수가 없게 된다. 같은 시간이라도 미리 설명이 있으면 안심하고 기다릴 수 있다.

이와 같은 것은 작은 일이지만 환자에게는 중요한 일이며, 가령 방사선사가 환자의 이름을 부를 때에도 똑똑하게 알기 쉽게 적어도 두 번 정도 되풀이해서 불러주는 것이 좋다.

의학영상 검사실은 환자에게 이상한 위압감을 느끼게 하는 경향이 있다. 방사선사는 환자에 대하여 "결코 당신을 무시하고 있지 않습니다"라고 하는 것을 행동으로 나타내 보이는 것이 중요하다. 특히 고통이 있을 때에 아주 작은 배려이지만 환자를 친절하게 대해주는 것은 환자에게는 매우 고마운 일이며, 되도록 환자에게 관심을 갖고 편의를 돌보아 줌으로써 방사선사와 환자 사이에 마음이 통하게 되는 것이다.

눈이 부자유스런 사람, 잘 듣지 못하는 사람, 말을 똑똑하게 못하는 사람, 행동이 불편한 사람들에 대해서는 특히 배려가 필요하고 효과적인 실천방법도 검토해야 한다.

「환자와 대화」에 대한 중요성은 특히 강조되고 있다. 말은 자신의 의사를 상대에게 전달하여 서로 통하게 만드는 것이다. 사람과 사람은 말로 자기를 표현하고 서로 이해하고 그리하여 결합된다. 말에는 각 개인에 따라 개성이 있고, 같은 말을 사용해도 그 표현이나 받아들이기에 따라 차이가 있는 것이다.

대화는 작은 친절이 기본이다. 환자와 대화에서 말은 되도록 알기 쉽게, 명확하게, 기분 좋게, 웃는 얼굴로 하는 것이 원칙이다. 특히 병원에 와서 검사를 받는 환자에게 있어서는 불안이 가득 차 있는 상태인 경우가 많은데, 이들에게 전문용어를 많이 쓰는 것은 환자에게 이해할 수도 없고, 더욱 불안을 쌓이게 하는 결과를 낳을 수 있다. 그래서 환자와 대화를 할 때에는 전문용어를 최소한으로 줄이고, 환자의 얼굴과 눈을 마주보고 이해도를 살피면서 대화를 이어가야 한다.

환자는 다른 사람의 말이나 태도에 몹시 민감하다. 환자가 의료종사자의 말과 태도 등을 주의깊게 관찰하고 있는 것을 유의해야 한다. 방사선사도 인간이니까 질병에도 걸리고 피로한 경우도 있고 하여 항상 즐거운 상태일 수는 없다. 때로는 직장의 동료나 윗분 또는 가족과 심리적 갈등을 겪거나 마음이 답답하고 감정이 풀리지 않을 때도 당연히 있을 것이다. 그러나 환자와 대면할 때에는 감정을 스스로 제어하도록 노력함으로써 마음의 건강을 유지하면서 방사선사로서의 책임을 다해야 한다.

의료종사자는 건강에 항상 주의를 기울여야 한다. 몸의 건강은 평소 조심하고 있어도 병에 걸리지 않는다는 보장은 없다. 그러나 병을 이유로 환자와 대면에서 나쁜 인상을 주는 일이 없도록 노력하는 것이 의료종사자의 책무이다. 의료종사자가 언제나 몸과 마음의 건강을 유지하면서, 환자에게 온화한 마음씨로 친절하게 응대하는 것이 환자와 신뢰관계를 깊게 하는 것이다.

환자를 진료하는데 있어서 환자의 인격이나 개인비밀(privacy)에 대한 배려가 충분히 되어야 한다. 이와 관련하여 의학영상 검사나 방사선치료를 하는데 있어서 청결한 환자 가운과 갱의실(옷 갈아입는 방)을 준비하는 것이 필요하다. 진료를 위해 옷을 벗는 한도에 대해서도 유의하고, 옷을 벗어야할 필요가 있을 때에는 그 목적과 이유를 환자에게 설명하고 이해를 얻어야 한다.

젊은 여성은 물론 요즈음 남성들도 자기 알몸을 남에게 보이는 것을 싫어하는 의식이 몹시 강하다. 또 신체 장애가 있기 때문에 옷 벗는 것을 피하고 싶어하는 사람도 있다. 이런 환자들과는 대화를 통해 옷을 벗어야 하는 필요성을 확실히 이해시킨 다음에 옷을 벗도록 권유해야 한다.

환자를 care 하는데에는 '3길'과 '3씨'가 필요하다. 환자 care의 '3길'은 눈길, 발길, 손길이고,

'3씨'는 마음씨, 말씨, 맵씨이다.

최근 환자 Care에 있어서 'Brain(뇌, 지식·지혜)–Heart(심장, 마음)–Hand(손, 기술) connection (연결)'을 제안하고 있다.

☺ 생각을 여는 창 ③

빈 가슴으로 시작

아침에 일어나 하루를 시작하기 전
조용히 가슴을 비우게 하소서

빈 가슴으로 시작하는 작은 공간에
사랑의 씨앗이 자라게 하시고
밀어내는 아픔보다 받아들이는 기쁨으로
오늘 하루를 살게 하소서

너무 꽉 찬 삶에 허덕이지 않게 하시고
빈 가슴을 조금씩 채워가는 하루를 허락 하소서

나 자신도 모르는 사이
허욕의 갈등으로 괴로워하지 않게 하시고
빈 가슴으로 싹트는 진리를 깨닫게 하소서

그리하여 오늘도 후회 없이 살았노라며
조용히 감사를 드릴 수 있는
행복한 하루를 맛보게 하소서

내일도 소박한 사랑으로 채워가면서
오늘처럼 빈 가슴으로 시작하게 하소서

*이종락(시인, 교육자) 시 "빈 가슴으로 시작하게 하소서" (시집 "세모의 길목에서"에 수록)

3. 의료시설의 구조와 설비

사람은 의식·무의식 중에 장소의 분위기, 환경여건으로부터 영향을 받는다. 그러므로, 의료시설의 구조와 설비는 환자의 입장에서 섬세한 배려로서 설계되고 배치되어야 한다.

상당한 규모의 병원이라도 외래진료과·검사과 등의 환자대기실은 복도에 설치되어 있는 일이 많고, 더구나 좁은 복도의 양쪽이 대기실로 쓰여지고 있는 경우가 많다. 심지어는 진료를 받는 환자들끼리 몸을 서로 부딪쳐 가면서 기다리고 있는 경우까지 있다.

환자는 육체적이거나 정신적인 고통을 참고 있는 사람들이므로 쾌적한 진료를 받을 수 있도록 시설의 구조와 설비를 개선해야 할 것이다. 앞으로는 새로운 디자인과 인테리어 감각으로 깨끗하고 밝고 편안하고 환자의 마음이 안정되는 환경을 조성해야 한다. 시설에 대한 배려가 환자의 기분을 의외로 부드럽게 할 수 있으며, 이러한 분위기는 의료종사자와 환자의 신뢰관계를 더욱 깊게 하여 효율적인 검사와 치료를 할 수 있게 하는 바탕이 될 수도 있다.

당연한 일로서, 의학영상 검사실이나 방사선 치료실에서 어린이나 노인의 안전대책을 고려한 구조와 설비가 요구된다.

현대적인 병원 설계의 기본방향은 Nature(자연과의 조화), Architecture(쾌적한 공간을 설계), Health(건강한 병원)에 중점을 두고 있다.

그림 1-2는 자기공명영상(MRI) 검사실의 예로 밝고 따뜻하고 안정된 느낌을 주고 있다.

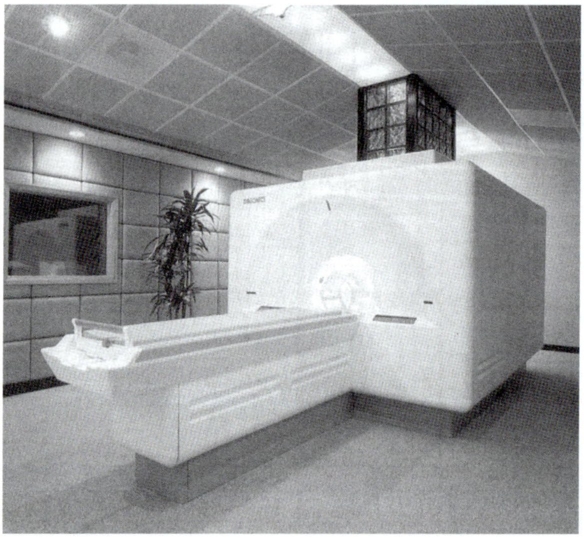

그림 1-2. 자기공명영상(MRI)검사실

4. 환자의 안전관리

환자가 의료시설에서 다치는 일이 있어서는 안된다. 그러나, 의외의 시기에 의외의 장소에서 사고가 발생할 수 있다는 것을 항상 염두에 두어야 한다.

안전하고 편안한 상태를 원하는 것은 사람이 가지고 있는 가장 기본적인 욕구이다.

의료부문에서 안전이란, 잠재적인 것도 포함하여, 사고에 의한 장해를 예방하는 것, 감염을 예방하는 것, 진료·요양 중에 일어나는 신체적·정신적 문제를 예방하는 것 등이다. 항상 환자의 생명을 지키고, 위험 인자를 제거하고, 안전을 유지하는 것은 환자 care 활동의 기본사항이다.

병원은 가장 안전한 곳이어야 하며, 안전하지 않은 의료는 존재하여서는 안되는 것이다. 그러나 만전을 기하여도 안전을 위협하는 여러 인자는 있을 수 있으며, 다음과 같은 사고나 의료과오 등이 발생하고 있는 것이 사실이다.

① 상해 사고: 베드, 수송차 등에서 떨어짐, 검사실·화장실·욕실 등에서 넘어지거나 미끄러짐, 전동 베드·휠체어 등의 부적절한 사용에 의한 손상 등.
② 열상: 찜질기, 습포, 전기 패드, 초단파 요법에 의한 열상 등
③ 약의 잘못 사용, 처치 잘못, 부작용
④ 병원내 감염
⑤ 중독(환기 불량에 의한 가스 중독 등)
⑥ 환자의 도망, 자살, 자해 등
⑦ 재해: 화재, 가스누출, 지진 등

이런 사고의 원인은 다음과 같이 분류한다.

① 병원의 구조, 설비에 의한 것: 경사가 심한 계단, 미끄러운 바닥, 재해 때의 긴급 피난 설비를 갖추지 않은 것.
② 의료종사자의 관찰·확인 부족, 지식 부족, 기술 미숙에 의한 것: 투약 잘못, 처치 잘못, 약품 관리의 불철저, 기계·기구의 취급 잘못, 환경 정비의 불충분 등.
③ 관리체제가 갖춰있지 않음에 의한 것: 의료기기 등의 관리·정비 불충분, 의료간호체제·재해 때 구급체제 등이 갖춰있지 않음, 원내 감염 방지에 관한 대책이 갖춰있지 않음 등.
④ 환자쪽에 문제가 있는 경우: 질환, 신체기능 장애, 주의·지식의 부족 등.

방사선기기의 제작은 현대과학의 모든 지식과 기술을 기반으로 하여 기계적·전기적·방사선피폭의 방어 등 다방면에서 안전성을 필수조건으로 하고 있고, 취급하는데 있어서도 사고방지에 대해서 의사·방사선사가 최선의 조심과 노력을 기울이고 있다. 그러나 유감스럽지만 사고는 현실적으로 발생하고 있다. 다행히 사람생명에 치명적인 큰 사고는 없지만, 앞으로 대책은 더욱 치밀하게 마련해야 한다.

방사선기기의 사고방지에는 이것을 제작할 때의 안전설계와 이것을 다루는 전문가의 안전 의식이나 장치 동작을 제어하는 시스템의 관리가 크게 영향을 끼치는데, 제어기구에도 한계가 있다. 이것을 보완하는 방법은 인간의 주의력 이외는 없다(방사선사의 주의의무: 16장 16-10 '방사선사의 의료과오에 대한 민사적 책임' 참고). 방사선기기의 이용자는 건강한 사람으로부터 중한 질병이 있는 환자, 어린이에서부터 노인에 이르기까지 광범위하게 걸쳐져 있으므로 인간 능력의 한계에 입각하여 안전대책을 수립해야 한다.

방사선검사에 있어서는 방사선 피폭선량 경감의 문제도 있으며, 무거운 중량의 기기를 인체에 접근시켜야 하는 위험요소도 많다.

사람생명 존중은 세계적 추세이며, 안전에는 절대라는 말은 있을 수 없다. 사고방지를 위한 끊임없는 정보의 수집과 확인이 안전대책에 필요한 것이며, 서로 협력하여 주의 깊게 노력해야 한다. 이것은 '환자중심의 의료'를 진행함에 있어서 또한 중요한 일이다.

환자의 안전관리와 관련하여, 환자안전법(법률 제16893호, 2020. 1. 29, 일부개정)의 주요내용을 간추려 소개한다,

보건의료기관의 장과 보건의료인의 책무(제4조)

① 보건의료기관의 장과 보건의료인은 환자안전 및 의료 질 향상을 위하여 국가와 지방자치단체의 시책을 따라야 한다.

② 보건의료기관의 장과 보건의료인은 환자안전사고가 발생하지 아니하도록 시설·장비 및 인력을 갖추고, 필요한 의무를 다하여야 한다.

③ 보건의료기관의 장과 보건의료인은 환자안전활동에 환자와 환자의 보호자가 참여할 수 있도록 노력하여야 한다.

환자의 권리와 책무(제5조)

① 모든 환자는 안전한 보건의료(「보건의료기본법」 제3조 제1호의 보건의료를 말한다.)를 제공

받을 권리를 가진다.
② 환자와 환자의 보호자는 환자안전활동에 참여하여야 한다.

환자안전기준(제9조)
① 보건복지부 장관은 대통령령으로 정하는 바에 따라 보건의료기관의 시설、장비、관리체계, 보건의료인의 환자안전을 위한 준수 사항 등 환자안전에 관한 기준을 정하여야 한다.
② 보건의료기관의 장과 보건의료인은 환자안전활동 시 환자안전기준을 준수하여야 한다.

☺ 생각을 여는 창 ④

병원내 안전사고 3건 중 2건, 보건의료인 부주의 원인

2018년 10월 26일, 한국소비자원은 지난 2016년 1월~2018년 8월 말, 2년 8개월간 소비자원에 접수된 환자 안전사고 관련 피해 구제 신청이 총 137건으로 집계되었다고 밝혔다.

특히, 2018년에는 8월까지 45건이 접수돼 2107년 같은 기간(28건)보다 60.7% 증가한 것으로 나타났다.

연령별로는 60대 이상 고령 환자의 비율이 43.0%에 이르렀다.

사고 유형별로는 주사·부목·레이저 시술·물리치료 등과 관련한 '처치·시술' 문제가 41.6%(57건)로 가장 많았고, 다음으로 '낙상' 27.0%(37건), '투약 오류' 7.3%(10건) 등 순이었다.

낙상 사고의 경우 절반 이상이 화장실과 입원실에서 발생해 환자와 보호자, 의료기관의 각별한 주의가 필요한 것으로 나타났다.

안전사고로 인한 환자 피해는 '골절'(22.6%, 31건), '흉터'(21.9%, 30건), '장기 또는 조직 손상'(15.3%, 21건) 순으로 많았다. 또한 '장애'가 발생하거나 '사망'한 경우도 11.7%(16건)로 적지 않았다.

환자 안전사고 10건 중 약 8건은 안전사고로 인해 수술이나 입원, 통원치료 등의 추가치료를 받은 것으로 확인됐다.

병원 내 안전사고의 발생 원인으로는 '환자관리 미흡'(37.2%, 51건)이나 '처치 실수'(29.9%, 41건) 등 보건의료인의 부주의가 67.1%(92건)를 차지했고, '시설관리 소홀'이 7.3%(10건)였다.

병원에서 발생하는 환자 안전사고의 상당 부분(평균 3건 중 2건)이 보건의료인의 관리 부실이나 처치 실수 등으로 발생하는 것으로 나타났다. 보건의료인은 의사, 간호사, 간호조무사, 의료기사 등을 포괄하는 개념이다.

환자 안전사고가 발생한 의료기관으로는 '의원'급이 28.5%(39건)로 가장 많았고, '200병상 미만 병원'급도 13.9%(19건)를 차지했다.

한국소비자원은 "환자 안전사고는 주의를 기울이면 충분히 예방할 수 있기 때문에 보건의료인이 환자안전기준을 충실히 준수하고 안전교육을 정기적으로 받도록 의무화할 필요가 있다"고 말했다.

한국소비자원은 이어 "병원 내 안전사고 피해 예방을 위해 소비자들에게 △움직임이 불편한 경우 이동 시 보건의료인과 동행하거나 도움을 요청할 것 △보건의료인이 안내하는 주의사항을 잘 지킬 것 △안전사고가 발생한 경우 지체 없이 사고 사실을 보건의료인에게 알리고 필요한 경우 적절한 치료를 받아야 한다"고 덧붙였다.

Chapter 2

환자의 심리와 대응

2-1 건강의 개념

고대 그리이스에서는 '인생의 행복이란 건강하다는 것'이었다. 그 시대의 조각상을 보면, 균형 잡힌 육체와 체력이 강조되고 있어, 건강을 하나의 이상으로 나타내고 있다고 할 수 있다. 이 시대는 아폴론(태양의 신)의 아들, 아스클레피오스(의학의 신)나 그 딸 히게이아가 건강의 여성신으로 숭상되어 건강은 초자연이 지배하는 것이라고 생각하였다.

르네상스시대를 맞아 인간이 종교적 교리에서 해방되게 되자, 미생물학이 싹터서 세균에 의하여 질병이 일어난다고 하는 것이 해명되게 되었고, 객관적·과학적인 시야에 입각한 건강관이 형성되었지만, 신체조건만을 중시하는 사고방식이 주류였다.

근대사회에 이르러, 건강에 대한 생각은 신체뿐만 아니라 정신적·사회적인 측면을 고려하게 되었다. 오늘날에는 사회 정세가 복잡하게 되어, 공해나 스트레스에 의한 건강 파괴나 정신건강의 위기를 부르짖게 되었다. 이와 같이 시대 배경이나 사회 상황에 따라서 건강에 대한 사고 방식이나 가치관은 변천하였다.

현대적인 건강에 대한 개념을 나타낸 것이 세계보건기구(WHO) 헌장(前文)의 정의이다.

'건강이란 신체적·정신적·사회적 및 영적으로 완전히 양호한 상태이며, 단지 질병이 없다거나 허약하지 않다고 하는 것만이 아니다(Health is a state of complete physical, mental, social and spiritual well-being state, not merely absence of disease and injury). 도달할 수 있는 최고 수준의 건강을 향유하는 것은 인종, 종교, 정치적 신념, 경제적·사회적 지위에 상관없이, 누구나가 가지는 기본적 권리의 하나이다'라고 하는 것으로 '건강은 인간의 기본적 권리'라고 하는데 주목하기 바란다. 이것은 건강에 관하여 국가나 사회의 책임을 명확히 한 것이라고 볼 수 있다.

질병이 대부분 특정한 장기에 관련된 의미인 것에 비교하여, 건강이란 전신적인 상태이며 신체적·정신적·사회적인 밸런스가 좋고, 그것들이 균형있게 역할을 하고 있는 것이 필요 조건이다.

교통사고를 당하여, 대퇴골에 상해를 입어 다리가 부자유스런 상태가 되었다고 하자.

다른 사람 입장에서 보면 신체적으로 불건강한 상태라고 간주할 수 있겠지만, 일상생활에서 자립하고 사회활동에 적극적으로 참가하고 자신의 인생을 충실히 지내고 있다고 하면 틀림없이 그 사람은 건강한 생활을 누리고 있다고 할 수 있다. 신체상의 결함이 있어도, 그것은 반드시 본인의 건강에 방해가 되는 것은 아니다. 따라서 건강관리란 극히 개인적·주관적 개념이라고 할 수 있다.

건강한가 아닌가의 평가는 타인에 의하여 정해지는 것이 아니라, 자기 내부에서의 건강관의 평가에 의하여 정해지는 것이며, 건강을 자기 평가하기 위해서는 여러 레벨의 건강에 대한 올바른 지식과 이해가 필요하다. 그 기본적인 구분은 다음과 같다.

- ㅇ 신체적 건강해부·생리학적으로 신체 각 부분이 충분히 역할을 하고 있는 상태를 말한다. 결함부분이 있어도 보완될 수 있다면 건강을 방해하는 것은 아니다.
- ㅇ 정신적 건강이성과 감성의 균형이 잡혀있고, 인간관계가 갖춰진 상태.
- ㅇ 사회적 건강적극적으로 사회활동에 참가할 수 있고, 생산적이며 만족스러운 사회생활을 하고 있는 상태.

'건강'의 반대말에 '질병'이라든가 '불건강(不健康)'이라는 말이 사용되고 있다. 그런데, 병이란 생리상태에 이상을 일으키고 정상적인 기능이 영위되지 않는 현상이며, 생명과학적으로 건강하지 않은 상태를 의미하고 있다. 사람의 생체는 변화하는 환경의 영향에 대응하여 생리적 항상성(homeostasis)을 유지하려고 하지만, 다양한 요인에 의해 그 항상성이 흩뜨러져 적응할 수 없게 되며 이상(abnormality)이라고 식별되는 경우가 생긴다. 그러나, 그것은 갑자기 일어나는 것이

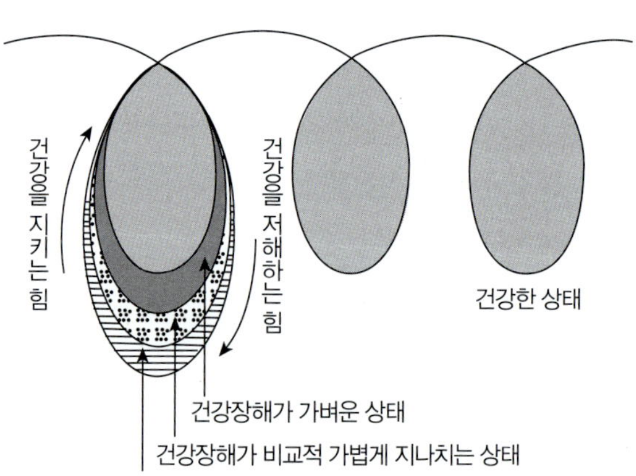

그림 2-1. 건강의 연속성

표 2-1. 건강의 수준

(1) 건강이 유지, 증진되고 있는 상태
(2) 건강이 유지되고 있는 상태
(3) 건강이 가벼운 장해를 받고 있는 상태
(4) 건강이 장해를 받아 질병에 걸린 상태
(5) 건강이 회복되는 상태
(6) 건강이 회복되어, 건강 유지로 향하는 상태
(7) 건강이 어느 수준까지 회복되어 정지하고 있는 상태
(8) 건강이 장해를 받아 회복을 기대할 수 없는 상태
(9) 죽음

아니라 건강과 질병으로, 다시 질병에서 죽음까지 이르는 과정은 연속적이다(그림 2-1).

건강하지 않은 상태는 건강이 장해받은 상태를 말하며, 장해의 정도에 따라서 다양한 수준으로 될 수 있다.

심한 피로감을 느꼈지만 충분한 수면을 통해 해소되는 수준의 것도 있다면, 임상적인 검사를 해서 진단을 받아 피로의 원인이 예를 들면, 바이러스의 간장 침습에 의한 간염으로 확인된 경우에는 발병이며, 전자보다 상태가 진행한 수준이라고 하는 것이 된다. 이와 같이 건강에는 다양한 수준이 있다(표 2-1).

건강 수준에 따라서 의료는 질병의 예방과 조기 발견, 치료, 재활(rehabilitation)활동을 전개해 간다.

1950년 전반 무렵부터 의료종사자 사이에서 사용되기 시작한 말에 '반건강(半健康, semi-health)'이 있다. 여러 자각 증상이 있어 검사를 받아도 질병이라는 상태는 없는 경우, 또는 자각 증상이 전혀 없이 본인은 건강하다고 생각하고 있지만 검사 결과는 이상소견이 있는 경우 등에 쓰이는 용어이다. 이것은 이른바 '질병의 예비그룹'이다. 성인의 60% 가까운 사람이 반건강 상태라고 하는 보고도 있고, 스트레스에 쫓기는 현대인의 심신 상태를 상징하는 말로서 사용되기도 한다.

2-2 사람-그 미지의 세계

1. 환자

「환자」는 독일어로는 '앓는 사람'의 의미인 'Kranke'이고 「병원」은 그러한 사람들이 모여 있는 곳이란 의미인 'Krankenhaus'이다. 반면에 영어로는 「환자」를 'Patient'라고 하는데, 이것의 형용사는 인내심이 강하다, 참을성이 강하다는 의미이며, 고통을 참고 이겨낸다는 것을 의미하고 있다. 또 「병원」을 'Hospital'이라고 하는데, 이것은 따뜻하게 접대한다는 의미가 내포되어 있다.

사전적인 의미로 환자(患者, 근심이 있는 사람)는 '병을 앓는 사람', '병에 걸린 사람'이다. '병에 걸려서 치료를 받고 있는 사람'이란 설명도 있다. 그러나 실제로 환자는 반드시 병자(病者, 아픈 사람)가 아닌 경우도 있고, 반대로 병자는 반드시 환자가 아닌 예도 있다. 반대로 마음으로 앓지

생각을 여는 창 ⑤

Because the Patient	환자가 있으므로
Because the patient has a need, we have a job to do.	환자가 있으므로, 우리는 할 일이 있고
Because the patient has a choice, we must be the better choice.	환자의 선택이 있으므로 우리는 더 좋은 선택이 되어야 합니다.
Because the patient has sensibilities, we must be considerate.	환자는 민감함으로, 우리는 신중해야 하며
Because the patient has an urgency, we must be quick.	환자는 절박하므로 우리는 신속해야 하며
Because the patient is unique, we must be flexible.	환자는 각각 독특하므로 우리는 융통적이어야 하며
Because the patient has high expectation, we must excel.	환자는 높은 기대를 가지므로 우리는 유능해야 합니다.
Because the patient has influence, we have the hope of more patients.	환자는 영향력을 가지므로, 우리는 더 많은 환자들의 희망이 되어야 합니다.
Because of patient, we exist.	우리는 존재합니다. 환자가 있으므로.

*이 글은 "Because the Customer"란 원작의 시를 고려대의료원 재활의학과 이항재 교수가 'Custome'를 'Patient'로 바꿔 번역한 것임(고려대학교 의료원보, 제65호).

않는 병자도 있고, 오히려 주위에서 걱정하여 병자로 만들어 버리는 경우도 있다. 병, 건강이란 끝없는 미해결의 과제이다.

그래서 여기서는 대다수의 사람들이 생각하고 있는「환자」로 정한다. 즉 의료를 요구하고 있는 사람(의료수요자), 의료를 받고 있는 사람(의료소비자)을 환자라고 부르기로 한다. 한편, 의료를 받으려고 오는 사람 중에는 자기의 의지로 스스로 병원을 찾는 사람과 가족이나 다른 사람에게 끌려서 찾아오는 사람이 있다.

그렇지만, 어느 쪽이 되었거나 의료를 요구하는 사람은 증상의 원인에 대하여 뚜렷한 자각은 없으나 막연한 예감을 가지고 있다. 또한 본인은 어쨌든, 주위가 지각(知覺)하고 있다고 생각한다.

그런데 환자이건 병자이건 그 공통점은 '사람'이라는 것이다. 여기에 환자심리를 이해하는 출발점과 종착점이 있다. 환자의 심리란 사람의 심리와 같은 것이다.

2. 사람의 성격 유형

사람들은 저마다 삶과 문제를 다르게 보고, 다르게 행동한다. 이런 차이는 성격(personality)에서 비롯되는 것이고, 이 성격에 따라 인생사는 확연히 달라진다. 개인마다 세계관, 직업, 인간관계 모두 성격이 만들어낸 결과이다.

사람들은 다양한 개성이 만들어내는 인생사를 따라가면서 성격 파노라마를 보여준다.

사람 성격에 관하여, '성격과 심리학의 아버지'라고 일컬어지는 고든 올포트(Gordon Willard Allport)는 "성격은 분명 존재하며, 어떤 작용을 하고 있다. 개인의 구체적인 행동들 뒷면에, 그리고 개인의 내면에 존재하는 것이 성격이다."라고 강조하였다.

문화인류학자 클럭혼(Clyde Kay Maben Kluckhohn)은 저서 '본성, 사회, 문화에 나타난 성격'에서 "누구나 어느 면에서는 다른 모든 사람과 똑같고, 다른 몇몇 사람과 똑같으며, 다른 누구라도 똑같지 않다."고 역설하였다.

그렇다면, 성격이란 정말 무엇일까? 과연 무엇이 우리들의 성격을 만드는가? 왜 사람마다 성격이 다를까? 가장 좋은 성격이란 있는가? 성격은 숙명적인가, 성격을 바꿀 수 있는가?

성격에 대한 탐구는 심리학, 뇌과학, 유전학, 사회과학적 통찰과 분석으로 이어지고 있다.

자신과 타인, 사람을 이해하기 위한 '키 워드'로 성격 유형 이론을 소개하고자 한다.

1) 히포크라테스의 기질설

사람 성격 유형에 대한 논의는 '의학의 아버지'로 일컬어지는 히포토크라테스(Hippocrates)가 분류한 네 가지 기질설(표 2-2 참조)에서 시작하는 것이 일반적인 방식이다.

사람의 성격이 체액과 관련이 있다고 생각했다. 예컨대, 몸에 피가 많으면 낙관적이고 자신감이 넘치는 성격이 되고, 담즙이 많으면 기분이 금방 변하고 화를 잘 내는 성격이 된다고 했다.

심리학자 칼 구스타프 융은 "네 가지 기질은 명백히 정서성을 바탕으로 한 분류이다. 즉, 정서적 반응과 관련이 있다."고 평가하였다.

표 2-2. Hippocrates의 네 가지 기질설

기질	성향적 특징
다혈질(Choleric)	기분이 금방 변하고 감정 기복이 크다.
담즙질(Sanguine)	자신감이 넘치고 낙관적, 대담하다.
우울질(Melancholic)	예민하고 섬세하고, 큰 잠재력이 있다.
점액질(Phlegmatic)	차분하고 정서적으로 안정되어 있다.

2) 체형에 따른 성격 유형

사람 성격을 어떻게 파악하는가에 대하여, 체형으로 성격(기질)을 유형별로 나눈 독일 정신의학자 Ernst Kretschmer의 분류가 유명하다(표 2-3, 2-4, 그림 2-2, 2-3, 2-4 참조).

또, 체형의 차이를 생물발생학적 시점에서 구분하여, 이것과 성격(기질)과의 관계를 발견한 것으로 미국 W.H.Sheldon의 분류도 있다(표 2-5 참조).

표 2-3. Kretschmer의 체형과 기질(성격)

마른형	분열기질 사회생활과 가정생활이 일치하지 않고, 분열되어 있는 것을 말한다.	지능형, 역삼각형, 명상형. 동물에 비유하면 여우·뱀 형
비만형	조울기질 명랑과 우울상태 사이를 교차한다.	영양형, 관능형, 뚱보형. 동물에 비유하면 너구리·돼지 형
근육형 (투사형)	끈질긴 기질(점착성 기질) 정중하고 때로는 화를 낸다.	스포츠맨형, 튼튼한 체격형, 영웅형.

표 2-4. Kretschmer의 기질 유형

분열기질	외면적으로는 명랑하고 애교있고 성실하지만, 내면적으로는 냉정·냉혹하다.	기본특징 : 비사교적·소극적·성실·변덕, 이상주의자·형식주의자

조울기질	낙천적인 반면에 골똘히 비관적으로 생각하여 절망·불쾌해진다. 형식이나 관습에 구애받지 않고, 실질과 내용을 중시하고, 융통성이 있고, 외부로부터 자극을 받기 쉽다.	기본 특징: 사교적, 친절, 선량, 성품이 좋다. 조정역·기업가형
끈질긴 기질 (점착성 기질)	꼼꼼하고 지나치게 엄격한 태도를 보이며, 융통성이 없다. 동요하지 않는 강한 성격이 있는 반면에 이해가 느리다. 자기의 정당성을 완고하게 주장한다.	기본 특징: 조용하고 정중하다. 끈질기다. 때에 따라서는 감정이 폭발하여 맹렬하게 화를 낸다.

표 2-5. Sheldon의 체형과 기질

마른형	외배엽형 (피부·신경계통이 우수하게 발달)	두뇌긴장형	내폐적, 과민성, 고독을 사랑함, 자세와 동작이 어색하다.
비만형	내배엽형 (소화기계 기관이 특히 발달)	내장긴장형	사교적, 안락한 것을 좋아함. 느름한 자세와 동작
근육형	중배엽형 (뼈, 근육, 결합조직이 특히 발달)	신체긴장형	활동, 강인, 자기주장이 강하고 자세와 동작이 거칠다.

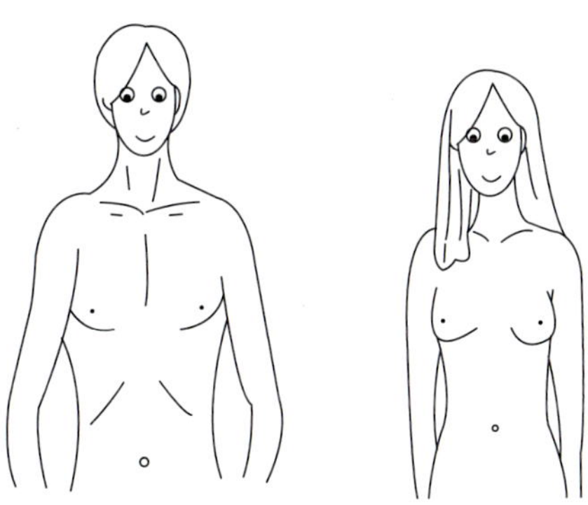

그림 2-2. 마른형의 남성과 여성

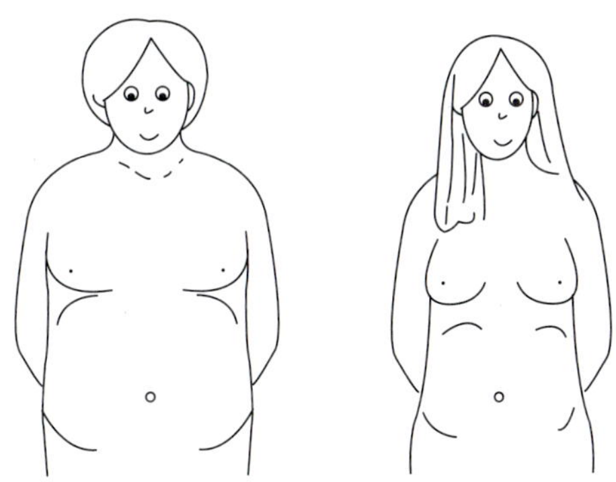

그림 2-3. 비만형의 남성과 여성

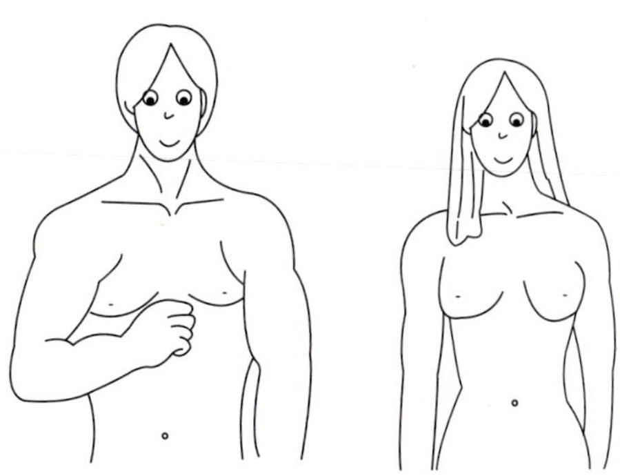

그림 2-4. 근육형(투사형)의 남성과 여성

3) 칼 융의 심리유형론

심리적인 기본기능으로서 사고·감정·감각·직관(直觀)의 네 종류를 들고, 그들 중 어느 것이 우선으로 기우느냐에 따라 성격 유형을 외향형과 내향형으로 볼 수 있다고 한 스위스 심리학자 Carl Gustav Jung의 향성설(向性說)도 알려져 있다.

칼 구스타프 융의 심리유형론에서 외향과 내향은 심리적 에너지의 방향으로 정의된다. 융 심리학에서 말하는 심리적 에너지(리비도)는 정신적 과정을 가능하게 하는 심적 자원으로서 주의(attention) 또는 관심 같은 것이다.

칼 구스타프 융은 사람의 몸이 육체적 에너지에 따라 움직이듯이 사람의 성격이 심리적 에너지에 따라 결정된다고 하였는데, 이 심리적 에너지가 외부세계로 향하면 외향형이 되고, 내부세계로 향하면 내향형이 된다고 보았다.

외향형(Extravert)과 내향형(Introvert)의 특징을 알기 쉽게 구분하면 표 2-6과 같다.

표 2-6. Carl Gustav Jung의 향성설(向性說)

외향형	〈감정〉	• 명랑하다 • 감정이 쉽게 외부로 표현된다 • 우울해지면 들떠서 더욱 떠들어 댄다 • 생각이 기분에 따라 달라질 수 있다 • 마음이 강한 편이다	외향적인 사람은 … • 대인관계의 균형을 잘 조절함으로 조직 안에서 동료들과 협력하여 일할 때 능력을 발휘한다 • 사람들과 만나 활동적인 일을 좋아하며, 남을 돕는 일이 적성에 맞다 • 영업, 판매, 세일즈, 섭외, 홍보, 서비스분야, 사업가, 간호사, 정치가 등의 직업이나 업무가 적합하다 • 리더쉽이 있어 사람들을 관리하거나 감독, 통솔하는 업무에 뛰어난 능력을 발휘한다
	〈행동〉	• 실행력이 있다 • 저돌적으로 추진한다 • 실패에 크게 얽매이지 않는다 • 끈기가 없다 • 새로운 환경에 곧 적응한다 • 자신만만한 만큼 경솔하기도 하다	
	〈대인관계〉	• 넓게 교제한다 • 사람들과 쉽게 사귄다 • 남을 도와주길 좋아한다 • 흔히 '팔방미인'이라고 한다 • 이 일 저 일 잘 끼어들어 참견을 잘한다 • 허풍끼가 있고 농담을 잘 한다 • 남의 감정을 해치지 않으려고 노력한다 • 명령에 순종적이며 숨김이 없다	
	〈사고〉	• 상식적이다 • 자신의 생각이 별로 없다 • 보수적인 사고방식을 가지고 깊이 생각하는 것을 좋아하지 않는다 • 독창성, 계획성이 부족한 편이다	

내향형			
내향형	〈감정〉	• 내성적이고 수줍음을 잘 탄다 • 민감하며 감정의 억제를 잘 하기 때문에 냉정해 보인다	내향적인 사람은 … • 사람이 아닌 다른 대상, 동식물, 서류 등을 다루는데 적합하다 • 끈기가 요구되는 일에 능력을 발휘한다 • 외향형 사람들이 포기한 일도 잘 해낸다 • 꼼꼼하고 치밀하며, 규칙적인 일 등에 종사하는 것이 좋다 • 학자, 연구원, 기사, 회계사 등 조직 안에서 혼자 할 수 있는 일들이 적합하다 • 감각이나 사고력이 뛰어나다면, 예술가, 사상가, 종교가가 될 가능성 높다
	〈행동〉	• 추진력이나 용기가 없는 편이다 • 동작은 느리지만 인내심이 있다 • 세심함을 필요로 하는 일을 잘 한다 • 말하기보다 글쓰기를 잘 한다 • 침착하다	
	〈대인관계〉	• 고독하고 다소 이기적이다 • 교제범위가 좁고 깊다 • 남 앞에 서기를 싫어한다 • 정직하면서도 솔직하게 표현하지 못한다 • 남의 명령에 그다지 순종하지 않는다	
	〈사고〉	• 생각이 신중하고 비판적이다 • 자기반성이 강하다 • 계획적이며, 행동은 조용해도 사고방식은 진보적인 경우가 많다	

외향형 사람들은 한마디로 의식이 외부 세계로 열려있는 사람이다. 그만큼 외적인 상황이나 조건에 따라 영향을 강하게 받는다. 그들에게는 눈에 보이는 대상이나 사람들이 중요하고, 누구나 인정할 수 있는 객관적인 것들에서 가치를 찾는, 상식파이고 현실파 그룹이다. 그래서, 그들은 개방적이고 사교적이며 대인관계에도 능동적이다.

이에 반해, 내향형 사람들은 자신의 내부 세계가 무엇보다도 중요하며, 그만큼 외부 세계에는 큰 가치를 두지 않는다. 그래서, 외부에서 바라보면 내향형 사람들은 내성적이고 주관적이며, 생각이 깊으나 소심하고 다른 사람과 관계가 그다지 활발하지 않은 것으로 보인다.

외향형 사람들과 내향형 사람들은 주위 환경에 적응하는 태도부터 다르다. 외향형은 자신에게 집착하기보다는 스스로 외부 세계에 뛰어들어 적응해 가는 반면에, 내향형은 외부 세계의 요구에 대해 방어적이며 그 요구에 충족시키기 위해 에너지를 소모하기보다는 오히려 자기 자신을 위해 되도록 강력하고 안전한 벽을 쌓으려 한다.

그러나, 모든 사람들을 단순히 외향형, 내향형이라고 크게 단정지어 말할 수는 없으며, 오히려 이 두 가지 성향을 모두 가지고 있다고 보아야 한다. 다만 어느 쪽 특성을 더 우세하게 나타내느냐에 따라 외향적인 사람 또는 내향적인 사람으로 구분될 뿐이다.

그렇다면, 우세하지 못한 성향은 어떻게 될까? 전혀 또는 거의 아무런 힘을 발휘하지 못하는 것일까? 그렇지 않다. 우세하지 못한 성향은 무의식 속으로 들어가 숨어 있다가 어느 순간에 외부로 나타나기도 한다. 그러므로 인간은 누구나 양면성을 가지고 있다고도 한다.

사람을 외향형과 내향형으로 크게 나눌 수 있지만, 실상은 그 부류에 속하는 각각 사람들의 성격은 천차만별이다. 각 사람마다 어떤 대상이나 자극을 받아들이는 '자기 방식'이 있는 법이고, 이 '자기 방식'이 바로 성격이 되는 것이다. 사람들 내면에는 마음상태를 결정해 주는 몇 가지 기능들이 있고, 각각 역할을 맡고 있는데, 사고기능, 감정기능, 감각기능, 직관기능 이다. 그런데, 이 네 가지 기능들이 한 사람 안에서 모두 똑같은 비중으로 있는 것이 아니라 강약 차이를 가지고 있게 된다. 그러므로 어느 심적 기능이 가장 큰 비중을 차지하느냐에 따라 외부로부터 자극을 받았을 때 이성적으로 받아들이느냐, 감정적으로 받아들이느냐, 또는 감각이 우선 느끼느냐 아니면 직관으로 느끼느냐가 달라지며, 그에 따라 반응 또한 달라지게 된다.

① 사고 기능 : 이성이 강한 사람은 사고 기능이 우세하다고 볼 수 있다. 이 기능은 대상을 논리적이며 이성적으로 판단하려는 기능이다.

② 감정 기능 : 논리적인 판단과는 반대되는 것이지만, 이 기능도 좋고 나쁨, 아름답고 추함, 좋아하고 미워함 등 감정 판단을 내리는 합리적인 기능이다.

③ 감각 기능 : 감각기관(눈, 귀, 코, 입 등)을 통해 현실을 인식하는 것이다. 외부 자극뿐 만 아니라 내부 자극이나 충동 등을 느끼는 것도 이 기능에 속한다.

④ 직관 기능 : 흔히 육감이라고 하는 초감각적인 기능으로 본능적인 판단 또는 영적인 판단이 포함된다.

이 네 가지 근본기능은 맡은 역할의 비중이 다르고, 이 기능들은 선천적으로 타고나며 후천적으로 만들어지기도 한다. 이러한 기능들은 각 사람에게 있어서 주요기능이 되어 의식 속에 남고 상대적으로 덜 발달된 나머지 다른 기능들은 무의식 속으로 들어가게 된다. 네 가지 기능 중에서 사고기능은 감정기능과, 감각기능은 직관기능과 서로 대립되어 어느 한 기능이 억압되어 있을 수 있다.

이 네 가지 심적 기능은 각각 외향형과 내향형에 결합하여 여덟 가지 성격 유형을 만든다. 이 여덟 가지 유형은 외향적 사고형, 외향적 감정형, 외향적 감각형, 외향적 직관형, 내향적 사고형, 내향적 감정형, 내향적 감각형, 내향적 직관형이라고 한다.

4) 에니어그램(enneagram) 성격 유형

에니어그램(enneagram)은 아홉 가지로 이루어진 사람의 성격 유형과 그 유형들의 연관성을 표시한 기하학적 도형이다(그림 2-5 참조). 에니어그램은 여러 고대 전통의 영적 지혜에 뿌리를 두고 있으며, 현대 심리학이 접목되어 발전했다.

'에니어그램'이라는 말은 아홉이라는 뜻의 그리스어 에니어(ennea)와 그림이라는 뜻의 그라모스(grammos)에서 왔다. 즉 이것은 아홉 개의 점으로 이루어진 그림이라는 뜻이다.

에니어그램과 함께 하는 자기 탐색은 자신의 유형을 찾고, 그 유형에서 주요한 문제를 이해하는 데에서 시작한다. 이 아홉 가지 유형(표 2-7 참조)에서 자신의 행동을 발견할 수 있다. 이 유형들 중 하나가 우리 행동의 가장 근본이 된다.

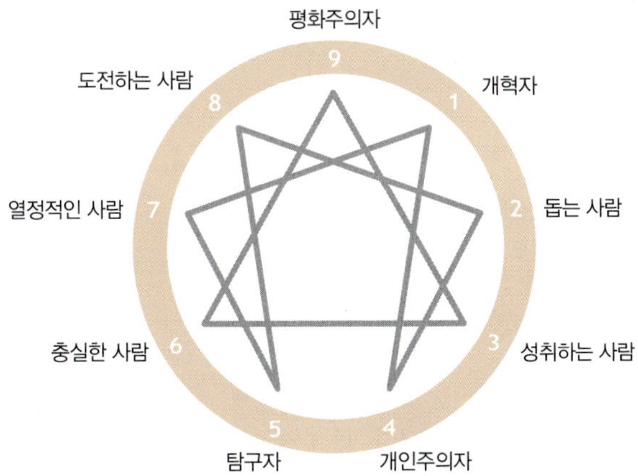

그림 2-5. 아홉가지 성격 유형의 이름

표 2-7. 아홉 가지 성격 유형과 주요 특성

성격 유형	성격 유형 이름과 주요 특성
1	개혁자 : 이성적, 원칙적, 자기관리에 철저함
2	돕는 사람 : 남들을 잘 보살핌, 너그러움, 소유욕이 강함
3	성취하는 사람 : 적응을 잘 함, 야망이 있음, 자신의 이미지를 중요시 함
4	개인주의자 : 직관적, 심미적, 자신 안으로 빠져들게 됨
5	탐구자 : 지각 능력이 뛰어남, 혁신적, 남들과 떨어져 있음
6	충실한 사람 : 붙임성이 있음, 책임감이 강함, 방어적
7	열정적인 사람 : 쾌활함, 충동적, 성취 지향적
8	도전하는 사람 : 자신감, 결단력, 남을 지배하려 함
9	평화주의자 : 수용적, 다른 사람을 편안하게 해 줌, 스스로 만족함

(1) 1번 유형 : 개혁자

원칙적이고 이상적인 유형.

1번 유형의 사람들은 윤리적이고 양심적이다. 이들은 옳고 그름을 따지기를 좋아한다. 상황을 개선 시키기 위해 노력하며 실수를 두려워하는 교사이며 개혁주의자이다. 잘 조직되고 정돈되어 있으며 성격이 까다롭다. 이들은 높은 수준의 윤리나 도덕 규범을 유지하려고 노력하기 때문에 쉽게 비판적이 되고 완벽주의자가 된다.

이들의 문제는 분노를 억제해야 하는 것이다.

건강한 1번 유형의 사람들은 최상 상태에서 현명하고 분별력이 있으며 현실적이며 고상하고 도덕적이다.

(2) 2번 유형 ; 돕는 사람

사람들을 잘 보살피고 대인 관계를 잘 하는 유형.

2번 유형의 사람들은 다른 사람과 감정적인 교류를 잘 하고 진지하며 마음이 따뜻한 사람들이다. 상냥하고 너그러우며 자기를 희생할 줄 안다.

그러나, 감상적이기 쉽고 아첨을 해서 사람들의 기분을 맞추려고 노력한다. 다른 사람에게 가까워지고자 하는 마음이 행동의 동기가 된다. 즉 다른 사람이 필요로 하는 사람이 되기 위해서 남들을 위해 뭔가를 한다.

이들의 전형적인 문제는 자신의 필요를 잘 인식하지 못하고 자신을 잘 돌볼 줄 모른다는 것이다.

건강한 2번 유형의 사람들은 최상 상태에서 이타적이고 자기 자신과 다른 사람들에게 무조건적인 사랑을 가진다.

(3) 3번 유형 : 성취하는 사람

상황에 잘 적응하고 성공 지향적인 유형.

3번 유형의 사람들은 자신감이 있고 매력적이다. 이들은 야망이 있고 유능하며 에너지가 넘친다. 사회적 지위와 개인의 성취를 중시한다. 또한 다른 사람이 자신을 어떻게 생각하는가를 중시한다.

이들의 전형적인 문제는 일중독에 빠져드는 것과 지나친 경쟁의식이다.

건강한 3번 유형의 사람들은 최상 상태에서 자신을 잘 받아들이고 반듯하며 다른 사람들을 고무시키는 역할 모델이 된다.

(4) 4번 유형 : 개인주의자

낭만적이고 내향적인 유형.

4번 유형의 사람들은 자신에 대한 생각이 많고 민감하며, 신중하고 조용하다. 자신을 드러내는 데 있어서 감정적으로 정직하며 개인적이다. 그러나 우울하고 자의식이 지나치게 강할 수 있다. 이들은 상처받기 쉽고 민감한 감정을 가졌기 때문에 다른 사람들에게 쉽게 자신을 드러내지 않는다.

이들의 전형적인 문제는 방종과 자기 연민이다.

건강한 4번 유형의 사람들은 최상 상태에서 영감이 뛰어나고 창조적이며 자신을 새롭게 만들 수 있고 자신의 경험을 바꿀 수 있다.

(5) 5번 유형 : 탐구자

5번 유형의 사람들은 기민하고 통솔력이 있으며 호기심이 많다. 복잡한 아이디어와 기술을 개발하는 능력이 있다. 독창적이고 독립적이어서 자신의 생각과 상상의 구조물에 빠져들 수 있다. 다른 사람과 떨어져 있고 싶어 하며 긴장이 많고 한 가지에 잘 몰두한다.

이들의 전형적인 문제는 고립, 괴팍함, 허무주의이다.

건강한 5번 유형의 사람들은 최상 상태에서 시대를 앞서 세상을 완전히 다른 시야에서 보는 선구자적 역할을 한다.

(6) 6번 유형 : 충실한 사람

안전을 추구하는 유형.

6번 유형의 사람들은 신뢰할 수 있고 근면하며 책임감이 강하다. 그러나 자신을 방어하려는 것 때문에 종잡을 수 없을 때가 있으며 불안이 많다. 조심성이 많고 우유부단하다. 그러나 6번 유형의 일부 사람들은 당돌하고 반항적이기도 한다.

이들의 전형적인 문제는 의심이다.

건강한 6번 유형의 사람들은 최상 상태에서 내면이 안정되어 있고 자신감이 있으며 독립적이어서 힘없는 사람들을 용기 있게 도와준다.

(7) 7번 유형 ; 열정적인 사람

바쁘고 생산적인 유형.

7번 유형의 사람들은 변덕스럽고 긍정적이며 즉흥적이다. 놀기를 좋아하고 유쾌하며 실질적이다. 또한 부산스럽고 산만하며 절도가 없다. 이들은 끊임없이 새롭고 흥미로운 경험을 추구하기 때문에 쉴 새 없이 움직여서 에너지를 소진시킨다.

이들의 전형적인 문제는 피상적이며 충동적이라는 것이다.

건강한 7번 유형의 사람들은 최상 상태에서 가치 있는 목표에 자신의 노력을 집중시키고, 쾌활하며 성취동기가 높다.

(8) 8번 유형 : 도전하는 사람

성격이 강하며 사람들을 지배하는 유형.

8번 유형의 사람들은 자신감이 있고 성격이 강하며 자지 주장을 잘 한다. 자신을 보호할 줄 알고 임기응변을 잘 하며 결단력이 있다. 도한 거만하며 사람들 앞에 잘 나선다. 스스로가 자기 환경을 통제한다고 느끼기 때문에 도전적이고 위협적이 될 수 있다.

이들의 전형적인 문제는 자신을 남들과 가까워지도록 허용하지 않는다는 점이다.

건강한 8번 유형의 사람들은 최상 상태에서 타인의 삶을 개선 시키는데 자신의 힘을 사용하며, 굽힘 없는 의지로 어려움을 극복하고, 도량이 넓어서 역사적으로 위대한 업적을 남기기도 한다.

(9) 9번 유형 : 평화주의자

느긋하고 잘 나서지 않는 유형.

9번 유형의 사람들은 남들을 잘 수용하며, 상대방에게 신뢰를 주는 안정적인 성격이다. 성격이 원만하고 친절하며 느긋해서 남을 잘 돕는다. 또한 평화를 유지하기 위해서 다른 사람들과 잘 지낸다. 이들은 모든 상황에서 갈등을 일으키지 않기를 원하기 때문에 남들에게 잘 순응하며 문제가 있으면 축소 시키려고 한다.

이들의 전형적인 문제는 수동적이고 고집스럽다는 것이다.

건강한 9번 유형의 사람들은 최상 상태에서 어려움에 쉽게 굴복하지 않고 모든 것을 포용한다. 이들에게는 사람들을 화합시키고 갈등을 치유하는 힘이 있다.

5) MBTI 성격 유형

마이어스-부릭스 성격 유형 지표(MBTI, Myers-Briggs Type Indicater)는 캐서린 브릭스와 이사벨 마이어스가 칼 구스타프 융의 '심리유형론'을 이론적 기반으로 하여 개발한 성격유형 검사이다.

연구자들은 사람들이 인간의 다양성을 잘 이해할 수 있도록 도움을 주고 싶은 의도에서 이 검사를 개발하였다. 현재, 이 검사는 세계 각 나라에서 사람들이 자신과 타인을 이해하고 다른 사람과 갈등을 풀어가는 데 많은 도움을 주고 있다.

MBTI 성격유형검사는 내담자가 설문에 직접 응답하는 '자기보고식 검사'로 93개 (Form M) 또는 144개(Form Q)의 2가지 선다식 질문으로 구성되어 있다. 내담자가 설문에 응답하고 나면, 상담가나 컴퓨터가 채점을 하여 열 여섯 개 성격 유형들(그림 2-6 참조) 중 하나를 제시해 준다.

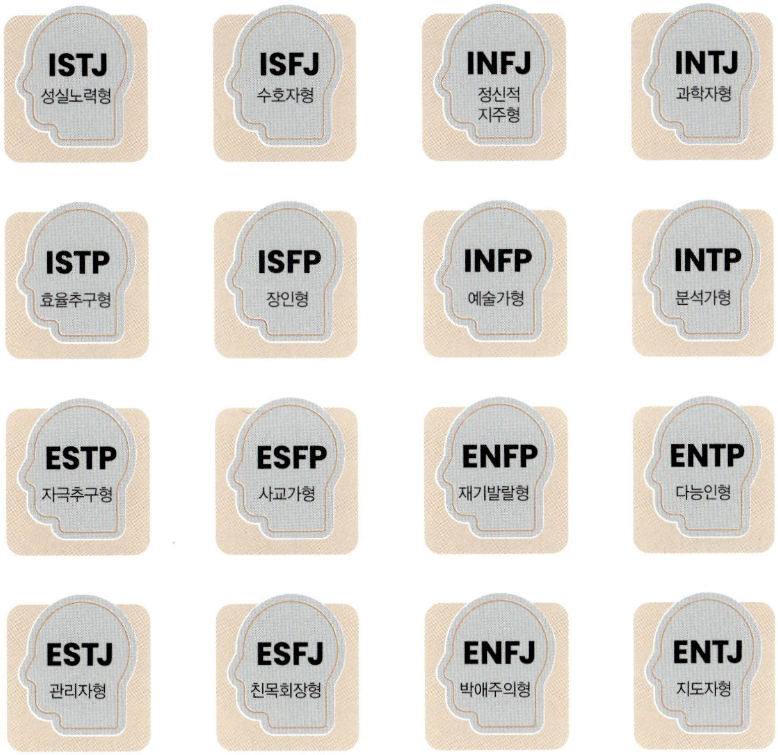
ISTJ
성실노력형
ISFJ
수호자형
INFJ
정신적 지주형
INTJ
과학자형
ISTP
효율추구형
ISFP
장인형
INFP
예술가형
INTP
분석가형
ESTP
자극추구형
ESFP
사교가형
ENFP
재기발랄형
ENTP
다능인형
ESTJ
관리자형
ESFJ
친목회장형
ENFJ
박애주의형
ENTJ
지도자형

그림 2-6. MBTI 성격 유형

유형 코드에 들어있는 I, N, T, J 등의 알파벳들을 자표라고 부른다. 각각 지표들은 성격유형에 대한 정보를 나눠 가지고 있다. 다음과 같은 정보들이다.

이 정보들은 모두 더하면 해당 성격유형의 전반적인 성향이 된다.

예를 들어, ISFJ유형은 “얌전하고 정적이며, 물질적 사실적인 것을 보는 경향이 있고, 공감적 인간애적이며, 체계적이고 질서정연한 성격”이라고 읽을 수 있고, ENFP유형은 “사교적이고 활발하며, 관념적 의미적인 것을 보는 경향이 있고, 공감적 인간애적이며, 유연하고 자유분방한 성격”이라고 읽을 수 있다.

성격유형이 가진 대부분의 성향적 특징들은 이렇게 각 지표의 정보를 더함으로써 알 수 있다.

(1) 첫째 지표 (E/I)

E유형과 I유형은 사람들에게 가장 친숙한 성격유형일 것이다.

E유형은 외향적이고 활발한 유형이고, I유형은 내향적이고 조용하고 얌전한 유형이다. 이 둘의 차이는 가장 눈에 띄고, 비교적 쉽게 구별할 수 있다.

외향 (Extraversion)	내향 (Introversion)
사교적	얌전한
표현적	보유적
여럿이 어울림	단짝과 어울림
활동적	관조적
열정적	정적

(2) 둘째 지표 (S/N)

감각(S)과 직관(N)은 '인식 기능'으로서 세상을 어떻게 바라보는지와 관련이 있다.

S유형은 눈으로 직접 본 사실 위주로만 인식을 한다. 덕분에 이들은 객관적인 사실로 된 세상에서 살아간다. S유형은 손에 잡히는 실제적인 업무를 잘 처리한다. 일처리가 야무지고 엉뚱한 짓을 많이 안한다. 독창성이 다소 부족하고 자연물이나 예술 작품에서 많이 느끼지 못하는 경향이 있다.

N유형은 눈으로 세상을 바라봄과 동시에 상상력을 발휘하여 더 많은 것을 떠올린다. 그래서 이들은 단순한 사실들의 집합이 아닌 그 이상의 것들로 채워진 세상을 바라본다. 이들은 때로 더 특이하고, 엉뚱하며, 독창적이다.

감각 (Sensing)	직관 (nituition, N)
구체적	추상적
현실적	상상력
실용적	개념적
경험적	이론적
전통적	독창적

(3) 셋째 지표 (T/F)

사고(T)와 감정(F)은 '판단 기능'이다. 1차적으로 감각, 직관을 통해 지각한 정보에 대해 2차적으로 어떤 태도를 하는지에 따라 T유형과 F유형이 나뉜다.

T유형은 분석적인 태도를 유지한다. 인과관계를 명확히 알고 싶어하고, 혹시 다른 사람에게 숨은 속셈이 있는 것은 아닌지 경계한다. 타인에게 쉽사리 동조하지 않는다. 인간의 선한 본질을

믿지 않기 때문에, 믿을 것은 강력한 법밖에 없다고 생각한다. 일반적으로, 분석적, 객관적, 회의적, 비판적인 성향이 강하다.

F유형은 공감적인 태도를 유지한다. 이들은 상대의 처지에 공감하고 이해하려는 성향을 보인다. 동정심이 많다. 사람의 좋은 점을 보는 경향이 강하다. 타인에게 양보하고 협조한다. 이런 경향들은 굉장히 따뜻한 것이지만, 이로 인해 타인에 대한 경계가 느슨하기 때문에 속거나 이용당하기 쉽다.

사고 (Thnking)	감정 (Feeling)
분석적	공감적
객관적	동정적
회의적	협조적
비판적	허용적
완고한	온유한

(4) 넷째 지표 (J/P)

판단(J)과 인식(P)는 '생활양식 지표'라고 불린다.

J유형은 조직화된 질서정연한 생활양식을 가지고 있고, P유형은 비교적 덜 조직화된, 보다 자유분방한 생활양식을 가지고 있다. J유형은 질서정연한 것을 선호하는 경향이 강한 데 반해, P유형은 그러한 경향이 비교적 약하다.

질서정연한 것을 좋아하는 J유형의 성향은 단순히 사물들에 관한 것을 넘어 관념적인 것들에까지 뻗어 나간다. 생각을 정리하는 경향도 강하며, 일정도 철저하게 짜놓고 싶어한다. 계획을 세우고, 그것을 잘 지키며, 일을 미리미리 하는 경향이 있다. 그래야 일정에 차질이 생기지 않기 때문이다. 이들에게는 일정이 틀어지는 것은 매우 불쾌한 일이다.

P유형은 질서정연함에 대한 욕구가 적다. 물건들이 삐딱하게 놓여 있어도 덜 불편해 하고, 일정에 차질이 생겨도 덜 불쾌해한다. 오히려 과도하게 질서를 추구하는 통제가 심한 조건을 숨 막혀 하는 경향이 있으며, 좀 더 자유롭게 즉흥적으로 움직이는 것을 좋아한다. 전반적으로 P유형은 조직화하고 통제하려는 경향이 약하다.

판단 (Judging)	인식 (Perceiving)
질서정연한	유연한
목표지향적	자유로운
미리 하는	막판에 하는
계획적	즉흥적
방법과 절차에 따라	상황에 따라

3. 사람(환자) 심리

환자의 심리라 하면 그 상태와 범위는 다양하다. 사람의 life cycle에 따라 환자는 존재하기 마련이다.

살아 있는 사람은 각양각색이며 천차만별이다. 그러나 사람을 '○○형'(type)이든가 '△△형'이라고 설명하면, 듣는 경우에도 읽는 경우에도 무엇인가 알 것 같은 대상이 된다. 혈액형이나 사상의학으로 말하는 인간상도 그런 예일 것이다.

사람 생활을 욕구라는 면에서 보면 만족·불만·갈등이 엇갈리고 연속되는 과정이다. 각 개인이 이 세 개의 심리상태를 밤낮 경험하고 그것을 처리하기 위한 독자적인 시스템을 「성격」 등으로 표현하고 있다.

또 인간생활은 표면적으로는 일단 설명이 가능한 행동의 연속이기도 하다. 그러나 이 행동을 동기면에서 보면 단순하지가 않다. 정신분석 이론에서 말하는 의식되지 않는 동기에서의 출발도 생각할 수 있기 때문이다.

환자는 일반적으로 마음속에 무엇인가의 '불안'을 가지고 있다. 환자는 건강에 자신이 없어지면 병원에 온다. 진단결과에 따라서 일상생활의 안전이 파괴될지도 모른다는 불안과 고통으로 인해 정신적으로 흔들리는 시기가 된다.

자기 마음의 불안을 회피하려는 것이 성격이라든가 인격반응으로 나타난다.

욕구불만이나 갈등을 견뎌내는 힘은 개인의 선천적인 능력이라기보다는 사회적인 교육이라든가 경험에 의하여 만들어지는 후천적인 능력이기도 하다.

이상의 것들을 한데모아 말한다면, 성격이란 소질(predisposition)을 밑변으로 하고 다른 두 개의 변, 즉 환경(environment, 시간으로 말하면 시대)과 경험(experience, 교육)에 의하여 형성된 삼각형에 해당되는 것으로 설명할 수 있다. 따라서 "사람의 성격은 고정된 것이 아니다. 성격은 만들어지고, 변하고, 변경되는 것이다"(야스퍼스)라는 표현도 있다.

따라서 환자의 호소(complaint)는 환자의 성격과 깊은 관계가 있다. 이 점에서 심신은 동일하다고 말할 수 있다. 즉, 심리는 그 사람의 성격과 연결되어 있다. 더구나 성격이라고 하는 말의 내용은 개인의 전체 상(image)을 표현한 것이며, 개인차에 따라 파악되어야 하는 것이다. 개인의 차이성을 강조할 때에는 개성이라는 말로 표현할 수 있다. 개인의 전체상을 표현하는 또 하나의 말에 기질이라는 것이 있다. 정서면에서 본 체질적 특징을 가리키며, 유전에 의하여 규정되는 측면이 있다고도 한다.

요컨대, 환자심리의 기초에 성격이 있다고 생각할 수 있다. 이 기초 위에 주변에 무엇인가 첨가된 것이 환자의 심리라고 말할 수 있다.

환자는 질병에 대해 기본적 심리반응으로 '불안 또는 우울'을 기초로 하며, 이것을 기초로 하여 다시 여러 가지 심리반응을 나타낸다. 환자는 어쨌든 불필요한 걱정을 많이 하기 마련이며, 소심해지기 쉽고, 불안해 한다.

환자는 일반적 심리반응으로 ① 건강 염려반응 ② 자기중심성 ③ 의존성 ④ 맹목적인 신뢰성 ⑤ 애정욕구 ⑥ 피암시성(推感性) ⑦ 의혹심 ⑧ 공격성 ⑨ 열등감 ⑩ 빈번한 기분변화 등을 나타낼 수 있다.

모든 질병은 불안을 수반한다. 특히 병명이 결정되지 않았거나 질병의 변화를 예측할 수 없을 때에 환자의 불안은 이루 말할 수가 없다. 또한 그 주위사람들, 특히 가족들이 염려하는 얼굴표정은 환자의 불안을 더욱 상승시킨다.

환자는 일반적으로 증상(건강한 때는 볼 수 없는 이상한 상태)의 원인에 대하여 뚜렷한 자각은 가지고 있지 않지만 막연한 예감을 가지고 있는 경우가 많다.

이 예감이 마음 속에 무엇인가의 불안을 빚어내고 있는 것이다. 이 불안을 회피 또는 해소하려고 사람 각자가 성격에 따라 하는 행동은 세 가지로 나타나고 있다고 한다. 하나는 사람으로부터 멀어진다(사람을 피한다), 또 하나는 거꾸로 사람에게 가까이 다가간다(허물 없이 정다워진다), 그리고 마지막 유형으론 사람에게 공격적이 된다. 여기에서 대상을 의사를 비롯한 의료종사자라고 바꾸면 환자는 첫째 의사를 그저 멀리하는 태도형, 둘째 의사에게 함부로 접근하는 태도형, 그리고 셋째 의사에게 이러쿵저러쿵 공격적이 되는 태도형이 된다. 이와 같은 환자의 심리를 엿볼 수 있다.

한편, 환자심리의 개인차를 나타내는 인자로서는 ① 질병의 종류·경과 ② 질병에 의한 환자의 고통정도 ③ 환자연령·성별·성격·사회적 배경 ④ 가정환경·습관·풍속 ⑤ 환자의 경제적 조건 ⑥ 환자 개인의 가치관·인생관 ⑦ 종교의 유무, 종류 ⑧ 인간관계 ⑨ 진단·치료·입원 등의 유무 ⑩

기타 등이 있다.

진료 경험이 처음인 환자에 있어서는 검사나 처치, 경우에 따라서는 진찰 자체도 충격적일 수 있다. 한편 의사와 간호사, 의료기사 등이 환자 앞에서 낯선 전문용어로 서로 말을 주고 받으면, 환자는 마음에 스트레스를 갖게 되며 불안을 낳는 결과를 일으킬 수도 있다.

의료라고 하는 것은 기술을 기초로 한 대인 서비스라고 할 수 있다. 그 때문에 인간관계가 진찰이나 치료 그리고 질병의 예후를 좌우하는 일이 많다. 이것은 의료에 환자 심리가 반영되는 것으로 받아들일 수 있다. 즉 좋은 인간관계에 기초하여 비로소 의료는 성립되는 것이다.

상대의 입장에서 생각하는 것만으로는 환자의 심리를 이해할 수 없다. 개인의 필요(needs)를 파악하고 호소(complaint)를 귀 기울여 정성껏 듣는 것이 중요하다. 항상 환자가 의료종사자에게 요구하는 것이 무엇인지를 생각해야 한다. 환자의 마음은 동정(同情)이 아니라 동감(同感)·공감(共感)을 바라고 있다고 판단하는 것이 중요하다.

환자는 천차만별이기 때문에, 환자에 대한 대응은 임상현장에서 배우는 것으로써 체험이 최대의 지식이 된다. 따라서 의료종사자는 이것을 기반으로 하여 내일의 업무에 도움이 될 수 있게 반성과 평가를 할 필요가 있다.

☺ 생각을 여는 창 ⑥

병원에서… 내가 누구게?

병원에 온지 벌써 네 달이 되었다.

다인용 병실에 있다보니 많은 사람을 만났다.

쉼 없는 방문객들의 뜨거운 사랑, 눈물어린 기도와 관심이 내 어깨를 으쓱하게 했다면 내가 너무 바보인가? 여하튼 나는 사랑으로 사는 나약한 환자였다.

통증이 조금씩 사라지고 보행기를 탄 채 아기처럼 걸음연습을 하니 여간 기분 좋은 일이 아니었다. 반찬 걱정도 안하고 밤이 되면 자고 때 되면 밥 주고 옷을 주고 시간 시간 건강을 위한 체크를 받으니 팔자에 없는 공주 같아 찾아오는 분들에게 황송하고 미안했다.

여유가 생긴 듯 만나는 사람마다 "어서 가."라고 할 만큼 나아졌다.

그러다가도 나는 돌변을 잘 했다.

주기적 통증이 재발하여 잠을 못 자고 우울해지면 개학했다고 얼굴을 안보여 주는 새끼가 얄밉고 하루쯤 결근해서 종일 내 옆에 있지 않는 남편이 밉고 싫었다.

계속 간호는 못해도 아침에 자고 일어나면 밤에 잘 잤는지 전화 한번도 없을 때에는 그저 다 원망스럽고 슬프고 약이 바짝 올랐다.

"어젯밤 잘 잤어? 그래 이따 퇴근하구 갈게!" "엄마 나야 아픈데 없어? 시간 내서 갈께요!"이 말 한마디면 빙점인 기분도 금방 녹아 버릴텐데 말이다.

전화 한 통에 용서할 일도 용서 받을 일도 아니건만 어느 날은 도무지 용서가 되질 않았다.

병원에 들어오면 환자가 감정 조절이 되질않아 개구리가 어디로 뛸지 모르는 상황이라고 하는 것을 모르는 바도 아닌데 한심하게 약해지는 내가 자존심 상했다.

바른 정신일 때는 식구가 각자 제 자리에서 맡은 소임과 직분을 잘 지키고 생활하는 것이 고맙다. 더구나 내가 아파 힘들고 수술할 때, 신진대사도 자립하지 못할 때 남편과 딸, 어린 아들놈까지 그 수발을 다하고 밤을 꼴딱 새며 나를 지켰는데 내가 무엇을 더 바라는지 알 수가 없었다.

'그래 내가 먼저 전화를 하자' 용기를 내서 끙끙거리고 보행기를 탄 채 밤 11시에 병실을 나왔다.

집에 전화를 걸었다.

아들이 전화를 받았다.

장난기가 발동한 나는 '여보세요'하는 애에게 "내가 누구게?"하고 물었다. "어? 야 너 누구야? 말해? 말해"한다. "글세, 내가 누구게 한번 맞춰봐" 시침이를 뗐더니 "야- 아 답답해, 너 누구야 빨리 말해"하며 같은반 여자 친구라도 되는 듯 다구쳐 되물으며 도무지 에미 목소리를 모른다. 장난이고 뭐고 울화가 치밀었다. "이 나쁜 녀석아, 에미 목소리도 잊어 버린단 말야. 이 놈아! 다 알아봤어, 너 다시는 병실에 오지도 마"하고 탁 끊어 버렸다.

익모초 씹은 심정으로 보행기를 끌고 너무 긴 시간이 걸려서야 병실로 돌아왔다.

내가 누구게?...

내가 누구인지를 왜 아들에게 물어 보았을까.

유행가 가사처럼 '내가 나를 모르는데 넌들 나를 알겠는가'아닌가?

그런데 다시 없이 쓸쓸해서 울던 그 밤에 나는 이 세상의 모든 사람이 나를 몰라도 나를 아는 분을 만났다.

오히려 그 분이 내게 물으셨다.

"내가 누구게?"

*이 글은 서원순(수필작가)의 글 〈내가 누구게?〉을 간추린 것임.

4. 사람의 life cycle과 care

사람의 일생을 출생전기, 어린이(소아), 성인기의 3기로 나누고, 다시

출생전기 : 배아기 – 태아기

어린이(소아)기 : 신생아기 – 영아기 – 유아기 – 학령기 – 사춘기(청소년기)

성인기 : 청년기 – 장년기 – 노년기

로 구분한다.

그리고, 미국 E. H. Erikson은 여덟 개의 발달단계를 제시했다.
1단계 : 젖먹이 시기(口脣愛期) 출생~15개월
2단계 : 유아 초기(肛門愛期) 15개월~3세
3단계 : 유아기(유희기, 男根期) 3~5·6세
4단계 : 아동기 5·6세~사춘기가 시작할 무렵까지
5단계 : 청년기·사춘기~19세 무렵
6단계 : 성인초기 20~30세 무렵
7단계 : 성인기 30~60세 무렵
8단계 : 노년기 65세 이상

다시 상세히 설명하면,

① 출생전기(prenatal period)

임신 시기를 정하는데 두 가지 계통이 있다. 하나는 수정으로부터 계산하는 수정연령(fertilization age)이고, 하나는 임상에서 잘 사용하는 월경연령(menstrual age)으로 이것은 임신부의 최후 월경의 첫 날부터 계산하는 방법이다. 월경연령은 수정연령보다 2주가 더 많다. 재태기간(gestational age)도 이 월경연령으로부터 계산한 것이다. 또 임상에서는 임신기간을 셋으로 나눠 1/3, 2/3, 3/3분기(trimester)로 나누기도 한다.

- 배아기(embryonic period) : 수정으로부터 8주간을 배아기라고 하는데, 이 중에서 4~8주간은 주요 인체기관의 구조적 형성(organogenesis)이 이루어지는 시기이다.
- 태아기(fetal period) : 수정연령 9주부터 출생(38주)까지를 태아기라고 한다. 이 때는 각 장기가 자라며 기능적으로 완성된다.

② 신생아기(neonatal period)

출생 후 4주간을 신생아기라고 하는데, 좁은 의미에서는 출생 후 1주간을 신생아기로 잡는 경우도 있다. 재태 제22주부터 출생 후 1주간까지를 주생기(perinatal period)라고 하는데, 이는 사망 또는 장기예후의 관점에서 볼 때 중요한 시기이다.

③ 영아기(infancy)

출생 후 1개월~1년까지(0세 아기)를 말하는데, 출생 후 2년까지를 영아기로 보기도 한다. 성장, 발달이 가장 두드러지는 시기이다.

④ 유아기(preschool period or early childhood)

2세부터 5세까지를 유아기 또는 학령 전기라고 한다. 운동, 정신 기능의 발달이 눈부시다.

⑤ 학령기(prepubral period or late childhood)

6세와 10세 사이를 학령기로 보고 있으나, 학령기와 청소년기를 확실히 구분하는 것은 쉽지 않다. 최근 들어 사춘기의 시작이 점차로 빨라지고 있고 남녀사이에 사춘기의 시작은 여자가 2년 정도 빠르다. 초등학교 어린이 시기로 사회적 적응성이 뚜렷하게 발전하고, 심한 질환에 저항성을 나타내는 비교적 안정된 시기이다.

⑥ 사춘기(puberty), 청소년기(adolescence)

11세~20세(남자 : 12~20세, 여자 : 10~18세)를 청소년기로 잡고 있으나, 사춘기의 시작은 개인마다 차이가 많다. 정신적으로 불안정하고 신체적으로는 특히 성적 발달 및 변화가 큰 시기이다.

⑦ 청년기(adolescence)

20세~30세 무렵, 체력이 최고인 시기로서 제2차 성징이 완성되고 성숙한 성인으로 시작되는 시기이다. life cycle에서 중요한 과제를 융성하게 수행하는 시기이고 결혼을 통해 다음 세대를 재생산하는 이행기적 성격이 특징적이다.

⑧ 장년기(manhood)

30~60세 무렵, 신체적인 성장 및 발달은 최고기를 보이다가 40세를 넘어 중년기부터 노화 징조를 보이기 시작한다.

⑨ 노년기(senescence)

노화현상은 개체 차가 심하기 때문에 나이로 일률적으로 결정하기는 곤란하지만, 60세 전후를 초로기(初老期)라고도 한다. 일반적으로 65세 이상을 노년기라고 한다. 각 조직을 형성하고 있는 세포 수가 줄어들고 신체상 기능이 감퇴하는 것이 특징이다.

Life cycle로서 두 개 사례를 혼합하여 설정하고, 대응으로서 소아기와 성인기에서 각각 특징적인 증례와 심리를 살펴보기로 한다.

1) 소아기

어린이의 경우에는 어머니의 육아방법을 환자아이 심리의 근본으로 볼 수 있다. 특히 젖 먹이는 방법이 아이의 성격형성과 연결된다고 하는 견해가 있다. 어머니의 수유 자세와 수유량이 크게 영향을 끼친다고 한다. 꼭 껴안고 충분히 젖을 먹이는 경우는 문제가 없지만, 어머니 품에 안기지 못하면 아이는 접촉의 기쁨을 얻을 수 없고 입술의 쾌감도 만족하지 못하고, 게다가 젖이 모자라면 아이는 욕구불만이 되고 공격적인 성격이 된다. 한편 접촉의 기쁨, 입술의 쾌감, 만족감도 정도가 지나치면 의존성이 강한 '응석 부리는 아이'형이 된다고 한다. 또한 젖을 떼는 시기도 아이의 성격형성에 관여한다는 견해가 있다. 젖을 떼는 시기가 지나치게 이르면 '욕심꾸러기' 아이가 되고, 지나치게 늦으면 '제 멋대로', '겁장이' 아이가 된다고 한다. 배변·배뇨의 교육도 성격형성에 관여된다. 가령 엄격한 교육을 받으면 반항적·공격적 성격이 된다는 견해가 있다.

그리고 또 하나, 어머니가 어린이에게 "장난만 하고 말을 잘 듣지 않으니까 이런 병에 걸린다"는 말을 하는 일이 있다. 그러면 아이의 마음에 죄악감이라든가, 병과는 관계가 없는 불쾌감이 겹친다. 이러한 어린이에게는 환자심리라기보다 의심어린 거부심에 사로잡힌 심리가 드러날 수 있다.

병이 있는 아이의 마음의 불안은 여러 가지 현상으로 나타나며, 때로는 환상을 나타내는 일이 있다. 동시에 불안에서 자신을 지키려고 아이 나름대로 방위수단을 연출한다.

그 대부분은 우는 것과 의료처치를 거부하는 것으로 집약할 수 있다. 새삼스럽게 젖먹이 아이가 되거나, 응석이 심해지거나, 주의를 끌려고 하는 연기나 행동을 보일 수도 있다. 한편, 갑자기 얌전해지거나 지나치게 유순해지기도 하며 어른을 속일 정도의 연기를 하기도 한다. 그 계기는 어머니가 아이를 대하는 방법에 있다고 할 수 있다. 병을 앓기 때문에 무엇이라도 해줄 것이라는 교활한 마음도 있을 수 있다. 불안이 훨씬 높아지면, 오히려 병을 부정함으로써 자기를 지키려고도 한다.

질병에 대한 불안은 누구에게나 있는 것이어서 지극히 당연한 일이다. 그것을 치료의 동기, 치료의 협력으로 이끄는 것이 중요하다.

그러기 위해서는 병원에서 진료를 받는 것밖에는 좋은 방법이 없다는 것, 지금 참는 것은 희망이 있는 참음이라는 것 등을 반복해서 이해시켜 주는 것이 어린이에 대한 대응이라고 할 수 있다. 소극적으로 참는 것은 체념이지만, 적극적으로 참는 것은 희망의 실현이라는 뜻을 전달해 주어야 한다. 어른의 행동이나 태도뿐만 아니라 희망감도 아이에게 전해진다는 사실을 알아야 한다. 어린이들이 의타적이거나 반항적이 되는 것은 아이의 병을 걱정하는 부모의 내면의 미묘한 감정이 반영되기 때문이다.

요약해서 정리해 보면, 젖먹이 시기는 모성적인 care가 기본이고 모든 것을 어머니에게 의존한다. 어머니는 유아 행동의 책임자이며 유아와 일체가 되는 대응이 필요하다. 만일 젖먹이 아이가 입원할 필요가 있으면 어머니도 아이의 care에 참가한다.

어린아이 시기(유아기)는 신체적으로는 스스로 걸을 수 있고 부모로부터 독립해 있으나, 정서적으로는 mothering(근친감)을 필요로 하고 있다. 반면에 자립·자발이 싹트는 때이기도 하다.

병, 특히 입원 같은 것은 심리면에서 어려운 문제가 있으므로 신중한 배려가 필요하다. 주치의와 충분히 의논하여 대응해야 한다. 두살난 아이는 흔히 손상을 입는 경향이 높다고들 한다.

아동기는 가정환경과 학교에서의 체험이 아이의 personality(성격, 인격) 발달에 관여하는 시기이다. 병에 걸렸을 경우, 열등감이나 현실성의 부인 등에 대응해야 한다. 학습의욕이 저하되거나 자신을 죄악시하여 친구와 유사한 점이나 차이점을 찾으려 한다. 교육은 의학이고, 또한 의학은 교육이라는 것을 생각하게 된다. 담임교사나 친구들을 동원하여 전인적 대응을 care 범주에 넣어야 한다.

2) 성인기

어른인 경우는 연령이 증가함에 따라 개체 차이가 뚜렷하게 된다.

청년기란 생물학적으로는 사춘기 시작부터 성인이 되기까지 시기라고 한다. 그런 만큼 이행기적인 성격이 강하다. 극히 당연한 발달적 변화에도 민감하고, 자신의 몸이 친구들과 틀리는 것처럼 보일 때에는 불안과 고민이 다가온다. 또한 질병이나 부상은 아이들 이상으로 마음에 큰 영향을 미치며, 우울 상태를 일으키기 쉽다. 사고 속에 성적 감정이 들어가는 시기이기도 한다.

다음은 성인 초기부터 성인기의 단계를 생각해 본다.

Erikson은 20~30세 정도까지 젊은 성인기와 31~65세 무렵까지 성인기로 나누고 있는데, 21~40세를 성인 초기, 41~60세를 장년기, 60~65세부터 죽음까지 사이를 노년기로 추가·보충하고 있다. 뒤것을 중심으로 설명하면 다음과 같다.

성인 초기는 직업, 결혼생활, 자녀 양육 등의 새로운 적응을 필요로 하는 단계이다. 이 시기의 질병은 앞에 설명한 것과 같이 생리적·심리적·사회적 평형을 파괴하는 일이 있는 동시에, 적응능력을 초월한 상황을 가져올 수 있다. 그래서 가족·부모·친구들의 지원이 필요하게 된다. 환자의 심리적 반응을 공감적 태도로 적극적인 방향으로 돌려 가는 것이 과제가 된다. 따뜻한 분위기를 조성하는 것이 고려되어야 하고 조언이 필요하기도 하다.

장년기, 중년기라고도 하는 연대에는 갱년기와 초로기가 포함되어 있다. 노년기로의 이행기로 보아도 된다. 젊은 사람으로서 행동의 범위는 서서히 좁아진다. 그렇다고 해서 노인이라고 할 것까지는 못된다. 가끔 보게 되는 신체적인 약화와 사회로부터의 요청으로 자기의 생활방식을 재조정, 재인식해야 할 시기라고도 한다. 심신의 위기를 일으킬 정도의 변화가 나타나는 시기라고도 한다. 질병의 발생율, 정신장해의 발생율, 자살율 등이 갑자기 상승하는 불안정한 세대라고 하는 견해도 있다. 배우자나 자식들, 자기 이외의 사람들에게 무엇인가 의존하거나 심리적인 진공상태를 메꾸고 싶어하는 시대이기도 하다.

50대가 되면, 자기만의 즐거움에 탐닉하거나 자신의 신체 노화를 과대시하여 자신을 스스로 병자로 만드는 경향을 볼 수 있다. 그리고 병적인 상태로 빠져 버리는 일도 있다. 자신의 생활방식을 재음미해 보아야 한다는 잠재의식이 작용하기 때문이다. 그 대응은 개방된 자세를 권하는 일이다. 달리 말하면, 중년을 극히 적극적으로 파악하며 인생의 정상·전성기로서 중년을 생각하는 사고방식이다. 「사람」은 결국 이성적·논리적인 동시에 비이성적·비논리적인 모순에 가득 찬 창조물이다. 지금의 자신을 인간시대의 정점에 있다고 생각하게 하여 원숙한 노경을 맞이하게 하는 것이다.

최후는 노년기로서 신체면과 심리면에서도 개인차가 지극히 큰 연대이다. 의외로 불균형이나 편향을 볼 수 있다. 병자라는 것을 즐기는 사람, 무턱대고 자신의 건강을 과시하는 사람 등등. 감정면은 민감하여 거의 저하되어 있지 않다. 질병으로부터 도피를 나타내는 사람들도 있다. 그저 하찮은 신체적 부조화로 의식장해가 생긴 것처럼 막연히 지내는 사람도 있다. 노년기의 환자에게는 그 사람의 인생경험을 평가하여 자존심과 프라이드를 치켜 올리는 것 같은 대응이 질병에 대한 집착에서 환자를 벗어나게 하는 방법으로 좋다. 연장자에게 가르침을 받는 것과 같은 태도로 응대하면 훨씬 부드러운 분위기가 되며 친근감이 솟아 나온다.

노년기는 가장 슬기로운 지혜의 시기이며, 인간적 원숙은 오히려 노경에 들어가서 비로소 달성되는 것이라고 생각하고 대화를 나누면 좋다. 슬기로운 지혜가 개인의 생애를 넘어서 새로운 세대와 연결된다는 것을 강조해 보는 것이다. 그러나 노년기의 환자 대응은 역시 어려운 문제이며, 체험을 통해서 익힌 습관이나 버릇은 쉽게 바꿀 수 없다.

적응하는 데 있어서는 의식적인 노력이 필요하다. 자신의 체력이 점점 쇠퇴되어 가는 것에 대한 적응이 가장 중요하게 된다. 그러나 그것이 정신이나 신경이나 정서의 장해인 경우에는 더욱 복잡하다.

☺ 생각을 여는 창 ⑦

문둥병자가 된 다미엔 신부

몰로이카 섬은 옛날 하와이 군도중의 한 섬으로 문둥병자들만 모여 살던 '죽음의 섬'이었다.

다미엔(Damien)이라는 신부는 그 섬의 문둥병자들에게 복음을 전하고자 멀리 벨기에로부터 왔다.

그러나, 환자들의 마음은 처음부터 굳게 닫혀 있었다.

"자신은 건강한 몸이기 때문에 믿음을 가지고 살지만, 만약 우리들처럼 날마다 몸이 썩어간다면 그렇게 말하지는 못할 것이다."

다미엔은 고민에 싸여 제단앞에 나아가 이렇게 기도했다.

"하느님, 저에게도 문둥병을 주셔서 저들에게 주의 복음을 전하게 하여 주소서!"

얼마 후, 다미엔은 감각이 점차로 무디어가고 눈썹이 빠지고 관절이 떨어져 나갔다. 죽음의 병이 찾아온 것이었다.

손가락 마디가 떨어져 나간 모습으로 그들앞에 선 다미엔 신부는 외쳤다.

"사랑하는 여러분! 주님은 문둥병에 걸린 우리들을 사랑하십니다."

그럴 때에, 수많은 환자들은 전류에 감전된 듯한 감동을 받았고 복음을 받아들이게 되었다.

*이 글은 한센병(문둥병, 나병, Hansen's disease) 환자가 된 다미엔 신부(1840-1889)의 이야기를 간추린 것임.
몰카이섬 기념비에는 "벗을 위하여 제 목숨을 버리는 일보다 더 큰 사랑은 없다"
(요한복음 15:13) 성경 귀절이 새겨있다.

2-3 환자에 대한 관찰

'Care는 관찰에서 시작한다'고 하는 말이 있듯이, 관찰은 care의 기본이다. 관찰에 의하여 환자의 상태를 알고, 변화를 포착할 수 있다. 그러므로 모든 감각(듣기, 보기, 만지기, 말하기)을 동원하여 그 내용을 깊게 관찰할 필요가 있다.

관찰의 목적은 다음 세 가지이다.

① 환자의 요구를 파악하여 care를 하기 위한 방법, 순서를 결정할 수 있다.

② 치료에 도움이 될 정보나 데이터를 의료 관계자에게 제공할 수 있다.

③ 이상을 조기에 발견할 수 있다.

환자의 진단·치료에 도움이 되는 정보는 환자의 증상 변화, 검사결과 및 검사 후 반응, 투약 후 부작용, 생활의 변화, 정신·심리면의 변화 등이다.

환자의 상태를 세밀하게 관찰하고, 발견하고, 변화를 반응적으로 느끼는 능력을 키우고, 충분히 살리는 일이 바람직하다. 관찰 능력을 높이는 것은 care를 독자적으로 수행하는데 빠져서는 안되는 기본적 요건이다. 기본적인 지식이 부족하면 환자의 이상 징후를 놓치기 쉽고, 관찰의 중요한 기회를 놓쳐버리게 된다. 병태·생리의 지식에 기초한 관찰은 특히 소아, 모성, 성인, 노인 환자의 care에 각각 충분히 고려되어야 한다.

1. 관찰의 수단

1) 감각 기관을 통한 관찰

시각, 청각, 후각(냄새에 대한 감각), 촉각의 감각기관을 예민하게 작동시켜 관찰을 한다.

- ㅇ 시각표정이나 몸의 움직임, 피부의 색, 고민, 권태감, 배설물, 분비물, 종양, 열감 등.
- ㅇ 청각고통의 호소, 우는 소리, 웃는 소리, 신음 소리, 숨쉬기 어려움 등.
- ㅇ 후각몸냄새, 배설물, 분비물, 당뇨병성 산성증(diabetic acidosis)의 호기 등
- ㅇ 촉각땀에 의한 피부의 습윤, 열감, 종양 등

감각기관을 모두 동원하여 환자의 중요한 징후나 증상을 관찰하는 일은 큰 의의를 갖는다. 간단히 지나치기 쉬운 가벼운 증상이라도 놓치므로서 질병의 경과나 회복에 영향을 주는 일이 있다. 오감(다섯가지 감각)을 최대로 작동시키는 평상시의 훈련이 필요하다.

'쳐다 보고, 물어서 들어 보고, 만져 보고, 두드려 보고, 맡아 보고'는 모두 환자의 상태와 질병을 진단하는 방법이다.

또한 표정·행동·태도 등을 직감으로 주의 깊게 관찰하여 환자의 마음 움직임을 읽는 일도 필요하다.

2) 커뮤니케이션(communication)을 통한 관찰

커뮤니케이션 과정에서는 상호 인간관계가 좋게 유지되어야 관찰 효과를 기대할 수 있다.

- ㅇ 언어에 의한(언어적) 커뮤니케이션에서 관찰되는 것-자각 증상의 호소.
  - 어떤 증상인가?
  - 어느 부위인가?
  - 어느 정도인가?
  - 시간이나 시각
  - 변화의 상태
- ㅇ 언어에 의하지 않는(비언어적) 커뮤니케이션에서 관찰되는 것-태도, 얼굴표정, 안색, 신체를 움직이는 방식, 행동, 언어가 아닌 소리, 옷차림, 신체 크기·타입, 악수

3) 환자의 대인 관계 등에서 관찰

환자의 보호자, 다른 환자, 의사 등과의 인간 관계에서 말과 행동에 의하여 관찰의 실마리를 잡는다.

4) 기록에서 얻을 수 있는 관찰

검사의뢰서, 기타 환자에 관한 여러 기록에서 많은 정보를 얻을 수 있다.

5) 측정 결과, 검사 결과에 의한 관찰

측정값, 검사값, 관측 등 각종 데이터를 근거로 세밀한 관찰자료를 모은다.

2. 관찰에 필요한 기본조건

1) 전문적으로 넓은 지식을 갖고 있을 것

사람이 갖고 있는 신체적·정신적·사회적 필요(need)의 차이에 관하여 학습한다. 관찰능력을 넓히고 사물을 보는 힘·관찰 사항을 과학적으로 분석하는 전문지식과 능력을 길러야 한다.

2) 사물에 흥미를 갖고, 탐구하는 마음과 객관적 태도를 가질 것

사람은 태어나면서부터 물체를 보고, 만지고, 듣고, 몸 전체를 움직여서 새로운 것을 발견하려고 하며, 강한 호기심을 갖고 있다. Care에 있어서도 이와 같은 세밀한 관찰 안목을 가지므로서 환자에게 필요한 명확한 care의 방침을 세울 수 있다. 과학적 시점에서 환자에 대한 객관적인 관찰 태도도 필요하다.

3) 좋은 인간관계와 커뮤니케이션의 확립

환자의 심리면, 정신면의 움직임을 포착하는 것이 관찰 내용을 보다 풍부하게 한다. 환자와 서로 마음이 열리면 관찰도 쉬워진다.

4) 개인의 프라이버시나 비밀을 지킬 것

어린이라도 자아가 발달하면 간섭받는 것을 싫어하게 된다. 인간은 나이가 들면서 더욱 다른 사람으로부터 간섭을 싫어하고, 자신의 판단을 고집한다. 또 개인의 비밀을 남에게 알리고 싶지 않다고 하는 측면을 갖고 있다. 환자의 인격을 존중하고 비밀을 지키는 성실한 태도를 항상 잃어서는 안된다.

5) 관찰 기술의 향상에 노력할 것

"아니?", "이상하다!"라고 하는 직감이 관찰의 원점이다. 언제, 어디서라도, 관찰능력이 충분히 발휘되지 않으면 안된다. 상황에 익숙해져, 선입감을 가진 관찰에 빠지지 않도록 주의해야 한다.

3. 관찰능력을 발휘하기 위한 유의사항

1) 독단·편견을 갖지 말고, 객관성을 높인다

○ 자기 혼자서 판단을 내리지 않는다.

○ 감정이나 주관을 개입시키지 않는다.

○ 환자의 감정 표현을 받아들여 고찰하여 본다.

○ 의료진의 다른 멤버와 관찰 사항에 대한 의견을 교환한 후에 결론을 내린다.

2) 작은 것이라도 지나치지 않는다

○ 집중력을 기울여 단련에 노력한다.

○ 세심하고 빈틈없는 주의력을 훈련한다.

○ 자신이 관찰한 사항을 반드시 재확인한다.

3) 마음을 항상 냉정하게 유지한다

4) 공감을 주는 분위기를 만들어낸다

○ 환자에게 관심을 갖고, 상대 입장에 서서 사물을 생각한다.

5) 관찰사항은 공통 정보로서 기록한다

○ 중요사항을 반드시 메모한다.

○ 정보는 의료팀과 교환하여 care의 실마리를 찾는다.

4. 관찰의 시점

환자의 전체 모습을 관찰하려면 개별적 배경만이 아니라 신체적 상태, 정신적 상태, 사회적·문화적 배경 등에 관한 관찰의 시점을 가질 필요가 있다.

1) 신체적 상태

① 신체의 외관과 체격

키, 몸무게, 가슴둘레, 골격, 발육 상태, 영양 상태

② 피부의 상태

색깔, 광택, 상처의 유무, 피부 질환의 유무

③ 표정

증상을 어떻게 나타내고 있는가(동통, 고민, 불안, 공포, 만족감)

④ 보행의 상태

⑤ 기형

⑥ 부위의 상태

- 눈 : 시력, 깜박임, 분비물, 안검, 동공 반사.
- 귀 : 귀바퀴, 청력, 귀울림, 분비물
- 코 : 형태, 후각의 결여, 분비물
- 구강 : 입술·혀·잇몸·치아의 상태, 입냄새, 가래
- 인두·후두 : 발성의 이상, 삼킴(연하)곤란, 가래(객담), 발적, 종창의 유무 등
- 배 : 팽만의 유무, 종류(덩어리)의 유무
- 가슴 : 가슴의 형태, 운동 상태
- 사지 : 비만, 쇠약, 운동 기능, 떨림, 손·발바닥의 습윤·건조, 냉·열감, 관절의 이상.
- 피부 : 가려움, 종창, 발적, 분비물의 유무

2) 정신적 상태

① 지능 정도

지식의 정도, 이해력

② 의식

③ 정서

기분(흥분, 의기 소침, 성냄, 기쁨, 슬픔)

④ 성격

낙천적, 비관적, 완고, 외향적, 내성적, 솔직, 느긋함, 성급함, 신경질, 다혈질, 점액질, 담즙질, 태도(정중, 성실, 사납고 악함)

3) 사회적·문화적 배경

이름, 생년 월일, 성별, 직업, 사회적 지위, 교육 정도, 경제 상황, 생활 습관, 가족(구성, 가족 사이의 인간관계).

5. 환자의 치료에 필요한 관찰의 시점(표 2-8, 2-9)

표 2-8. 증상별로 본 관찰의 시점

항목	내용
동 통	부위, 정도, 지속상태, 수반증상, 압박 통증, 찔린 통증, 박동 통증
발 열	열형, 지속상태, 경련, 의식장해의 유무, 구강·피부의 상태, 식욕, 수반증상
맥 박	수의 변동, 상태, 수반증상
호 흡	수의 변동, 형, 호흡곤란, 촉박, 수반증상
식 사	식욕의 유무, 수분·식사의 섭취량, 기호식품
발 진	부위, 열감의 유무, 통증, 가려움증의 정도
탈 수	권태감, 피부의 상태
불 면	원인, 정신의 안정상태, 환경인자, 수면의 상태
땀(발 한)	정도, 시간대, 피부, 탈수의 유무, 수분 섭취량
목 마 름	출혈, 부종, 복수·흉수의 저류 유무, 약제나 수분상실을 생각할 수 있는 질환
가려움증	부위, 성질, 식욕, 수면, 초조, 불안, 정신의 안정상태
권 태 감	전신이나 국소별, 정도, 지속성, 시간
설 사	원인, 변의 상태, 동통의 유무, 수반증상
구 토	원인, 구토물의 성상, 수반증상

표 2-9. 진료에 도움을 주는 관찰의 시점

항 목	내 용
질환에 의한 증상	① 타각증상-타인이 봐서 알 수 있는 증상 구토, 설사, 땀(발한), 출혈, 부종, 경련, 빈혈, 수반상태의 유무 ② 자각증상-자신의 호소에 의한 증상 동통, 고통, 가려움증, 오한, 어지러움, 저림, 배비움(공복), 복부 팽만감, 구토, 메스꺼움, 변비, 호흡곤란
검사에 관하여	여러 검사의 결과, 검사를 받은 환자의 심리상태, 검사에 의하여 일어나는 이상반응(부작용)
치료에 관하여	투약(종류, 효과, 이상반응), 수술(수술전, 수술중, 수술후, 욕창부의 상태), 방사선치료(조사부위의 상태, 선량과 회수, 일반상태), 흡입, 흡인, 세정(washing), 장구·보조용구·장치의 관리

☺ 생각을 여는 창 ⑧

환자를 위한 기도

전능하시고 영원하신 하느님 아버지
아버지께서는 앓는 사람에게 은총을 주시고
갖가지 은혜로 지켜주시니
주님께 애원하는 저희 기도를 들으시어
○○○의 병을 낫게 하시며
건강을 도로 주소서.
주님의 손으로 일으켜 주시고
주님의 팔로 감싸 주시며
주님의 힘으로 굳세게 하시어
더욱 힘차게 살아가게 하소서.
우리 주 그리스도를 통하여 비나이다. 아멘.

*이 글은 가톨릭중앙의료원 원목실이 2004년 2월에 펴낸 「원목기도서」에 수록되었음.

인간의 삶을 주관하시는 하나님 아버지,
우리는 오늘 육신의 병으로 고통당하는
여러 형제를 위하여 기도합니다.

우리는 그들의 아픔을 위하여 기도할 뿐
그 아픔을 덜어 주지도 못하고
그 아픔에 동참하지도 못합니다.
우리의 육체는 질그릇 같이 금가기 쉽고
우리의 건강은 풀의 꽃과 같이 시들기 쉬워서
당신의 보호 없이는 금방이라도 깨어지고 맙니다.
병상에 누워 있는 병약한 육체를,
불구로 태어난 수 많은 생명들을,
불쌍히 여기시고 위로하여 주옵소서.
그들에게 소망의 빛을 보여 주시고,
겸손한 자에게 재생의 기회를 주시며,
스스로 죄를 고백하는 자에게 치유의 길을 보이소서.
우리의 육신을 보존하여 주옵소서.

우리의 연약한 신체를 보호하여 주옵소서.
우리의 영혼을 유혹으로부터 지켜 주옵소서. 아멘.

*이 글은 경동교회(서울·장충동)의 〈병 중에 있는 형제를 위한 공동기도문〉임

온 세상을 두루 살펴 주시는 관세음 보살 님이시여~
지금~
○○○법우(法友)가 고통으로 신음하고 있습니다.
○○○법우가 밀려오는 고통을
자비의 어머니이신 관세음 보살님께서 도와 주시옵소서.
과거에 어리석고 무지하여 지은 업장으로
○○○법우를 고통스럽게 만들고 있다는 사실을 저희들은 잘 알고 있습니다.
그러나~
○○○법우가 하루빨리 완쾌되어
지은 업장을 선행으로 갚을 수 있도록
자비를 베풀어 주시길 우리 모두가 간절히 원하옵니다.
존재하는 모든 대상에 감사드리며
부처님의 가르침에 경의를 드립니다.
저희들의 간절한 소망에 귀 기울이시어
○○○법우가 병마에서 하루속히 벗어나기를 간절히 기도 하옵니다.

*이 글은 다음카페 '남구천안'에 수록된 투병중인 불자(佛子)들을 위한 기도문임

2-4 사람에 대한 이해

사람을 이해하기 위해서는 그 사람의 독특한 개성을 파악하는 것이 필요하다. 환자의 바램과 호소는 환자의 성격과 밀접한 관계가 있다. 환자의 심리라는 것으로 자주 '마음'이란 말을 사용한다. 고전적인 의미로서, 마음은 「知·情·意」라는 말로 표현하고 있다. 즉 마음은 지능·감정·의욕의 세 성분으로 성립되어 있다고 한다. 개성적 특징에서 지능면을 제외하고 보면, 거기에 성격적인 개성이 나타난다는 사고 방식이다. 이런 점에서 심신은 하나라고 볼 수 있으며, 마음과 건강이 결합하여 있다고 할 수 있다.

환자로서 입원·수술·투약을 진실로 즐거워하고 좋아하는 사람은 없을 것이며 환자는 모두 일

찍 퇴원하고 한 시간이라도 빨리 완치되고 싶은 소망으로 가득차 있을 것이다. 그럼에도 불구하고 병원을 찾아가는 것은 「질병」에서 피할 길이 없다고 생각했기 때문이라 하겠다.

환자는 근원적으로 질병만을 진료하는 것이 아니라 질병으로 괴로워 하는 인간전체를 진료해 주기를 바란다.

이런 것들을 감안하면 환자에 대한 대응은 「친절한 마음씨」와 마음의 명랑성, 즉 「온화한 마음씨」일 것이다. 「온화한 마음씨」는 사람이 매일을 영위하는데 기초가 되고, 인간 형성의 근본이며 예의와 manner의 근본이다.

인간관계는 「상호 원칙」이 있다. 냉정한 말에는 쌀쌀한 행동이, 퉁명스러운 행동에는 퉁명스러운 응답이 나오게 마련이다. 이것은 당연한 일이라고 할 수 있다. 언어와 태도는 자연적으로 나타난다. 성의가 있으면 상대방과 소통이 될 수 있다.

사람을 관찰하기 위해서는 어떻게 하면 되는가? 우선 자신을 마음의 심연까지 응시하는 것, 차분히 주시하는 것이것이 인간을 보는 출발점이며 지름길이다. 그러나 인간의 관찰에는 끝이 없으며 자신을 아주 밑바닥까지 본다는 것은 어려운 일이다.

우리들은 과거에 만난 사람들(친형제·자매, 교사, 친구 등)에 대한 감정이나 태도를 무의식 중에 환자에게 나타내는 일이 있다(이를 역전이라고 한다). 또한 닮은 특징을 가진 사람을 한목으로 판단하는 경향이 있다.

사람들은 개인의 특징이나 동작을 알려고 할 때에 있는 그대로 보는 것과 말한 그대로 듣는데에 불충분한 경우가 많다. 즉 남의 이야기에 귀를 기울이는 것이 소홀하다. 따라서, 평소에 자기가 좋아하는 방향에만 집착하지 말고 사물과 사람들을 있는 그대로 보는 능력을 키워야 한다.

한편, 사람들의 인상 중에는 강하게 느껴지는 것이 있을 수 있다.

「얼굴」사람들의 첫인상에는 얼굴의 의미가 크다. 인간의 얼굴은 살아있는 예술이라고도 한다. 인격의 상징이라는 표현도 있다. 평소에 「사람」이라는 말 대신에 「얼굴」이라는 말이 쓰이기도 한다. 사진작가 김민식은 '얼굴은 정지하지 않고 움직이고 흐르며, 무엇인가를 호소한다'고 표현했다.

얼굴 중에서도 「눈」이 가장 눈에 띈다. 눈마음성격이라는 식이 통용되고 있다. 「눈매」에서 성격을 읽는 수도 있다. 「코」도 한 몫을 하고 있으며, 얼굴의 한 부분으로서 개성적인 것이다. 코의 크기와 높낮이에 대한 해석은 옛부터 갖가지가 있다. 코 밑으로 보이는 「입」과 「입술」도 인상을 결정하는데 큰 몫을 하고 있다. 큰 입, 작은 입, 비뚤어진 입, 도톰한 입술, 얇은 입술 등. 「귀」도 무시할 수 없다. 그 이외에 「턱」이라든가 「검은 점」, 「머리카락」의 색깔·질·양 등이 소위 사람의 인상과 성격을 파악하는 수단으로 이용되고 있다.

얼굴과 더불어 첫인상으로서 「말씨·말투」의 영향은 크다. 면접은 그 말씨·말투를 주로 관찰하는 상호작용이다.

다음은 「버릇」이라는 것이 있다. 넓은 의미에서는 「동작」으로 보아도 된다. 이 경우 출신지역이라든가 계층·풍속·습관에 대해서도 알 수 있다. 미국 등지에서는 gesture에 의한 성격진단이 유행이라 한다.

의료종사자는 환자의 동작면의 정보에 대한 관찰력, 판단력을 배양해 가는 것이 patient care를 적절하게 하는데 중요하다. 결국, 사람을 이해하기 위한 노력이 patient care의 요점이다. 아울러 남을 진정으로 이해하려고 하는 노력은 끊임없는 자기 이해를 위한 노력과 그 궤도를 같이 한다고 할 수 있다.

생각을 여는 창 9

나는 어떤 사람일까?

'나는 어떤 사람일까?' 궁금하다면, 내가 어떤 문제에 어떻게 반응하는지 잘 살펴보면 금세 알 수 있다.

어려운 문제를 당했을 때, 겸손해지면서 반성하고, 그러면서도 긍정적으로 생각하면, 나는 바로 '긍정적인 사람'이다.

그러나 화를 내거나, 창피해 하고, 핑계를 대며 원망하면, 나는 교만하고 자존심이 강하며 의지가 약한 '부정적인 사람'이다.

그러나 가장 '지혜로운 사람'은 문제가 일어났을 때가 아니라 평상시에 늘 자기를 깊이 들여다 보면서 자신을 성실히 가꾸어 가는 사람이다.

*이 글은 〈좋은 생각/ 좋은 글〉 모음 블로그에서 뽑은 작자 미상의 글 '더 지혜로운 사람'임.

2-5 성격형에 따른 환자의 행동 반응과 CARE

사람들의 평소 성격형에 따라 환자들이 병원, 의료종사자, 진료에 대하여 보이는 행동반응은 크게 다르다. 이 점에 유의하여 의료현장에서 환자를 CARE할 필요가 있다.

1. 구강적 성격(oral personality)

끊임없이 의료진을 찾고 도움을 구하며, 이에 반응해 주지 않으면 의료진을 원망하며, 쉽사리 고립감을 느끼거나 우울하게 되고, 심하면 무감동(apathy)에 이르는 타입이다. 이들은 평소에 입으로 남달리 먹고 마시는 것을 즐기거나 담배를 피우고 약을 즐겨먹는 경향이 있던 사람들이다. 이들은 다른 사람들에게 의존성이 강하고 요구가 많은 사람이다.

우선 의료진이 많은 관심을 보여야 하고, 격려·지지해 주며, 환자가 결정을 내리기 어렵다고 생각하는 것을 도와주고 설명해 주어야 한다.

2. 강박적 성격(compulsive personality)

평소 정결하고 일에 완벽주의적 이고, 자기 주장과 고집이 세고, 심리상태가 불안정한 타입이다. 자기가 앓고 있는 병에 관한 책을 많이 읽어 지식이 많으며, 병원 규칙을 잘 지키고, 양심적이고 자제력이 강하다. 반면에 자기 고집이 센 사람들이 있다. 이런 현상은 순종과 반항의 갈림길에서 내적 고통이 심한, 이른바 '항문기 인격' 발달과정의 이상에서 온다.

이들은 병이 나면 더욱 고집불통이 되고 편견에 치우치며, 아는 것으로 불안을 제어하는 방어기제가 심해져서 매사에 의문을 품고 주저하며 결정을 쉽게 내리지 못한다.

의료진은 이런 환자에게 조심성 있고 합리적인 방법으로 응대해야 한다. 진료과정에 순차적으로 그때그때 상황과 이유를 설명해 주어 협조를 얻는 것이 좋다. 그러나 약이나 검사의 이상반응에 대해서는 약간만 알려주는 것이 좋으며, 너무 자세히 설명하면 말꼬리를 잡힌다. 환자의 뜻을 존중한다는 의미에서 자유로이 선택할 여지를 남기는 것도 좋다. 그리고 환자가 지닌 지식과 양식을 높이 평가해 준다.

3. 히스테리성 성격(histrionic personality)

격정적이고 연극적인 면을 가져 사람들의 관심을 끌려고 하고 유혹적인 타입이다. 질병에 관한 걱정보다 병으로 인하여 자신의 매력과 인기를 잃는 것을 더 염려한다. 이들은 어린 시절 3~7세

때 강한 오이디푸스 애착을 가졌던 흔적이 남아있는 사람들이다.

이들은 때로 '과연 병이 있는가'하는 의심까지 사게 한다. 여성 환자라면 자기 주치의가 맡은 다른 여성 환자를 질투하고, 남성 환자인 경우 일부러 자기의 남자다움을 증명해 보이려고 안간힘을 쓴다. 신체 질환을 자신의 매력을 잃고 남의 시선을 끌지 못하는 인생의 패배상황으로 여긴다.

의료진은 이들에게 매력과 용기가 있다고 칭찬해 주며, 동시에 침착한 태도로 엄하게 응대한다. 환자에게 두려움과 걱정, 불안감을 표현하게 유도한 다음, 그것에 대해 토의하고 격려해 주는 것이 좋다. 환자의 유혹에 빠지지 않게 주의한다.

4. 피학적 성격(masochistic personality)

오랜 고통을 받으면서 계속 자기희생을 해 온 사람들로서, 항상 희생적이며 언제나 타인만을 위해 사는 사람 같은 타입이다.

이들은 대개 자신의 병을 '불운'이라 여기고 겸손하고 사양을 잘하며, 의사의 동정을 사려 애를 쓰지만 그 방법이 이상하여 오히려 상대를 불쾌하게 만든다. 평소에도 죄책감에서 헤어 나오기 위한 속죄 안에서 살며, 사랑·관심·인정을 받고자 노력은 하면서도 마음 내면의 죄책감 때문에 자신은 그런 것을 받을 자격이 없으니 고통을 당연히 겪어야 한다고 여긴다. 질병으로 누워 있는 것조차 마음에 죄책감을 키우고, 따라서 환자는 더욱더 고분고분해진다.

의료진이 관심을 더 가져 주고 위로를 하면 할수록 이들의 증세에 대한 호소는 더 심해진다. 환자에게 참을성을 높이 평가해 주고, 질병이 죄의 결과가 아님을 일깨워 주고, 가능하다면 다른 사람을 돕는 일을 하도록 북돋워 주거나 질병 치료의 필요성을 깨닫게 해 주는 것이 좋다.

5. 편집성 성격(paranoid personality)

공정하지 못하고 한쪽으로 기울어진 견해를 고집하여 남의 말을 잘 듣지 않는 타입이다.

남에게 속을 잘 안보여 주고 말꼬리를 잘 잡고, 의료진이 "나를 실험대상으로 악용하지는 않는가, 나를 해치지는 않을까"하고 늘 의심을 해서 싸움을 걸고, 자기가 걸린 병을 무조건 남 탓으로 돌리거나 원망을 많이 하는 사람이다. 이들에게서 병은 남의 실수, 잘못에서 자기가 피해를 입었다는 구실을 주는 의의를 갖는다.

의료진은 환자에게 그의 예민한 감수성과 비판력을 존중해 주고, 환자와 적당한 거리를 두고 친절하게 응대한다. 너무 가까워지면 오히려 더 의심을 살 수 있기 때문이다. 환자가 병원에 대한 불만을 말할 때에 동조하거나 책망을 하지 말고, 경청을 하고 이들과 절대로 논쟁에 휘말리지 말아야 한다.

6. 자기애성 성격(narcissistic personality)

자기에 대한 자랑이 많고, 우월감이 심해서 거만하고, 경쟁하려 한다. 평소에 자기는 완전무결하다는 자화상을 지니고 있어, 이런 자화상에 손상이 오는 것을 두려워하는 사람이다.

진료 중에 과장, 관리자, 병원장 등 높은 직위를 찾으며, 의료진의 약점을 찾아내서 꼬집고 시비를 거는 일이 잦으며, 자기를 과시하려 한다. 신체 질환이 있으면 자화상에 손상이 올 두려움이 평소보다 심해져서 겉으로 더욱 거만을 떤다.

의료진은 환자에게 매사에 자신감이 상하지 않게 유의하여 진지하게 성의와 자신감을 갖고 응대해야 한다.

7. 정신분열성 성격(schizoid personality)

대인관계를 회피하고 매사에 소극적이며 무관심한 듯이 보인다.

불평도 별로 없고, 아프다는 호소도 하지 않고, 흔히 병실에서 조용히 비사교적으로 지내며 내심으로는 몹시 예민하며 약한 사람들이다. 겉으로 초연한 듯 보이는 모습은 따지고 보면 과거에 겪은 아주 고통스런 경험에 대한 자기보호 차원의 부정이라는 방어기제를 쓰는 것으로 어려서부터 여러 차례 실망, 상실을 겪어온 사람이다.

의료진은 너무 강하게 밀고 나가려 하지 말고, 환자에게 마음을 열도록 관심을 기울여 도와주어야 한다.

환자들이 공통적으로, 개별적으로 자신의 병에 대처하는 심리전략이 있는데, Weisman(1978)은 '열다섯 가지 보편적 전략'을 제시하였다. 환자들은 이들 중 어느 한 가지 전략만을 쓰는 것이 아니라 여러 가지를 섞어서 쓰기도 한다.

① 합리화(rationalization)·주지화(intellectualization) 전략으로서, 병에 관해 여러 가지 정보를 가능한 한 찾아 모으는 것이다.
② 걱정 분담 전략으로서, 마음을 풀기 위해 남들과 내 병에 대해 이야기를 하는 것이다.
③ 정서 역전법(reversal of affect) 전략으로서, 웃고 그래서 상황을 가볍게 만드는 것이다.
④ 억제(suppression) 전략으로서, 잊어버리려 노력하는 것이다.
⑤ 전치(displacement) 전략으로서, 잊기 위해 다른 일에 몰두하는 것이다.
⑥ 정면대결(confrontation) 전략으로서, 현재 내가 아는 것에 근거를 두고 어떻게 할 것인지를 결정해서 행동으로 밀고 나가는 것이다.
⑦ 재정의(redefinition) 전략으로서, 병의 상황을 사실대로 받아들이긴 하되, 좀더 좋은 소식

과 결과를 찾아 나서는 것이다.

⑧ 운명론(fatalism)적 전략으로서, 별 수 없다고 생각해서 따르고 운명적으로 받아들이는 것이다.

⑨ 행동화(action-out) 전략으로서, 무엇이든 닥치는 대로 하는 것이다.

⑩ 비틀어보는 전략으로서, 대안을 찾아 협상하는 것이다.

⑪ 긴장 감소(tension reduction) 전략으로서, 술·음식·약을 먹어 긴장을 푸는 것이다.

⑫ 자극 감소(stimulus reduction) 전략으로서, 혼자 조용히 지내는 것이다.

⑬ 책임전가(buck-passing) 전략으로서, 남들을 탓하고 사건이나 잘못을 탓하는 것이다.

⑭ 순종(purebred) 전략으로서, 권위자를 찾아가 의논해서 지시에 그대로 따르는 것이다.

⑮ 자기 연민·항복 전략으로서, 자신을 원망하고 희생하고 죄를 회개하는 일에 나날을 보내는 것이다.

2-6 병원의 분위기와 인상

환자가 가지고 있는 기본적인 근심에는 세 가지가 있다. 첫째 자기 병의 치료 가능성, 둘째 치료비(진료비, 왕래교통비, 간병비 등), 셋째 자기 병을 진실로 생각해 주는 사람에 대한 것이다. 그 중에서도 가장 큰 근심은 '자기 병을 진실로 생각해 주는 사람이 없다'는 것이라고 할 수 있다.

그리고, 환자가 의료기관에 요망하는 것에는 네 가지가 있다. 첫째 「빨리」 신속하고 확실하게 병이 치료되기를 바란다. 둘째 「좋은」 양질의 의료를 받기를 바란다. 셋째 「편하게」 쾌적한 환경에서 치료받기를 바란다. 넷째 「싸게」싼 의료수가로 치료받기를 바란다.

이와 관련하여, 환자들에 대해서는 의료종사자만이 아니고 일반 직원의 대응도 큰 비중을 가진다고 할 수 있다. 결국 병원의 분위기란 전 직원이 좌우한다. 다시 강조하거니와, 필수적인 것은 「친절한 마음」과 「미소(명랑)」「인간존중」이라고 할 수 있다. 근래에는 평범한 일이 소중하게 여겨지지 않는 풍조가 있지만, 그러나 항상 평범한 것이 가장 중요한 것일 수 있다.

거꾸로 말하면 '진료를 해 준다, 입원시켜 준다, 돌보아 준다'와 같은 강압적인 느낌을 환자에게 주어서는 안된다.

환자들이 현재 각 의료종사자로부터 그런 느낌을 가지게 되는 일이 없다고 해도, 병원 전체의 분위기에서 그런 느낌을 가질 수도 있다.

사람에게 있어서 질병이란 대개는 생리적, 심리적, 사회적인 평형이 깨뜨려진 문제 상황으로 파악하는 경향도 있다. 사람의 의식을 변경시키는 요인의 하나가 사회환경에 있다는 것도 알아 두어야 한다.

의료시설은 환자에게 새로운 스트레스를 주는 환경이 되어서는 안되며, 환자 입장에서 치료적인 안심을 얻을 수 있는 환경이어야 한다.

참고로 규모가 큰 종합병원에서 임상진료과(표 2-10)와 근무하는 종사자의 직종(표 2-11)을 나타냈다.

대학병원을 가리켜 '항공기 조종사 자격증만 빼고 모든 자격증이 다 모여 있는 조직'이라고도 한다. 이는 조직을 구성하는 인력의 다양성을 이르는 말이다. 이와 같이 다양성과 전문성이 높은 조직일수록 협력적 문화를 가지기 어려우며, 그럼에도 불구하고 전문가들 사이에 팀웍에 의한 서비스가 필요하다.

환자는 신체적·정신적·사회적 문제를 복합적으로 안고 있다. 그 건강 수준을 회복하여 높여가기 위해서는, 각각의 문제에 맞는 다양한 직종의 전문가와 협력이 필요하다.

그런데, 그 전문가들은 각각 따로 떨어진 것이 아니라 하나의 그룹으로서 공통 대상(환자)에 대하여 업무를 협조할 필요가 있다. 그리고 각각의 입장에서 환자의 건강을 유지·증진시키고, 건강 상태를 지켜보아 조기에 이상을 발견하고, 처치를 해주는 등의 기능을 수행해 가는 것이다.

현대 의료는 많은 전문 직종이 환자 한 사람에 대하여 복합하여 서로 관련되어 있다.

표 2-10. 종합병원의 임상진료과

진료과	비공식 명칭	영문명	영문약어
내과		Internal Medicine	IM
소화기내과	위장내과 소화기-간내과	Gastroenterology, Gastroenterology & Hepatology Digestive & Liver Diseases	GE
호흡기내과	호흡기- 알레르기내과	Pulmonology Pulmonology & Critical Care Medicine Pulmonology, Allergy & Critical Medicine(Hallym)	Pulm
순환기내과	심장내과	Circulation, Cardiology	Card
혈액종양내과		Hematology-Oncology	Hema
내분비내과	내분비-대사내과	Endocrinology, Endocrinology & Metabolism	Endo
신장내과		Nephrology	Neph
감염내과		Infectious Disease	ID

진료과	비공식 명칭	영문명	영문약어
류마티스내과		Rheumatology	Rhed
신경과		Neurology	Neu
소아청소년과	소아과	Pediatrics	Ped
정신건강의학과	(신경)정신과	Neuropsychiatry, Psyciatry	NP
피부과		Dermatology	Derm
외과	일반외과	Surgery, General Surgery	GS
흉부외과		Thoracic & Cardiovascular Surgery, Chest Surgery, Cardiothoracic Surgery	CS
정형외과		Orthopedic Surgery	OS
신경외과		Neurosurgery, Neurological Surgery	NS
성형외과		Plastic & Reconstructive Surgery, Plastic Surgery	PS
산부인과		Obstetrics & Gynecology	ObGy
안과		Ophthalmology	Opth
이비인후과	두경부외과	Otorhinolaryngology Otorhinolaryngology/Head & Neck Surgery	ENT
비뇨의학과		Urology	Uro
재활의학과	물리치료- 재활의학과	Rehabilitation Medicine Physical Medicine and Rehabilitation	RM
가정의학과		Family Medicine	FM
응급의학과		Emergency Medicine	EM
치과		Dentistry	DN
마취통증의학과	마취과	Anesthesiology, Anesthesiology & Pain Medicine	Anes
영상의학과	진단방사선과 방사선과	Radiology Diagnostic Radiology, Imaging Medicine	DR
방사선종양학과	치료방사선과	Radiation Oncology Therapeutic Radiology & Oncology	RT
진단검사의학과	임상병리과	Laboratory Medicine, Clinical Pathology	LM
병리과	해부병리과, 조직병 리, 진단병리과	Pathology, Diagnostic Pathology Surgical Pathology, Anatomic Pathology	Path
작업환경의학과	산업의학과	Occupational & Environmental Medicine	OE
핵의학과		Nuclear Medicine	NM

표 2-11. 병원에서 근무하는 직종

가. 의 사 *전문의: 내과, 소아청소년과, 산부인과, 안과, 이비인후과, 피부과, 비뇨의학과, 외과, 정형외과, 신경외과, 성형외과, 흉부외과, 영상의학과, 핵의학과, 진단검사의학과, 병리과, 마취통증의학과, 신경과, 정신건강의학과, 재활의학과, 방사선종양학과, 결핵과, 산업의학과, 가정의학과, 응급의학과 *전공의 : 인턴, 레지던트 *치과의사
나. *간호사, *조산사, *간호조무사
다. *임상병리사, 병리조직기사, 병리해부기사, *방사선사, *물리치료사, *작업치료사, *치과위생사, *치과기공사, *응급구조사
라. *약사
마. 임상심리학 기사(정신건강의학과), 방사선물리사(방사선종양학과)
바. 언어치료사, 청력검사기사, 깁스(cast)기사 특수검사 및 치료기사(심전도, 뇌파, 인공신장, 면역, 심폐기능, 기관지경), 의수족 제작공, 보조기 제작공
사. *영양사, *조리사, 조리원, 배식원 사회사업사, *의무기록사, *사서, *의료(관광) 코디네이터
아. 의공학기사, *건축기사, *전기기사, *열관리기사, *환경관리기사, *고압가스공, *위험물취급기사, *보일러공(기관원), *냉난방공, 도장공, 미장공, 철공, 배관공, 사진기사, 시청각 기사, 승강기 수리기사 및 조정원, 세탁원
자. *운전기사, 경비원, 안내원, 보호요원(환자 이송), 환경미화원, 전화안내원, 방송원, 잡역부
차. 사무원(원무, 의료보험, 경리, 기획, 비상계획, 인사관리, 구매, 물품관리, 서무, 사회사업, 비서)
카. 목사, 전도사, 신부, 수녀, 스님

(* 표는 자격증 또는 면허증을 요구하는 직종임)

생각을 여는 창 10

종합병원 증후군

치료를
하다가
하다가
마지막으로
소원이라도 풀려고
오는 곳

확실한 진단을 받았지만
좋은 기계로
다시 검사하여
오진이었음을
확인하고 싶어
오는 곳

동네 병원에 갔더니
대충 하는 것 같고
맘에 들지 않아
무작정
오는 곳

도착하기만 하면
모든 문제가
혹시 해결되지 않을까
기대되어
오는 곳

*이순행(간호사, 서울아산병원) 시 "종합병원 증후군"
(시집 "병원에는 절대 오지 마세요"에 수록)

2-7 환자의 권리

환자가 의료종사자에게 지켜주기 바라는 것을 이해하기 위해서는, 1992년 미국병원협회(AHA, The American Hospital Association)에서 채택한 「환자의 권리선언(A Patient's Bill of Rights)」을 참고할 필요가 있다. 그 내용을 요약하면 다음과 같다.

1. 환자는 배려가 있는, 정중한 Care를 받을 권리를 가진다.
2. 환자는 의사나 다른 보건의료인으로부터 자신에 관한 진단·치료·예후에 대해, 적절하고 새로운 정보를 이해하기 쉽게 얻을 수 있는 권리가 있다.
   의사 결정 능력을 상실하고 긴급하게 치료할 필요가 있는 환자와 같은 응급 상황을 제외하고, 환자는 특정 처치와 치료, 수반할 수 있는 위험, 예상 회복 기간, 그리고 의학적으로 합리적인 대안과 그것에 동반하는 위험과 이익에 대한 정보를 요구·검토할 수 있는 기회를 가질 권리가 있다.

환자는 의사, 간호사, 그리고 레지던트, 학생, 다른 훈련생과 같은 그들의 Care에 포함된 다른 사람의 신원을 알 수 있는 권리가 있다. 환자는 또한 그들이 아는 범위에서 단기·장기적인 재정 결과를 알 권리를 가진다.

3. 환자는 사전에, 그리고 치료 과정 중에 의료 계획에 대해 의사 결정의 권리가 있고, 병원 정책과 법에 의해 허락하는 범위에서 추천받은 의료 계획이나 치료를 거절할 수 있는 권리가 있으며, 이러한 행위로 인한 의료 결과를 통지받을 권리가 있다. 이러한 거부의 경우에, 환자는 다른 병원으로 옮기거나 병원이 제공하는 적당한 다른 서비스를 받을 수 있는 권리를 받는다. 병원은 조직 안에서 환자에게 영향을 미칠지도 모르는 어떠한 정책이라도 환자에게 알려야 한다.
4. 환자는 치료, 병원이 법과 병원 정책에 의해 허용되는 범위 안에서 명령 의도를 존중할 수 있는 기대, 대리인을 지명하는 결정자에 대하여 사전 의료 지시(advance directive, 생전 유서, 보건 의료 대리권, 보건의료에서 법정 대리인의 항구적인 힘과 같은)를 가질 권리가 있다.

   보건 의료 조직은 환자에게 의료 선택을 결정하기 위하여 정부 법률과 병원 정책에 따라서 그들의 권리를 반드시 충고해야만 하며, 환자가 사전 의료 지시를 가지고 있는지, 환자 기록에 포함하고 있는지 묻는다. 환자는 법적으로 완전히 합법적인 사전 의료 지시의 수단으로 그 능력을 제한할 지도 모르는 병원 정책에 대한 시기 적절한 정보를 가질 권리가 있다.
5. 환자는 모든 개인비밀(privacy)을 지키는데 배려를 받을 권리를 가지고 있다. 증례 검토(case discussion), 상담, 검사, 그리고 치료는 각 환자의 개인비밀을 지키기 위하여 실시되어야 한다.
6. 환자는 약물 오·남용이나 공중 유해 물질에 의심이 가는 경우와 같이, 법에 의해 보도를 요구하거나 허락할 때를 제외하고, 환자의 care에 속하는 모든 연락(communication)과 기록은 병원에 의해 비밀로 지켜질 권리를 가진다. 환자는 이러한 기록들을 다시 볼 수 있는 권한이 있는 다른 집단에게 공개할 때, 병원이 정보 기밀을 강조할 것을 기대할 수 있는 권리를 가진다.
7. 환자는 법에 의해서 제한된 경우를 제외하고 환자의 의료 Care를 포함한 기록을 다시 볼 수 있으며, 필요에 따라 정보를 설명 받거나 해명 받을 권리를 가지고 있다.
8. 환자는 병원의 정책과 역할 안에서 적절하고 의학적으로 지시된 Care와 서비스를 위한 환

자의 요구에 따른 적절한 대응을 기대할 수 있는 권리를 가지고 있다. 병원은 반드시 평가, 서비스, 그리고/또는 긴급 사태에 지시된 대로 위탁을 제공해야만 한다. 의학적으로 적절하고 법적으로 허용할 수 있을 때, 또는 환자가 그렇게 요구한 경우에, 환자는 다른 시설로 옮겨질 수 있다. 환자가 이동된 조직은 처음에는 환자의 이동을 받아들여야만 한다. 환자는 또한 가능한 한 최대의 정보와 요구, 위험, 이득, 그리고 이동과 같은 것의 대안에 관한 설명의 이점을 얻어야만 한다.

9. 환자는 치료와 care에 영향을 끼칠 수 있는 병원, 교육 시설, 다른 보건 의료 제공자, 또는 지불자 사이의 영업적 관계가 있는지에 대하여 묻거나 통지받을 수 있는 권한을 가지고 있다.
10. 환자는 care와 치료에 영향을 끼치거나 직접 환자 참여를 제의 받은 연구나 인체 실험의 참가에 동의 또는 거절할 권리가 있으며, 이러한 설명은 동의 받기 전에 충분히 설명 받을 권리가 있다. 연구나 실험의 참가를 거절한 환자는 병원이 제공할 수 있는 그 이외의 가장 효과적인 care를 받을 권리가 있다.
11. 환자는 치료가 적절할 때 합리적인 care의 계속을 기대할 수 있는 권리가 있으며, 병원 care가 더이상 적합하지 않을 때 의사와 다른 보건의료인으로부터 이용 가능하고 현실적인 환자 care 선택사항을 통지받을 권리가 있다.
12. 환자는 환자 care, 치료, 책임과 연관된 병원 정책과 관례를 통지받을 권리가 있다. 환자는 분쟁, 불만, 갈등을 해결하기 위한 사용 가능한 자원(윤리 위원회, 환자 대표, 또는 기구에서 사용 가능한 다른 방법과 같은)을 통지받을 권리가 있다. 환자는 병원의 서비스 금액과 이용 가능한 지불 방법에 대해 통지받을 권리가 있다.

"환자의 권리에 관한 WMA 리스본 선언"(World Medical Association Declaration of Lisbon on the Rights of the Patient)은 1981년 9월/10월에 포르투갈 리스본에서 개최된 제34회 WMA(세계의사회) 총회에서 채택하고, 1995년 9월 인도네시아 발리섬에서 개최된 제47회 WMA 총회에서 수정하고, 2005년 10월, 칠레 산티아고에서 개최된 제171회 WMA 이사회에서 수정되었다. 이 선언의 원칙에서 밝힌 환자의 권리는 다음과 같다.

1. 양질의 의료를 받을 권리

1) 모든 환자는 차별 없이 적절한 의료를 받을 권리를 가진다.
2) 모든 환자는 어떠한 외부 간섭도 받지 않고 자유롭게 임상적 및 윤리적 판단을 실시하는 것을 인식하고 있는 의사로부터 치료를 받을 권리를 가진다.

3) 환자는 항상 최선의 이익에 입각해서 치료를 받는 것으로 한다. 환자가 받는 치료는 일반적으로 인증된 의학적 원칙에 따라 행해지는 것으로 한다.
4) 질(quality)의 보증은 항상 의료의 하나의 요소여야 한다. 특히 의사는 의료의 질(quality)의 옹호자로서 책임을 담당해야 한다.
5) 공급이 한정된 특정의 치료에 대해서, 그것을 필요로 하는 환자사이에 선택과 결정을 해야만 하는 경우는, 환자는 모두 치료를 받기 위한 공평한 선택 수속을 받을 권리가 있다. 그 선택은 의학적 기준에 근거하는 한편 차별 없이 행해져야 한다.
6) 환자는 의료를 계속해서 받을 권리를 가진다. 의사는 의학적으로 필요한 치료를 실시하는 동시에, 같은 환자의 치료에 참여하고 있는 다른 의료 제공자와 협력할 책무를 가진다. 의사는 현재와 다른 치료를 실시하기 위해서 환자에 대한 적절한 원조와 충분한 기회를 줄 수가 없다면, 지금까지의 치료가 의학적으로 계속 필요로 하는 동안 환자의 치료를 중단해서는 안 된다.

2. 선택의 자유에 대한 권리

1) 환자는 민간, 공적 부문을 불문하고, 담당 의사, 병원, 또는 보건 서비스 기관을 자유롭게 선택해, 또한 변경할 권리를 가진다.
2) 환자는 어떠한 치료 단계에 있어도, 다른 의사의 의견을 요구할 권리를 가진다.

3. 자기 결정의 권리

1) 환자는 자기 자신에게 관한 자유로운 결정을 하기 위한 자기 결정의 권리를 가진다. 의사는 환자에 대해서 그 결정이 가져오는 결과를 알려야 한다.
2) 정신적으로 판단 능력이 있는 성인 환자는, 어떠한 진단 상의 수속 내지 치료에 대해서도, 동의를 얻거나 또는 거절할 권리를 가진다. 환자는 스스로 결정을 하는데 필요한 정보를 얻을 권리를 가진다. 환자는 검사 또는 치료의 목적, 그 결과가 의미하는 것, 그리고 동의를 거절하는 것의 의미에 대해 명확하게 이해해야 한다.
3) 환자는 의학 연구 또는 의학 교육에 참가하는 것을 거절할 권리를 가진다.

4. 의식이 없는 환자

1) 환자가 의식 불명이거나 그 외의 이유로써 의사를 표명할 수 없는 경우는, 법률상의 권한을 가지는 대리인으로부터 가능한 한 인폼드컨센트(informed consent)를 얻어야만 한다.

2) 법률상의 권한을 가지는 대리인이 없고 환자에 대한 의학적 간섭이 긴급하게 필요하게 되는 경우는, 환자의 동의가 있는 것이라고 추정한다. 다만, 환자가 사전에 한 확고한 의사 표시 또는 신념에 근거해, 그 상황에 있어서 의학적 간섭에 대해 동의를 거절하는 것이 명백한 경우를 제외한다.
3) 그렇지만, 의사는 자살 기도에 의해 의식을 잃고 있는 환자의 생명을 구하도록 항상 노력해야 한다.

5. 법적으로 무능력인 환자

1) 환자가 미성년자 또는 법적으로 무능력자인 경우, 법에 따라서는, 법률상의 권한을 가지는 대리인의 동의가 필요하게 된다. 그럼에도 불구하고 환자의 능력이 허락하는 한, 환자는 의사결정에 관여해야 한다.
2) 법적으로 무능력인 환자가 합리적인 판단을 할 수 있는 경우, 의사결정은 존중되어야 하며, 한편 환자는 법률상의 권한을 가지는 대리인에 대한 정보의 개시를 금지할 권리를 가진다.
3) 환자의 대리인으로 법률상의 권한을 가지는 사람, 또는 환자로부터 권한이 주어진 사람이 의사의 입장으로 보아서 환자에게 최선의 이익이 되는 치료를 금지하는 경우, 의사는 그 결정에 대해서 관계있는 법적 또는 그 외 관례에 근거해서 이의를 제기해야만 한다. 구급을 필요로 하는 경우, 의사는 환자의 최선의 이익에 입각해서 행동해야 한다.

6. 환자의 의사에 반하는 처치

환자의 의사에 반하는 진단상 처치 또는 치료는, 특별히 법률이 인정하거나 의료 윤리의 원칙에 합치하는 경우에는, 예외적인 사례로 보고 실시할 수가 있다.

7. 정보에 대한 권리

1) 환자는 어떠한 의료기록 이어도, 거기에 기재되어 있는 자신의 정보를 알 수 있는 권리를 가지며, 또한 증상에 대한 의학적 사실을 포함한 건강 상태에 관해서 충분한 설명을 받을 권리를 가진다. 그렇지만, 환자의 기록에 포함된 제삼자에 대한 기밀 정보는, 그 사람의 동의없이는 환자에게 주어서는 안 된다.
2) 예외적으로, 정보가 환자 자신의 생명 또는 건강에 뚜렷한 위험을 가져올 우려가 있다고 믿을만한 충분한 이유가 있는 경우는, 그 정보를 환자에게 주지 않아도 좋다.
3) 정보는, 그 환자의 문화에 적절한 방법으로, 한편 환자가 이해할 수 있는 방법으로 주어져

야 한다.

4) 환자는 타인의 생명 보호에 필요한 것으로 요구 되지 않을 경우에 한정해, 명확한 요구에 근거해 정보를 알리지 않을 권리를 가진다.
5) 환자는 필요가 있으면 자신을 대신해 정보를 받는 사람을 선택할 권리를 가진다.

8. 비밀을 지킬 의무에 대한 권리

1) 환자의 건강 상태, 증상, 진단, 예후 및 치료에 대해 개인을 특정할 수 있는 모든 정보 및 그 외 개인의 모든 정보는 환자의 사후도 비밀이 지켜져야만 한다 그러나, 환자의 자손에게는 스스로 건강상의 리스크에 관련되는 정보를 얻을 권리도 있다.
2) 비밀 정보는 환자가 명확하게 동의를 하든가, 또는 법률에 명확하게 규정되고 있는 경우에 한정해 개시할 수 있다. 정보는 환자가 분명하게 동의를 하지 않은 경우는, 엄밀하게 「알 필요성」에 근거해서만 다른 의료 제공자에게 개시할 수가 있다.
3) 개인을 특정할 수 있는 모든 환자의 데이터는 보호되어야 한다. 데이터의 보호를 위해서, 그 보관 형태는 적절해야 한다. 개인을 특정할 수 있는 데이터를 얻을 수 있을지도 모르는 인체를 형성하는 물질도 이와 같이 보호되어야 한다.

9. 건강 교육을 받을 권리

모든 사람은 개인의 건강과 보건 서비스의 이용에 대해, 정보가 주어진 상황에서 선택이 가능하게 될 건강 교육을 받을 권리가 있다. 이 교육에는 건강한 라이프 스타일이나 질병의 예방 및 조기 발견에 대한 방법에 관한 정보가 포함되어야 한다. 건강에 대한 모든 사람의 자기책임이 강조된다. 의사는 교육적 노력에 적극적으로 관계할 의무가 있다.

10. 존엄에 대한 권리

1) 환자는 문화 및 가치관이 존중되도록, 존엄과 프라이버시를 지키는 권리는 의료 현장과 의학 교육의 장소에 있어 항상 존중되는 것으로 한다.
2) 환자는 최신의 의학 지식에 근거해 고통이 완화될 권리를 가진다.
3) 환자는 인간적인 종말기 케어(care)를 받을 권리를 가지며, 또 할 수 있는 한 존엄을 유지하며, 한편 안락하게 죽음을 맞이하기 위한 모든 가능한 도움이 주어질 권리를 가진다.

11. 종교적 지원에 대한 권리

환자는 신앙하는 종교의 성직자에 의한 지원을 포함한, 정신적, 도덕적 위문을 받을까, 받지 않는가를 결정할 권리를 가진다.

그런데 실제로 환자 개인들은 '권리선언'에 나타낸 것보다 훨씬 다양한 법적·도덕적 권리를 기대하고 있다.

2012년 이후, 우리나라에서도 대학병원 등에서 환자의 권리장전 또는 권리선언을 제정하고 있다.

☺ 생각을 여는 창 ⑪

내가 만난 세 의사

나는 고혈압이 있다. 이 때문에 처음에 어느 종합병원의 유명하다는 내과 전문의에게 치료를 받았다. 직장에 다니면서 짬을 내어 한 달에 두 번씩 종합병원에서 진료 받기란 쉬운 일이 아니었다. 그런데, 그 의사가 처방해 준 약을 먹으면 나른하고 맥이 없었다. 특히 신경안정제를 많이 처방하는 것 같았다. 그래서 의사에게 신경안정제를 많이 먹으면 중독되지 않느냐며 조심스레 물었더니, 대뜸 화를 내면서 못마땅해 했다. 그 이 후에 다시는 그 병원을 찾지 않았다.

다음에는 알음알음으로 찾아간 개인병원이었다. 그 의사는 정 반대였다. 항상 온화한 낯으로 환자가 알아듣기 쉽게 설명까지 해주었다. 누구에게도 싫은 내색을 하지 않았다. 그래서 그런지 먼 곳에 사는 노인들까지도 아침부터 찾아왔다. 딸아이가 아파서 병원에 데리고 가면 "오신김에 혈압이나 재 보시고 가시지요?"라고 한다. 우선 마음부터 포근해 진다.

세 번째 만난 의사는 내가 섬 마을 분교에서 근무할 때에 만난 보건소의 내과 공중보건의이다. 이 의사는 혈압에 대해 알아듣기 쉽게 설명을 한다. 원인과 유형, 약물요법을 비롯한 식이요법, 운동법 등. 지금도 이 섬마을 사람들은 이 의사에게 진료를 받고 의사의 자상함에 칭찬을 아끼지 않는다.

병은 머리나 이성적으로 치료할 수도 있고, 마음이나 감성으로도 치료할 수 있다고 생각한다. 시청자가 열광했던 TV드라마 '허준'은 어찌보면 허준이 심의(心醫)에 우선했기 때문에 시청자들의 가슴에 파고들지 않았나 싶다.

인도인들의 만트라에 이런 말이 있다.

"사람의 머리에서 가슴까지는 30cm도 채 안 되는 거리지만, 머리에서 가슴까지 가는데 30년이 더 걸리는 사람도 있다."

*이 글은 「건강생활」 잡지에 수록된 '독자마당 글'임.

2-8 보건의료에 관한 국민의 권리와 의무

보건의료기본법(법률 제6150호, 2000.1.12.제정)은 「보건의료에 관한 국민의 권리와 의무」를 다음과 같이 규정하고 있다.

1. 건강권 등

① 모든 국민은 이 법 또는 다른 법률이 정하는 바에 의하여 자신과 가족의 건강에 관하여 국가의 보호를 받을 권리를 가진다.

② 모든 국민은 성별, 연령, 종교, 사회적 신분 또는 경제적 사정 등을 이유로 자신과 가족의 건강에 관한 권리를 침해받지 아니한다.

2. 보건의료에 관한 알 권리

① 모든 국민은 관계 법령이 정하는 바에 의하여 국가 및 지방자치단체의 보건의료시책에 관한 내용의 공개를 청구할 권리를 가진다.

② 모든 국민은 관계 법령이 정하는 바에 의하여 보건의료인 또는 보건의료기관에 대하여 자신의 보건의료와 관련한 기록 등의 열람이나 사본의 교부를 요청할 수 있다. 다만, 본인이 요청할 수 없는 경우에는 그 배우자 직계존비속 또는 배우자의 직계존속이, 그 배우자 직계존비속 및 배우자의 직계존속이 없거나 질병 기타 요청을 할 수 없는 부득이한 사유가 있는 경우에는 본인이 지정하는 대리인이 기록의 열람 등을 요청할 수 있다.

3. 보건의료 서비스에 관한 자기결정권

모든 국민은 보건의료인으로부터 자신의 질병에 대한 치료방법, 의학적 연구대상 여부, 장기이식 여부 등에 관하여 충분한 설명을 들은 후 이에 관한 동의 여부를 결정할 권리를 가진다.

4. 비밀보장

모든 국민은 보건의료와 관련하여 자신의 신체건강 및 사생활의 비밀을 침해받지 아니한다.

5. 보건의료에 관한 국민의 의무

① 모든 국민은 자신과 가족의 건강을 보호 증진하기 위하여 노력하여야 하며, 관계 법령이 정

하는 바에 의하여 건강의 보호 증진에 필요한 비용을 부담하여야 한다.

② 누구든지 건강에 위해한 정보를 유포 광고하거나 건강에 위해한 각 물품을 판매 제공하는 등 타인의 건강을 저해하거나 저해할 우려가 있는 행위를 하여서는 아니된다.

③ 모든 국민은 보건의료인의 정당한 보건의료 서비스와 지도에 대하여 협조한다.

2-9 설명과 동의(informed consent)

'Informed consent'는 의료현장에서 환자와 의사를 비롯한 의료종사자 사이 관계에서 환자의 권익을 존중하는 기본적인 이념으로 구미 각 나라에서 정착되었으며, 우리말로서는 『설명과 동의』등으로 번역할 수 있다. 법률적으로는 『고지(告知)의 의무』라고 할 수 있다. 최근에는 '충분한 설명에 근거한 동의'라는 개념으로 발전하였다.

Informed consent는 환자가 의사를 결정하는 것으로 의료의 윤리이다. 또한, informed consent가 지향하는 것은 의료종사자와 환자사이에 신뢰관계를 확립시키는데 있다.

의료에 있어서 환자에 대한 설명과 동의라는 개념이 등장한 것은 1946년 뉘른베르크(Nuremberg) 군사법원이 제2차 세계대전 기간 중 나치의 인체실험을 단죄하면서 10개 원칙을 선언 하였는데, 그 중 제1원칙이 의학연구에 있어서 가장 중요한 고려사항은 피험자의 자발적 동의(consent)라는 점이었다. 1957년에 이르러 'informed consent'라는 용어가 처음으로 등장하였으며, 1970년대에 들어서 이 개념에 대한 진지한 논의가 되었다. 이 후 informed consent 개념은 주로 미국을 중심으로 환자가 자신들이 경험하고 있는 상황에 대한 정보를 충분히 이해하고 있는가, 의료시술 및 의학연구에서 그들이 동의(consent) 또는 거절(refuse)할 권리 등을 논의 주제로 삼아 발전해 왔다.

우리나라에서는 1979년 환자에 대한 설명의무 위반을 이유로 의료진에게 손해배상을 인정한 첫 법원판결 이후, 최근까지 소송의 상당부분이 환자에 대한 의사의 설명의무 위반을 이유로 제기되었다. 한편, 1980년대 이후 우리나라 환자들이 의료소비자로서 권리를 자각하면서 의료에 있어서 자기결정권(self-determination)에 대한 의식이 높아지고 있는 추세이다. 이것은 2000년 1월 12일 제정된 보건의료기본법에서도 찾아볼 수 있는데, 이 법 제12조는 "모든 국민은 보건의료인으로부터 자신의 질병에 대한 치료방법, 의학적 연구대상 여부, 장기이식 여부 등에 관하여 충분한 설명을 들은 후에 이에 관한 동의 여부를 결정할 권리를 가진다"고 규정하고 있다.

환자는 의사로부터 진료 행위와 관련된 정보를 구체적으로, 충분히 들은 후에 특정 의료행위를 동의하거나 또는 거절할 권리를 갖는다. 이러한 동의절차에는 의사와 환자를 모두 보호하는 측면이 있다. 동의절차를 통해 환자는 원하지 않는 의료적 개입으로부터 자신을 보호하고, 의사는 환자가 나중에 제기할 지도 모르는 법적 소송으로부터 자신을 보호할 수 있다.

동의절차에 있어서 의사는 환자에게 구체적으로, 충분하게 설명해야 한다는 점이 중요하다.

'설명과 동의'에 있어서, 첫째, 설명은 매우 구체적(specific)이어야 한다. 의사의 설명에는 환자의 현재 임상적 징후, 환자의 진단과 치료에 이용될 수 있는 여러 가지 가능한 진단기술과 치료 대안들, 각 치료 대안들을 시행하는 과정에서 발생할 수 있는 이상반응 및 진료 후에 예상되는 징후, 여러 대안들 가운데 의사 자신의 소견 등이 반드시 포함되어야 한다. 둘째, 환자의 동의를 얻기 위해 충분한(sufficient) 설명을 제공해야 한다. 그렇다면, 과연 환자에게 얼마만큼 정보를, 어떤 방식으로 전달해야 '충분하다'고 말할 수 있을까? 『의료윤리학』에서는 기준(standard)으로 전문인 실무 기준, 합리적 개인 기준, 주관적 기준 등이 제시되었다. 셋째, 충분한 설명을 위해 제공하는 정보가 환자에게 잘 전달될 수 있도록 전달 방식에도 주의를 기울이는 자세가 필요하다. 다시 말해, 환자의 '눈높이'에 맞추어 정보를 제공하도록 노력해야 한다. 이를 위해 되도록 어려운 전문 용어를 피하고 일반사람들이 이해할 수 있는 쉬운 말로 설명해야 한다.

의사가 환자 본인에게 구체적인 설명을 충분히 그리고 적절한 방법으로 제공한 후 동의를 얻는다면, 환자의 자기결정권은 효과적으로 행해질 수 있다.

그러나, 이런 동의절차가 모든 의료 상황에서 예외 없이 행해질 수 있는 것은 아니다. 환자의 의사결정능력이 제한되어 있는 경우에는 환자 본인 대신에 환자의 대리인(보호자)으로부터 동의를 얻어야 한다. 신생아, 유아, 어린이, 노인, 정신 장애자, 치매, 혼수상태 환자 등이 이런 예에 해당된다. 환자가 자기결정권을 행사할 수 없는 경우에 대리 결정은 불가피하다. 그러나 이때에도 환자 보호자의 대리 결정이 환자의 최선의 이익(patient's best interest) 에 근거한 것인지 주의깊게 살펴야 한다.

때로는 장래의 일을 예상하여 "내가 혼수상태에 빠지면, 나는 산소호흡기로 생명을 유지하기를 원하지 않는다"와 같은 결정을 사전에 남겨놓는 경우가 있다. 이를 '사전 의사결정(advance directives)'이라고 하며, 이러한 사전 의사결정이 문서 등에 적절히 제시될 경우에 의사는 이 결정에 우선적으로 따르는 것이 바람직하다. 왜냐하면, 만약 그렇게 하지 않는다면 의사는 환자의 자기결정권을 침해하게 될 것이기 때문이다. 심폐소생술 금지지시(DNR order), 사후 장기기증 서약 등이 이런 사전 의사결정에 해당한다.

이러한 '사전 의사결정'은 환자의 입장에서도 필요한 것이다. 우리나라 사람의 정서상 가족의 생명에 대한 대리결정을 합리적으로 내리기 어려우며, 이런 경우에 가족들이 윤리적 딜레마에 있는 경우가 흔하다. 사전 의사결정은 이런 곤경을 피하게 할 수 있는 효과적인 방법이라고 할 수 있다. 환자는 자신의 생명에 관한 결정을 다른 사람에게 맡기지 않음으로써 윤리적 딜레마로부터 가족을 보호한다는 의미에서 사전 의사결정을 내려놓는 것도 바람직 할 수 있다.

방사선사는 진단과 치료법을 선택하는 과정에서 직접 책임은 없으나, 업무 중에 항상 개개의 방사선을 이용한 검사와 치료를 하기 전에 환자가 충분히 이해하고 납득할 수 있게 설명을 한 다음에 동의를 얻고, 검사 또는 치료를 실시하는데 최선의 노력을 기울여야 할 것이다. 환자는 방사선에 대한 공포감을 가질 수 있고, 영상의학검사, 핵의학검사, 방사선종양치료에 관해서 올바른 지식이 보급되지 못하고 있는 현실에서 의료피폭, 검사 또는 치료의 침습성에 대한 질문이 많아지고 있다. 최근에 거대화하는 첨단 영상진단기기와 그 갠트리 속에 들어가서 검사를 하는 환자들이 가지는 불안감, 방사선 피폭에 관한 불안감, 대기시간 또는 검사시간이 길어지는데 대한 불만, 프라이버시가 보장되지 않는 진료에 대한 불만 등이 많아지고 있다. 따라서 영상진단, 방사선치료 분야에서도 철저한 informed consent를 실행하는 것이 요구되고 있다. 이것은 '환자 중심의 의료'를 실시하는데 필수적이며, 방사선사는 전문가로서 비전문가인 환자 및 보호자에 대해서 실시하는 진료 내용을 충분히 설명하고 이해, 납득시킬 책임과 의무가 있다고 하겠다.

'일본 진료방사선기사회 강령'에서는 "우리는 informed consent를 존중하고 실천한다"고 선언하고 있다.

결론으로 말하면, 의료에 있어서 전통적인 윤리로써 부권주의(권위주의)나 의료현장의 분주한 실상을 넘어 환자의 인권 존중 그리고 '충분한 설명에 근거한 동의'의 실천이 새로운 의료윤리 원칙으로 정착되어야 한다. Informed consent는 권위주의의 의료에서 동등주의의 의료로 전환하는 세계적인 경향이며, 현대의학 발전의 기초이다.

2-10 환자와 대화

오늘날 새로운 의학기술이 개발되고 새로운 의료문화가 생겨나면서 의료 현장에도 많은 변화가 생겨났다. 이러한 변화가 앞으로도 계속되어 지금보다 더 좋은 첨단 진단장치와 치료장치가 이용되고 컴퓨터, 로봇 사용이 날로 증가하다보면 의료종사자와 환자사이에서 '대화'라는 것이 전혀 필요 없는 날이 올지도 모른다. 나아가 현재 증상과 과거 병력도 'Check list'에 의해서 컴퓨터 화면에서 확인되는 방식이 채택될 수 있다. 한편, 진료비 지불이 환자와 의료진이 얼굴을 보며 직접 지불하는 방법이 아닌 지불수단으로 바뀐 것은 이미 오래 전의 사실이다.

☺ 생각을 여는 창 ⑫

의사 표현

"할머니
어디가 아프세요?"
라는 질문에
"그건 왜 물어?
온갖 사방군데가 다 아프지"
라고 대답한다

기가 막힌 의사는
"그럼 첫째는 어디가 아프고
둘째는 어디가 아프세요?"
하니까
"자꾸 묻지만 말고
자네가 의사니까
맞혀봐야 할 꺼 아니냐."
한다

더 기가 막혀
"의사표현을 해야
맞혀보든지 할 것 아니예요?"
하니까
"나 아는 의사가 없어,
그냥 자네가 봐줘"
한다

돌아서는 의사의 표정은
원하는 대로 상상!!

*이순행(간호사, 서울아산병원) 시 "의사 표현" (시집 "병원에는 절대 오지 마세요"에 수록)

오늘의 병원 진료상황에서 환자는 인간으로서가 아니라 건강보험번호 또는 진료등록번호로 통하는 대상이 되어 있는 듯도 하다. 이런 몰개성화의 시대가 빠르게 온다면, 대화는 오히려 거추장스러운 것이 될지도 모른다.

그럼에도 불구하고, 환자 진료실에서 가장 기본적인 것은 역시 환자와 의료종사자 사이에 직접 만남이고, 대화이다.

아픈 사람들 대부분은 육체적 고통보다 훨씬 더 크고 깊은 마음의 상처를 안고 있다. 이 마음이 치료되어야 비로소 완전한 치료라고 할 수 있다. 마음의 치료에 가장 효과적인 것이 대화 이다.

환자와 대화를 통해 병 뒤에 숨은 병을 치료할 수도 있다. 환자와 대화를 할 때에는 겉으로 드러나는 증세보다 오히려 인간으로서 그 환자 전체를 이해하고 마음을 어루만질 수 있게 노력을 기울여야 한다. 특히, 대화 속에 숨어 있는 의미를 이해할 수 있어야 하고, 단순히 환자의 말만을 듣는 것이 아니라 그 환자의 마음을 들을 수 있어야 한다.

대화를 통해서 마음이 통하게 되고 이해가 되면, 진정한 치유가 일어난다.

아픈 사람들과 대화를 할 때, 환자가 미처 깨닫지 못한 아픔의 근본원인을 찾기 위해 침착하고 사려 깊게 생각해야 한다.

환자와 대화는 건강한 사람들과 대화보다 무척 다르고, 까다롭다. 그러나 대화를 통해 환자의 아픔을 치유하려는 의지가 뚜렷하다면, 병원에서 직접 환자를 진료하는 사람이든지, 단지 그들을 보살피고 돌봐주는 사람이든지 관계없이 훌륭한 대화를 할 수 있어야 한다.

그렇다면, 미래의 환자와 대화는 어떤 모습일까? 모든 대화의 목적은 말을 통해 최상의 효과를 얻어내자는 것이다. 따라서, 환자와 마주 만나서 최선을 다하되, 가장 짧은 시간에 가장 많은 정보를 얻어내고 교류할 수 있는 대화 기법이 필요하다.

대화를 하는데 있어서 가장 중요한 것은, 우선 그 목적이 분명해야 한다는 것이다. 즉, 의사는 환자와 대화를 통해서 병의 증세를 찾아내어 그 병의 성격과 발생된 경과 등을 알아내는 것이 대화의 일차적 목적이라고 할 수 있다. 경우에 따라서는 이 대화가 쉽기도 하고 어려기도 하며, 때로는 불가능할 수도 있겠지만, 이것이 진료의 좋은 출발이 될 수 있다.

하지만 증세를 진단하는 것은 시작에 불과하며, 병을 이해하는데 작은 도움밖에 되지 않을 수 있다. 어떤 질환이든지–신체적이든, 정신적이든– 아무런 이유 없이 그냥 생기지는 않는다. 따라서 환자와 대화를 할 때에는 표면상의 증세보다 오히려 인간으로서 그 환자 전체상황을 파악하려는 데 역점을 두어야 한다. 발병 직전에 환자에게 무슨 일이 일어났으며, 또는 어떤 병균이 침입했는지 등 최근 일을 알아야 하고, 병의 예방을 위해 어떤 노력을 해왔으며 발병초기에 어떤 대책을 썼으며 나아가 어떤 시점에서 무슨 이유로 그 방어기제가 무너졌는지 등의 내력도 알아야 한다. 이런 과정 중에서 발병의 직접적인 원인을 알아내는 것은 물론 중요하며, 환자를 대하면서 제일 먼저 알아야할 사실이다.

환자와 대화를 하는 또 하나의 목적은 환자의 질병 패턴을 이해하여, 이후에 나타날 증세를 예측하고, 가능하면 그 증세를 치료하는 것이다.

넓은 시야로 환자를 보고, 심지어 환자가 잊고 있는 것이나 사소한 말에도 관심을 갖고 다른 사실과 연관시켜 생각해야만 중요한 사실을 알 수 있게 된다.

환자와 성공적인 대화를 위한 요령이나 기술은 간단하고 쉬운 것만은 아니다. 진정한 대화는 누구나 쉽게 잘 할 수 있는 것이 아니기 때문이다.

대화를 하는데 필요한 몇 가지 요령(technical points)은 다음과 같다.

① 대화를 하는 시간은 적어도 일정한 시간이 있어야 한다.

② 환자와 대화는 조용하고 아늑한 분위기에서 해야 한다. 복잡한 복도나 여러 사람이 함께 있는 곳은 피해야 한다.

③ 전화나 소음이 대화를 방해해서는 안된다. 대화시간은 오직 환자만을 위한 시간임을 명심해야 한다.

④ 의료진은 진지해야 하며 진정으로 환자를 걱정하고 도와주려는 인간적인 태도가 절실히 요구된다. 기계적인 질문만 던진다면 대화로 얻을 수 있는 좋은 결과를 기대하기 어렵다.

⑤ 눈은 대화에서 중요한 구실을 한다. 환자의 섬세한 감정의 움직임을 관찰하여야 한다. 걸음걸이, 손짓, 앉거나 서있는 모습, 얼굴 표정 등에서 환자의 감정상태를 잘 읽을 수 있다.

⑥ 대화를 통해 진정으로 환자를 이해하고자 한다면, 말을 잘 하기보다 잘 들을 줄 알아야 한다. 의료진이 말을 계속하고 있는 한, 환자는 이야기를 할 수가 없다. 그런데, 어떤 환자는 말을 잘 잇지 못해 계속 거들어 주어야 하고, 어떤 환자의 이야기는 너무 두서가 없어 중간중간 정리를 해주어야 할 때도 있다.

⑦ 사소한 이야기라도 귀담아 듣는다. 가끔 환자가 슬쩍 지나치면서 하는 이야기 속에 중요한 의미가 숨어 있는 경우가 있다.

⑧ 환자의 이야기를 듣고 있는 동안에는 다른 일을 해서는 안된다. 생각하는 자체도 일이라면, 다른 생각도 하지 않는 것이 좋다.

⑨ 대화는 서두르지 않아야 한다. 환자가 머뭇거리거나 주저하는 것 자체가 때로는 진단적으로 가치가 있다.

⑩ 의료진의 말은 정확하고 분명해야 한다. 사실 의료진이 무슨 이야기를 했느냐는 것보다 환

자가 어떻게 알아들었는지가 결과적으로 더 중요한다.

오늘의 의료현장에는 꼭 의사가 아니더라도 의료와 관련된 전문직에 종사하는 사람들의 수가 증가하고 있고, 이들이 환자들을 위해 하는 일 또한 매우 중요하다. 그러한 전문직에 종사하는 사람들도 환자와 대화 기회가 많아서 대화 기법을 수련하고 실천해야 한다.

대화의 통로는 다양하다. 눈에서 눈으로, 입에서 귀로, 귀에서 입으로 그리고 마음에서 마음으로 통한다. 수준 높은 대화는 마음이 통하는 대화이다. 대화는 의료의 동력이다.

2-11 안락

안락(comfort)이란 신체적으로도 정신적으로도 고통, 불안이 없는 만족스런 상태를 말한다. 신체와 마음은 항상 상관관계를 갖고 있기 때문에, 신체의 고통은 마음의 불쾌·불안·불만에 관계가 있다. 사람은 누구라도 괴로움에서 벗어나기를 바라며, 안전하고 안락하고 싶은 욕구를 갖고 있다.

더욱이, 환자는 건강인 이상으로 고통, 불쾌를 항상 의식하는 상태에 있다(개개의 감수성에 따라 다르기도 하지만, 일반적으로 민감). 그런데, 그것을 자기 스스로 제거할 수 없는 경우가 많다. 환자의 안락을 방해하는 원인을 파악하고 심신의 평정한 상태가 유지되도록 돕는 것이 care의 중요한 역할이다. 그것이 질병 회복의 원동력이 된다.

1. 불쾌, 고통의 원인

표 2-12와 같이 환자의 불쾌, 고통의 원인은 수없이 많을 수 있지만, 원인을 빨리 파악하여 각각에 대해 적절한 care를 하는 것이 중요하다.

2. 안락하게 하는 방법

① 환자의 기분이 개선될 수 있는 좋은 환경을 만든다.
② 질병 상태에서 오는 고통은 의사·간호사의 협조를 받아 신속하게 대처한다.
③ 환자의 습관은 병실의 일과·규칙·치료방침이 허락하는 범위 안에서 적합하게 고려한다. 또, 환자가 병을 이해하고 빨리 병원생활에 익숙해질 수 있도록 돕는다.

④ 환자의 심리를 파악하고 이해한다.

⑤ 환자의 입장이 되어서 듣는다.

⑥ 안락한 체위와 자세를 유지하게 한다.

표 2-12. 환자의 불쾌·고통의 요인과 예

구분	요 인	예
환경면	병상, 환자 의복, 침구의 부적당	이불의 압박·마찰, 시트의 주름·불결·습기 등
	병실, 물품의 불결 및 정리 안됨	
	환기의 부적당	습도·온도의 부적당, 환기의 불량 등
	소음	
	채광, 조명의 불량	습관
신체면	질병 상태에서 오는 고통	동통·이상호흡, 배설 이상, 권태, 객혈, 오심, 구토, 가려움증, 목마름, 발열 등
	신체의 불결	
	체위	장시간의 동일 체위, 부자연스런 체위 등
	care기술	미숙한 기술, 난폭한 조작 등
습관면		세면, 이닦기, 운동, 수면, 배설, 음식물 섭취, 옷 입기 등
정신면	불안	질병, 경제적·가정적·사회적 요인에 의한 불안 등
	공포심	수술이나 치료처치, 질병에 관한 공포 및 염려 등
	환경에 적응되지 않음	병원생활에 대한 불편, 병실에서의 대인관계, 걱정 등
	열등감	경제적·사회적 지위에 따른 열등감, 환자끼리의 트러블 등
	의료종사자의 말과 행동	응답이 형식적, 무책임, 동작의 난폭, 독단적, 강요, 애매한 태도, 불평등한 대접, 불성실, 불친절, 너무 정중할 때 등

☺ 생각을 여는 창 ⑬

환자불만 분석 맞춤 의료서비스

00병원은 독특한 고객관리시스템으로 의료업계에 서비스 혁신을 주도하고 있다. 몇 년 전부터 외국 의료업계 진출, 외국인 환자들의 의료관광, 국내 중소병원 경쟁력 약화를 내다보고 '차별화 전략'을 준비하였다.

'병원=불친절하고 권위적인 곳'이라는 인식을 깨기 위해 '고객 감동 서비스'를 단계적으로 도입했다. 여기에는 환자들의 인식 변화도 큰 영향을 미쳤다. 이로 인해 "환자들은 단순한 질병치료만이 아닌 의료 외적인 서비스에도 관심을 갖기 시작했다"고 말했다.

이에 따라, 병원은 "우리 병원의 자랑은 고객 사랑입니다"라는 슬로건을 내걸고 다양한 방법으로 고객 감동 서비스를 구현하고 있다. 고객 요구사항과 불만 등을 수집하기 위해 고객 설문조사, 고객 만족도 조사, 불만사항 및 개선 요구사항을 원스톱 서비스하는 시스템을 운영하고 있다.

고객 만족 방침은 회의에서도 확연히 드러난다. 회의는 전 직원이 매주 바꾸어가며 리더로 참여해 서로 새로운 아이디어를 나누고 부족한 부분을 재정비하는 방식으로 진행된다.

'Joy(기쁨) 경영'은 이 병원의 또 다른 모토이다. 직원 개개인의 능력을 최대한 발휘할 수 있는 환경을 조성한다는 것, 이것은 환자들과 접촉이 많은 직원의 업무 만족도를 높임으로서 전반적인 고객 서비스의 질을 높일 수 있었다. 이를 위해 금전적인 지원뿐만 아니라, 복지 지원, 자체 콘퍼런스와 토론 등 다양한 '맞춤 교육'을 시행하고 있다.

통합 전산시스템을 통해 고객 문의·불만·응대·성향을 분석하고 질문과 답변에 대한 모든 기록을 문서화해 분석하여 고객에게 '맞춤 서비스'를 제공하는 것이다.

또한, 이 병원은 세계 의료시장에서 성공한 고객 만족 의료경영 모델이 되기 위해 설비 투자, 전문인력 개발, 네트워크 확대에도 힘을 쏟고 있다.

이를 위해 의료적 서비스와 의료 외적 서비스를 모두 만족시키는 병원으로 거듭난다는 전략이다.

*이 글은 어느 병원의 '고객 만족 의료서비스'에 대한 매스컴 보도임.

Chapter 3

영상의학 부문 환자의 CARE

3-1 방사선사의 마음가짐

병에 걸려 의학영상 검사나 방사선 치료가 필요한 환자에 대하여 방사선사는 어떻게 응대하고 있는가? 질병의 고통을 가지고 있는 환자들은 정신적으로나 육체적으로 허약하여 '빨리 낫고싶다'는 소망을 가지고 병원을 찾는다. 따라서, 환자들이 친절하고 온정이 있는 대우를 받고 싶은 바램은 당연하다고 할 것이다.

그러나 병원의 접수창구, 외래 각 과를 비롯하여 진단검사의학과 외래검사실, 영상의학과 검사실 등은 혼잡하며, 차분히 조용하게 진료를 기다릴 수 있는 분위기는 되지 못하고 있다. 이러한 상황 속에서는 환자의 질문 등에 대하여 알기 쉽게 설명한다는 것은 기대할 수 없을지도 모른다. 또, 병원의 복도에서 어디로 가야할지 몰라 두리번거리고 있는 환자를 보고도 친절히 말을 건네고 안내하려고 하는 병원 직원들이 적은 실정이다.

병의 상태가 각양각색인 것처럼 환자 개인의 사회적 배경도 천차만별이나, 환자들은 누구나 무엇인가 근심거리를 가지고 있는 사람들이다. 이들을 물품이나 도구를 다루듯이 무표정하게 기계적으로 응대하는 것은 엄격하게 삼가야 할 것이다. 의료종사자는 환자를 대할 때에 그들의 심리상태를 잘 이해하며 불안과 긴장을 제거해 주는 것이 의무이다. 더욱이, 방사선사는 환자와 직접 접촉하여 업무를 수행하게 되므로 정성을 다하여 환자로부터 적극적인 협력을 얻도록 해야 한다.

보통 사람들이 갖는 병원에 대한 인상은 '의사, 간호사, 약, 주사, 입원, 수술, X-선검사, 핵의학검사, 임상병리검사'등이 머리 속에 떠오를 정도일 것이다. 그래서, 병원에 간다는 것으로 이미 불안해하고 자신의 병에 대한 걱정과 진료와 검사 등에 대한 공포로 신경이 곤두서게 된다. 그러한 불안정한 심리상태에 있는 환자가 커다란 영상장치가 있는 영상의학과에 들어섰을 때에는 더욱 감정이 굳어지고 긴장하게 된다. 이때에 환자에게 온정이 깃들인 말씨로 앞으로 해야할 검사에 대하여 자세한 설명을 한다면, 환자는 검사의 필요성을 이해하고 촬영할 때에 가능한 한 모든 협력을 할 것이다. 그 결과는 바로 정보량이 많은 진료영상을 얻는 것으로 연결된다. '병원은 환자를 위하여 있고 의학영상검사는 환자를 위하여 실시하는 것'이라는 사실을 잠시도 잊어서는 안 된다.

설명에 대한 일례를 들면, 간호사가 병실에서 환자에게 "소변 좀 받아 주세요."하고 말한 다음에 잠시 후에 들렸더니 환자가 소변을 컵에 철철 넘치도록 받아 놓았더란다. 이쪽에서 뭔가를 얘기하고 충분히 설명했다고 생각해서 상대방에게 그것이 제대로 전달되었다고는 볼 수 없다. 설명과 이해사이에는 큰 틈새(gap)가 있을 수 있다.

환자는 인격을 가지고 있는 인간이라는 것을 항상 의식해야 하며, 환자를 늘 존중하는 태도를 가지는 것이 무엇보다 중요하다. 방사선사는 병이 있는 '환자의 입장에 서서 이해를 하고 환자를 응대'해야 한다.

서비스업에는 여러 가지 직종이 있지만, 그 중에서 대표적인 직종은 은행 창구나 백화점 매장의 종사자 그리고 항공기 승무원(flight attendant) 등이 있다. 그들은 직장에서 손님의 나이나 남녀, 사회적 지위를 차별하지 않고 명랑한 응대를 한다. 세상에는 여러 사람들이 있다. 예컨대, 자기가 하고 싶은 말만 하는 사람, 툭하면 싸울 자세를 하는 사람, 거만한 사람, 요령이 부족한 사람 등 각양각색이다. 그래도 누구에게나 시종일관 명랑한 응대를 하고 있다는 것을 다시 음미해 볼 필요가 있다. 서비스정신을 제일로 하고 있는 직장이라면 당연히 그 방면에 있어서 교육이 이루어져 있으리라고 생각되지만, 은행·백화점·항공사 등에서는 철저한 교육과 훈련을 하고 있다는 것을 명심할 필요가 있다.

방사선사는 정신적으로나 육체적으로 질병이 있는 환자를 응대하는 직장에 있음에도 불구하고 실상은 환자 심리에 대한 훈련이 충분하지 않다. 학교 교육에서나 임상실무에서나 방사선 관련 실무에 직접 관계되는 지식이나 기술을 얻는 것에 치중하고 있으며, 환자의 심리나 호소, 행동을 분석하고 응대하는 것에 대해서는 소홀하고 있는 점이 많다.

중요한 것은 이른바 '서비스 정신'으로 환자에게 공손하고 친절하게 성의를 가지고 대면하려는 마음의 배려가 있어야 한다. 이것은 의료에 종사하는 방사선사가 자각해야 할 역할과 책임이기도 하다.

3-2 환자와 방사선사의 관계

사람은 병에 걸리고 환자가 되면 평소에는 별로 관심이 없었던 일들에 대해서도 여러 가지 생각에 잠기게 되고 남의 말이나 태도에 민감하게 된다. 가령 자신의 병이 악성이 아닐까, 혹시 죽는 것은 아닐까, 직장에서 이제 나는 필요 없는 사람으로 되어 버리는 것은 아닐까, 장차 가정살림은 어떻게 이끌어 갈까, 가족들을 어떻게 부양할 수 있을까 등등 불안한 상태가 된다.

환자는 신변의 일을 되도록 자기 스스로 하려고 해도 몸이 뜻대로 되지 않아서 주위 사람들에게 의존해야 할 경우가 많아진다. 그러는 동안에 피해를 주고 싶지 않은 마음이 강해져서 참고 조심하는 경우도 생긴다. 반대로, 주위의 사람들이 무엇이나 모두 거들어 주는 것이 당연하다고 생각하는 환자도 있을 수 있다. 남이 이것저것 돌보아주고 있는 동안에 본인 자신도 미처 모르게 의타심이 생기는 일도 있을 수 있다.

이와 같이 환자는 불안과 당황, 그리고 긴장이 뒤섞인 복잡한 심리상태에 있으므로 그들을 이해하고 완전한 한 인격으로서 대응을 하여야 한다.

환자 중에는 병에 대한 불안이 지나쳐 이상할 정도로 생각에 잠기는 사람이 있는데, 이는 일반적으로 신경질적인 사람에게서 많다. 병에 대한 극도의 불안 상태에서 누구 말도 신뢰하지 않고, 자기 추측으로 판단하거나 필요 이상으로 나쁜 쪽으로 생각하여 비관적인 방향으로 이끌어 간다. 이것은 만성질환으로 장기 입원 중인 환자에서 흔히 볼 수 있는 특징이다.

일반적으로 병에 걸리면 자기중심이 되는 일이 많으며, 특히 질병이 장기화되면 자기본위가 되고 모든 일에 안정을 못한다. 제멋대로 자란 사람은 그 경향이 더욱 현저하다. 비록 사회생활에서는 자주독립의 정신으로 행동하던 사람도 일단 병에 걸리면 모든 것을 타인에게 의존하는 경향이 강해진다. 극단적인 경우에는 아무 일도 못하는 사람도 있다.

또 의사에 대해서 절대적인 신뢰를 나타내는 반면 가족이나 친구, 직장 동료들은 물론 다른 의료종사자의 말은 전혀 듣지 않는 환자도 있는데, 검사에 있어서 이런 환자가 가장 다루기 힘든 형(type)이다.

병에 걸리면 보통은 누구나 열등감에 빠지기 쉽다. 질병의 회복이 느린 환자나 신체 장애가 있는 환자, 후유증이 남을 우려가 있는 환자는 특히 열등감이 생기는 경우가 많다. 사회생활에서는 자기 자신의 정신적인 제어(control)를 하여 다소의 스트레스는 참고 견디는 것이 보통이지만, 병에 걸리면 억제심이 약해지고 불안이나 공포심이 쌓여 자기 제어를 못하는 사람들이 많다. 그리고 주위 사람들에 대해서는 반발적이고 공격적이 된다. 공격하는 상대는 처음에는 가족에서 시작하지만 심해지면 의사 또는 의료종사자 전체, 나아가서는 병원자체에까지 확산될 수도 있다.

이상과 같은 환자의 심리적 특징은 환자가 자기의 병을 인식했을 때, 처음으로 진찰을 받았을 때, 또 여러 가지 검사·치료를 받을 때, 통원 중, 입원 중, 대기시간 중 등의 상황에 따라 여러 가지 상태로 나타나는 경향이 있으며, 그 변화는 심하다.

'건강한 사람이라 해도 인간관계 만큼 어려운 것은 없다'고 하는데, 환자는 병으로 고민하고 병에 대한 불안이나 공포심에서 오는 기분의 변화, 심리적인 변화가 있다는 점을 고려하여, 방사선사는 그때 그때의 환자 심리상태를 파악하고 '온정과 위로의 정신'을 가지고 환자를 응대하는 것이 바람직하다. 환자에 대해서는 건강한 사람을 대하는 것보다 한층 더 상세한 부분까지 배려하여 원만한 인간관계를 조성해야 한다.

환자와 방사선사와의 관계에 있어서 인식해야 할 점은 병을 가진 사람은 자기의 기분을 들어주기를 바라고, 자기의 질병상태를 알고 싶어하고, 친절하게 대해 주기를 바라는 등의 기대를 가지고 있다는 것이다. 따라서 방사선사의 사소한 배려에 대해서도 환자는 기뻐하고 또 그것이 큰 격려가 되기도 한다.

또 환자들은 개인 각자의 견해·사고·감정을 가지고 있으며, '방사선사는 환자들로부터 항상 주목을 받고 있다'는 것을 명심해야 한다. 누구나 자기에게 주어진 업무를 원활하게 할 수 있고 직장의 분위기에도 익숙해지면 자신감을 가지게 된다. 직장에 막 들어갔을 무렵에는 선임자를 의식하여 열심히 일하고 환자에게 온갖 정성을 기울여 응대하지만, 일에 자신이 생기면 환자에 대한 배려가 점점 작아지고, '어떻게 하면 간편하고도 능률적으로 일할 수 있을까'하는 것이 우선적인 관심이 되는 경향이 나타난다. 이렇게 되면 환자에게 만족을 줄 수가 없고, 오히려 불만이나 불신을 심어주는 결과가 된다. 경력이 적은 방사선사가 경력 많은 방사선사와는 달리 환자에 대한 말솜씨와 기술이 어색하고 요령도 부족하나, 환자로부터 호감을 받는 것은 일을 열심히 하며, 말씨도 공손하고 정중한 태도를 가지기 때문이라 하겠다. 환자는 방사선사의 행동을 항상 주시하고 있으며, 방사선사는 그들이 모든 행동을 관찰하고 있다는 사실을 잊어서는 안된다.

환자는 생명을 방사선사에게 맡기고 있다는 점에서 약한 입장에 있다. 일단 병에 걸리면 어떠한 사회적 지위에 있는 사람이라도 의사를 비롯한 의료종사자들의 지시대로 하지 않을 수 없는 입장이 있다. 서투른 영상검사라고 할지라도 방사선사를 바꿀 수는 없으므로 불만족스럽다고 하더라도 참고 촬영에 협조해야 하는 입장이 된다. 흔히 환자의 상태나 시간 등을 고려하지 않고 환자를 대기시키며 검사를 받도록 하는데, 이는 병원스케줄에 따라 진료를 받게 하는 것으로 비인간적인 일일지도 모른다. 그러나 환자는 자신을 방사선사에게 맡기고 불만을 참고 있다는 사실을 인식해야 한다.

의료에 종사하는 사람들은 가끔 환자의 나이나 사회적 입장을 무시하는 것 같은 말씨를 쓰거나 지나치게 엄격한 태도로써 환자를 권위적으로 응대하는데, 그것은 잘못된 것이므로 유념해야 한다.

또한, 환자의 가족들도 정신적으로 앓고 있는 입장이므로 방사선사는 그 가족들에게도 배려를 하여야 한다. 설명을 할 때에 불안한 듯한 자세를 하고 있는 가족이 있음에도 불구하고 그 쪽으로는 눈도 돌리지 않고 환자에게 말을 한다든가 하는 일은 삼가고, 가족에게도 친절하게 말을

☺ 생각을 여는 창 ⑭

검사를 앞두고 드리는 기도

오, 저를 인도하시는 하나님,
저는 지금 중요한 검사를 받아야 합니다.
불안하고 걱정이 됩니다.
삶과 죽음을 판결받는 것처럼 겁나는 순간입니다.
까닭을 밝혀 내면 고칠 수도 있겠사오니
주님의 은총 안에 이 몸 품으사
깨끗하고 새롭게 치유하시며
마음과 영혼의 병까지도 다 고쳐 주소서.

검사를 위해 수고하시는 손길마다
볼 수 없는 것을 보게 하시며
감추인 것이 드러나서
이 질병을 정복하게 인도하소서.

주님, 굽어 살피소서.
이 검사를 통해 제 병을 바로 알아내서
치료할 수 있도록 도와 주소서.
검사 받기 너무 고통스럽고 괴로울 때에
주님께서 붙들어 주시고 힘을 주소서.
끝까지 검사를 잘 받게 하시고 모든 것을 밝혀 주사
평안한 마음으로 순종하게 하소서.

주님의 이름으로 빕니다.

*이 글은 병원에서 여러 의학적 검사를 앞둔 한 환자의 기도임.

건네주는 마음씨가 필요하다. 가족을 소중히 하는 것은 결과적으로 환자를 소중히 하는 것이다.

또 검사를 할 때에 설명이 부족하여서 예정대로 검사를 시행하지 못한 경험은 없었는지 되돌아 보아야 한다. 그리고 방사선사가 환자를 대기실에서 기다리게 해 놓은 채로 서로 잡담이나 사사로운 대화를 하는 것은 삼가야 할 것이다. 환자는 직원들의 말한마디라도 놓치지 않으려고 듣고 있는 경우가 많다. 생각없이 한 말이 환자에게 큰 불안을 줄 수도 있다는 사실을 잊어서는 안 된다. 입장을 바꾸어 자신이 '환자가 되었을 때에 무엇을 어떻게 해 주기를 원하겠는가'하는 것을 생각하는 것도 중요하다.

영상의학 검사의 중요성과 관련하여, 2004년에 전세계 영상의학과 전공의들의 영문교과서 「부인과 영상의학」을 펴낸 김승철 교수(서울대학교병원 영상의학과)는 다음과 같이 강조하였다.

"환자에게는 치료가 관심사이지만 의사는 진단을 더욱 중시한다. 치료는 진단에 따라 결정하는 종속변수에 불과하기 때문이다. 진단방사선학은 직접 치료에 관여하지 않지만, 정확한 진단을 가능하게 하는 현대의학의 핵심이다."

3-3 환자에 대한 응대

1. 환자의 접수

어떤 의학영상 검사이거나 환자가 처음으로 찾아가는 곳은 접수창구이다. 외래진료 과에서 오래 기다린 후에 겨우 의사의 진찰을 받고, 영상검사를 하라는 지시에 따라 환자는 영상의학과의

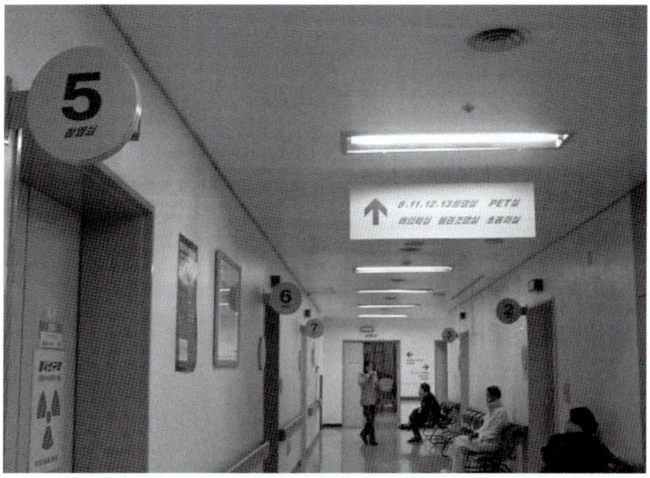

그림 3-1. 촬영실 복도 (촬영실이 번호로 표시되어 있다)

접수처로 오는 경우가 많다. 이 때에 이미 환자는 상당한 피로가 쌓여 있고 받을 검사에 대한 불안도 겹쳐 신경이 날카로운 상태에 있다. 영상의학과에서 접수할 때에는 이러한 환자의 심리를 배려하여 검사의뢰서에 기록되어 있는 진료과명, 성명 등을 확인하고 웃는 얼굴로 "몇 번 촬영실 앞에서 기다려 주십시요"라고 분명한 말로 친절하게 응답을 해야 할 것이다.

2. 검사하기 위한 대기

의학영상 검사를 할 환자는 시간이 많건 적건 기다리게 된다. 그래서 대기시간을 되도록 짧게 하기 위하여 여러 가지 방법이 강구되어야 한다.

대기실에는 촬영에 관련한 주의사항을 알기 쉽게 게시하는 한편, 환자의 연령층과 남녀에 따라 선택하여 볼 수 있는 신문이나 잡지 등 읽을거리를 비치하고, 꽃·분재·장식물·냉온수기 등을 놓아 두거나 또는 조용한 음악이 흐르도록 하는 등의 '작은 배려'를 하면 좋을 것이다(그림 3-2).

특정한 촬영에 따라서는 검사에 필요한 시간과 내용을 미리 잘 설명해야 한다. 그렇게 하면 대기시간에 생긴 초조감이나 불안감도 해소되어 검사를 원활하게 할 수 있다.

중증이나 응급환자가 왔을 때에는 접수순서에 거리끼지 말고 우선적으로 하는 임기응변이 필요하다. 그런 경우에는 기다리고 있는 다른 환자들에게 사정을 설명하여 양해를 얻는다.

3. 이름 부르기

대기실이나 복도에서 순서를 기다리고 있는 환자를 촬영실로 인도할 때에는 촬영실의 문을 열고 「●●과에서 오신 ○○○님」이라고 진료과명과 이름을 함께 불러 환자를 확인해야 한다. 환자가 대답을 하거나 자신이라는 것을 행동으로 표시할 때까지 계속 이름을 부를 필요가 있다. 진료 중에 환자가 바뀐다거나 이름을 착각해서는 돌이킬 수 없는 결과를 일으킬 수 있으므로 충분히 주의해야 한다. 정작 환자들 중에는 비슷한 이름자를 가진 사람이 상당히 많다.

환자의 이름을 부를 때에는 꼭 「○○○님」이라고 부르는 것이 좋다.

여러 개의 촬영실이 있는 큰 병원에서는 환자를 불러들이는 경우에 조정실에서 마이크로 이름을 부르는 경우도 있으

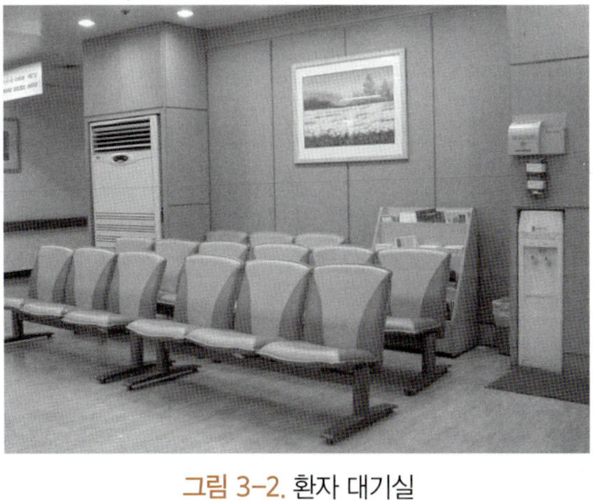

그림 3-2. 환자 대기실

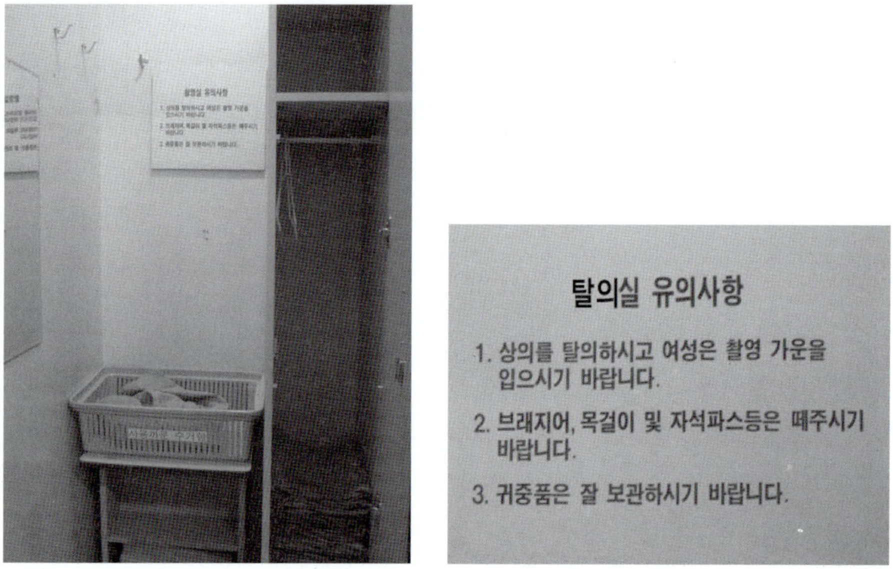

그림 3-3. 탈의실 및 유의사항 표지

나, 이 방법은 환자의 상황을 파악하지 못할 뿐만 아니라 환자에게 불안감을 주며 실례가 되는 것이다.

환자가 촬영실에 들어와 영상검사 장치를 보는 순간에 이상한 기분이 되어 긴장하거나, 장치에서 나는 소리로 환자가 놀라지 않도록 환자에게 미리 설명을 해주는 것이 필요하다.

또 점차 평균수명의 증가 추세에 따라 노인 환자가 많아지는데 「할아버지」, 「할머니」라고 부르는 것은 노인들이 몹시 싫어한다는 것을 유의해야 하며, '어르신'으로 부른다.

4. 말씨

환자에게 말을 할 때는 부드러운 말로 하고 명령적인 말투는 삼가야 한다. 어조를 강하게 큰 소리로 말하는 것은 삼가고, 또렷하고 부드럽게 말을 해야 한다. 설명 중에 전문용어를 사용하는 것은 환자에게 의미를 모르게 할 뿐만 아니라 불필요한 불안감을 주게 되므로 되도록 삼가야 한다.

5. 환자의 옷벗음(탈의)

의학영상 검사를 위해 옷을 벗는 경우가 많은데, 환자에게 촬영할 부위와 옷을 벗어야 하는 범위를 명확하게 설명하고, 옷을 벗은 부위를 가릴 수 있게 타올이나 까운 등을 준비해야 한다. 개인의 사적인 비밀이 지켜지도록 배려할 필요가 있으며, 여성의 경우는 아주 사소한 시선이나 몸짓에도 민감하기 때문에 더욱 그러하다. 촬영부위의 탈의는 정확히 말로 전해야 한다.

탈의, 검사과정, 촬영 후의 주의사항 등 필요한 것을 순서에 따라 설명할 때에 유의할 것은 알기 쉬운 말로 설명을 해도 환자가 충분히 알아듣지 못하는 경우가 많다는 것이다. 또 귀중품 등에 대해서는 세심한 주의를 기울여 잊어버리고 놓고 가든지 도난이 없도록 유의할 필요가 있다.

6. 환자의 관찰

방사선사는 앞으로 촬영하는 부위에 대하여 개략적인 설명과 소요시간을 환자에게 알리면서 환자의 전체적인 동작이나 말씨, 표정, 특히 관심을 가지는 방향을 세심히 관찰할 필요가 있다. 환자의 심리상태를 자기 나름대로 파악하고 앞으로 실시할 검사에 대한 불안감이나 공포심을 갖지 않도록 노력해야 한다.

예를 들면, 가슴(흉부) X선촬영을 할 경우에는 「○○○님, 이제부터 가슴 X선사진을 정면과 측면 두번을 촬영합니다. X선을 조사하는 동안에는 숨을 깊이 들이마시고, 멈추세요」라고 말하고, 되도록 숨을 많이 들이마시고 멈추는 호흡연습을 하게 한다. 환자가 많을 때에는 다음 환자에게 「탈의실에서 웃옷을 벗으시고 까운을 입고 기다려 주세요. 다시 이름을 부를 때까지 탈의실에서 나오지 마십시요. 촬영은 약 3분쯤으로 끝납니다」라고 말하여 환자에게 안내말을 전한다.

촬영이 끝난 다음에 환자가 자기의 질병에 대하여 방사선사에게 물어보는 경우가 종종 있다. 이때에는 "촬영된 사진은 곧 진찰한 의사에게 보내집니다. 담당 의사 선생님께 사진의 결과에 대하여 여쭤 보세요"라고 상냥하게 말하고, 방사선사는 환자의 진단에 관한 내용이나 결과는 말하지 않도록 조심해야 한다. 모든 검사가 끝나고 환자가 촬영실을 나갈 때에는 인사나 위로의 말을 전하는 것이 바람직하다.

인사는 상대방에게 마음의 문을 여는 열쇠이며, 자신의 마음가짐을 나타내는 외적 표현이다. 아울러, 인사는 친절의 처음이며 마지막이다.

7. 촬영대와 보조용구

환자가 차갑게 느끼는 촬영대에는 면으로 된 시트로 싼 두께 2cm 정도의 매트나 큰 타올을 깔아 두면 좋다(그림 3-4). 이것은 환자가 오랜 시간 누운 자세(recumbent position)로 검사를 받아야 하는 경우에는 더욱 필요하며, 환자를 촬영대 위에서 이동하거나 체위변환 할 때에도 편리하다. 매트나 타올 이외에 간단한 모래주머니, 스폰지, 스치로폴 등의 보조용구(그림 3-5)를 사용함으로써 환자자세를 안정되게 유지할 수 있다. 이 보조용구는 항상 청결해야 한다.

환자가 촬영대를 오르내릴 때에는 세심한 주의를 기울여 주어야 하며, 특히 체위변환이 자유

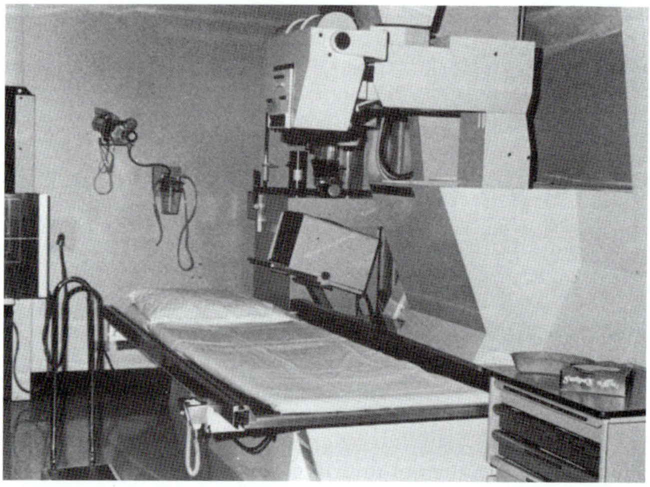

그림 3-4. 촬영대(radiographic table)

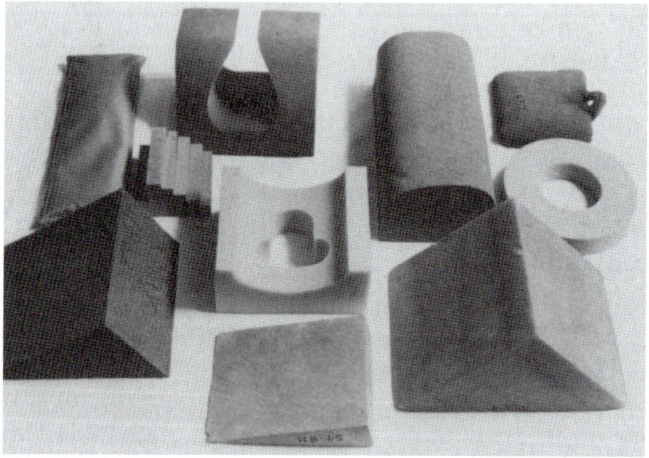

그림 3-5. X선촬영 positioning에 쓰는 보조용구

롭지 못한 환자가 오르내릴 때에는 반드시 도와 주어야 한다. 성격이 급하고 신경질적이고 침착하지 못한 환자에게는 검사가 끝났다는 것을 곧 알리지 않는 편이 좋다. 그런 사람일수록 서둘러 촬영대에서 내려오면서 안전사고를 내기 쉽기 때문이다. 약간 지난 시기에 검사가 끝났다는 것을 알리며, "자, 됐습니다. 이 발판을 딛고 천천히 내려오세요"라고 부축하면서 인도하는 것이 좋다. 이 때에 X선관은 환자로부터 멀리 옮겨 놓아 머리가 부딪히지 않도록 주의한다.

8. 검사실의 청결

촬영실 안에는 먼지가 없도록 정리·정돈을 하고 또 앞 검사에 쓴 보조용구나 시트나 베개커버에 부착된 머리카락과 오염물 등을 살피고 다음 환자를 맞이해야 한다. 개개인의 환자에게 새로운 시트나 커버를 사용하는 것이 이상적이기는 하지만, 경제적인 면을 고려했을 경우에 종이시트나 커버 등을 쓰면 교환하기 쉽고 비용도 싸다.

입원환자나 머리·배 등에 심한 타박상을 입은 환자는 체위를 변화시키면 구토를 일으키는 일이 있다. 이런 때에는 농반이 접시나 휴지를 준비하여 곧 손이 닿는 가까운 곳에 놓아 두어야 한다.

9. 야간 환자진료

최근 사회구조가 변화되고 각종 사고 및 재해가 자주 발생하고 질병이 다양화 됨에 따라 큰 규

☺ 생각을 여는 창 ⑮

재물없이 베풀 수 있는 일곱 가지

어느날 어떤 불행한 사람이 석가모니를 찾아가 하소연 했다.
"저는 되는 일이라곤 하나도 없으니 왜 이렇게 불행합니까?"
그러나, 석가모니가 대답했다.
"그것은 네가 남에게 베풀지 않기 때문이다."
"저는 아무 것도 가진게 없는데, 뭘 베푼다는 말입니까?"
"아무 것도 없어도 베풀 것은 일곱 가지가 되느니라."
그를 위해 석가모니는 재물없이 베풀 수 있는 일곱 가지,
무재칠시(無財七施)를 설법했다.

첫째, 마음을 줘라.
둘째, 몸으로 협력하라.
셋째, 좋은 면을 바라보라.
넷째, 밝은 웃음을 보여줘라.
다섯째, 좋은 말을 써라.
여섯째, 겸양의 미덕을 보여줘라.
일곱째, 끝 마무리를 잘하라.

*이 글은 부처님의 가르침인 '무재칠시(無財七施)'를 풀어 쓴 것임.

모의 병원에서는 구급의료체제를 필수적으로 갖추고 있다. 이에 따라, 구급의료팀의 구성에 방사선사도 포함되어 방사선사의 야간 환자진료도 불가피하게 되었다.

야간근무는 방사선사의 업무 중 가장 어려운 것이라고 할 수 있다. 편히 잠들어야 할 밤 시간에 자신의 육체적 욕구를 통제하고 환자를 돌보아야 할 뿐더러, 특히 야간 환자진료에서는 동료들의 도움없이 모든 의학영상 검사에 대해 독자적인 판단력과 책임감을 가지고 업무를 수행해야 한다.

야간 진료 때에도 방사선사는 낮과 같은 원기와 맑은 정신으로 환자에게 성의를 기울여야 한다.

3-4 의학영상 검사의 실제 (예)

1. 단순 X선촬영

방사선사가 되어 처음에 하는 업무는 대체로 단순 X선촬영이며, 간단한 것처럼 보이는 이 촬영도 실제로 환자를 앞에 두고 촬영부위를 해부학적 위치로 결정하고 각 질병에 따른 올바른 영상을 만드는 것은 어려운 일이다. 한 장의 X선사진에는 많은 해부·생리·병리적 정보가 포함되어 있고 그것들은 영상진단의 기본 자료가 된다. 단순 X선촬영은 영상진단에 있어서 중요한 기본적 촬영이다.

1) 가슴(흉부) X선촬영

X선진단검사 중에서 가슴(흉부)촬영은 가장 높은 빈도를 차지하고 있으며, 한 장의 가슴촬영

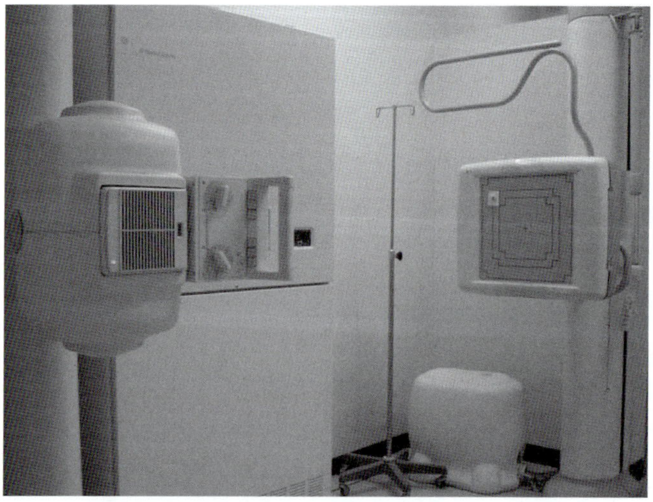

그림 3-6. 가슴(흉부) 디지털방사선촬영(DR) 장치

사진상에는 폐야, 심장, 가슴세로칸(종격), 가로막(횡격막), 가슴뼈(흉벽) 등 나타나는 음영이 다양하다. 이들은 X선흡수에 뚜렷한 차이가 있어 검사목적에 따른 촬영법이 요구된다.

촬영실에 들어온 환자에게 촬영 준비사항을 설명한다. "가슴 X선사진을 촬영해야 하니까, 웃옷을 전부 벗고 가운을 입으세요. 그리고 가슴에 반창고나 기타 붙인 것이 있거나 목걸이 등 장신구를 하고 있으면 몸에서 떼어내 주세요"라고 한다. 머리카락이 긴 여자에게는 "늘어져 있는 머리카락을 묶어 올려 주세요"라고 요청을 한다. 촬영에 들어가기 전에 촬영 횟수를 설명하고, 호흡 정지에 대하여 미리 다음과 같은 연습을 시킨다.

"지금부터 정면방향과 좌우 사방향, 세 장의 가슴 X선사진을 촬영합니다. 그러면, 숨을 들이마시는 연습을 합시다. 자, 숨을 깊이 들이 마시고… 멈추세요. 조금 더 많이 들이마시는 것이 좋겠습니다. 그러면 다시 한 번 숨을 들이마시고, 멈추세요. 자, 그 정도면 됐습니다."

숨을 들이마시는 것은 중간정도로 들이마시고 멈추는 것이 좋다. 숨을 지나치게 들이마시면 호흡정지가 불안정하게 되며 폐야와 가로막의 진동이 생기기 쉽다.

환자가 가운을 갈아 입은 다음에는 몸에 지니고 있는 것(예를 들면 목걸이, 브래지어 등)의 부착 여부를 확인한다. 촬영체위를 조정할 때에 환자의 양쪽 어깨 또는 등에 손을 댄다는 것을 미리 설명하고 단정한 태도로 접촉한다. 성희롱 등 오해를 일으키는 피부 접촉은 하지 않는다.

2) 머리부 X선촬영

머리부 X선사진은 진단목적에 따라 각 임상진료과에서 의뢰된다. 머리부 촬영의 경우에 환자가 머리를 움직이기 쉬워서 용량이 큰 X선장치를 쓰고 높은 관전류로 짧은 시간 X선 노출하는 것이 필요하다. 머리부 촬영에서는 미세구조의 묘사에 효과적인 촬영관전압을 선정한다. 즉 미소한 석회화를 묘사시킬 수 있는 대조도가 충분한 영상이 요구된다. 그러나 응급환자와 같이 머리를 고정하기 힘들 경우에는 짧은 노출시간으로 비교적 높은 관전압촬영을 하는 것이 바람직 하다.

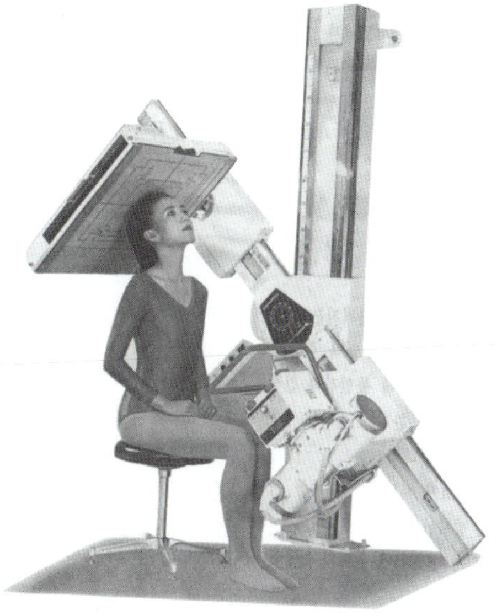

그림 3-7. 머리부 전용 X선촬영장치

근래에는 병원에서 머리부 전용의 촬영장치(그림 3-7)를 사용하고 있다. 이것은 머리부 촬영에서 환자의 안전과 편리함을 고려하여 고안된 장치이다. 전용 촬영대(vertical radiographic stand)의 판은 투명한 plsatic판으로 되어 있으며, 그 중심에는 十자 표시가 있고, 촬영하는 목적부위를 확인할 수 있게 되어 있다.

움직임에 따른 영상의 흐림을 방지하기 위해서 머리부 전용 고정장치, 벨트, 밴드, 모래주머니 등과 같은 보조용구를 촬영목적에 따라 유효하게 사용한다. 보조용구는 여러 환자에게 사용되므로 앞 환자의 검사가 끝나면 즉시 깨끗이 닦거나 알콜 등으로 소독을 해야 한다.

의치와 헤어핀·귀걸이·안경 등은 검사부위와 겹쳐서 나타나지 않게 촬영전에 제거한다. 여성환자의 머리카락을 만지고 촬영자세를 조정할 경우에는 환자에게 먼저 "머리가 헝클어질 수 있으니 촬영이 끝나면 머리를 잘 정리한 다음에 돌아가십시요"라고 친절히 말을 해둔다. 촬영실에는 세면대·거울·수건·비누 등을 갖춰두어, 환자가 검사 후에 헤어스타일을 정리할 수 있게 준비해 두는 것이 좋다.

3) 골격 X선촬영

골격 X선촬영 방법(뼈·관절촬영 또는 한 방향·여러 방향 촬영 등)은 질병 상태와 담당의사의 의뢰에 따라 결정한다.

검사를 하는 데에는 환자의 고통·피로를 될 수 있는 대로 적게 하고 불필요한 시간이 걸리지 않도록 하고 촬영 때에 체위변환이 최소한으로 되게 먼저 촬영순서를 계획하는 것이 좋다. 이동식 촬영대를 사용하면 환자의 촬영자세를 환자와 방사선사가 모두 편하게 조정할 수 있다.

촬영에 필요한 보조용구, 생식선 방어용구 등은 사용하기 쉽게 준비해 둔다. 실제 촬영을 할 때에는 환자에게 검사 내용을 설명하여 최대한 협력을 얻는다. 촬영조건은 검사목적과 환자상태에 따라 여러 가지로 조정한다. 따라서 방사선사는 검사를 시작하기 전에 검사의 목적을 정확하게 파악하고 의사의 의뢰내용을 이해하지 않으면 안된다.

2. 조영촬영

환자로서는 단순 X선촬영검사에서도 신경이 예민해지는데, 조영제를 쓰는 조영촬영에서는 질병에 대한 걱정과 특수한 검사에 대한 불안감 등으로 더욱 긴장하게 된다. 이와 같은 상태에 있는 환자가 촬영실에 와서 X선촬영대에 올라갈 경우에 불안감과 긴장은 극도에 이르게 된다. 또한 환자는 검사를 받기 위해서 금식하고 있는 경우가 많아서 육체적으로 피로한 상태에 있을 수 있다.

이와 같은 불안감과 긴장도를 제거하기 위해서는 환자를 어떤 방법으로든지 안심시켜야 한다. 그리고 환자의 협력을 얻기 위해서 방사선사는 환자와 대화를 하는 것이 효과적이다. 환자에게 검사전에 검사방법·과정 등을 알기쉽게 설명하면 환자의 마음은 누그러지고, 이에 따라 검사를

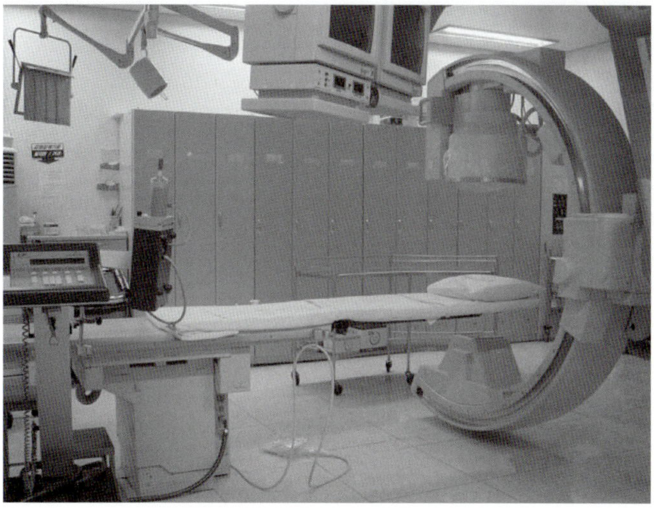

그림 3-8. 혈관조영촬영 장치

하는데 환자의 협력을 얻게 되어 보다 좋은 검사결과를 낼 수 있다.

X선사진에 나타나는 농도차, 즉 사진대조도(radiographic contrast)는 체내의 조직을 구성하는 물질(뼈, 근육, 지방, 가스 등)의 원자번호 차이에 따라 생긴다. 그 중에서 칼슘 및 기타의 염류를 포함하는 뼈는 X선흡수가 크고 연조직과 흡수차가 크다. 장기의 윤곽이 X선사진 상에 나타나는 것은 그 주위의 지방층에 따르나, 그 중에는 충분한 지방층으로 둘러싸여져 있지 않는 장기 또는 조직도 있어 X선사진상에 윤곽이 나타나지 않게 된다. 이와 같은 장기나 조직의 윤곽을 인공적으로 나타내기 위해서 그 목적에 따라 적합한 조영제를 사용한다.

조영촬영 과정중에는 무균조작을 하는 경우가 많다.

표 3-1은 조영촬영의 검사별 전처치와 검사 후 care에 있어서 유의사항을 나타낸 것이다.

표 3-1. 조영검사에 있어서 전처치와 after-care

Examination	Patient preparation before the examination	Patient care after the examination
Angiography (general)	Abdominal preparation may be required Consent form signed Premedication given Nothing by mouth 5 hours prior Warned of metallic taste following injection of the contrast agent	Observe injection site for haematoma following digital pressure Spray injection site with plastic skin dressing Pulse and blood pressure taken every 30 minutes for 4 hours and every 4 hours for 24 hours

Examination	Patient preparation before the examination	Patient care after the examination
Carotid angiography	See angiography(general) Shave groin if femoral catheter used	See angiography(general)
Femoral arteriography	See angiography(general)	See angiography(general)
Translumbar aortography	See angiography(general) Shave as necessary	See angiography(general)
Arch aortography	See angiography(general) Shave as necessary(groin or axilla)	See angiography(general)
Renal arteriography	See angiography(general) Micturate prior to the examination Shave groin	See angiography(general)
Angiocardio-graphy (cardiac catheterization)	See angiography(general) Shave as necessary	See angiography(general)
Opaque meal e.g. barium	Abdominal preparation Nothing by mouth 8 hours prior Warn of possible follow through examination	Ensure mouth is clean Warn of possible constipation Inform the patient that he can return to normal diet
Opaque swallow e.g. barium	As for a barium meal	As for a barium meal
Opaque enema e.g. barium	Sigmoidoscopy or colonoscopy performed to check the colon Asked to retain the contrast agent Informed of the evacuation stage Ensure toilet facilities are available	Warn of possible costripation Ensure clean and comfortable Provide a fresh bag for colostomy patients
Endoscopic retrograde choledocho-pancreatogrphy (ERCP)	Nothing by mouth for 5 hours prior Premedication given Recent radiographs of the biliary tract area should be available Pharynx is anaesthetised Endoscope is introduced	Nothing by mouth for 2 hours Serum amylase level is checked the following day (any rise in the level is indicative of pancreatitis)
Excreation urography	Abdominal preparation Check for history of allergies Patient asked to micturate prior to examination	Non-specific

Examination	Patient preparation before the examination	Patient care after the examination
Retrograde pyelograph	Abdominal preparation Consent form signed Warned not to remove the catheter Stravation for 4 hours prior Premedication given General anaesthetic	4 hourly observations of temperature, pulse and respiration for 24 hours Return to normal diet
Cystography	Empty bladder Requested to retain the contrast agent Toilet facilities available Nervous patients may require a sedative	May be given sulphonamides for 4 days following to counteract infection
Male urethrography	Full explanation given Micturate prior to the examination Local anaesthetic given	Warned that haematuria may occur Sulphonamides may be prescribed
Hysterosalpingo-graphy	Examination takes place after menstration and within the first 12 days of the menstrual cycle Empty bladder prior to the examination Premedication/general anaesthetic may be required Recovery room prepared	Patient rests if necessary Warned of possible haemorrhage Tampon/towel provied
Peripheral venography	Nothing by mouth for 5 hours prior to the examination Micturate prior to the examination Premedication given	When premedication has worn off, encourage to walk about
Portal venography	Abdominal preparation Micturate prior to examination Premedication given Nothing by mouth for 5 hours prior	Bed rest for 5 hours Pulse and blood pressure every 15 minutes for 4 hours Temperature, pulse, respiration, blood pressure every 4 hours for 24 hours Analgesics may be required

3. CT촬영

컴퓨터단층촬영 검사를 받기 위해 환자가 CT실에 들어오면 먼저 큰 장치에 압도되어 심리적인 불안감을 갖게 된다. 따라서 환자에게 검사내용을 잘 설명하여 안심하도록 하는 것이 필요하다. 특히 주사시간과 소요시간 등에 대해서 상세하게 설명하여 협력을 얻어야 CT검사의 목적을 달성할 수 있다.

CT검사에서 patient care의 기본적인 사항을 예를 들면 다음과 같다.

① CT사진을 촬영하는데 필요한 시간이 비교적 길어서 환자의 협조를 얻어야 한다.
② 다른 X선장치에 비해서 소리·진동 등이 크므로 환자가 놀라지 않도록 환자에게 설명한다.
③ 검사대가 최근의 CT장치에서는 30cm까지 낮아지고 있으나(그림 3-9) 높은 장치도 있어 어린이, 노인, 신체장애자 등 환자가 오르내릴 때에는 환자를 충분히 도와주어야 한다.

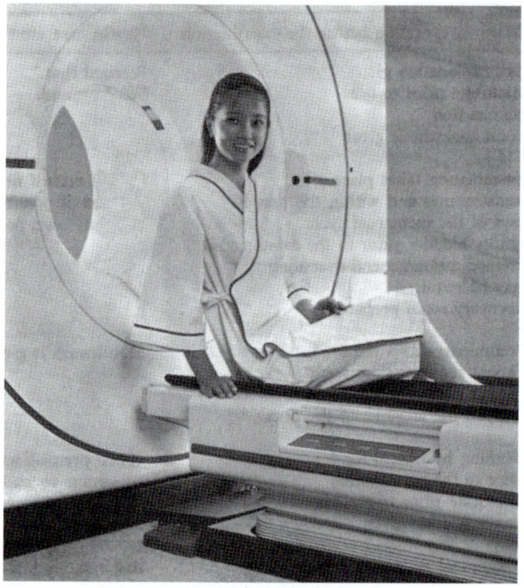

그림 3-9. 전신용 CT Scanner System

④ 허리나 다리가 자유롭지 못한 환자에게는 보조용구 등을 활용하여 안정을 유지시켜 주어야 한다.
⑤ 어린이를 검사할 때에는 보호자의 협력이 필요할 경우도 있다. 이 경우에는 보호자에게 방사선 방어용 앞치마(radiation protective apron)를 착용시킨다.
⑥ 유아의 CT검사는 수면할 때를 이용하여 실시할 경우도 있으며, 이 경우에는 잠에서 깨어날 것에 빠르게 대처할 수 있게 검사실 내에 의료종사자나 보호자를 대기시키고 검사를 한다.

CT검사에서 patient care의 유의사항을 단계별로 설명하면 다음과 같다.

1) 검사 전 간호

① 금식 여부 : 조영제를 주입하는 모든 검사는 검사하기 4시간 전부터 금식을 원칙으로 한다.
② 환자에게 검사절차에 대하여 설명한다.
③ 조영제 사용에 따른 동의를 받는다.
과거에 조영제를 사용해서 시행한 검사에 대해서 allergy반응(이상반응)이 있었는지를 사전에 점검한다.
조영제에 대한 allergy history가 있거나 의심되는 환자는 피부반응검사(skin test)를 반드시 시행하고 방사선과 의사에게 보고한다.
④ 검사시에 조영제 사용에 따른 anaphylaxis(과민증), 징후(호흡곤란, 심계항진, 발한 등)가 나타날 수 있음을 알려준다.

⑤ 몸에 부착한 장신구(머리핀, 귀걸이, 클립, 가발 등)를 제거하고 여자 환자인 경우에는 브래지어(brassiere)를 벗도록 설명한다.
⑥ 중환자실 환자나 병동의 어린이 환자는 전공의 또는 주치의가 꼭 동행해서 검사하는 동안 세심한 관찰이 이루어지도록 한다.
⑦ 소아 환자나 검사 중에 부동성을 유지할 수 없는 환자는 검사전에 진정(sedation)한다.

2) 검사 시 간호

① 조영제 주입 또는 scan을 할 때에 환자가 불편(주사 부위의 통증, 메스꺼움, 구토 증상 등)을 느끼면 손을 들어 표시하도록 알려준다.
② 조영제 주입시에는 injector의 connector line이나 I.V set의 line 안에 있는 기포를 완전히 제거한다.
③ 검사 중에 움직이지 않고 누워 있어야 함을 미리 알려준다.
(말을 하거나 재채기, 불규칙한 호흡 등에 유의)
④ 목(경부) CT검사의 경우는 scan 도중에 침을 삼키지 않도록 한다.
⑤ 검사 중 기계가 머리 주위를 회전할 때에 기계 소리가 날 수 있음을 환자에게 설명한다.

3) 검사 후 간호

① I.V route 제거 후 압박을 한다.
(extravasation, swelling 등을 관찰한다.)
② 검사 후 조영제의 체외배출을 돕기 위해 수분섭취와 배뇨를 권유한다.
③ 이상반응이 가벼운 경우는 처치실에서 관찰한 후에 환자 상태가 좋아지면 귀가하도록 한다.
④ 검사 후 나타난 이상반응의 정도가 심한 경우에는 영상의학과 전문의 또는 주치의에게 알려서 적절한 처치를 하도록 한다. 처치 후에도 증상이 악화될 우려가 있는 경우나 계속적인 관찰이 필요한 경우는 영상의학과 전문의 또는 주치의와 상의하여 적절한 치료를 신속하게 받을 수 있도록 한다.
⑤ 검사실 안에서 응급 상황이 생겼을 때에는 원내방송을 통해 도움을 요청하고 응급 조치 후 중환자실이나 응급실로 옮겨 집중간호(intensive care)할 수 있도록 한다.
⑥ '조영제 반응 record'를 상세히 기록한다.

4. MR 검사(자기공명영상검사)

1) 검사 전 간호

① 금식(NPO)이 필요한 검사는 NPO가 되어 있는지 확인한다.
배(복부, abdomen) 검사에서 장의 꿈틀운동(연동운동)으로 인한 artifect가 생길 수 있다.
진정(sedation)을 하는 영아, 유아의 경우에는 3~4시간 금식(NPO)한다.

② MR 검사 전 환자옷으로 갈아입히기 전에 환자에게 MR안전에 대해 교육하고, 제거해야 할 소지품이나 이물질이 있는지 확인하고 제거하도록 한다.

③ 환자에게 검사실을 보여주고 검사실의 환경에 대해 설명한다. 폐쇄공포증이 있는지도 확인한다.

- 검사실이 어둡고 환자가 눕는 공간이 매우 좁다는 것을 설명
- 검사 때에 소음이 매우 커서 공포감을 주거나 환자에게 영향을 줄 수 있으므로 귀마개를 할 것을 권유
- 검사실 밖에서 방사선사가 환자를 검사 중에 항상 지켜보고 있으며 환자가 불편하거나 힘이 들 때에는 방사선사와 대화할 수 있음을 알림

④ 검사 전에 필요한 경우, 주치의의 처방을 받아 투약을 한다.
*투약이 필요한 경우

- 통증 조절이 되지 않아 검사에 어려움이 있는 경우
- 어린이 환자
- 검사에 협조가 어려운 환자 : 대화가 되지 않는 환자, 불수의적으로 움직임이 지속적으로 나타나는 환자 등
- 폐쇄공포증, 불안 정도가 높은 환자

⑤ 검사 시 IV Route 확보가 어려운 경우(MR 유방검사)에는 검사 전에 확보하도록 한다.

⑥ 검사할 때 움직이거나, 침을 삼킨다거나(뇌검사), 호흡조절이 제대로 안되는 경우(Chest, Abdomen 검사) 검사에 방해가 되는 중요한 사항임을 미리 교육한다.

⑦ 검사시간이 구체적으로 얼마나 걸리는지 알려준다.

⑧ 검사 때에 환자에게 보온 유지를 해 주는 것은 중요하다.

⑨ 조영제를 주입하는 검사일 때에는 검사 전에 조영제에 대해 설명하고(투약 이유, 이상반응 등), 이상반응에 대한 과거력이 있는지를 확인한다.
*Infusion pump를 통해 주입되는 수액인 경우, 반드시 담당 주치의 지시에 따라 병동에서 infusion pump를 제거한 후에 검사실로 보내고, 속도 조절이 필요한 중요한 약물인 경

우에는 MR검사실 간호사에게 알린다.

2) 검사 시 간호

① 다음의 경우에는 환자를 주의 깊게 관찰하며, 필요 시 patient monitor를 사용한다.

- 진정(sedation)이 된 환자의 호흡상태, 의식 변화 등
- 폐쇄공포증 환자
- 신경계 질환을 가진 환자: 간질, Parkinson's disease, semicoma 등 의식과 지각상태가 떨어져 있는 환자
- 어린이 환자

② 정맥 주입 관련 업무

- Bolus 주입 : 정확한 정맥을 선택하여 약 15cc 정도 주입(성인 : 0.2 ml/kg, 어린이 : 0.4 ml/kg)
- 자동주입기(injector) 연결 시 : 보통 20G 혈관조영용 카테터로 IV route 확보 후 connector를 사용하여 자동주입기와 연결
- 필요 시 검사중 bolus 주입 : 3-way에 20cc saline을 준비하여 조영제 주입 후 식염수로 밀어 넣음
- Secrepan 주입 : 4cc 정도 식염수나 증류수에 혼합하여 정맥 주입
- 망간(Teslascan) : 0.5 cc/kg 용량을 2~3 cc/min 속도로 주입 또는 15분 동안 주입(망간 주입 때에는 시작시간을 상표에 적어준다)
- 전립샘 검사 때에는 Buscopan 한 앰플 IM 또는 IV(IV 경우에는 10cc 식염수에 희석하여 사용)

③ 조영제 이상반응 환자를 관리

- 증상을 관찰하고 담당의사에게 보고
- 응급 시 산소와 수액을 주고 환자 monitoring을 실시
- 조영제 이상반응 환자 기록지에 상황을 기록
- 필요시 응급실로 환자를 옮김

3) 검사 후 간호

① 주의를 기울여야 할 환자의 상태가 양호한지 살핀다. 인공호흡기의 유지상태, 활력증후(vital sign), 의식 수준 등 진정 환자의 의식상태를 살피고, 보호자에게 적절한 교육을 한다. 예를 들면, 환자가 언제쯤 깨어날 것인지(Ativan 투여 후 귀가한 외래환자의 경우에 몇

시간동안 진정상태를 유지할 수 있다는 것 등) 등 정보를 제공해 주어 보호자의 불안을 덜어주도록 한다.

② 검사 끝난 후 infusion pump 등 작동 여부를 확인하고 setting 하여 병실로 보낸다.

③ 남은 마약은 외래 또는 병동으로 인계 후 반납한다.

5. 초음파 검사

상복부 초음파 검사의 환자를 응대하는 대화방법을 단계별로 예를 들면 다음과 같다.

1) 대기실에서

- ○○과(또는 ○○병동)에서 오신 ○○○님! 저를 따라 ○번 초음파 검사실로 들어가십시오.
- 보호자께서는 대기실에서 기다려 주시면, 검사가 끝난 뒤 알려드리겠습니다.

2) 검사실 안에서

- ○○○님! 아침 금식은 하셨는지요?
- 이 검사는 상복부에 있는 여러 가지 장기들을 초음파로 검사하여 이상이 있는지 알아보는 것입니다.
- 특별히 어려운 것은 아니지만, 숨을 반복하여 참게 되므로 약간 힘드실 수도 있습니다.
- 그럼, 웃옷을 하나만 벗으시고 검사대에 올라가서 바로 누우세요.
- 검사를 위해 배에 Gel을 바르므로 웃옷(속옷)을 가슴 위까지 올리시고, 하의(바지나 치마)는 배꼽이 보이도록 허리 밑으로 조금만 내려 주십시오.
- 숨 참는 법을 연습해 보겠습니다. 자, 숨을 크게 들이쉬고 참으세요. 숨쉬세요(또는 배를 크게 부풀리시고 숨을 참으세요).
  잘 하시는군요. 검사 중간 중간에 이렇게 해 주시면 됩니다.
- 검사 시간은 약 10~20분 정도 소요됩니다.

3) 검사가 끝난 뒤

- 수고 많으셨습니다.
- 검사는 잘 끝났습니다.
- 배에 묻은 Gel을 수건으로 잘 닦으시고 옷을 입으세요.
- 이 검사에 대한 결과는 담당 의사 선생님께 통보되오니, 다음번 외래 진료일에 자세하게 설명을 들으십시오.

4) 검사실 밖에서, 보호자와 함께

- 검사를 다 마치셨습니다.
- 오늘 다른 검사가 예약된 것은 없는지요?
- 아, ○○검사요! 그 검사실은 ○○쪽으로 가시면 됩니다. 그 검사를 마치신 뒤에 필요한 사항은 안내를 받으십시오.
- 안녕히 가십시오.

3-5 의학영상 검사 환자들이 자주하는 질문 (예)

▶ 다음의 의학영상검사에 대한 몇 가지 질문과 답은 서울아산병원에서 펴낸 「진료부서 안내 도우미」(2003년)에 게재된 내용 중에서 펴낸 곳의 양해를 얻어 엮은 것임.

① 자주 방사선 촬영을 하는데 몸에 해롭지 않나요?

의료방사선 장비에서 방출되는 아주 적은 방사선량은 인체에 전혀 해롭지 않습니다. 일반적인 방사선 영상검사를 위한 실효선량이 가슴(흉부) X-선 촬영에 0.03mSv, 배(복부) X선 촬영에 0.35mSv 정도로 매우 적습니다. 따라서 가슴(흉부) X-선 촬영의 경우 한꺼번에 1만~10만 번 이상 촬영하지 않으면 생명에 지장이 없습니다.

② 유방촬영 때 통증이 있다고 하던데요?

유방촬영은 여러 질환 중 특히 미세한 석회화 질환을 찾아내기 위해 압박한 상태에서 촬영합니다. 개인에 따라 다소 차이는 있지만 압박에 의한 불편함이 있을 수 있습니다.

③ 검사 결과는 언제 알 수 있나요?

검사 결과는 예약하신 외래 진료일에 담당의사를 통해 알려드립니다.

④ 조영촬영이나 CT촬영 검사 때 왜 금식을 하나요?

혹시 발생할 수 있는 조영제 이상반응(부작용)으로 인하여 의식을 잃을 경우에 구토를 하면, 이물질이 기도를 막아 생명을 위협할 수 있기 때문입니다.

⑤ 혈관조영 검사를 받을 때에 아픈가요?

주사할 부위에 마취를 하여 시술하기 때문에 마취할 때만 불편한 느낌이 들고 그 후에는 비교적 통증이 없습니다.

⑥ 간동맥 색전술 후 배가 왜 아픈가요?

간동맥에 항암제를 투여하여 간동맥의 일부가 색전되기 때문에 아프실 수 있으며 메스꺼움, 구토 등도 있을 수 있습니다.

⑦ 초음파 검사를 자주 해도 몸에 해롭지 않나요?

초음파 검사는 반사된 초음파를 이용하고 비 침습적이라 전혀 해가 없습니다.

⑧ 여러 번 MR검사를 하여도 몸에 지장이 없나요?

MR검사는 자석과 고주파를 이용한 검사로써 몸에는 전혀 해가 없습니다.

⑨ 자기공명영상 검사를 위해 준비할 사항은 무엇인가요?

MRI촬영을 위하여 검사 전후에 특별한 처치는 필요하지 않습니다. 다만, 인공심장 박동기나 금속성 물질을 체내에 이식하신 분은 자석의 영향이 크므로 검사를 받으실 수 없습니다. 또한, 임산부와 태아에 미치는 나쁜 영향에 대한 보고가 아직은 없어 안전하다고 알려져 있지만, 특수한 환자 상황이 아니면 MRI 검사를 절대적으로 고집하지는 않습니다.

MRI 검사실 안에는 강한 자장이 형성되어 있으므로 시계, 틀니, 안경, 동전, 열쇠, 보청기, 인공 금속 관절이나 수술용(예를 들어 뇌 동맥류 수술 후) 금속 물질, 눈(안구) 속의 금속성 이물질, 신체 속의 금속성 파편, 자성이 있는 파스류(삐삐 자기방, 자석 팬티, 자석 요대 등), 자성으로 기록되는 카드(신용 카드, 공중전화 카드, 교통카드 등), 머리핀, 목걸이, 반지, 귀걸이, 팔찌, 넥타이 핀, 금속 핀, 무선 호출기 등의 금속성 물질이나 전자파로 손상을 받을 수 있는 물건은 검사실 안으로 들여오지 말아야 합니다. 만약에 신용카드나 교통카드 등을 검사실 안으로 들여오면 기록 내용이 강한 자장에 의하여 지워져 사용할 수 없게 됩니다.

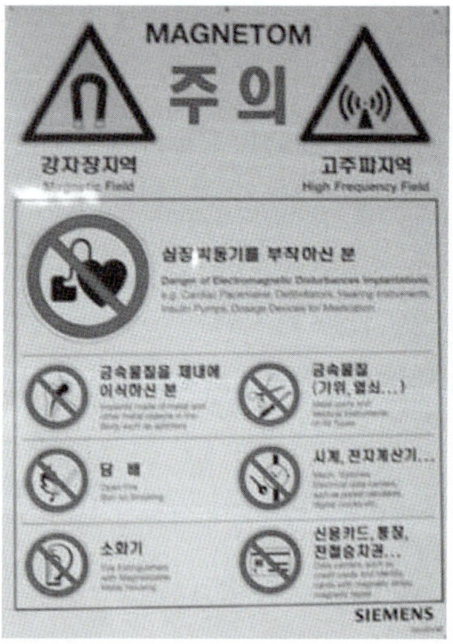

그림 3-10. 자기공명영상 검사실의 주의사항 표지

⑩ MR 검사는 어떻게 하나요?

배(복부) 및 골반 촬영은 8시간 전부터 금식을 해야 합니다. 7세 이하 어린이일 경우, 촬영 8시간 전부터 잠을 재우지 않는 것이 좋습니다. 검사하는 방법은 움직이지 않고 촬영장치 안에 누워 있으면 됩니다. 다만, 폐쇄 공포증(좁은 공간에 있는 것을 견디지 못하는 증상)이 있는 사람은 MRI 촬영이 곤란할 수도 있습니다. 전문가의 의견에 따라 적절한 방법으로 시행되어야 정확한 진단을 받으실 수 있습니다.

⑪ MR검사를 할 때, 소리가 왜 그렇게 큰가요?

자기장과 고주파의 상호작용으로 영상을 얻기 위해 나는 소리입니다.

⑫ 검사가 끝났는데, 어떻게 해야죠?

다른 검사가 없다면 예약된 외래 진료일에 진료과로 가시면 결과를 확인할 수 있습니다. 입원환자는 담당 주치의사에게 문의하시기 바랍니다.

☺ 생각을 여는 창 ⑯

생명의 꼭짓점에서 생명을 보라

생명의 '몸 길'을 찾아 나선 이들이
결국
가장 경이스런 감탄을 안고 돌아오는 길이
바로 혈관 이었네.

임, '인터벤션 영상인(人)'들이
먼 길인데도 기꺼이 탐구하고
희망으로 바라보고
선택적으로, 초선택적으로 걸었던 길이
그 길 아니었던가

생명이 생사의 기로에서 소용돌이칠 때,
막힘을 뚫고
굽힘을 펴주고
좁혀진 길목을 넓혀주고
끊김을 이어주고
소통과 치유의 역사를 이루었네

삶의 변곡점(變曲點)에서
병자들에게 통곡과 아픔의 흔적을 지워주었네

혈류보다 빠른 변혁에도
무릎 꿇지 않고 절망하지 않고
사뭇 매서운 열정으로, 집념으로 달려온 발전

혼자서는 갈 수 없는 길
도반과 더불어 협업(collaboration)으로 동행하는 길
핏빛 같은 강열한 순수로 나아가는 길

영혼과 의료정신과
섬세한 손길이 하나로 합친
장엄한 의학의 공든 탑
그 맨 꼭대기, 첨단에
임들의 이름을 새긴다

생명의 꼭짓점에 서서,
매일 새로운 눈뜸으로
생명을 보라
세계를 보라
성화를 밝히시라.

*이 글은 Interventional Radiology 분야 전문인을 격려하는 최종학 지음 시 〈생명의 꼭지점에서 생명을 보라〉(대한인터벤션영상기술학회지, 16권, 1호, 2013) 임.

Chapter 4

병실 X선 촬영

4-1 기본 개념

병실에서의 X선촬영(portable, mobile, ward, bed-side radiography)이 의뢰되는 것은 환자의 상태가 위중한 경우이거나, 촬영을 위하여 환자를 영상의학과로 옮기기 곤란하든가 또는 위험한 경우이다.

그러나 「portable X선 장치」라고 불리우는 이동(회진)용 X선촬영장치(그림 4-1)는 영상의학과 안에 설치된 고정형 X선 장치와 비교하면, 성능상 확실히 제한성을 가지고 있기 때문에 병실에서 X선촬영은 영상의학과에서 X선촬영을 하는 것만큼 쉽지 않고, 우수한 화질의 사진을 얻을 수 없으며, 방사선 방어상의 문제도 있다.

또한 대상이 되는 환자는 중증환자가 대부분이고 통상적으로 영상의학과에서 X선촬영을 하는 경우에는 문제가 안되던 환자의 질병상태나 심리적 문제·병원내 감염에 대한 대응 등 여러조건에 대한 배려가 필요하게 된다. 의료의 기본에는 항상 환자와 진료자 사이에 신뢰관계가 필요하고 방사선사는 촬영에 있어서 환자의 고통을 조금이라도 줄이도록 노력하는 것이 당연하며, 이것을 위한 모든 창의적 연구가 요망된다.

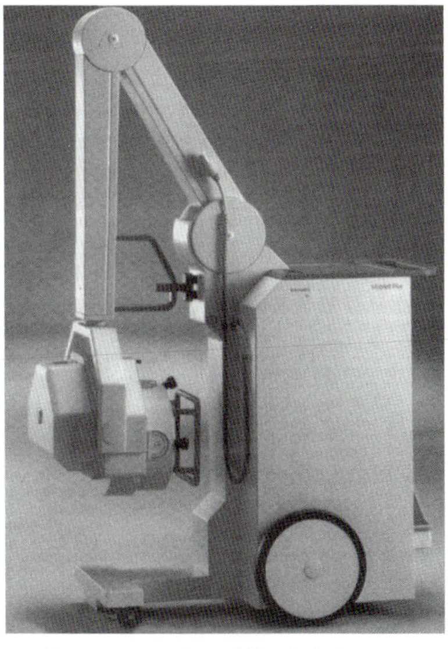
그림 4-1. 이동용 X선촬영장치

병실에서의 X선촬영에는 방사선사, 의사, 간호사와 팀웍이 요구된다. 아울러 방사선사는 전문기술 이외에 병원내 감염이나 환자간호에 대한 기본적인 사항을 알고 있어야 하며, X선방어에 관한 방법을 모색해야 한다.

4-2 병실촬영의 적응

대상이 되는 환자의 상태는 각 진료과 병동에 따라 다르기 때문에 대처하는 방법도 달라지는 것은 당연하다. 종래는 진료과목별로 병실이 분류되어 왔지만 근래에는 환자간호의 개념에 변화를 보여, 같은 정도의 간호량(care dose)을 필요로 하는 환자를 그룹단위로 분류하는 방법 등이 채용되고 있다. 예를 들면, 중증이어서 관리가 항상 필요한 환자를 치료나 간호를 집중적으로 할 수 있게 하나의 그룹으로 분류하고, 설비나 비품을 갖춰 보다 양질의 의료를 환자에게 제공하려는 의도로서 ICU(Intensive Care Unit), CCU(Coronary Care Unit), NICU(New-born Intensive Care Unit), RCU(Respiratory Care Unit) 등을 운영하고 있다.

그밖에 병실에서의 X선촬영으로서는 신장투석센터나 응급의료센터(emergency care center)·수술실·격리병실에서 시행하는 것도 포함된다.

병실촬영을 적용해야할 환자는 다음과 같다.

외과 : 긴급 기관절개 환자, 수술 중 또는 수술 후 복잡한 경과를 나타내어 고도의 치료가 필요한 환자, 흉부 및 심장 수술 환자, 중증 열상 환자 및 외과적 급성 혼수상태의 환자 등.

내과 : 심근경색, 급성 위장출혈, 급성 신부전, 고도의 전해질 및 기타의 대사장해, 급성 중독, 내과적 급성 혼수, 급성 폐부종, 고도의 심장성 부정맥, 천식, 간질 등.

4-3 병실촬영의 일반적인 순서와 주의사항

① 방사선사는 촬영을 의뢰한 의사에게 검사 전에 협의하여 촬영의뢰서의 내용에 대하여 확인을 한다.

② 긴급적인 X선촬영을 제외하고 방사선사는 병실촬영을 위하여 영상의학과에서 출발하기 전에 간호사실에 전화를 하여 미리 연락을 해두는 것이 중요하다. 그렇게 함으로서 X선촬영과 환자에 대한 처치, 치료나 환자의 식사시간이 중복되는 것을 미리 조정할 수 있다.

③ 병동 간호사실(nurse station)에 도착하면 간호사에게 환자의 상태를 물어 보는 등, 되도록 환자에 관한 정보를 얻는 것이 중요하다. 동시에 간호사에게 병실에서의 촬영에 관하여 적절한 조언 및 협력을 구한다.

④ 병실에 들어갈 때에는 노크를 하고 인사를 하는 것이 상식이다. 병실은 환자에게는 생활하는 장소이며 남에게 침해받고 싶지 않은 사생활 공간이다. 그것은 독실이든 공동병실이든

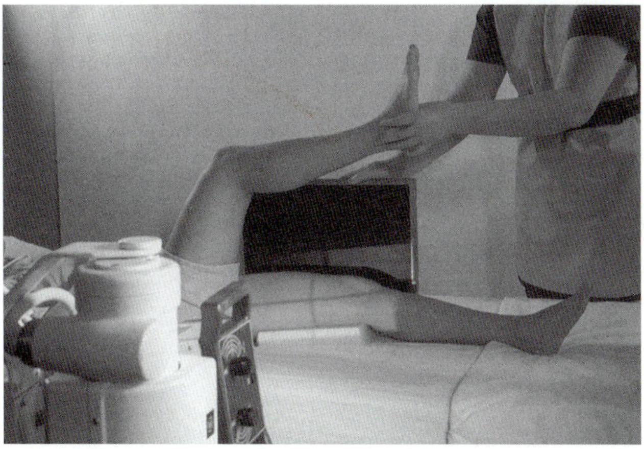

그림 4-2. 촬영보조자가 방사선방어용 apron을 착용한 상태의 대퇴골 측방향 촬영

마찬가지이다. 결국, 병실 문은 환자의 거실 문이다.

⑤ 간호사의 안내를 받아 환자병실에 들어간 경우에는 우선 방사선사 자신이 또는 간호사와 함께 자기소개를 하고, 검사에 대한 내용, 검사의 진행방법을 환자 또는 보호자에게 상세히 설명하여 협조를 구한다. 다음에 bed 주변에 촬영장치를 이동하여 설치하고 환자의 생명유지에 필요한 것을 제외한 X선촬영에 방해가 되는 것은 간호사의 협조를 받아 제거한다.

⑥ 만일 촬영을 하려는 병실에 환자의 보호자나 다른 환자가 있으면 퇴실이 가능한 경우에는 일시 퇴실 등 협력을 구하여 불필요한 방사선 피폭을 방지한다. 또 퇴실이 불가능할 경우에는 방어기구를 사용하는 등 최선의 방법을 모색한다. 또한 방사선사나 간호사, 촬영보조자는 반드시 방어복을 착용해야 한다(그림 4-2).

⑦ 병실에서 시행하는 X선촬영이 영상의학과에서 하는 촬영과 기본적으로는 다를 것이 없지만 촬영환경이 병실이라는 특수성 때문에 여러 가지 기술적인 방법을 고려해야 한다. 다중조리개(collimator)의 유효한 이용, imaging plate(IP) 또는 cassette 지지 보조기구, 고정형 격자(stationary grid)의 이용 등이 중요한 point이다. 또 X선조사 때에 산란선 분포상황도 충분히 고려할 필요가 있다.

⑧ X선촬영의 대상이 중증 환자라는 것을 고려하여, 신속히 일을 진행하고 되도록 환자에게 고통을 주지 않도록 노력해야 한다. 또한 주위의 침구나 mat 등을 이용하여 정확한 체위로 조정한다.

⑨ 촬영을 끝낸 후에는 환자 또는 보호자에게 촬영종료를 알림과 동시에 정중한 인사를 한다. 또 촬영 때문에 제거되었던 물품을 퇴실 전에 제자리로 돌려 놓는 것을 잊어서는 안된다.

⑩ 환자에게 병실은 지금까지의 생활 환경과 너무나도 다를 뿐만 아니라 성격이나 사회적 신

분이 다른 여러 환자들과 공동생활을 피할 수 없는 곳이기 때문에 프라이버시를 지키기에 어려운 곳이다. 그러나, 촬영중에 환자의 수치심이나 자존심을 상하지 않도록 세심히 배려한다.

⑪ 「이동형 X선장치」는 움직이든 세워놓든 나름대로의 교통법규가 있다. 예를 들면, 사람들이 많이 다니는 교차점(복도 모퉁이)에서는 서행한다. 좁은 장소(방)에서 큰 길(복도)로 나올 때에는 일단 정지한다. 멈춰 있을 경우에는 다른 교통에 방해되지 않을 곳에 세운다. 지정된 주차장(놓여 있도록 정해진 장소)에 세워둔다.

4-4 병실촬영의 요점

병실촬영의 빈도가 비교적 높고, 특히 유의할 필요가 있는 내용에 대하여 설명을 하고자 한다. 이외의 경우에는 여기서 설명한 내용에 준한다.

1. 중환자실(ICU)에서의 촬영

중환자실은 중증 환자나 치료에 있어서 자주 검사가 필요한 환자, 계속적인 감시가 필요한 환자를 대상으로 하여 설비되어 있는 병실이다. 여기에 입원하고 있는 환자는 거의 모두가 X선촬영을 위하여 영상의학과로 옮겨오기 곤란하기 때문에 출장 X선촬영이 필요하다. 일반적으로 검사부위는 주로 흉부와 복부이지만 다른 부위의 촬영도 필요에 따라 시행된다.

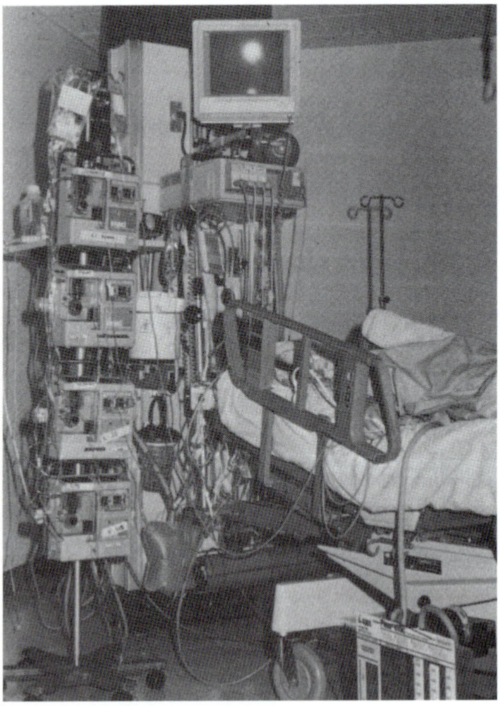

그림 4-3. 중환자실의 환자

중환자실에 들어갈 때에는 병원내 감염 방지에 필요한 조치를 한다. 비교적 경험이 적은 방사선사가 긴급하고 중증인 환자를 다루는 경우에 심리적으로 동요할 수 있는데, 중환자실의 의사·간호사 등은 충분히 훈련을 받은 요원이므로 전혀 당황하지 말고 적절하게 그들의 협조를 얻는다.

촬영상 가장 문제가 되는 것은 환자의 생명을 유지하기 위하여 설치된 기구들을 어떻게 처리하고 적당한 촬영 체위로 조정할 수 있는가 이고, 이 장해물의 대부분은 직접 환자에게 또는 다른 장치의 cord, cable, tube 등으로 접속되어 있으므로(그림 4-3), 이것들의 처리에 관해서는 숙련된 staff의 협력을 얻어야 한다.

다른 병실촬영과 마찬가지로 이동용 X선장치를 병실에 이동하기 전에 간호사에게 문의하여 환자의 상태를 정확히 파악해 두는 것이 현명하다. 예를 들면 배액법(drainage)을 하고 있는 환자의 감염상의 문제라든가, 인공호흡기(respirator)를 사용하고 있는 환자의 호흡에 문제가 있는가를 사전에 확실히 파악해 두는 것이 중요하다.

X선장치를 쉽게 이동시킬 수 없을 정도로 공간이 좁으면 bed 주위의 여러 장치를 정리할 필요가 있다. Bed 위 선반이나 bed 밑의 cord, tube, 배설물 받이 등이 있는 곳, 호흡관리장치나 순환관리장치의 접속상태 등을 신중하게 확인해 두므로써 중대한 사고를 예방할 수 있다. X선방어에 대한 조심성 있는 배려에 관해서는 새삼스럽게 설명할 필요가 없지만, 같은 병실 안에 있는 환자나 의료팀에 대한 X선피폭은 가능한 한 피해야 한다.

이상의 것들은 어느 병원에서나 적용되는 것인데, 특히 질병상태가 악화되어 위중한 환자에게는 치료방침을 결정하기 위하여 많은 진단적 정보가 필요한 만큼 X선촬영이 이루어지는 경우가 많다. 중환자실에서의 촬영은 병실촬영 중에서 가장 빈도가 높다.

2. 호흡관리상 필요한 촬영

X선촬영 중에서도 인공적으로 호흡관리가 되고 있는 환자의 검사를 하는 경우, 반 앉은 자세·누운 자세(decubitus position) 등의 특수한 촬영체위·조사시간 등 기술적으로 매우 어려운 문제가 있다.

기관절개(tracheotomy)는 인공적인 공기통로를 만들기 위하여 기관에 외과적으로 열린 구멍을 만든다. 이 열린 구멍에 일시적이건 영구적이건 개구를 계속시킬 목적으로 tube가 삽입되어 있는 경우, 그것을 기관개구(tracheostomy)라고 부른다. 기관절개가 이루어지는 이유는 ① 위기도의 폐색, ② 인공호흡기에 의한 관리호흡을 하는 경우이다. 전자의 원인으로서 후두경련, 후두암, 구강이나 인후부의 열상이 있고, 후자의 원인으로서 마비·폐수종·가슴 외상 등에 의한 호흡정지, 심장이나 허파(폐) 수술 등이 있다. 또 이러한 처치를 한 환자는 중환자실에 많은데, 이러한 증례에 X선촬영을 하는 경우에는 의사나 간호사를 반드시 동반하여 협력을 받아야 한다.

가장 중요한 것은 기관절개 tube를 고정시킬 목적으로 감아 놓은 tape를 벗기지 않는 일이고,

만일 벗겨질 경우에 환자는 갑자기 기침을 하고 tube가 밀려 나오며, 기관절개의 끝이 막혀버려 호흡을 폐색시킬 우려가 있다. 또 자주 흡인하지 않으면 개구부가 분비액으로 폐색될 우려가 있는 환자에게는 즉각 필요한 처치를 할 수 있도록 만반의 준비를 해두어야 한다.

인공호흡에 의한 관리호흡의 경우에는 호흡량을 강제적으로 '환자를 위하여 호흡'을 시키고 있으므로 몸통부의 X선촬영을 할 때에는 움직임에 의한 X선사진의 불선예현상(motion unsharpness)을 방지할 필요가 있다. 이런 경우에 움직임을 방지하기 위하여 X선조사를 하는 동안 순간적으로 호흡을 정지시키는 것이 이상적이지만, 환자가 가능한 상태에 있더라도 안전을 위하여 호흡관리에 익숙해 있는 의사 또는 간호사에게 협조를 부탁하는 것이 좋다. 만일 호흡이 일정한 율동과 양으로 관리되고 있는 경우에는 그 호흡리듬을 잘 관찰하면 호흡에 짧은 휴식기가 있으므로 그 순간에 X선조사를 한다. 방사선사의 리듬감이 좋으면, 호흡을 정지시키는 일이 없이 호흡에 의한 흐림이 적은 X선사진을 얻을 수 있다.

움직임이나 호흡 정지가 불가능한 환자에 대해서는 선명한 X선사진을 얻는 방법으로서 되도록 짧은 노출시간의 X선조사를 하는 것이 좋다.

3. 가슴(흉부) 배액법(drainage) 환자의 촬영

가슴(흉부) 배액법에는 개방성 가슴 배액법과 폐쇄성 가슴 배액법이 있다. 앞 것은 농흉을 치료할 때에 가슴막안(흉막강)에서 짙은 고름(pus)을 배출시킬 목적으로 이루어지며, 배액관을 통하여 공기가 가슴안(흉강)으로 들어갈 수 있는 상태로 되어 있다. 뒤 것은 공기가 가슴막(흉막) 안으로 들어가는 것을 막는 방법으로 배액을 하는데 가슴막안에서 대량의 삼출액을 배출시키는 농흉의 초기치료나 개흉수술 후에 가슴막안에서 삼출액을 끌어내는 경우에 적용된다. 폐쇄성 가슴 배액법은 가슴막안에 삽입된 관을 배액받이를 통하여 흡인장치에 연결하고 있다(그림 4-4). 이 관의 어느 쪽이든 연결부가 떨어지면 가슴막안에 급격히 공기가 들어가게 되어 한쪽 허파(폐) 또는 양쪽 허파의 허탈을 일으키는 일도 있을

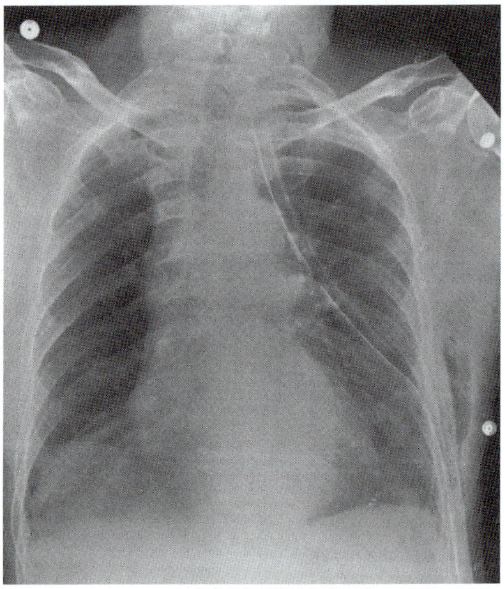

그림 4-4. 가슴(흉부) 배액법(drainage) 환자의 X선 촬영상

수 있다.

어느 방법이라도 X선촬영을 하는데 있어서, 흡인장치나 배액 장치에 장해가 일어나지 않도록 조심을 하고 imaging plate(IP)나 cassette를 가져다 댈 때도 가슴에 있는 관이 떨어지지 않도록 해야 한다. 또 감염방지상 tube의 연결부를 맨손으로 만지지 않도록 하는 것도 중요하다.

4. 어린이 촬영

입원 중인 어린이에게는 X선검사가 무서운 체험일 수 있다. 그러므로 X선촬영에 따르는 불안이나 공포감을 최소한으로 줄이고 안전하고도 신속히 검사를 시행하고 환자에게 고통을 적게 할 수 있는 방법을 항상 연구할 필요가 있다.

어린이 병동의 X선촬영에서는 이동용 X선장치를 보기만 해도 환자가 울며 소리를 질러 검사가 불가능한 상태가 되는 사례도 드물지 않다. 유아의 이해력에 따라 미리 검사에 관한 친절한 안내(orientation)에 시간을 충분히 활용할 필요가 있다. 유아의 반응은 안내에 따라 크게 좌우될 수 있으므로 다음과 같은 것에 유의하여 X선촬영을 한다.

① 충분한 시간을 활용하여 이해하기 쉽게 설명을 한다(만일, 이해가 안 되면 유아는 온 힘으로 저항한다).

② 의료팀과 신뢰관계가 없어지고 이 다음에 협조를 얻을 수 없게 될 거짓말을 해서는 안된다.

③ 공포감을 조장시키지 않는 설명방법을 쓰는 편이 효과적이다. 또한 어린아이라고 생각하여 자존심을 손상시키면 협력을 얻을 수 없고, X선 촬영을 단념해야 할 경우도 생겨날 수 있다.

④ 피사부위의 고정이 지나치면 오히려 불안과 고통을 조장함으로 최소한으로 해야한다(그림 4-5).

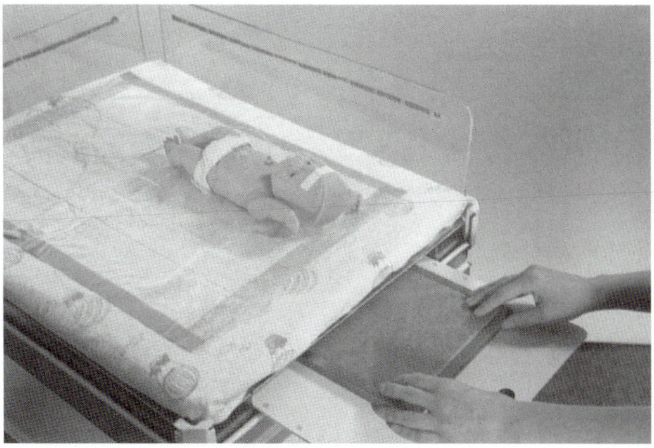

그림 4-5. 유아 환자

⑤ 움직임을 억제할 경우에 목욕타올 등 부드러운 것을 이용한다.

⑥ 고정된 상태가 장시간 계속되어 불안감에 의해 울거나 저항을 억제할 수 없을 때에는 일시적으로 고정을 늦추어 정신적으로 안정시킨다. 젖먹이 아이는 젖꼭지를 물린다든가 우유를 주면서 검사하는 것도 효과적이다.

⑦ 무리하게 체위를 조정하게 하여 골절, 염좌, 타박, 찰상 등을 일으키지 않도록 조심한다. 또 호흡억제를 가져오는 일이 없도록 한다.

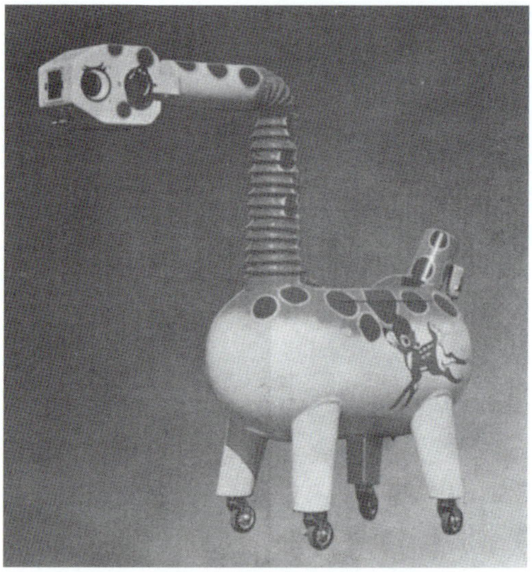

그림 4-6. 어린이(소아) X선촬영장치(높은 출력-작은 초점의 동물모형 X선촬영장치)

⑧ 검사의 대상이 어린이라는 것을 생각하여 생식선 등의 방사선피폭에 특히 배려를 해야 한다. 재촬영이 없도록 세심히 주의하고 또 같은 병실의 환자에 대한 피폭을 방지하기 위하여 일시 퇴실하게 하거나 완전히 방어를 해야한다.

⑨ 검사 전후에 감염예방상 촬영기구 등을 소독처리 한다.

⑩ 어린이 전용 X선장치(그림 4-6)를 사용하면 좋다.

5. 신생아실(NICU)에서의 촬영

신생아실(NICU)에서는 조기 신생아에서 볼 수 있는 장해, 예를 들면 신생아의 허파(폐) 허탈에 대해서는 가슴(흉부)촬영, 선천성 엉덩관절(고관절) 형성부전이나 출생시 외상에 의한 골절에서는 골격계 촬영, 뇌수종이나 두혈당이 의심스러운 증례에는 머리촬영 등의 X선검사를 시행한다.

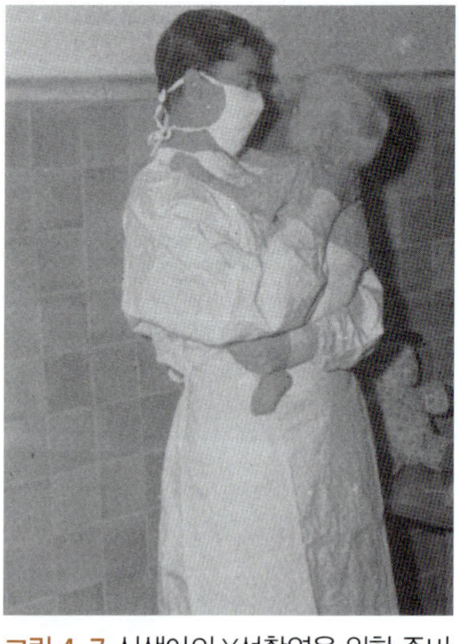

그림 4-7. 신생아의 X선촬영을 위한 준비

신생아는 어떤 종류의 감염에 대하여 모체에서 받은 면역을 가지고 있기 때문에 최근에는 신생아를 그다지 격리하지 않는 경향이 있지만, 미숙아나 건강에 문제가 있는 젖먹이 아이는 역시 격리되어 있다. 따라서 이러한 증

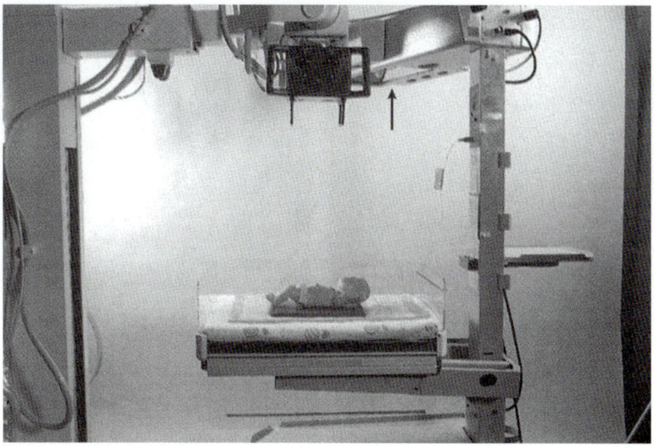

그림 4-8. 보육기 안에 있는 아기의 X선촬영

례에 대해서는 이 격리상태에서 X선촬영을 해야 한다.

그림 4-7은 신생아의 X선촬영을 위한 준비를 나타낸 사진으로 방사선사는 가운과 마스크를 착용해야 하며 환자를 따뜻한 손으로 접촉해야 한다.

미숙아는 보육기(incubator) 속에서 치료를 받는다. 이와같은 보육기 속의 환자 아기라도 상태에 따라서는 보육기에서 안전하게 잠깐 들어낼 수 있는 경우도 있으며, 이 경우에는 다른 테이블 위에서 X선촬영을 할 수 있다. 그러나 상태가 좋지 않은 환자아기는 보육기에 넣어 둔 채로 X선촬영을 해야 한다(그림 4-8).

보육기속의 미숙아를 촬영하는 경우에는 방사선사와 간호사 또는 의사와 공동작업이 이루어져야 하는데, 다음 사항에 유의할 필요가 있다.

① Image plate(IP)나 카세트에는 멸균커버를 씌우고, 간호사 또는 의사에게 카세트를 환자의 밑에 놓도록 한다.

② 방사선사는 환자 아기를 촬영의뢰서에서 지정한 대로 자세조정(positioning)을 한다.

③ 고정대로 사지를 고정하려면 필요 이상으로 하지 않는 것이 좋다.

④ 보육기 속의 온도, 습도, 산소의 상태를 일정하게 유지하기 위하여 모든 작업을 되도록 짧은 시간 안에 끝내야 한다.

⑤ 방사선방어 측면에서 X선노출을 할 때에 간호사가 아기를 붙들 필요가 없도록 여러 방법을 이용하여 촬영체위를 고정시켜야 한다.

6. 정형외과적 촬영

골 및 관절질환을 중심으로 한 정형외과적 영역의 진단을 위한 빈도가 잦은 병실촬영이다. 보

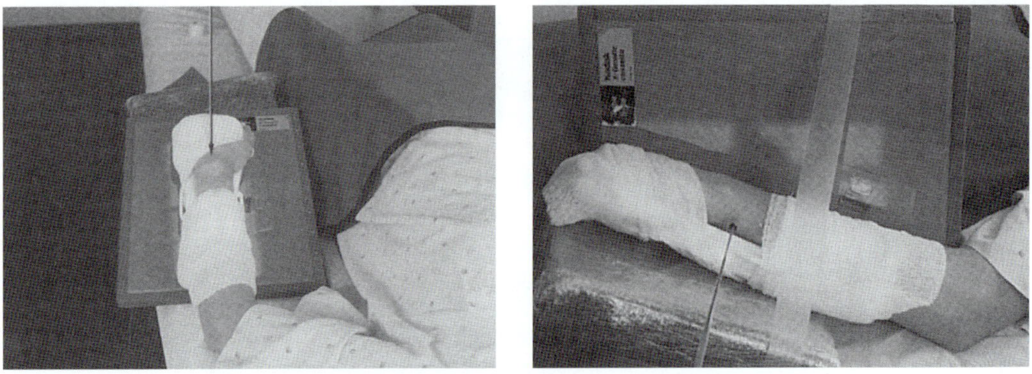

그림 4-9. 부목을 하고 있는 환자의 X선촬영

행이 곤란하다거나 신체를 움직이면 증상이 악화되거나 다른 부위에 악영향을 끼칠 우려가 있는 환자에서 시행하는 일이 많다.

정형외과 영역의 병실 X선촬영에는 기술상의 제한이 있다. 즉, 영상의학과에서 X선 촬영과 비교하면,

① X선장치의 출력이 작고, 요추골 촬영처럼 대선량이 필요한 부위의 촬영에서는 충분한 사진 농도를 얻을 수 없다.

② 정형외과 영역의 X선진단은 여러 방향에서의 촬영이 필요한데, bed-side X선촬영에서는 X선속을 자유롭게 투사할 수 없다.

③ 병실에는 X선속이 여러 방향으로 조사되는데 대한 X선방어 설비가 없어 X선방어상 또는 환경상 문제가 많다. 한편, 정형외과 영역의 치료에는 신체의 일부를 고정시키거나 기능을 돕기 위하여 많은 장비를 사용한다. 그 때문에 X선촬영기술상 어려운 문제가 많고, 또 환자를 다루는 방법에 따라서 환자에게 불필요한 고통을 주기도 하고 새로운 골절을 발생시킬 수도 있으므로 주의를 해야 한다.

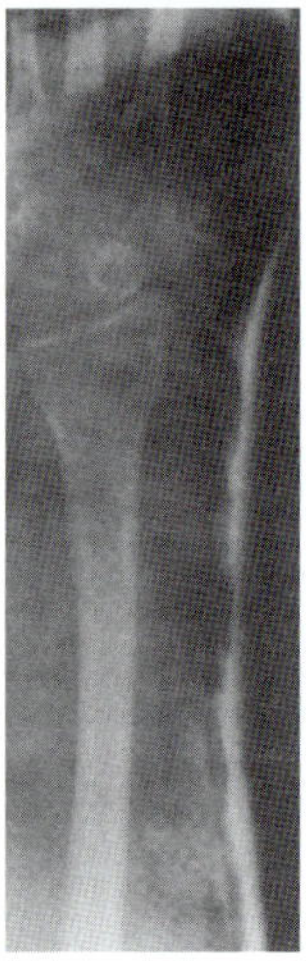

그림 4-10. 석고붕대를 한 환자의 손목관절부 X선촬영상

석고붕대(cast), 부목(splint) 및 기타 여러 고정기구가 정형외과 치료에서 신체의 일부를 고정시키기 위하여 사용된다(그림 4-9, 10). 고정기구 중에서 석고붕대 이외는 착용·제거가 가능한데, X선촬영을 할 때 의사에 의하여

제거가 될 수 있으면 화질이 향상되고 촬영도 쉽게 할 수 있다. 그러나 석고붕대는 풀어 제거하는 것이 불가능함으로 현상태에서 촬영하지만, flexibility가 없어서 촬영체위를 조정하기가 힘들고 조사조건을 결정하는데도 어려움이 있다. 또한 X선 영상을 판독하는 경우에도 목적부위가 석고붕대의 음영과 겹쳐져 판독이 곤란한 경우도 자주 있다. 석고붕대 등 고정기구를 착용하였을 때에는 그에 적합한 X선 노출조건의 선정에 신중해야 한다.

7. 정형외과 영역의 견인환자 촬영

견인(traction)은 치료상 이유로 신체 일부에 일정한 견인력을 작용시키는 방법이다. 근육내 수축이나 척추의 스트레스를 해소하기 위하여 허리뼈(요추)나 목뼈(경추)가 견인되고, 또 넙다리뼈(대퇴골) 골절인 경우와 같이 골절 위치이상의 치료기간 중 골절된 장관골이 정상위치에 있도록 견인되는 경우도 있다(그림 4-11).

견인 중인 환자에 대해서는 자주 X선촬영을 해야 하는데, 병실촬영을 하려면 영상의학과에서 촬영을 하는데 비하여 기술적으로 상당한 어려움이 뒤따른다. 따라서 좋은 영상을 얻으려면 여러 대응책이 요구된다.

견인 중에 X선촬영을 하는 경우, 다음과 같은 사항에 유의해야 한다.

① 촬영을 하기 위하여 환자의 체위를 변경해도 좋은가에 대하여 약간이라도 의심이 들면, 우선 의사 또는 간호사에게 적절한 조언을 얻어야 한다.

② 환자에게 불필요한 고통을 주지 않고 촬영하기 위해서는 환자에게 어느 방향으로 몸을 쉽게 움직일 수 있는가를 파악하여, 몸을 들어올리거나 움직이거나 할 경우에 되도록 환자 자신의 협력을 얻는 것이 최선의 방법이다.

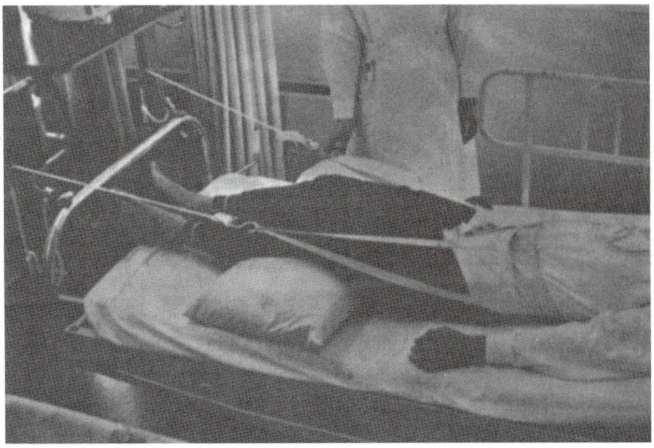

그림 4-11. 허리 부위를 견인하고 있는 환자

③ 골절이 없는 경우라도, 가령 허리뼈(요추)의 스트레스로 인한 골반 견인의 경우에 견인을 갑자기 늦추면 환자에게 악영향이 미치므로, 방사선사는 이러한 일을 주치의에게 맡기는 것이 좋다.

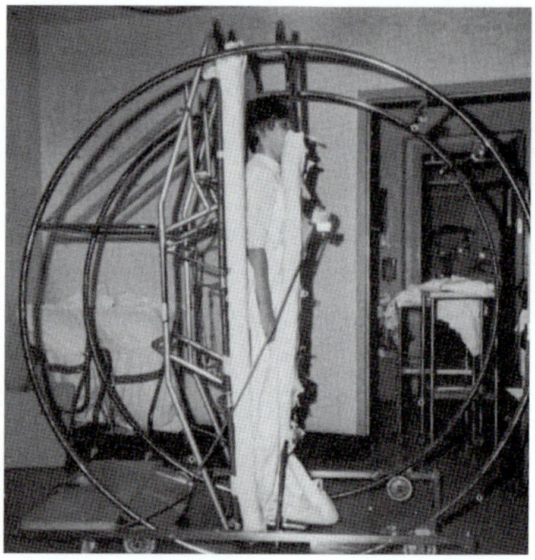

그림 4-12. Striker형 회전 bed

8. 정형용 병실촬영

환자의 체위 변환이 쉽고 동시에 골절된 부분을 고정할 수 있도록 고안된 각종 bed가 있다. 골절환자를 대상으로 한 「골절 bed」, 척추손상 또는 골절을 위한 「striker형 회전 bed」(그림 4-12). 「hoster 정형외과 bed」등이 있다. 이런 특수 bed를 다루는데 있어서, 중상환자에게 그 이상의 고통을 줄 가능성이 있는 움직임은 강요하지 않아야 한다. 이런 특수 bed에서 촬영에는 다음과 같은 사항을 유의해야 한다.

① 방사선사가 혼자서 환자 또는 bed를 움직이려고 시도해서는 안된다. 환자 상태를 잘 알고 bed 조정에 익숙한 의사 또는 간호사의 협력을 얻는 것이 좋다.

② Imaging plate(IP)나 카세트를 신체의 밑에 놓아야 하는 경우에는 환자에 따라서는 들어올리기만 해도 위험한 경우가 있다. 미리 어떠한 체위로 조정해야 하는가를 의사나 간호사와 충분히 협의해 두는 것이 좋다. 이런 경우에는 X선촬영의 체위가 다소 적절하지 않아도 진단에 충분한 정보를 얻을 수 있으면, 오히려 환자에게 안전한 체위를 선택해야 한다.

9. 수술실에서 촬영

방사선사에게 있어서, 이동용 X선장치나 이동식 외과용 영상장치를 사용하여 수술중에 X선촬영을 하거나 투시를 하는 기회는 자주 있다. 그런데 수술실에서 촬영은 방사선사가 가장 긴장하면서 시행하는 촬영 중 하나이다.

수술실에서 X선촬영은 담낭절제수술 중의 수술 중 담관조영촬영, 골절의 비관혈적 정복술 중의 X선촬영, 수술 후의 관혈적 정복술 중의 X선촬영, 뇌수술 중의 뇌혈관조영촬영 등 다양하다. 그런데 수술실 안에는 세균감염 예방을 위한 엄격한 관리체제가 수립되어 있어 영상의학과에서 X선촬영과는 다른 환경에서 촬영준비 및 촬영이 이루어진다.

방사선사로서 당연히 알아 두어야 할 것은 세균감염 예방을 위하여 무엇을 해야 할 것인가 또

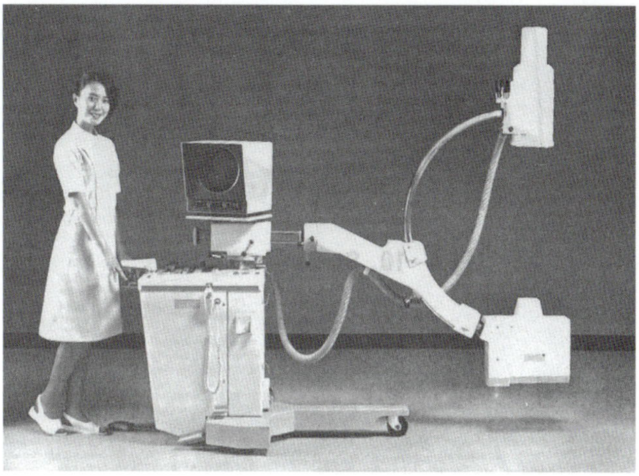

그림 4-13. 수술실 전용 이동형 C-arm X선장치(촬영-투시 겸용)

는 마취가 되어 있는 환자에 대하여 X선촬영을 하는 경우에 무엇을 조심해야 하는가, 수술에 참여하고 있는 의료팀에 대한 X선방어를 어떻게 할 것인가 등이다. 수술 중에는 당연한 일이지만 신속한 작업 처리가 요구되며, 재촬영은 허용되지 않는다.

이상의 여러 조건을 고려하여 수술실을 담당하는 방사선사는 상당한 경험과 지식이 있어야 한다. 경험이 적은 방사선사는 업무수행을 위하여 몇 번은 경험이 있는 방사선사와 같이 동행하여 작업을 견습하는 것이 필요하다.

수술실에 출입은 감염방지상 의료팀 전용의 출입구로 한다. 또 그 부근에 옷 갈아 입는 시설이 있는데, 수술용 모자·마스크·까운 등을 착용하고 입실을 해야 한다.

수술실 안에서 사용하는 X선장치는 수술실에서 감염을 방지하기 위하여 항상 소독액으로 닦을 필요가 있다. 전용 이동식 C-arm X선장치(그림 4-13) 또는 U-arm 디지털 X선 장치가 수술실 안에 설치되어 있지만, 수술실 밖에서 X선장치를 들여가는 경우에는 충분히 소독해야 하며 이 점에 관해서는 방사선사가 책임을 져야 한다.

수술실에서 촬영업무를 수행하면서 세균에 의하여 오염되지 않게끔 수술을 받고 있는 환자와 그 주변에 대해 특히 조심이 필요하다. 이 무균구역은 외과 의사, 마취통증의학과 의사, 수술실 간호사의 활동범위이기도 하다. 이 구역에 접근이 허용되는 것은 무균가운·무균장갑을 착용한 사람뿐이며, 대부분의 방사선사는 이러한 준비를 부분적으로 하고 있으므로 주의해야 한다(그림 4-14).

수술실에서 갑작스런 소음을 내거나 큰 소리로 대화를 하면 수술팀의 정신을 혼란시킬 수 있고 마취통증의학과 의사의 심장음 청취도 방해할 수 있으므로, 작은 목소리로 말하고 실수를

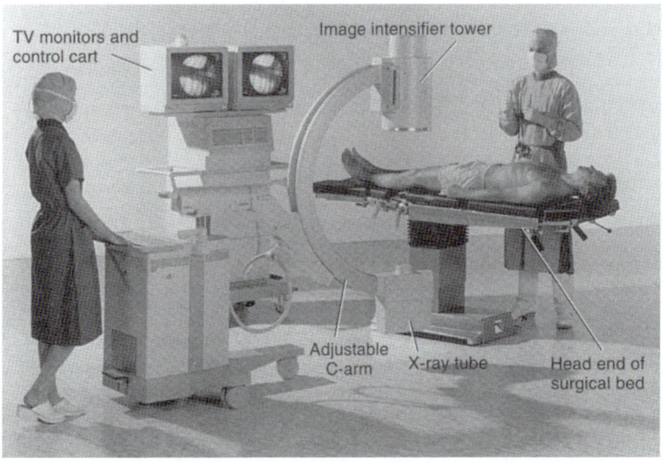

그림 4-14. 수술실에서 X선촬영 및 투시

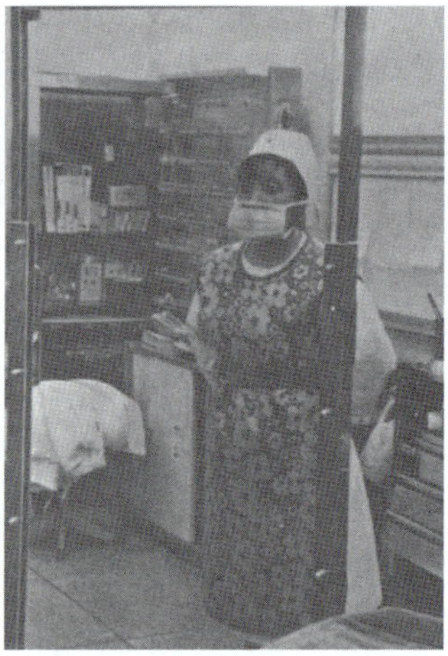

그림 4-15. 방사선 방어용 투명 스크린

하여 수술팀을 긴장시키지 않도록 조심해야 한다.

수술실 안의 시설은 특수한 경우를 제외하고는 X선에 대해서 전혀 무방비한 상태로 설계되어 있다. X선을 조사할 때에는 수술실 안에 인원수를 최소한으로 줄이고, 다른 스텝들은 되도록 퇴실시키든가 또는 방어용 칸막이(protective screen) 뒤로 이동시켜 X선을 방어해야 한다(그림 4-15). X선장치의 collimator를 유효하게 이용하고 또한 조사선량을 감소시키기 위해 감도가 높은 imaging plate(IP)를 사용한다. 수술실에서 X선촬영에는 재촬영이 없도록 숙련된 기술과 해박한 지식이 요구된다.

최근 영상의료장비의 발전과 다양한 기기의 발달로 의료기술은 더욱 정밀하게 발전하고 있다. 수술실 영상진단에 Mobile CT 및 O-arm, 3D C-arm 진단의료영상장비와 Navication system을 결합한 CT Guided Navication System이 국내 대형병원에 도입되어 정밀한 수술에서 사용되고 있다.

☺ 생각을 여는 창 17

이동 X선 촬영의 슬픔과 기쁨

대학 3학년 여름에 임상실습을 갔던 병원에서 입사한 지 얼마되지 않은 방사선사 선생님의 뒤를 따라 응급실로 이동촬영을 하기 위해 따라갔던 그 때에 portable 촬영과의 인연은 처음으로 시작되었다. 환자의 어머니로 보이는 보호자가 "우리 아들 살려 주세요"하면서 나의 손을 잡고 한 말은 지금도 놀라움으로 귓가에 생생한 과거의 기억으로 남아있다.

병원에 입사하여, 지금은 신생아 중환자실에서 심폐소생술 과정에 병실촬영했던 아기가 깨어나 눈을 뜨고 쳐다보며 눈을 마주칠 때는 야간 근무의 힘든 피로를 씻어주는 기쁨으로 충만하다. 또한 며칠 전에 보았던 중환자실의 환자가 오늘은 치유되어 일반병실로 올라가는 것도 병원생활의 기쁜 작은 여유이고, 흉부외과 병실에서 폐기종으로 날마다 인연을 맺었던 환자가 어느 날 걸어서 영상의학과에 내려와 흉부 촬영을 하면서 건네는 눈인사는 하루의 피로를 가시게 하는 기쁨으로 충분하다.

검사실 복도에서 퇴원한다고 하면서 안부인사 전하는 환자도 병원생활의 작은 위안으로 삶의 기쁨을 동반해 준다. 중환자실이나 병실에서 의사나 간호사와 건네는 인사는 병원사회에 소속되어 근무하고 있다는 동질감을 느끼는 기쁨을 주곤 한다.

이렇게 기쁨을 전하는 병실촬영이 슬픈 소식을 전할 때는 현실의 무심함이 원망스럽기도 하고 비정하기도 하다. 중환자실에서 날마다 만나던 환자가 하늘나라로 돌아가고 없는 침대를 보면 인생의 무심함에 가슴이 뭉클해진다. 지금은 병원생활이 익숙해져서 오는 무관심인지, 아니면 메마른 감정인지 모르겠지만, 신입시절의 그때만큼 눈물적시는 기억이 별로 없다.

씁쓸한 일화 하나는, MRI실에서 넥타이 매고 하얀 가운을 입고 회전의자에 앉아서 키보드를 치며 근무하다가 순환근무로 potable 촬영 담당으로 근무하던 중에 중환자실에서 만난 안면이 있는 전공의가 내 손을 잡으며, "어떻게 이런 일이... 상심이 크겠습니다!"하면서 위로의 말을 할 때는 병실촬영의 위상을 적나라하게 알 수 있어 왠지 기분이 씁쓸해진다.

땀 흘리면서 육체적으로 힘이 들지만 응급환자의 진단과 치료에 일조하며 국민 건강을 책임지는 자부심과 명예로는 견디기 힘든 작금의 현실이 원망스럽기도 하다.

*이 글은 권대철 교수(신한대학교 방사선학과 교수, 전 서울대학교병원 영상의학과 방사선사)의 글 「Potable 촬영의 슬픔과 기쁨」(방사협보, 256호, 2002년 10월)의 일부임

Chapter 5

조영제 쇽(shock)의 대책

5-1 조영제

조영제(造影劑)의 구비조건으로서는 ① 주위조직과 적절한 대조도(contrast)를 얻을 수 있는 것, ② 화학적으로 안정되어 있을 것, ③ 생체에 독성(이상반응)이 없을 것. ④ 짧은 시간에 체외로 배설 또는 제거되기 쉬울 것, ⑤ 비교적 값이 쌀 것 등이 있다. 의약품으로서는 이들 조건은 모두 없어서는 안 될 것이다.

조영제는 양성조영제(positive contrast medium)와 음성조영제(negative contrast medium)로 크게 나뉘어진다(그림 5-1). 양성조영제는 주위조직보다 X선흡수가 많은 조영제이고, 음성조영제는 주위조직보다 X선흡수가 적은 조영제이다.

이 장에서 주로 다루고자 하는 조영제는 수성 요오드계 조영제이다.

비이온성 요오드계 조영제는 최근 개발되어 널리 사용되고 있다.

이상반응(부작용)의 발생은 조영제의 종류, 양, 투여법 등의 여러 인자에 따라서 다르다.

이상반응의 빈도는 비이온성 조영제가 이온성 조영제보다 훨씬 낮다. 메스꺼움(오심, nausea), 가려움증(itching), 두드러기(urticaria), 열감(heat sensation), 구토(vomiting)를 조영제 이상반응의 대표적인 다섯 증상이라고 한다.

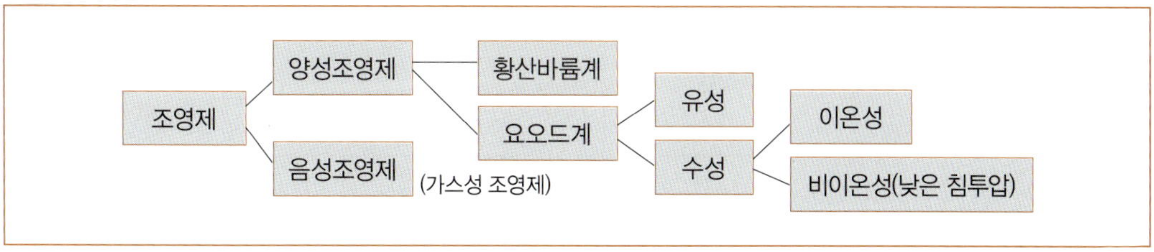

그림 5-1. 조영제의 분류

5-2 이상반응의 증상

이상반응의 임상증상으로서 가장 일반적인 것은 두드러기(urticaria)와 메스꺼움(오심, nausea)이다.

이상반응의 임상증상을 중증도의 단계로 나누면 다음과 같다.

경증(가벼운 증상): 치료가 필요 없는 것
중등증(중간 정도 증상): 치료를 필요로 하는 것
중증(무거운 증상): 입원치료를 필요로 하는 것
치사(죽음): 불행하게도 사망에 이른 것

각 증례의 이상반응에는 여러 가지 증상이 있어서 반드시 위에 적은 단계로 정리할 수 있다고는 할 수 없으나, 대개는 가늠이 될 수 있다.

경증~중등증의 증상에는 피부발적, 열감, 두드러기, 재치기, 기침, 눈물, 메스꺼움, 두통, 심계항진(heart acceleration) 등이 있다.

중등증~중증의 증상에는 오한, 혈압저하, 냉한, 창백, 호흡곤란, 천식성 발작, 안면부종, 구토, 경련 등이 있다.

중증~치사의 증상에는 shock, 혈압저하, 허탈, 심장 block, 호흡 정지, 성문부종, 폐부종, 뇌부종 등이 있다.

조영제에 의한 이상반응 증상을 간추리면 표 5-1과 같다.

표 5-1. 조영제에 의한 이상반응의 증상

Minor	Moderate	Severe
Nausea	Urticaria(hives)	Convulsions
Vomiting	Asthma attack(minor)	Cyanosis
Flushing	Erythema	Pulmonary edema
Metallic taste	Rhinitis	Shock
Coughing(minor)	Facial edema	Cardiac arrest
Sweating		Renal failure
Feeling of warmth		Laryngospasm
		Respiratory arrest

다음에 객관적인 증상의 파악에 중요한 vital sign과 의식 level에 대하여 설명하기로 한다.

1. VITAL SIGN(생명 징후)

이상반응이 발생할 때에 vital sign을 확인하는 것은 모든 것의 기본이다. Vital sign에 포함되는 것은 열 개 항목 이상이 있으나, 방사선사로서 상식적으로 알아두어야 할 것에 한하여 설명한다.

1) 혈압(blood pressure)

동맥내강의 압력, 즉 동맥압을 간단히 혈압이라고 한다. 일반적으로 위팔동맥(상완동맥, brachial artery) 압력을 간접적으로 측정하는 방법을 사용한다.

혈압측정에 의하여 심장으로부터 혈류량이나 세동맥의 수축과 확장 정도를 알 수 있다. 일반적으로는 청진법으로 측정하는데, 곤란한 경우에는 촉진법에 의하여 측정한다.

성인에서는 최대혈압(수축기혈압) 100~130mmHg, 최소혈압(확장기 혈압) 50~80mmHg 범위이다. 맥압은 최대혈압에서 최소혈압을 뺀 값인데 맥압이 작은 것은 말초혈관의 수축을 의미한다.

조영제의 이상반응에서는 혈압저하가 중요한 sign이다. 최대혈압이 80mmHg 이하가 되면 요량 감소나 쇽 상태가 된다. 또 조영제 투여 전의 최대혈압보다 30mmHg 정도 낮아지면 쇽 상태가 된다.

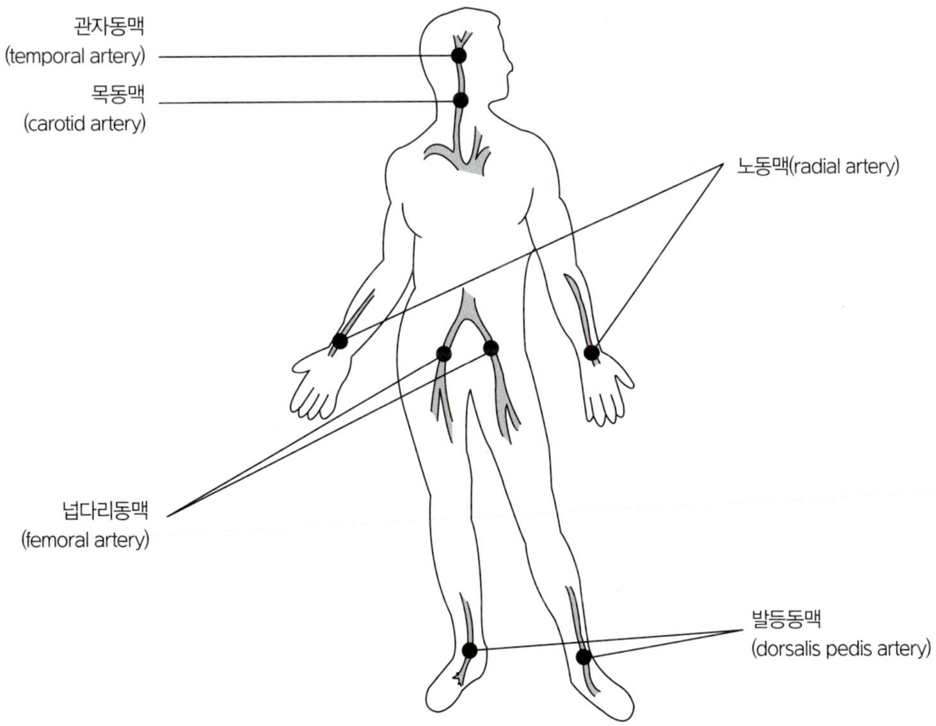

그림 5-2. 맥박 측정부위

2) 맥박(pulsation)

맥박에서 맥박 자체의 성질, 심장 기능, 혈류상태의 정보를 얻을 수 있다. 1분간 측정하여 맥박수, 리듬의 규칙성, 맥박의 긴장도 등을 본다. 성인의 맥박수는 정상이 매분 60~100회이다.

성인에서는 100회/분 이상을 빠른 맥(빈맥, tachycardia)이라고 하며, 심장의 활동량이 증가되고 있는 상태이다. 대사성 산성증(acidosis), 저산소혈증, 불안, 흥분, 발열 등의 영향 등을 생각할 수 있다.

성인에서 60회/분 이하를 느린 맥(서맥, bradycardia)이라고 하며, 심박출량이 감소되어 말초조직에 충분한 산소가 공급되지 못하는 것을 의미한다. 순환혈액량의 과잉, 고도의 심부전, digitalis 과잉투여, 완전 방실 block 등을 의미한다.

맥박 결손이나 불규칙은 심장에 부담이 가해져 있는 것이나 심실기외(心室期外) 수축을 의미한다. 이 경우는 생명에 위험이 미치는 경우가 있다. 저칼륨혈증, digitalis 중독, 저산소혈증, 심근장애, 심방세동(atrial fibrillation) 등을 생각할 수 있다.

일반적인 맥박 측정부위는 그림 5-2와 같다.

3) 호흡(respiration, breathing)

호흡상태에서, 폐포에 있어서의 산소와 탄산가스의 교환상태 및 가스교환을 장해로 하는 병인 등을 파악할 수 있다. 1분간 측정한다. 정상에서는 신생아·유아 30~45회/분, 2~5세 20~30회/분, 10~12세 18~20회/분, 성인 14~20회/분이다.

호흡수의 증가(성인에서는 25회/분 이상)는 기관내 분비물 등에 의한 폐의 환기 불충분, 발열, 동통, 불안, 흥분, 심부전, 대사성 산성증 등에서 볼 수 있다. 호흡수의 감소(성인에서는 10회/분 이하)는 뇌압항진, 대사성 알카리증, 마취제·근육이완제 등의 영향을 생각할 수 있다.

4) 체온(body temperature)

조영제의 이상반응으로 곧 체온이 상승하는 일은 적다. 체온이 1℃ 상승하면 심박 수는 10회 증가한다. 체온상승은 활동량을 증가시키고 수분이나 전해질의 상실 기회를 크게 한다. 체온하강은 낮은 심박출량이나 쇽 상태에서 볼 수 있다.

5) 요량(urine output)

오줌의 양은 콩팥(신장) 혈류량, 나아가서는 각 장기의 혈류순환상태의 지표가 된다. 방광 안에 삽입한 카테터를 통한 측정이 좋다.

요량은 연령에 따라 다르다. 1세 미만 8~20ml/시간, 1~5세 21~35ml/시간, 6~10세 26~30ml/시간, 11~13세 31~50ml/시간, 14세 이상 51~100ml/시간이다.

하루의 요량 500ml 이하를 핍뇨(oliguria), 200ml 이하를 무뇨(無尿), 2,000ml 이상은 다뇨(polyuria, hyperuresis)라고 한다. 쇽 상태에서는 요량이 감소된다.

6) 피부 상태

창백, 냉감, 발한은 말초순환부전의 증상이다. 당연히 발진의 유무에 조심해야 한다.

7) 중추신경 상태

의식상태, 동공의 크기, 빛에 대한 반사, 안검반사, 삼킴(연하)반사, 상하지의 근력, 경련의 유무 등을 관찰한다.

일례로 환자의 귀 밑에서 이름을 불러 반응을 본다(눈을 뜨는가, 팔다리를 움직이는가, 목을 흔드는가 등).

2. 의식의 level

의식장해의 level에는 혼수(coma)·반혼수(semicoma)·의식혼탁(confusion)이 있고, 의식혼탁은 다시 혼미(昏迷, stupor), 혼면(昏眠, sopor), 경면(傾眠, somnolence)으로 나누어 전체를 5단계로 분류한다. 혼수는 눈을 감은 채 전혀 움직이지 않고 어떤 자극을 주어도 아무런 반응을 나타내지 않는 상태이다. 혼미는 눈을 감은 채 자고 있는 것 같지만, 큰가슴근(대흉근)을 강하게 꼬집는다든가 꼭지돌기(유양돌기) 앞쪽의 붓돌기(경상돌기) 위를 강하게 압박한다든가 안구를 압박하는 등의 강한 동통자극을 주면 눈을 뜨는 상태이다. 경면은 가벼운 각성장해이다.

☺ 생각을 여는 창 ⑱

맥을 짚어라

'맥'은 바둑에서 수단의 실마리가 되는 수로서 우리나라에만 있는 독특한 바둑 용어로, 한의학에서 말하는 맥(脈, pulse)과 글자가 똑같다. 그러므로 '맥을 짚어라'는 말은 의사가 환자를 진맥하여 병을 치료하듯 '바둑의 중요부분을 살펴서 좋은 점을 찾아내라'는 것에 비유될 수도 있겠다.

바둑에서나 우리 인생 일에서나 기왕에 맥을 짚고자 한다면 제대로 잘 짚도록 해야지 자칫 실수로 헛맥을 짚었다가는 큰 낭패를 보고 만다.

맥의 중요성과 아울러 신중함이 필요하다는 것을 은연중에 깨달아야 한다.

*이상훈(고려대 방사선학과 졸업, 세계 최초 바둑학 박사) 지음 "바둑의 말"(하서출판사, 2015년 펴냄) 중에서.

5-3 이상반응의 치료

조영제를 투여한 영상검사에서 이상반응은 전혀 없어야 하지만, 뜻하지 않은 사고가 있을 수 있다. 일반적인 구급용 기구 및 약제는 표 5-2와 같다.

표 5-2. 구급용 기구 및 약제

1 산소, 경비강 catheter, nasal cannula, mask 2 인공호흡기(AMBU bag) 3 기관내 삽관기구 4 각종 airway 5 전신마취기 6 흡인기 7 심전계 8 제세동기(심장충격기)	9 혈압계, 청진기 10 점적주사용 셑, 주사기 11 동맥절개 셑 12 기관절개 셑 13 약제: adrenaline, noradrenaline, hormone, 항histamine제, 황산 atropin, neophyllin, carnigen, 메이론, barbiturate, protanol, 생리적 식염수, 5% 포도당액

1. 조영제 투여의 일반적 주의사항

① 검사의 적응을 엄격하게 결정한다.

② 이전에 적응한 증례를 잘 물어본다.

위독한 이상반응은 과거에 요오드계 조영제를 사용했다든가 알러지성 반응의 유무에서 예측은 할 수 없지만, 기왕력(past history)을 충분히 참고한다.

③ 수분-전해질의 balance를 조정해 둔다. 탈수상태에서 검사를 하는 것은 위험하다.

④ 조영제의 투여는 누운 자세에서 한다,

⑤ 조영제 투여 후에는 환자의 상태를 잘 관찰한다.

⑥ 환자에게 불안감을 주어서는 안된다.

특히 주의해야 할 것은 심리적 인자이다. 환자에게 불필요한 불안감을 주어서는 안된다. "괜찮습니까?", "아무렇지 않습니까?", "구토할 느낌이 없습니까?", "어디가 가렵지는 않습니까?" 등 불안한 듯이 물어보아서는 안된다. 환자와의 관계에 있어서 쌍방의 불안감이 이상반응의 발현을 높일 가능성이 있다.

2. 경증~중등증 이상반응에 대한 치료

① Allergy 반응이라고 생각할 수 있는 변화, 예를 들면 바늘에 찔린 부분의 발적, 가려움증, 두드러기, 안검부종 등에 대해서는 항히스타민제, 칼슘제제, 부신피질 호르몬 등을 정맥주

사 한다.

② 전신성 반응, 예를 들면 메스꺼움, 구토, 열감, 기침 등에 대해서는 신선한 공기를 흡입시키거나 진정제를 투여한다.

3. 중증 이상반응에 대한 치료

과다호흡, 호흡곤란, 천식성 발작, 성문 부종, 사망에 대한 불안감, 창백, 혈압저하, 냉한, 허탈, 경련, 쇽 등을 볼 수 있다. 이런 증상에는 산소를 흡입시키고 혈관확장제를 투여한다.

산소흡입법을 그림 5-3에 나타냈다.

쇽 때의 일반적 주의사항은 ① 바로 누운 자세에서 머리를 낮춘다, ② 기도 확보, ③ 산소흡입, ④ 정맥 확보이다.

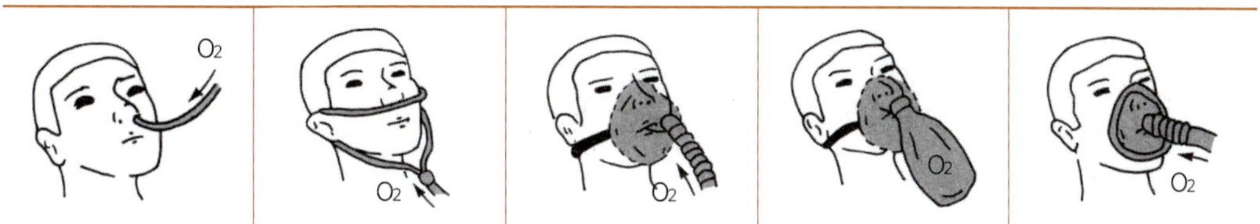

경비강 catheter	비강 cannula	안면 mask	bag mask	venturimask
콧구멍으로부터 상인두부로 catheter를 삽입한다.	비강으로부터 1~2cm cannula를 삽입한다.	mask로 콧구멍과 입을 가린다.	호흡 bag이 있는 안면 mask	venturi관의 원리를 응용한 안면 mask

그림 5-3. 산소 흡입법

조영검사를 시행하는 경우에는 쇽이 생길 가능성이 있다는 것을 항상 예측해 둘 필요가 있다. 이를 위하여 검사를 행하는 의사·방사선사·간호사 등은 구급기구 및 약제가 어디에 있는가를 잘 알아둘 필요가 있다. 평소에 정기적으로 예행연습을 할 필요가 있다. 또한 위독한 이상반응에 대비해서 병원 안에 구급팀을 구성해 두어야 한다. 원내방송으로 호출이 있는 경우, 즉시 현장으로 출동할 수 있는 구급의료팀이 상설되어 있어야 한다.

불행하게도 사고가 발생했을 경우, 우선 당황하지 않아야 한다. 혼자 처치하려고 하는 생각을 하지말고 냉정하고 침착하게 행동할 것을 유념해야 한다.

처치를 하는 중심은 의사이지만, 의사라 해도 인간이며 당사자는 냉정을 잃는 것이 보통이다. 구급팀에 응원을 요청하여 인계하는 편이 좋다. 구급팀이 도착할 때까지 어떻게든 올바른 처치를 해야 한다.

상황에 따라서 다르지만, 방사선사는 긴급히 발생한 사태에 언제라도 대응할 수 있게 몸과 마음의 준비를 해 두어야 한다. 좁은 방사선검사실에서 구급처치를 해야 하기 때문에 불필요한 기재는 밖으로 내놓고, 처치할 구급팀이 충분히 움직일 수 있도록 배려해야 한다. 그리고, 방사선사는 의료팀의 일원으로서 발생한 사태에 대한 책임있는 태도와 행동을 해야 한다.

4. 상황기록의 필요성과 ampoule 보존

혼잡한 상황에서 기록한다는 것이 주가 되어서는 안되지만 착실한 기록은 진료상 또는 사고처리를 위하여 필요하다. 시간의 경과와 함께 증상, vital sign(생명 징후) 및 치료내용을 상세히 기록해야 한다.

조영검사에서는 만일의 사태에 대비하여 검사가 완전히 끝날 때까지 조영제 앰플을 보존해 두는 것이 좋다. 이상반응의 치료에 사용한 약제의 앰플도 마찬가지로 보존해 둘 필요가 있다.

5-4 구급소생법의 순서

A : Air way(기도 관리)
B : Breathing(호흡 회복)
C : Circulation(순환 회복)
D : Drugs(약제요법)
E : ECG(심전도)
F : Fibrillation treatment(심세동 대책)
G : Gauge(계기사용, 검사와 계측)
H : Hypothermia(저체온요법)
I : Intensive care(강화요법, 집중치료)

위에 제시한 것 중에서 A·B·C는 전문가가 도착할 때까지 해야 할 처치이고, 1차 구명처치(救命處置)라고 한다. D~I는 소생기구·약제 등이 정비되고 기관내 삽관 또는 기관절개상태에서 실시하는 것이며, 2차 구명처치라고 한다. 1차 구명처치를 하는 동안에도 적절한 약물요법은 당연히 이루어져야 한다.

1. 기도 관리

환자가 말을 하거나 반응을 보이면 기도가 열려 있는 상태이다. 반면에 환자가 반응이 없고, 척추 손상이 의심되지 않을 경우 머리를 뒤로 젖히고 턱을 들어 올려 기도를 개방한다. 그러나 척추 손상이 의심되는 경우에는 환자를 되도록 움직이지 않게 한다.

기도폐색이 생기기 쉬운 부위는 인·후두부, 기관, 기관지이며, 특히 인·후두부에 대한 처치는 비전문가라도 익숙할 필요가 있다. 의식불명인 환자에서는 근육이 이완되고 혀근(설근)이 내려뜨려지기 때문에 상기도가 막힌다. 이것을 개선하기 위해서는 다음과 같은 처치를 한다.

1) 머리를 뒤로 젖히는 방법

한쪽 손을 목 뒷면에 대고 위로 들어올린다. 다른쪽 손으로 이마를 아래로 밀어내리고 머리를 뒤로 젖힌다. 입은 자연히 벌어지고 기도가 열린다. 어깨에 베개를 넣어 머리를 뒤로 젖히는 것도 좋지만, 지나치게 되면 오히려 기도를 막게 되므로 주의가 필요하다.

2) 턱을 끌어 올리는 방법

머리를 뒤로 젖힌 다음 양 손의 둘째~다섯째 손가락을 턱에 대고, 턱을 앞위 방향으로 밀어내든가 끌어올린다. 아래치열이 위치열보다 앞으로 나와 아래 입술이 비죽 나오도록 턱을 밀어낸다.

옆으로 누운 자세로 하여 구토물(토해낸 것)이 기도 안으로 들어가는 것을 막는 것도 중요하다.

3) AIR WAY 삽입

환자에게 적합한 크기의 air way를 고른다. 삽입한 air way를 반창고 등으로 고정시키지 않는 편이 좋다.

4) 기관 내에 관 삽입

호흡관리는 쉽지만 전문가가 하는 일이다.

5) 기관절개

오랜 기간동안 기도 확보가 필요한 경우에 적용한다.

2. 호흡 회복

환자가 반응을 보인다면 숨을 쉬고 있다는 증거이다. 쌕쌕거리거나, 꽥꽥거리거나, 콜록거리며, 코고는 소리와 비슷한 비정상적인 숨소리나 호흡 곤란 증세가 있는지 자세히 관찰한다. 환자가 반응이 없으면 기도를 계속 열어두고, 가슴이 올라왔다 내려갔다 하는지 보고 숨쉬는 소리를 들으며, 환자의 코와 입으로 내쉬는 숨을 느껴본다. 호흡이 느껴지지 않으면 숨을 두 번 불어넣는다.

기도가 확보되면, 곧 인공호흡을 한다. 인공호흡법은 손을 사용하는 인공호흡법, 날숨(호기) 취입법, 기계적 인공호흡법으로 나눈다.

〈날숨 취입법〉

환자의 허파에 시술자의 날숨(호기)를 불어넣는 방법이다. 날숨 중에는 산소가 16~18% 포함되어 있어서 생명을 유지하는 데에 대체로 충분한 농도이다. 손을 사용하는 방법의 2~3배 효과가 있다.

날숨 취입법에는

① mouth to mouth breathing(입–입 인공호흡법)

② mouth to nose breathing(입–코 인공호흡법)

③ mouth to mouth and nose breathing(입–입·코 인공호흡법)

④ mouth to air way breathing(입–air way 인공호흡법)

⑤ mouth to mask breathing(입–mask 인공호흡법)

⑥ mouth to tube breathing(입–tube 인공호흡법)

이 있다.

취입법의 경우에 중요한 것은 기도 확보와 불어넣은 날숨이 새지 않도록 하는 것이다. 가령 입–입 인공호흡법에서는 공기를 불어넣을 때에 콧방울(비익)을 꼭 눌러 불어넣은 날숨이 새는 것을 막아야 한다.

3. 순환 회복

반응이 없는 환자는 목의 목동맥(경동맥)에 손을 대어 맥박을 확인한다. 영아는 위팔동맥(상완동맥)을 통해 맥박을 측정한다. 이때 맥박이 뛰지 않으면 심폐소생술을 실시해야 한다.

심박정지(cardiac arrest)인 경우는 심장 맛사지(cardiac massage)를 한다. 비개흉심(非開胸心) 맛사지와 개흉심(開胸心) 맛사지로 크게 나눈다.

비개흉심 맛사지에서는 복장뼈(흉골)의 하반부에 리드미컬한(율동적인) 압력을 준다(그림 5–4). 환자는 바로 누운 자세에서 발을 들어올려 놓는다. 환자를 딱딱한 곳 위에 바로 눕힌다. 부드러운

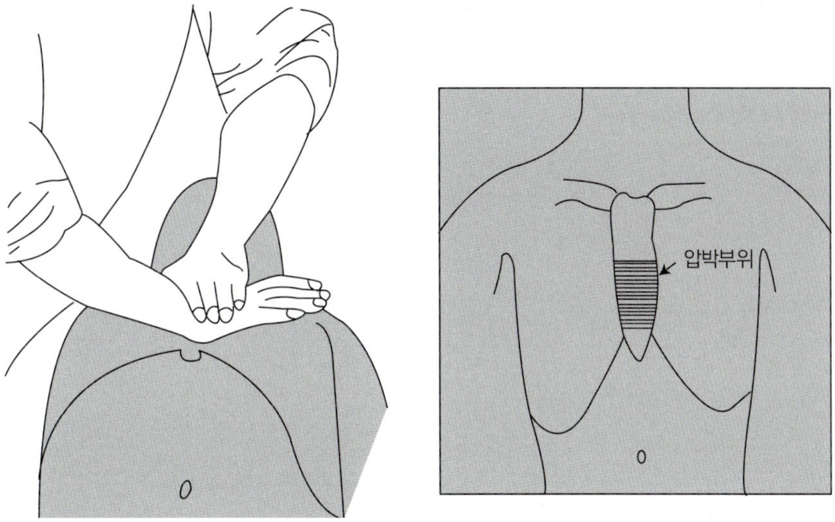

그림 5-4. cardiac massage

매트 또는 bed 등에서는 압력이 잘 전달되지 않는다. 100회 이상/분 정도로 압박을 준다.

4. 약물요법

정맥확보가 중요하다. 쇽 때에는 정맥이 수축하여 있는 경우가 많고 천자가 곤란할 때에는 정맥절개도 필요하다.

① 산소 : 100% 산소를 흡입시킨다. 단, 산소중독에 조심한다.

② 중탄산나트륨(메이론) : 대사성 산성혈증(acidosis)을 개선한다.

③ Epinephrine

④ 염화칼슘(calcium chloride) : 심근의 수축성을 높인다.

⑤ Lidocaine : 심실성 기외수축이나 심실성 빈맥에 유효하다.

⑥ 부신피질 호르몬(솔코오테프) : 뇌부종 발생을 억제한다.

⑦ Norepinephrine : 혈관수축제로 혈압저하에 사용한다.

⑧ Isoproterenol : 완전방실 block이나 atropine이 맞지 않는 극도의 동성서맥(맥박 수가 정상적으로 1분에 50회 미만일 때)에 유효하다.

⑨ Proplanorol : 항부정맥작용이 있다.

⑩ 황산 atropine : 느린 맥(서맥)인 때에 쓰인다.

⑪ Diazepam : 항경련작용을 가진다.

심장정지 때에 쓰이는 약제는 표 5-3과 같다.

표 5-3. 심장정지 때에 쓰이는 약제

약 제 명	목적·작용	투여방법	투 여 량
A Atropin	미주신경의 긴장완화, 서맥에 적용	정맥주사, 심강내	0.5~1mg 정맥주사, 매 3~5분마다, 총 0.04mg/kg까지 반복가능
B 중탄산수소나트륨 (Sodium bicarbonate)	acidosis 시정	정맥주사	초기 1mEq/kg, ABG 결과에 따라 감량
C 염화칼슘 (Calcium)	심장 수축력 증강	정맥주사, 심강내	2~4mg/kg(10% 용액) 필요시 10분 간격 반복
D 50% 포도당 (Dextrose)	심장 수축력 증강, 침투, 이뇨작용, 저혈당 시정	정맥주사	초회 1ml/kg
E Epinephrine	심장 수축력 증강	정맥주사, 심강내	1mg(10ml of 1:1000 용액), 3~5분마다
F Furosemide	이뇨, 콩팥장해 방지	정맥주사	1mg/kg
I Isoproterenol	심근 수축력 증강 심박 수 증가	정맥주사, 심강내	0.5~5 μg(0.25~2.5ml희석) bolus IV 0.2mg(1ml) 근육내, 피하주사, 0.02mg(0.1ml) 심장내 주입 1~2mg/5DW 500ml 점적 IV
L Lidocaine	심실 빈박·심실세동의 제어	정맥주사	1~1.5mg/kg, 3~5분 이내 1.5mg/kg 추가가능(총 2mg/kg)

5-5 요오드계 조영제

요오드계 조영제에는 종래부터 사용하고 있는 이온성(높은 침투압) 조영제와 최근 개발되어 사용하고 있는 비이온성(낮은 침투압) 조영제가 있다.

영상검사에 쓰이는 요오드계 조영제의 상품명, 화학적 성분, 요오드염 함유량, 용도는 표 5-4와 같다.

표 5-4. 영상검사에 쓰이는 요오드계 조영제

Trade name	Generic name	Iodine salts (% weight/ volume)	Approved uses
Amipaque	Metrizamide	48.25	CT(intrathecal)
Angio-Conray	Iothalamate meglumine	80	Angiography
Cardiografin	Diatrizoate meglumine	85	Angiography
Cholografin Meglumine	Iodipamide meglumine	52	IV cholangiography
Cholografin Meglumine for infusion	Iodipamide meglumine	10.3	IV drip infusion cholangiography and cholecystography
Conray	Iothalamate meglumine	60	Multipurpose
Conray-30	Iothalamate meglumine	30	IV urography, CT
Conray-43	Iothalamate meglumine	43	IV urography, venography, CT, DSA
Conray-325	Iothalamate sodium	54.3	IV urography
Conray-400	Iothalamate sodium	66.8	Angiography
Cysto-Conray	Iothalamate meglumine	43	Retrograde pyelography
Cysto-Conray II	Iothalamate meglumine	17.2	Cystourethrography
Cystografin	Diatrizoate meglumine	30	Cystourethrography
Cystografin-Dilute	Diatrizoate meglumine	18	Retrograde cystourethrography
Diatrizoate Meglumine Injection 76%	Diatrizoate meglumine	76	IV urography, aortography, pediatric angiocardiography, peripheral angiography
Ethiodol	Ethiodized oil		Lymphography
Gastrografin	Diatrizoate meglumine and diatrizoate sodium	76	Gastrointestinal studies, CT body scans
Hexabrix	Sodium meglumine ioxaglate	32	Angiography and multipurpose
Hypaque 76	Diatrizoate meglumine and diatrizoate sodium	76	Multipurpose
Hypaque Sodium Oral Powder and Hypaque Sodium Oral Solution	Diatrizoate sodium	59.87	Gastrointestinal studies
Hypaque Sodium 20%	Diatrizoate sodium	20	Retrograde pyelography
Hypaque Sodium 25%	Diatrizoate sodium	25	IV urography, CT
Hypaque Sodium 50%	Diatrizoate sodium	50	Multipurpose
Hypaque Meglumine 30%	Diatrizoate meglumine	30	IV urography, CT
Hypaque Meglumine 60%	Diatrizoate meglumine	60	Multipurpose
Hypaque-Cysto	Diatrizoate meglumine	30	Cystourethrography
Hypaque-M 90%	Diatrizoate meglumine and diatrizoate sodium	90	Andiocardiography, aortography angiography, urography, hysterosalpingography
Iomeron 300, 350, 400	Iomeprol		Angiography, IV urography, CT, Arterial DSA
Iopamiro	Iopamidol		Angiography, urography
Iorbix, Iobrix	Iohexol		Angiography, IV urography, CT
Isopaque 280	Meglumine metrizoate	60	Multipurpose

IV: Intravenous CT: computed tomography DSA: digital subtraction andiography

Trade name	Generic name	Iodine salts (% weight/ volume)	Approved uses
Isopaque 440	Meglumine metrizoate	82	Angiography
Isovue-128	Iopamidol	12.8	Arterial DSA
Isovue-200	Iopamidol	41	Peripheral venography
Isovue-300	Iopamidol	30	Peripheral arteriography
Isovue-370	Iopamidol	37	Selective visceral arteriography
MD-76	Diatrizoate meglumine and diatrizoate sodium	76	IV urography, angiography, CT
MD-Gastroview	Diatrizoate meglumine and diatrizoate sodium		Gastrointestinal studies, CT body scan
Omnipaque 140	Iohexol	*	Arterial DSA
Omnipaque 240	Iohexol	*	Multipurpose
Omnipaque 300	Iohexol	*	Arteriography, Aortography, CT(IV and intrathecal)
Omnipaque 350	Iohexol	*	Aortography, angiocardiography, CT(IV), IV DSA
Optiray 160	Ioversol	34	Arterial DSA
Optiray 240	Ioversol	51	Cerebral angiography, venography
Optiray 320	Ioversol	68	Angiography, IV urography, CT
Optiray 350	Ioversol	74	Coronary arteriography
Pamiray	Iopamidol		Angiography, CT
Radisense	〃		〃
Renografin-60	Diatrizoate meglumine and diatrizoate sodium	60	Multipurpose
Renografin-76	Diatrizoate meglumine and diatrizoate sodium	76	Multipurpose
Reno-M-30	Diatrizoate meglumine	30	Retrograde pyelography
Reno-M-60	Diatrizoate meglumine	60	Multipurpose
Reno-M-Dip	Diatrizoate meglumine	30	Urography infusion, CT venography
Renovist	Diatrizoate meglumine and diatrizoate sodium	69.3	Multipurpose
Renovist II	Diatrizoate meglumine and diatrizoate sodium	57.6	Multipurpose
Renovue-65	Iodamide meglumine	65	IV urography
Renovue-Dip	Iodamide meglumine	24	Infusion urography
Sinografin	Diatrizoate meglumine and iodipamide meglumine	82.5	Hysterosalpingography
Skiodan	Methiodal sodium	20, 40	Retrograde pyelography
Ultravist	Iopromide		Angiography, CT
Vascoray	Iothalamate meglumine and iothalamate sodium	78	Angiography

1. 이온성 요오드계 조영제

벤젠핵에 요오드가 3개 붙은 2, 4, 6-triiodobenzoic acid가 기본을 이루고 있다. 중요한 것은 ③과 ⑤의 위치에 측쇄가 붙어 있는 것이다. ⑤의 측쇄는 일정하지만 ③의 측쇄는 조영제의 계통에 따라 다르다(그림 5-5).

⑤의 측쇄에 따라 iodamide, diatrizoate, iothalamate로 분류한다. 또 ①의 위치에 있어서의 염의 종류에 따라 나트륨염과 methylglucamine염의 두 종류로 분류한다. 이 조영제들은 혈관 안에 들어가면, 나트륨염 또는 methylglucamine염의 곳에서 이온화가 생긴다. 혈청의 약 3배라는 고장성(高張性)을 나타낸다.

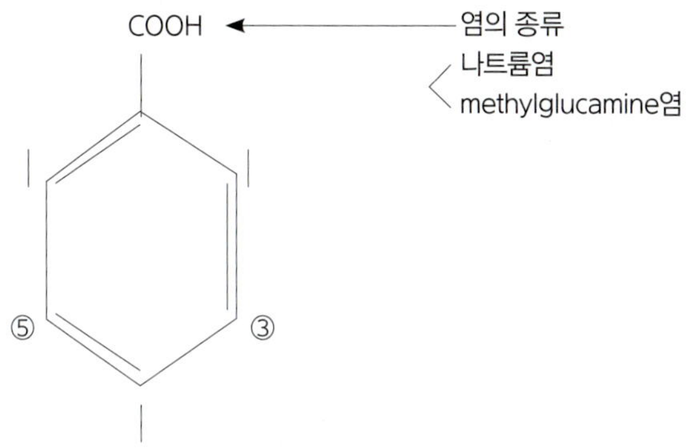

그림 5-5. 2,4,6-triiodobenzoic acid

2. 비이온성 낮은 침투압 조영제

수용성 요오드계 조영제의 대부분 이상반응이 높은 침투압성에 유래하는 것이 명백해진 이래, triiodobenzoic acid의 유도체가 비이온화한 것이나 이량체(dimer)를 반이온화한 것(mono -acid dimeric compound) 등 낮은 침투압 요오드계 조영제가 개발되어 있다. 이들 낮은 침투압 요오드계 조영제에 포함되는 것에는 이온성 조영제의 COOH기를 CONH-기로 치환하여 이온화되지 않게 한 것으로 metrizamide(Amipaque), iopromide(Ultravist), iopamidol(Iopamiro, Pamiray, Radisense), iohexol(Omnipaque, Iobrix, Iorbix), ioversol(Optiray) 등이 있다.

비이온성 조영제의 일례로, Iohexol의 구조는 그림 5-6과 같다.

낮은 침투압 조영제(low osmolar contrast medium, LOCM)를 사용하면, 종래의 높은 침투압 요오드계 조영제를 주입할 때에 작렬감과 심한 동통(pain)을 수반했던 말초동맥조영 촬영도 거의 무통성으로 시행할 수 있다.

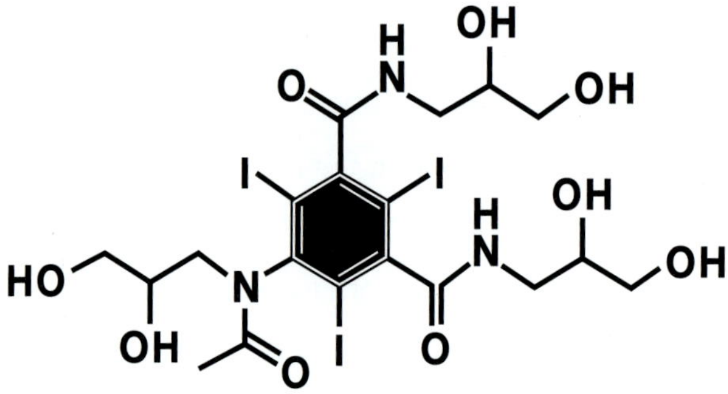

그림 5-6. 비이온성 조영제 Iohexol의 구조

Metrizamide는 뇌신경 방사선검사 영역에서 쓰고 있고, CT에도 사용하고 있다. 또한, 혈관조영 촬영이나 소아의 소화관검사에 사용한다.

한편, 비이온성 조영제는 현재까지는 값이 비싼 것이 단점이다.

3. 요오드계 조영제의 물리화학적 특징

1) Partition coefficients

Partition coefficients는 화합물의 물과 유기용매에 대한 특정 pH에 있어서의 양적 분포의

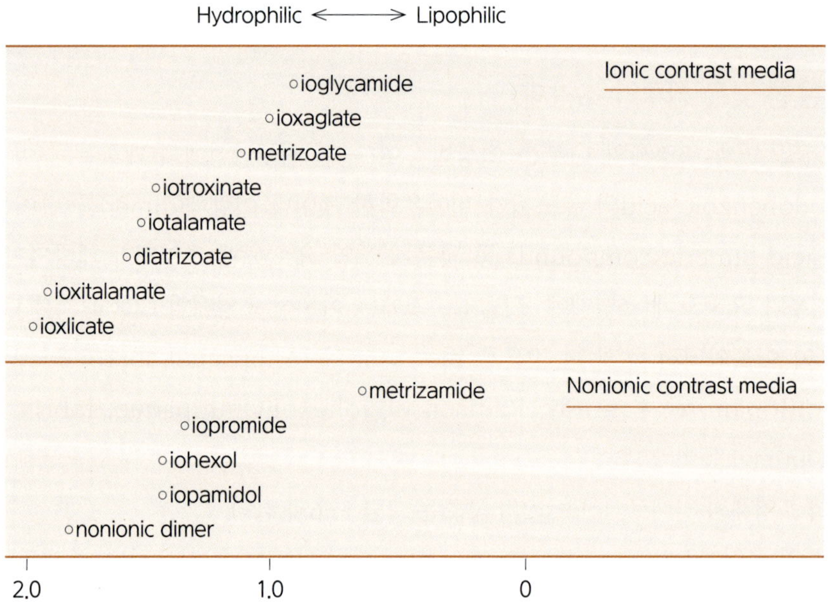

그림 5-7. 이온성 및 비이온성 요오드계 조영제의 partition coefficients (n-butanol/buffer pH 7.6) (by Mütrel)

비율을 표시하는 것이다. Partition coefficients를 기본으로 하여 요오드계 조영제를 친수성(hydrophilic)과 친지방성(lipophilic)으로 나누면 그림 5-7과 같다. 이온성 조영제에서는 담도용 조영제가 상대적으로 친지방성이다.

2) 침투압

혈관조영촬영이나 요로조영촬영에 쓰이고 있는 요오드계 조영제는 나트륨염, methylglucamine염 또는 그 혼합물이며 이온성 요오드계 조영제의 침투압은 1.5~2.0Osm이고, 사람 혈청의 0.3Osm에 비하여 수 배 높다. 이 높은 침투압이 이상반응의 발현에 크게 관계하고 있다.

비생리적 고장액이 혈관 안에 주입되면, 말초혈관의 확장이나 체내의 압수용체(壓受容體)를 개재시키든가, 뇌줄기의 혈관운동중추를 직접 자극하여 일과성의 혈압저하를 볼 수 있다. 또 고장성(高張性)이기 때문에 extravascular space에서 intravascular space로 수분 이동이 생기고 조직의 탈수상태가 일어난다. 이러한 의미에서 낮은 침투압 비이온성 조영제는 우수하다.

표 5-5. 혈관조영제의 세대별 특징

세대	화학적 분류				대표적 제제		LD50(gl/kg) 5 10 15 20
제1세대	무기요오드		이온성	높은 침투압	sodium iodine(1923)	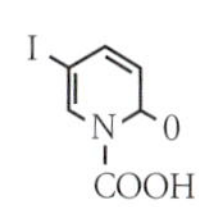 Uroselectan	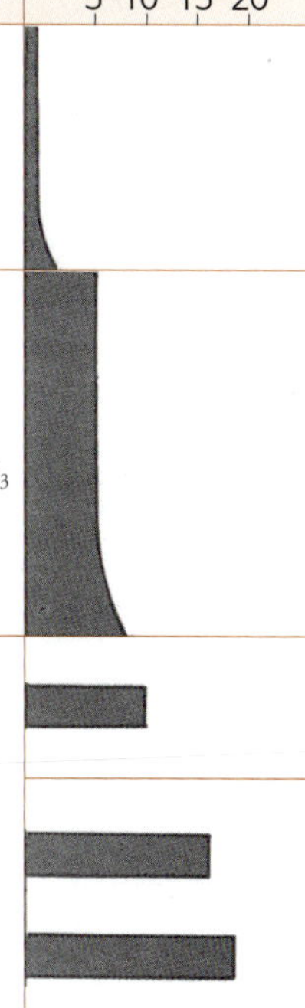
	유기요오드	mono-요오드			Uroselectan(1929)		
		two-요오드			Per-Aborosil(1932)		
제2세대		tri-요오드			acetrizoate(1950) diatrizoate(1954) metrizoate(1961) iothalamate(1962) iodamide(1965)	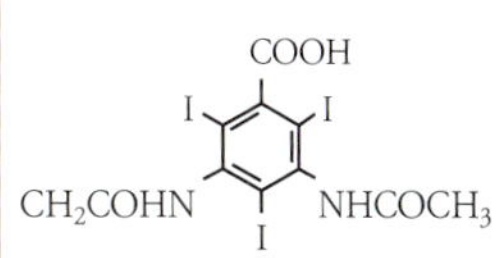 diatrizoate	
제3세대				낮은 침투압	ioxaglate(1975)	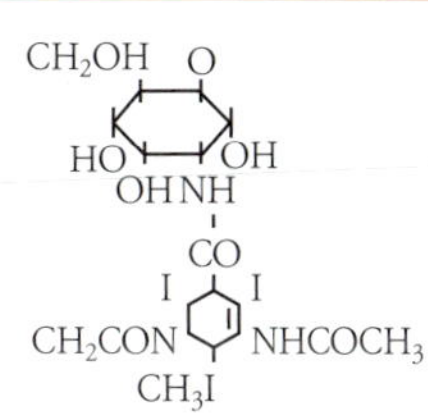 metrizamide	
			비이온성		metrizamide(1972) iopamidol(1977)		
제4세대					Iomeron (Iomeptol)		

혈관조영제의 세대별 특징은 표 5-5와 같다. 최근에 제4세대 비이온성 요오드 조영제로 Iomeron®(Iomeprol)이 개발되었다.

3) 점조도

점조도는 낮은 편이 좋다. 높은 점조도의 조영제에서는 주입속도가 떨어진다. 주사하는데 압력이 필요하다. 조영제의 점조도는 온도의 영향을 받는다. 사용할 때에 데워서 점조도를 낮추어 주는 편이 사용하기 쉽다. Iothalamate에서 약간 점조도가 낮고, 또 나트륨염이 methylglucamine염보다 점조도는 낮다.

4) 독성

이상반응 발현과 화학독성, 친수성, 친지방성 등은 밀접한 관계가 있다. 조영제의 LD_{50}(반치사량)은 이온성과 비이온성을 비교하면 비이온성의 LD_{50} 양이 배가 된다. 일반 의약품은 동물실험의 LD_{50}에 1/100 정도의 안전계수를 곱한 양을 기초로 하여 약 용량이 결정되고 있는 경우가 많은데, 조영제의 일상 사용은 LD_{50}의 1/10~1/20에 해당하는 양이 사용되고 있다는 점을 유의해야 한다.

5) 나트륨염과 methylglucamine염

나트륨염은 용해성을 높이지만 methylglucamine염보다 조직 자극성이 강하다. 또 나트륨염은 뇌신경에 대한 독성이나 순환기계에 대한 영향도 크다. 관상동맥조영촬영에 있어서는 나트륨염이 전혀 들어 있지 않은 조영제는 심실제동을 생기게 한다는 사실이 알려져 있기 때문에 어느 정도 나트륨염이 들어있는 조영제가 쓰이고 있다. 요로조영촬영에는 나트륨염이 좋다고도 하지만, 신장혈관에 대해서는 methylglucamine염보다 독성이 높다.

주입 때의 동통이나 열감은 고장성과 함께 나트륨염의 영향도 있다.

6) 용량과 용법

① 용량

이온성 요오드계 조영제의 용량은 4~5ml/kg 한도로 되어 있다. 조영제의 농도에 따라서도 다르지만, ml 단위로 기준을 삼는다. 요로조영촬영인 경우 콩팥기능이 정상범위라고 생각되면, 일반적으로 성인에서는 1ml/kg, 유유아에서 2~4ml/kg 정도를 사용한다.

배설성 요로조영촬영의 조영제 사용량으로서 2세 이하(체중 9kg 이하) 4ml/kg(20ml까지), 2~6세(10~19kg) 2ml/kg(30ml까지), 7세 이상(20~29kg) 1.5ml/kg(40ml까지), 30kg 이상 40~50ml가 적용되기도 한다.

② 용법

정맥에 투여하는 방법은 보통의 정맥주사(5분 정도), 급속 정맥주사(bolus injection)(1분 이내) 및 점적 정맥주사법(drip infusion)으로 크게 나눌 수 있다. 급속 정맥주사법은 hand injection법과 주입기(injector)를 사용하는 방법이 있는데, 18G 이상의 굵은 주사침을 사용할 필요가 있다. 주입기를 사용하면 수초 이내에 주입할 수 있다. 급속주입은 고혈압성 요로조영촬영, X선 CT 등에 행하는 일이 많아졌다. 점적 정맥주사법은 대량의 조영제(100ml 또는 그 이상)를 주입하는 경우에 사용한다. 주사기를 누를 힘이 필요하지 않고 정맥확보의 의미에서도 유리함으로 필요에 따라 시행하고 있는 주입법이다. 점적법은 요로계의 조영능력이 향상되지만, 불필요한 대량의 조영제를 투여할 가능성이 크다.

동맥조영촬영에서는 급속주입법을 사용한다. 자동주입기(automatic injector)로 미리 조정된 프로그램에 따라 수초 이내에 대량의 조영제를 주입할 수 있다(그림 5-8). 때로는 종양 농염상을 잘 나타내기 위하여 slow injection도 행한다.

CT angiography에서는 급속 정맥주사법을 사용한다.

5-6 요오드계 조영제 이상반응의 발현기전

비이온성 요오드계 조영제의 이상반응에 대한 확정적인 data가 없으므로, 이 항에서는 종래부터 현재까지 쓰고 있는 이온성 요오드계 조영제에 대해 설명한다.

1. 이상반응 발현의 기초

이상반응 발현의 기초는 ① 화학독성, ② 전신성, idiosyncrasy(특이체질) 또는 anaphylaxis(과민증)로 크게 나눌 수 있다.

현재 고려하고 있는 화학독성의 기본은 높은 침투압성과 비친수성(non-hydrophilic)이라고 하는 조영제의 화학적 성질이다. 한편 전신성 특이체질 또는 과민증의 범주에 들어가는 것의 기본은 mediator release, 항원항체반응, 응고계, quinine계, 섬유소 용해계 등의 활성화에 관한 인자. collinesterase의 저해, 혈청단백과의 결합, 혈관뇌관문 파괴 등의 인자로 다양하다. 또 심리적 인자도 첨가해야 한다.

이에 관한 보고는 적지 않게 있지만 발생기전은 명확하지 않다. Mediator release로 잘 알려져 있는 것은 histamine의 유리(disenganement)이다. 근래에 cAMP, histamine, quinine계

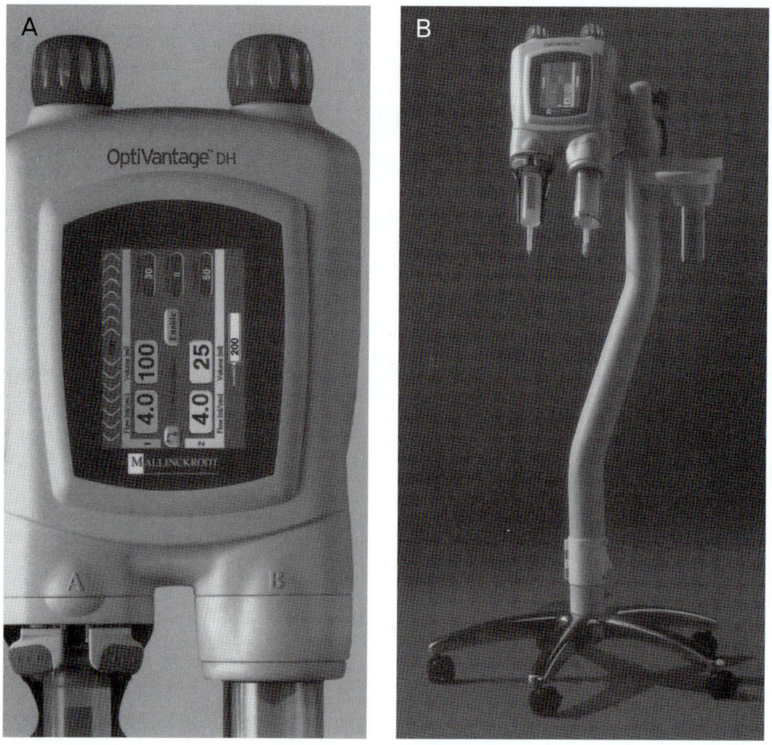

그림 5-8. 조영제 자동주입장치
(A) : Injector heads(fully programmable powerhead) (B) : Contrast delivery system

등의 면에서 연구가 활발히 진행되고 있다.

2. 각 장기에 대한 조영제의 영향

인체의 각 장기 및 기관에 대한 조영제의 영향은 표 5-6과 같다.

1) 심장에 대한 영향

심박 및 조율이상, 심전도 이상(ST의 저하, T파의 평탄화, 역전), 관혈류량의 변화, 심근의 수축력 저하, 혈압 및 좌심실압의 변화, 말초혈관의 확장, 생화학적 대사 이상 등이 있다. 중증례에서는 심실세동, 심근경색, 심박정지가 있다.

2) 중추신경에 대한 영향

혈액뇌관문(blood brain barrier:BBB)의 파탄을 가져오고, 조영제가 뇌조직에 손상을 입힌다. 특히 혈액뇌관문이 파괴되어 있는 경우에는 한층 더 뇌척수에 대한 조영제의 이행이 생기기 쉽다. 구토, 발열, 경련이 일어난다. 나트륨염이 meglumine염보다 영향이 크다.

3) 콩팥에 대한 영향

조영제는 정상 콩팥이라도 신혈류량을 저하시킨다. 일과성의 콩팥기능 저하를 일으키는 현상이지만, 당뇨병이나 다발성 골수종과 같이 콩팥기능 저하가 있는 환자와 탈수상태에 있는 환자에서는 신혈류량의 저하 때문에 급성 신부전으로 빠져들어 사망하는 일마저 있다. 다발성 골수종은 요로조영 촬영의 금기로 되어 있었는데, 수분-전해질 균형이 고정되어 있으면 불가능하지는 않다.

표 5-6. 장기/기관에 대한 조영제의 영향

Organ/System	Effect
Neurologic	Headache Aphasia Unconsciousness Hemiplegia Coma Convulsion
Respiratory	Coughing Difficulty in breathing Increase in respiratory rate Decrease in respiratory rate Respiratory arrest
Cardiovascular	Depressed ST wave segment Lowering of T wave Inversion of T wave Premature ventricular beats Sinus arrhythmias Vasodilation(with slow injection) Systemic hypotension(with slow injection) Sudden drop in blood pressure with slow return to normal(with rapid injection)
Gastrointestinal	Nausea Vomiting Metallic taste in the mouth
Kidney	Temporary increase in renal blood flow followed by a decrease in blood flow Hematuria Lower nephron nephrosis Flank pain Renal failure
Cutaneous	Flushed feeling Sweating Urticaria

4) 적혈구, 응고계에 미치는 영향

조영제에 의해서 적혈구는 변형이 된다. 그 이유로서는 요오드 자체의 적혈구에 대한 독성이나 침투압, 점조도 등도 고려되고 있다. 응고계에 대해서는 이온성 조영제는 강한 억제력을 가지고 있으나 비이온성 조영제에서는 약하다.

5) 말초혈관에 미치는 영향

말초혈관에 미치는 영향으로 문제가 되는 것은 열감, 혈관통과 혈관염이 있다. 열감과 혈관통의 원인은 모세혈관 확장과 모세혈관 투과성의 항진이 고려된다. 혈관염에 관해서는 고농도 조영제의 화학독성과 높은 침투압이 혈관 내피세포를 손상하여 혈전형성을 일으키는데 있다.

과민증(anaphylaxis)과 같은 반응은 전신성의 영향으로 나타나고 용량 비의존성이다.

그 이유로서는 ① 화학전도물질의 유리, ② 항원항체반응, ③ 심인성(psychogenic)반응, ④ 급성 활성화반응 등을 고려할 수 있다.

화학전도물질의 유리에서는 조영제 투여에 따라 각종 계통의 반응이 일어나고, 그 결과로서 비만세포에서 histamine이 유리되고 있는 것은 잘 알려진 사실이다.

5-7 영상검사실의 구급설비

요오드계 조영제를 사용하는 영상검사실은 예측하지 못했던 사고에 대응할 수 있도록 정비되어 있어야 한다. 공간도 충분히 넓어야 한다. 또한 다음의 조건을 갖추는 것이 좋다.

① 조명은 조도 가변형이 좋다.

② 전원 콘센트를 긴급용으로 두세 개 설치한다.

③ 산소, 질소, 흡인의 piping을 한다.

④ 응급콜(Emergency call)을 할 수 있도록 긴급전화 또는 벨을 설치한다.

⑤ 점적 주입용으로 수액을 거는 장치가 천정에 설치되어 있어야 한다. 되도록 바닥에는 놓지 않는다.

⑥ 영상의학과에서 검사실의 배치는 동선적으로 불편한 곳도 곤란하지만, 많은 환자들이 기다리고 있는 혼잡한 장소이거나 왕래가 잦은 장소는 피하는 것이 좋다.

그림 5-9는 구급 의약품과 장비를 갖춘 구급카트(emergency cart)의 일례이다.

5-8 MRI 검사용 조영제

MRI 장치를 설치한 의료시설에서는 MRI용 조영제를 사용한다. MRI용 조영제는 상자성체(paramagnetic) 물질이 사용된다. MRI의 신호강도에 연관되는 parameter는 echo시간, 반복시간, proton 밀도, 종완화시간, 횡완화시간 등이 있다. MRI용 조영제는 그 중에서 종완화시간, 횡완화시간을 단축시키는 작용을 가지고 있다.

MRI용 조영제는 여러 종류가 있으나, 현재 주로 사용되고 있는 것은 세포외액성 gadolinium 제제로서 이온성(표 5-7)과 비이온성(표 5-8) 조영제로 나누어 나타냈다.

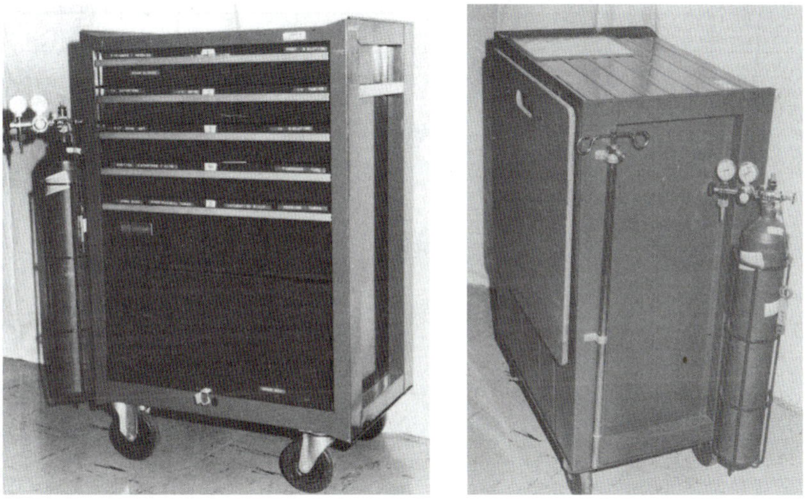

앞면　　　　뒷면

그림 5-9. Emergency cart

표 5-7. 세포외액성 gadolinium제제 (이온성)

분 류	이 온 성	
약 명	Gd-DTPA	Gd-DOTA
상품명	마그네비스트(Magnevist)	마그네스코프(Magnescope)
구조식	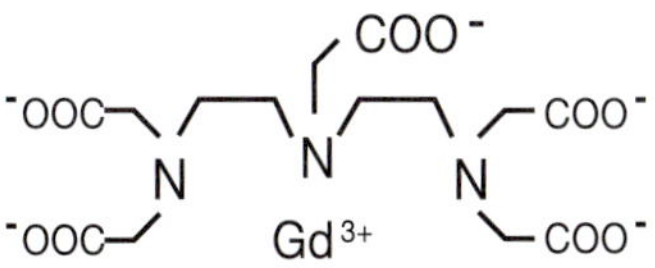	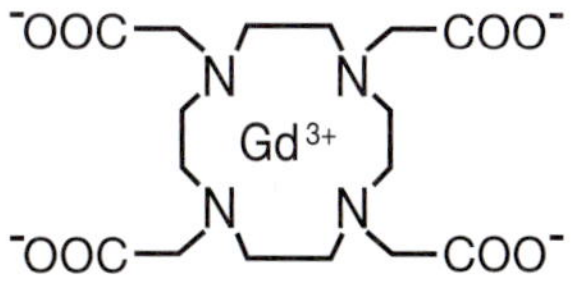

분 류	이 온 성	
분자량	743	754
chelate형상	선상	환상
안정도 정수	22.5	28.0
침투압 Osm/kgH_2O, 37℃	1.96	1.35
점조도 cps37℃	3.03	2.84

표 5-8. 세포외액성 gadolinium제제(비이온성)

분 류	비 이 온 성		
약 명	Gd-DTPA-BMA	Gd(HP-DO3A)	gadoversetamide
상품명	옴니스켄(Omniscan)	프로한스(Prohance)	개발중
구조식	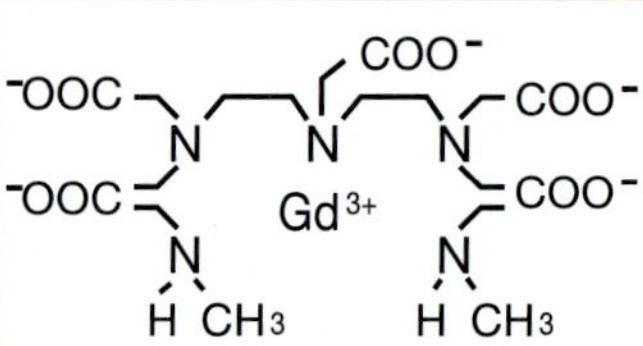	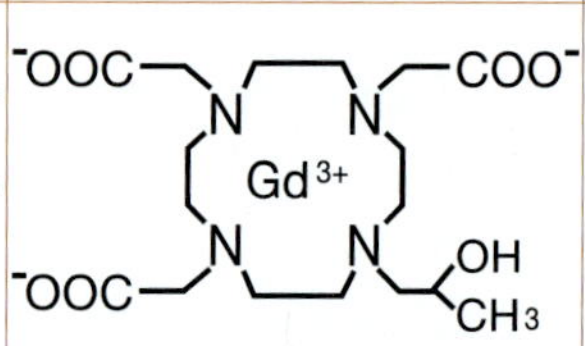	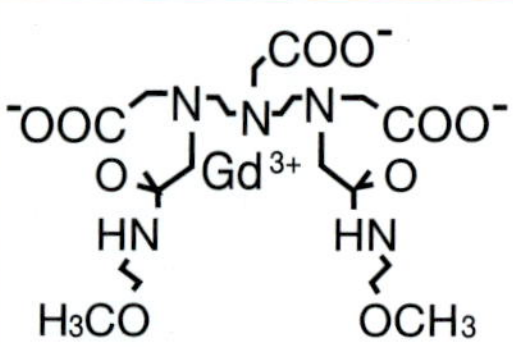
분자량	646	559	661.8
chelate형상	선상	환상	선상
안정도 정수	16.9	22.8	16.6
침투압 Osm/ kg-H_2O, 37℃	0.79	0.63	1.11
점조도 cps37℃	1.40	1.30	2.0

체내에 투여된 Gd-DTPA와 Gd-DOTA는 요오드계 조영제와 거의 똑같은 작용을 하고 있으며, 세포외액에 신속히 확산되어 24시간 안에 그 약 90%가 콩팥(신장)에서 오줌(소변)으로 배설된다. 보통 short SE에서 조직의 종완화시간을 단축시켜서 조영효과를 올리고 있다. 이 조영제는 현재까지는 인체에 투여하는데에 따르는 이상반응은 비이온성 요오드 조영제의 발생율에 비하여 비슷하거나 약간 낮다.

최근에 새로운 세대의 MRI용 조영제로 Mutihance®(Gadobenate dimeglumine, Gd-BOPTA)를 사용하며, 이것은 이태리 Bracco사에서 개발한 상자성, 양성 MRI조영제이다.

5-9 검사승락서와 법의학적 문제

의료기관에서 수술승락서를 환자 또는 가족으로부터 받는 것은 일반적인 상식이 되어 있는데, 최근에는 침습적 영상검사(심장 카테터검사 등)에도 승락서를 받는 경우가 있다.

비교적 간단히 시행하고 있는 조영촬영에 대해서도 승락서를 받을 것인가 아닌가에 대한 논의가 있을 수 있지만, 조영제를 사용한다는 것 자체가 어떤 의미에서는 침습적이다.

검사승락서를 받는다는 것은 환자에게 검사에 대하여 설명하고 좋은 이해와 협력을 얻는다는 점에서 의미가 있다. 그러나, 이 때 설명이 적절하지 못하면 환자에게 오히려 불안감만을 부추기는 일이 된다는 것에도 유의해야 한다.

병원에서 환자는 약한 입장에 있다는 것을 알아야 한다. 환자가 검사 내용을 잘 이해하지 못한 채 일방적으로 승락서를 쓰게 되었을 때에는 일종의 불신감이 강하게 남게 된다는 것을 유의해야 한다.

불행하게도 사고가 생겨 소송문제까지 되는 경우에 승락서가 절대적인 법적 효력을 가지는 것이 아니라는 것을 충분히 이해시켜 두어야 한다.

환자에게 검사에 대하여 잘 설명하고, 불행하게도 사고가 발생했을 경우에는 적절한 처치를 하는 것이 중요하다. 그리고 이 사실들은 기록해 두어야 한다.

최근 영상검사도 고도의 지식과 기술이 요구되게끔 되었다. 또한 임상 각 과에서 영상의학과에 검사를 의뢰하는 일이 많아졌다. 이것은 개인의료에서 조직의료로 전환되는 시대적 흐름으로 자연적인 이행이다. 그러나 일단 사고가 생기면 책임을 서로 미루는 일이 가끔 있다. 영상검사 중 생긴 사고에 대해서는 영상의학과에서 책임을 져야 한다. 적절한 처치를 위하여 원내 구명의료팀을 조직해 두어야 한다. 또한 환자의 가족과 직접 만나 상황을 설명하는 것은 임상 진료과의 담당 의사이므로 그 노고도 각별히 이해해야 한다. 영상의학과 의사와 각 임상진료과 의사, 방사선사, 간호사, 행정직원 등 의료기관 종사자사이에 상호협조와 이해를 깊게 해두어야 한다.

5-10 조영제 부작용에 따른 법적 책임

▶ 이 글은 임창선 교수(건양대학교 방사선학과) 글 〈방사선사 직무와 조영제 주사〉 (방사협보, 2016. 봄호, 364호)에서 인용하였음.

만일 조영제 부작용으로 인해 의료사고가 발생하게 되면, 그에 대한 책임은 현행법상 의료기관, 의사, 방사선사와 환자 사이에 민사상 불법행위 책임이나 채무불이행 책임이 문제되고, 형사상 과실치사상 죄를 구성하게 된다.

의료사고에 대해서 법적인 책임을 묻기 위해서는 행위자에게 과실이 있어야 하고, 과실을 인정하기 위해서는 행위자가 의료 행위를 함에 있어서 업무상 필요로 하는 주의를 태만히 했음을 나타내는 주의의무 위반이 있어야 한다.

주의 의무

주의의무란 나쁜 결과가 생기지 않도록 의식을 집중할 의무로서, 그것에 위반하여 다른 사람의 생명, 신체 등에 위해를 준 경우에 민형사상 법적 책임이 추구된다.

방사선사는 의료기관과 어떠한 특약이 없더라도 일반적으로 언제나 '선량한 관리자의 주의의무'를 부담한다. 이러한 주의의무는 구체적인 사람에 의한 개인차가 인정되지 않고, 그 사람이 소속하는 사회적 지위, 종사분야 등에 따라서 보통 일반적으로 요구되는 정도의 주의를 의미한다.

의료과오 사건에 있어서 과실은 결과 발생을 예견할 수 있었음에도 불구하고 그 결과 발생을 예견하지 못했고(예견의무 위반), 그 결과 발생을 회피할 수 있었음에도 불구하고 결과 발생을 회피하지 못한 과실(결과회피의무 위반)이 있어야 인정된다.

그 당시의 의료수준으로 보아 위험 또는 나쁜 결과가 예견될 수 있는 경우라면, 예견의무는 자동으로 부과된다. 그러므로 (1) 발생 가능성이 매우 낮은 경우라 할지라도 일반 의료종사자에게 알려진 상태의 것이라면 예견의무가 있다. (2) 일반 의료종사자에게는 알려져 있지 않은 단계라 할지라도 그 의료종사자가 이를 알 수 있는 위치에 있는 경우라면 예견의무가 있다. (3) 하여야 할 행위를 하지 않은 것도 주의의무 위반으로 취급한다.

따라서, 조영제 투여 전 피부반응검사 등 사전검사법이 확립된 경우에는 원칙적으로 예비검사를 실시하여 이를 검토하여야 할 의무가 있다. 그런데 실제로는 예비검사에서 음성으로 반응한 사람 가운데서도 쇼크를 일으키는 경우가 있기 때문에, 이러한 내용을 잘 아는 의료인들은 이를 무시할 수 없다. 그러나 법은 예비검사를 주사할 때마다 실시할 것을 요구하고 있으며, 만일 이를 실시하지 않은 경우에는 주의의무 위반으로 인정하는 것이다.

위험이 발생 되었더라도 이를 회피시켜 환자에게 아무런 손해도 입히지 않았다면, 비록 예견의무를 다하지 못하였다고 하더라도 문제가 되지 않을 것이다. 따라서, 위험이 발생하였다면, 나쁜 결과의 회피를 위하여 최선의 노력을 기울여야 한다.

허용된 위험

의료행위는 본질상 신체에 대한 침습을 수반하여 항상 위험이 내재되어 있으므로, 이러한 행위와 전형적으로 결합한 위험은 허용된 위험으로서 법질서가 인용하여야 한다는 원칙이다.

예를 들면, X선촬영 조영제는 체질에 따라 10만분의 1정도 비율로 부작용에 의한 사망을 일으킬 수 있는데, 예비검사 방법에 의한 반응에 음성이어서 그대로 조영제 주사를 한 뒤 부작용 현상이 일어나 최선의 치료를 다했으나 사망한 경우, 의사에게 책임이 없다는 판결 등이 있다.

의료기관 개설자의 조직책임

의료기관 개설자의 조직의무 위반으로 인한 조직책임을 인정하는 것은, 의료기관 개설자가 의료서비스에 대해서 기대 가능한 모든 노력을 하여야 하며 불충분 또는 불완전한 조직 편성 및 부적정한 진료가 되지 않게 하여야 할 의무를 부담한다.

따라서, 의료기관 개설자는 의료기관에서 방사선조영검사 시에 조영제를 주입하는 단계로부터 검사 완료에 이르기까지 모든 과정에 충분하고도 완전한 조직편성과 적정한 진료 확보를 위한 제반 조치를 해야 할 책임이 있다.

의료기관의 직접적인 조직의무 위반은 의료기관 자신의 책임이므로, 설령 조영제 주사로 부작용이 발생하였다고 하더라도 그것은 의료기관 개설자의 책임이므로, 내부 관계에서도 조영제 주사를 수행한 개인에게 구상권을 행사할 수 없다.

방사선사의 조영제 주사

조영제를 인체에 주입하는 경우에 최선의 주의를 다하여야 하고, 나쁜 결과의 위험이 나타났을 경우에는 나쁜 결과의 회피를 위하여 최선의 노력을 기울여야 한다.

그러나, 조영제의 주사는 원칙적으로 의사가 수행하여야 할 업무로서 방사선사는 조영제 주사를 하지 않는 것이 최선의 방법이라고 본다.

이에 대하여 방사선사가 조영제를 사용하는 검사에 요구되는 전문지식을 가지고 있고, 대부분 의료기관에서 전산화단층촬영을 포함한 영상의학 조영검사 시 조영제를 자동주입장치에 의해 버튼을 누르면 인체 안에 주입되는 시스템을 가지고 있으므로, 주입버튼을 방사선사가 누르든 의사가 누르든 버튼을 누르는 행위에는 별다른 차이가 없다는 주장도 있다.

그러나, 비록 영상의학검사에서 방사선사가 부득이 조영제 주입 버튼을 눌러야 하는 상황이 발생하였다고 가정하더라도, 주사행위는 본래 의사가 행하여야 할 행위이므로 현행 법률제도에서는 방사선사가 조영제 주입에 관한 행위를 하지 않는 것이 바람직할 것으로 본다.

그럼에도 불구하고 방사선사가 조영제 주사를 할 수 밖에 없는 상황이라면, 공식적인 의료기관 내부규정 또는 업무매뉴얼에 방사선사가 조영제 주사를 하도록 정하고, 그에 따른 안전수칙 등을 제정해 두어야 한다. 그렇게 하면, 조영제 주사가 방사선사 개인의 문제가 아니라 의료기관 책임의 문제(조직책임)로 다룰 수 있을 것이다.

☺ 생각을 여는 창 ⑲

섣부른 판단, 허튼 말

어떤 사람이든지 떠올리기 어색한 기억 하나쯤은 있을 것이다.

그 날도 나는 파란불이 켜지기를 기다리면서 횡단보도 앞에 서 있었다. 그때 웬 낯선 사람이 다가와서 "부탁 좀 하겠습니다."하는 것이었다. 나는 멈칫 한 걸음 물러서며, 힐끔 바라봤다. 그 사람은 팔에 붕대를 감고 물끄러미 나를 쳐다 보고 있었다.

순간 나는 '혹시 이 사람이 장애자인 척하면서 차비를 빌려달라고 하는 그런 종류의 사람이 아닐까'하는 생각이 들었다. 나는 단호한 어투로 재빠르게 말했다.

"물건을 사러 잠깐 나왔기 때문에 지금은 가진 게 하나도 없어요!"

나의 단호한 어투에 놀랐는지 그 사람은 잠시 주저하다가 빙그레 웃으며 말했다.

"돈을 달라는 게 아니고, 여기 이 붕대가 풀어져서 그러는데 좀 세게 동여매 주세요."

순간 나는 '아차'하는 후회가 들었으나, 이미 내뱉은 말을 다시 주워 담을 수는 없었다. 나는 여러 차례 죄송하다고 사과하고 붕대를 감아주었지만, 그 사람의 마음이 얼마나 풀렸는지 모르겠다.

겉만 보고 사람을 판단해서도 안되고, 말도 조심해야 하는데, 나는 왜 그렇게 가볍게 행동했는지를 두고두고 반성했다.

*이 글은 한 시민이 〈여의주〉 잡지에 투고한 '가진 게 없어요' 제목의 작은 이야기이다.

Chapter 6

응급환자의 응대

6-1 응급환자의 의학영상 검사와 구급처치

응급환자란 응급의료에 관한 법률에 의하면 '질병, 분만, 각종 사고 및 재해로 인한 부상이나 기타 응급상태에서 즉시 필요한 처치를 받지 아니하면 생명을 보존할 수 없거나 기타 심신상의 중대한 위해가 초래될 것으로 판단되는 환자'라고 되어 있다.

응급환자에 대한 영상진단을 하는 경우는 점차 증가되어, 그 이용은 더욱 다양화되고 있다.

응급환자에 대한 영상진단은 기술 향상을 비롯하여 CT, MRI 등의 새로운 여러 장비의 도입에 따라 큰 변화를 가져왔고, 특히 CT, MRI 검사는 종래에 응급으로 시행하던 혈관조영촬영을 대신하고 있고 두부 외상·두개내 출혈·뇌졸중 등의 응급진단에 있어서 환자에 대한 고통이나 위험이 없이 획기적인 진단가치를 나타내고 있다.

골절의 유무·기흉·혈흉의 진단, 복강내 또는 장관내 가스·이물·결석 등의 방사선검사는 긴급수술을 할 것인가에 대한 중대한 판단기준이 되고 있다. 또한, 의학영상 검사에 의한 경시적인 추적이 질병상태 경과 추적의 수단으로도 이용되고 있다. 이런 일련의 응급환자의 진단·처치와 관련하여 응급의료 중에서 영상의학과가 차지하는 위치는 대단히 중요하다.

응급환자가 1차 구명처치를 받은 다음에 의학영상 검사를 위하여 바로 촬영실로 옮겨오는 경우도 나날이 증가하고 있다. 아울러 교통사고 등 각종 사고로 인한 외상 등으로 타박·골절이 의심되는 경우에는 구급차에서 직접 촬영실로 환자가 옮겨지는 경우도 있다.

영상의학과에서 응급환자의 질병이나 상해에 급작스런 변화도 당연히 생길 수 있어서, 촬영실에서 응급처치가 필요한 경우도 적지 않다.

또한 평소의 영상의학과 진료 중에서도 조영제 등에 의한 약제 쇽, 체위 변환 등에 의한 빈혈이나 혈압의 변동, 촬영실 안에서 촬영대가 경사지게 움직이거나 환자가 촬영대에 오르내릴 때에 생긴 전락사고, 기관내 이물이나 식도 이물·구토·오음(잘못 마심) 등의 사고에 의한 질식, 호흡정지, 출혈, 의식장해의 급작스런 변화, 혈관조영촬영 중의 사고, 심장정지 등 각종 긴급사고도 생길 수가 있다.

이러한 의미에서, 방사선사는 응급환자를 응대하는 문제에 관하여 전문적이고도 체계적인 응급처치의 지식과 기술을 습득하고 숙달할 필요가 있다.

한편, 최근에는 일반사회인 중에도 의학적 지식이 풍부한 사람도 많을 뿐더러 정규 구급법 교육을 받은 사람도 증가하는 추세에 있다. 긴급한 상황인 환자를 앞에 두고, 방사선사 등이 아무런 적절한 응급처치를 못하여 환자를 따라온 가족들의 불신을 받을 수도 있다. 환자의 맥박을 짚어보거나 호흡이나 의식의 상태를 관찰하고, 의사·간호사에게 연락을 하고, 응급처치를 하는 것은 모든 사람들에게 있어서 극히 상식적인 긴급 상황때의 처치이다.

응급처치(first aid)란 다친 사람이나 급성 질환자에게 사고 현장에서 즉시 조치를 하는 것을 말한다. 이는 보다 나은 병원치료를 받을 때까지 일시적으로 도와주는 것일 뿐 아니라, 적절한 조치로 회복 상태에 이르도록 하는 것을 포함한다. 근래에는 일반시민들에게도 환자의 진찰법과 체위·지혈·외상처치·붕대법·인공호흡·환자수송법 등 정규 의료에 연결되는 형식의 응급처치가 교육되고 있다.

의료팀은 일반사회인에 비하여 보다 전문적인 의료지식을 가지고 또한 고도의 응급처치를 할 수 있어야 한다. 따라서 의사는 물론 간호사·의료기사도 응급환자의 취급, 응급처치에 대해서는 사회의 기대를 따르도록 열심히 수련할 필요가 있다.

이러한 시점에서 방사선사도 전문직으로서 응급환자에 대한 응대, 응급처치 등에 대한 이론이나 실기를 습득하는 적극적인 노력을 아끼지 않아야 하겠다.

특히 응급 영상검사가 많은 질병으로는 뇌졸중, 두부 외상, 골절, 내장 손상(가슴·배), 위장관 천공, ileus(장폐색증), 기흉, 혈흉 등이 있다. 이와 같은 촬영때에는 급격한 체위 변동, 출혈, 골절부의 견인, 이동 등에 의한 쇽, 호흡곤란, 구토, 오음, 질식 등의 사고나 질병상태의 변화에 조심하여야 한다.

6-2 응급환자에 대한 응대

응급환자의 응대는 의료종사자 모두에게 공통되는 기본적인 문제이며 중요한 사항이다.

의료종사자는 환자에 대하여, 특히 응급환자의 응급처치에 있어서 전력을 다하여 사람의 생명을 구한다는 인간애로서 행동해야 할 것이다.

환자와 환자 가족들은 상해나 질병의 고통이나 때로는 생명에 관계되는 불안과 걱정으로 의료종사자와 만나고 있다는 사실을 늘 잊어서는 안된다. 그런 환자와 환자 가족들에게 의료종사자는 냉담한 태도, 말, 행동으로 대하거나 관심이 소홀해서는 아니될 것이다.

누구나 다급해지면 급한 나머지 큰 소리를 내거나 싸우려 들고 뛰어다니기 쉽다. 그러나, 긴급한 때에는 의료종사자에게도 그런 거친 말과 행동이 허용된다고 오해 해서는 안된다.

독일이나 미국의 응급 training center에서는 "긴급 때에는 달리지 말라"라고 하는 교육을 철저히 하고 있다고 한다. "달리지 말라"고 하는 말은 여러 가지 의미를 담고 있다. 당황하지 말라, 뛰어 다니지 말라, 침착해라, 거칠고 섣부른 언동을 하지 말라는 의미를 내포하고 있다고 생각된다. 의료기관 안에서 '달린다'거나 '뛴다'는 것은 중대한 마이너스 결과로 연결될 수 있다.

응급환자를 응대함에 있어서 유의사항은, 첫째 결코 과격한 말과 행동을 해서는 안된다는 것이다. 둘째, 환자에 대하여 성심 성의로 모든 노력을 다하는 것이다. 이와 같은 응대는 무엇보다도 환자에게 격려와 도움을 주고 주위 사람들의 신뢰를 얻는 것과 직결된다.

그러기 위해서는 평소에 항상 응급적인 상해나 질병에 관심을 가지고 올바른 응급처치에 숙달해 있을 필요가 있다.

응급의료 중에서 중요한 것은 환자의 호소를 잘 듣는 것이며, 환자의 상태를 잘 관찰하는 것이다. 환자에 대한 진료의 첫걸음인 문진(問診), 시진(視診), 촉진(觸診), 청진(聽診)의 원점을 잊지 말고 잘 관찰하는 것이다. 이것은 결코 의사만이 하는 진료가 아니고 간호사나 의료기사 등 모든 의료팀이 참여하는 진료인 것이다.

6-3 응급환자의 진찰법

1. 진찰법

1) 전신을 잘 본다(시진, 視診)

대개는 안색, 입술, 피부색, 손톱의 색깔을 비롯하여 출혈의 유무, 외상 등을 관찰한다. 하나의 큰 외상에 주의를 빼앗겨, 뜻하지 않은 부위의 외상을 못보고 놓치는 일이 없도록 해야 한다. 환자를 잘 관찰하는 것이 병상의 진단에 큰 도움이 된다.

2) 잘 물어 본다(문진, 問診)

병이나 상처의 원인, 언제부터 어디에 어떤 증상이 있는가, 어디가 아픈가 등 환자의 호소를 잘 듣는 것이다. 문진은 병상 진단을 결정하는 첫걸음이다.

3) 환자를 만져 본다(촉진, 觸診)

환자를 만져 봄으로써 통증의 부위, 정도, 열이나 맥박도 알 수 있다. 가슴의 움직임, 배벽(복벽)의 긴장도 등 직접 만져 보지 않으면 모르는 질병상태도 많이 있다.

4) 들어 본다(청진, 聽診)

직접 가슴에 귀를 대고 듣는 경우도 있지만, 대개는 청진기로 호흡음·심음·태아 심음 등을 청진한다. 기타 장관 안 가스소리 등이 진단의 결정타가 되는 일도 많다.

환자의 진찰법은 의사가 환자를 진찰해 가는 순서, 문진–시진–촉진–청진의 순서에 따라 환자의 전신상태를 되도록 신속하고 정확하게 파악하는 것이 중요하다.

2. 응급상병

응급상병(應急傷病)에는 돌연한 부상이나 질병과 급성인 발열이나 복통을 포함한다.

특히 "응급 중의 응급"으로서 조심해야 할 것은 즉각 처치하지 않으면 생명이 위협을 받는 부상이나 질병이다. 다음과 같은 응급상병을 발견하지 못하거나 응급처치가 늦어서는 안된다.

① 대출혈(외상, 토혈, 객혈, 하혈, 내출혈 등)

② 호흡 정지, 심장 정지

③ 의식 장해

④ 중독

⑤ 광범위한 열상(burn)

이들 응급처치의 실기로서는 지혈법, 심장 마시지, 인공호흡법, 기도 확보, 체위 유지, 보온, 기도내 이물 제거, 먹은 독성 물질을 뱉게 하는 것, 열상에 대한 냉각 등이 있다.

6-4 응급처치의 실제(총론)

1. 체위

응급환자를 눕혀두는 경우, 의사나 구급차가 도착할 때까지 올바른 체위를 유지할 필요가 있다.

응급환자를 앞에 두고, 머리에 베개를 베게 할 것인가, 발을 높이 들어 눕게 할 것인가 등 여러 가지 의견이 엇갈리는 경우가 있다. 이것을 계통적으로 정리하여 알아 둘 필요가 있다.

수평으로 눕히는 것을 기본체위로 하면 대체로 다음과 같이 생각해 두면 된다(그림 6-1).

안색
- 홍조–머리를 약간 높이 한 체위
- 창백–머리를 약간 낮게 한 체위
- 보라색–호흡, 순환계의 장해–위독

의식이 있는 경우–본인이 원하는 편한 체위

의식이 없는 경우–안색으로 판단(구토, 오음, 질식에 조심)

이런 체위로 조정할 때에는 X선 투시·촬영대가 상당히 유효하다. 예를 들면, 안색이 파란 쇽 환자의 경우, 머리를 조금 내린 형으로 한다(쇽 체위).

메스꺼움, 구토가 있는 경우는 옆으로 누운 자세 또는 엎드린 자세로 하면 오음을 피할 수 있다. 영상의학과에서 환자를 대기시키는 경우 또는 의사에게 연락하여 의사가 올 때까지의 사이에, 이 체위로 있게 하는 것만으로도 충분한 효과를 기대할 수 있다.

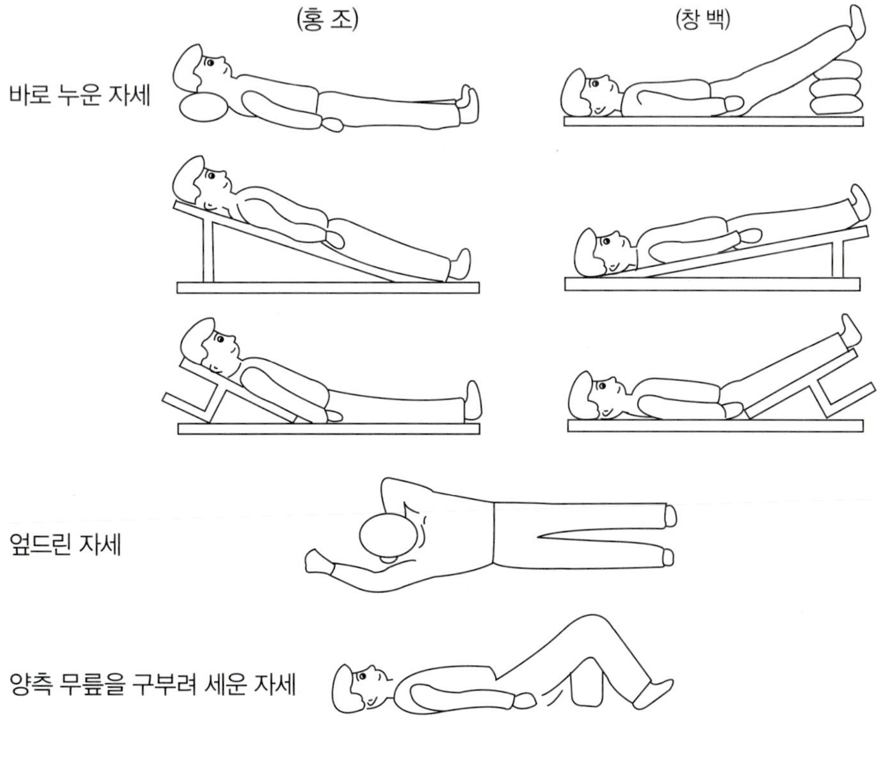

그림 6-1. 응급처치에 있어서의 기본체위

2. 보온

본래 보온(保溫)은 환자가 가지고 있는 체온을 유지한다는 뜻으로, 외부로부터의 가온(加溫)과는 구별해 두어야 한다.

응급환자인 경우, 본인의 의식 유무, 호흡, 맥박, 팔다리를 움직일 수 있는가 등 vital sign(생명징후)을 확인할 필요가 있다. 응급환자인 경우에는 대개는 보온이 필요하다. 구체적으로는 담요로 충분히 몸을 싸주는 것이다.

대개의 촬영실에 준비되어 있는 담요는 환자의 보온 및 운반에 대단한 쓰임새가 있다.

보온이란 환자가 가지고 있는 체온을 잃지 않게 하는 것이며, 가온과는 다르다. 일반 응급환자에게는 보온이 필요하고, 쇽의 예방·쇽의 응급처치로서 사용된다. 한편 보온에 비하여 가온을 해야할 경우는 방치하면 체온이 점점 낮아질 것 같은 경우이다. 예를 들면, 찬물에 오랫동안 빠져 있었던 사람이나 한냉지에서 동사 직전에 구출된 경우 등이다. 가온은 보온병, 온수, hot bag, 전기담요 등으로 외부로부터 전신에 열을 더하는 것이며, 발끝만이 아니고 양 팔, 양 발 사이에도 가온한다.

이와는 반대로, 일사병·열사병 등과 같이 39℃ 이상의 발열을 일으키는 응급질환인 경우에는 전신을 냉각시킬 필요가 생긴다. 피부에 찬물을 끼얹어 식히거나 찬물을 적신 sheet로 싸서 열을 내리게 하는 경우도 있다.

3. 음료의 제한

원칙적으로는 마실 것을 주지 않는다. 특히 의식상태가 나쁜 환자에게는 오음(잘못 마심)의 위험이 있다. 상당히 수분을 원하는 경우에도 한 번에 물을 많이 마시게 하지 말고, 우선 조금만 주어 그것을 토하거나 상태가 나빠지지 않는가를 확인하고, 또다시 조금 주는 정도가 좋다. 앞으로 수술이 필요할 것 같은 환자, 마취를 해야 할 환자에게는 절대로 마실 것을 주어서는 안된다.

4. 협력자의 협조

응급처치를 할 때에 혼자 모든 것을 할 필요는 없다. 되도록 협력자를 구하고, 필요에 따라 가족이나 보호자에게도 협조를 요청한다. 혼자 모든 것을 하려면 무리가 생기는 수가 있다. 도와줄 사람이 있는 편이 보다 좋은 응급처치를 할 수 있다. 그러나 그 협력자들에게는 적절한 책임분담을 해야 한다.

그러기 위해서도 평소부터 긴급할 때에 대비하여 협력체제를 정비해 둘 필요가 있다.

방사선사는 되도록 환자에게서 떠나지 않고 응급처치를 도와야 한다.

5. 연락, 통보

응급환자의 대응 중에서 각종 연락·통보를 해야할 상황이 생긴다. 환자위치에서 병원으로 연락, 병원 안에서 연락, 병원에서 가족에게 연락 등 각종 연락이 필요한 경우가 있다. 어느 것이든지 언제, 어디서, 누구와(무엇과), 누가(무엇이), 어떻게 되었는가를 간결하게 보고하는 것이다. 의사와 연락이 이루어지면 "어떤 상태인가", "어떤 처치를 해 놓았는가"를 알리고 "어떤 처치를 해 두는가"등 지시를 받아두어야 할 필요도 있다.

특히 응급환자의 상태가 갑자기 변화하는 것에 대해서도 "무엇이 큰 일인가"(예를 들면 출혈, 혈압저하, 의식 등)를 구체적으로 전하는 것이 중요하다.

앞서 설명한 것과 같이 긴급한 때의 연락체계를 미리 잘 정비해 두는 것이 좋다.

또 병원에서 가족에게 연락을 할 때에는 침착하게 요점을 명확히 알리고 통보한 상대를 확인해 둔다. 특히 가족들에게 불안을 안겨주는 듯한 말씨는 절대로 쓰지 않는 배려가 바람직하다.

상황을 요령있게 전하는 방법인 5W 1H는 누가(who), 언제(when), 어디서(where), 무엇을(what), 왜(why), 어떻게(how)의 여섯 요소이다.

6. 환자의 소지품 관리

환자의 옷과 촬영 중에 필요하여 제거한 반지, 귀걸이, 목걸이 등 장신구, 소지품에 대해서는 확인한 다음에 가족에게 정확히 인계하는 습관을 들여 둘 필요가 있다. 특히 긴급할 때에 혼란을 틈탄 분실사고가 발생하지 않도록 해야 한다.

7. 환자의 긴급순위

의사, 간호사와 함께 환자를 다음과 함께 선별하여 긴급순위를 정하고 순위에 따라 구급처치를 할 필요가 있다.

① 즉각 처치를 하면 인명구조가 가능하다고 생각되는 즉시치료군(대출혈, 호흡정지 등)

② 간단한 처치만이 필요하다고 생각되는 경치료군

③ 진력을 다해도 인명구조가 가능할지 불확실한 중증군 또는 단순한 골절, 출혈이 없는 상처이어서 시간을 두고 처치해도 생명에 지장이 없을 것으로 생각되는 경우(후치료군)

이밖에 일반환자와 격리해야 할 감염증, RI치료 환자, 정신신경계 환자 등도 있다.

8. 환자 상황에 대한 응답

특히 사고 등에 의하여 환자가 발생했을 때에는 외부에서 환자의 이름, 상태 등에 관한 문의가 쇄도하는 일이 있는데, 질병 상태·경과 등에 대한 응답에 유의하여 되도록 담당 의사의 견해에 따라 일관성있게 하는 것이 무난하다. 업무상 알게 된 환자 상황에 대해서 책임없이 외부에 알리지 않는 것이 좋다.

9. 응급처치의 한계

응급처치에 대해서는 물론 의료법을 따라야 하지만, 지혈, 붕대, 인공호흡 소생처리, 흡인, 기도 이물의 제거, 체위 유지, 보온, 냉각, 이송 등 일반인에게 교육되어 있는 응급처치는 방사선사도 긴급할 경우에는 할 수 있으며, 의사의 지시에 따라 그것들을 도와줄 수도 있다.

10. 사체의 처리

응급환자를 다루다보면 불행하게도 환자가 긴급 방사선검사 중 사망하거나 사체가 사인 등을 규명하기 위한 촬영을 위해 영상의학과에 옮겨져 오는 경우도 있다. 만일 사체를 다루게 되는 경우는 생존자와 마찬가지로 결코 실례가 안되도록 정중하게 한다.

6-5 응급환자에 대한 주의

영상의학과로 옮겨진 응급환자에 대하여 특히 촬영실 등에서 생길 수 있는 사고와 그 예방대책에 대하여 주의해야 한다.

1. 전락사고

들것차나 촬영대에서 환자 자신이 굴러떨어지거나 환자를 옮겨놓을 때에 실수로 떨어뜨리는 사고도 있을 수 있다. 응급환자의 응급처치 때에는 되도록 많은 사람에게 협력을 얻고, 그런 사고가 없도록 항상 조심해야 한다.

또 촬영대를 바로 세웠을 때에 환자가 빈혈이나 어지러움증을 일으켜 넘어지거나, 체위 변동 때에 쇽·동통 등은 평소 진료 및 검사 때에도 일어나기 쉬우므로 사고를 미리 방지하는 방법을 생각해 둘 필요가 있다.

2. 약제 쇽

약제 쇽은 영상검사실에서 자주 생기는 사고이다. 이에 관하여 미리 담당의사와 연결체제를 갖추고 예방대책을 마련해 두어야 한다. 조영제 등의 쇽에 대해서는 제5장에서 상세하게 설명하였다.

3. 주위 기재에 의한 외상

영상검사실 등은 좁은 공간의 대부분을 기구, 배선 등이 차지하고 있고 투시·촬영대도 가동부분이나 돌출부분이 있어서 몸이나 머리를 부딪히거나, 손이 끼이거나, 발을 헛딛디거나 하는 사고가 일어날 수 있다. 보행이 불편한 환자들이 들어와 불안정한 발판, 젖은 바닥 등에 의하여 미끄러지거나 넘어지는 사고가 발생할 수도 있는 만큼, 영상검사실은 항상 정리정돈·정비를 하여 병원내 사고를 방지하려는 노력을 해야 한다. 특히 나이가 많은 환자, 유유아 환자에 대해서는 각별한 주의를 해야 한다.

4. 환자의 탈의와 착의에 대한 도움

외상이 있는 환자가 구급팀과 영상검사실에 올 경우 보통의 탈의(옷 벗음) 방법은 환자에게 고통을 주고 상해를 입힐 수 있다.

방사선사는 영상검사를 방해하는 옷을 자를 수 있다. 하지만 매우 긴급한 상황을 제외하고는 보호자의 동의 없이 옷을 자르지 않도록 한다. 만약 환자가 의식이 없으면, 환자의 가족이나 보호자에게 동의 각서를 쓰게 한다.

부득이 옷을 잘라야 한다면, 옷의 솔기를 따라서 자르도록 한다. 옷을 쓰레기로 버려서는 안 된다. 환자 또는 보호자에게 다른 소지품과 함께 옷을 돌려주어야 한다.

* 어린이 환자가 보호자와 동반하였다면, 환자를 진정시키고 보호자가 탈의 또는 착의를 돕도록 한다.
* 환자의 탈의를 도와주어야 할 때는 몸의 위부분 옷부터 벗기도록 한다.
* 환자가 몸 아래부분 옷을 벗어야 하는 경우에는, 먼저 검사용 가운을 입히고 환자에게 벨트나 단추 등을 느슨하게 하고 바지를 엉덩이 아래로 벗도록 가르친다. 이 과정에 환자가 방사선사의 도움을 원하지 않으면 환자 도우미를 부른다.
* 긴 드레스를 입은 여성 환자는, 먼저 환자 몸을 병상 시트로 덮고 옷을 머리위로 올려 벗게 한다. 다음에 속치마와 브래지어(brassiere)를 벗게 한다. 다음에 검사 가운을 입는 것을 도

와주고 병상 시트를 제거한다.

5. 환자의 피부 케어(Skin care)

방사선사는 영상검사를 시행하는 동안 환자의 피부를 보호할 의무가 있다. 피부가 손상을 입거나 다치는 것은 짧은 시간에 생길 수 있다. 기계적인 요소로 고정, 압박, 베임, 긁힘 등으로 인해 피부 손상이 생길 수 있다.

영상검사 중 환자에게 피부 손상이 일어나지 않게 주의해야 한다.

6-6 응급처치의 실기

1. 지혈, 출혈에 대한 응급처치

긴급도는 첫 번째이며, 특히 외상성 출혈에는 다음과 같은 순서로 지혈을 한다.

① 높이 들어 올리는 방법

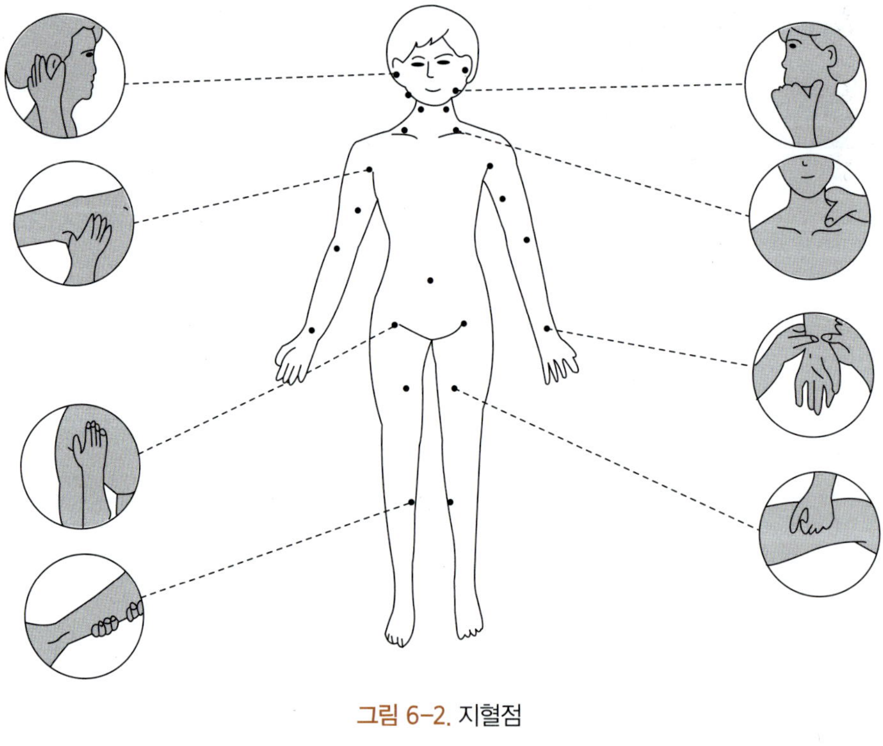

그림 6-2. 지혈점

손·발 외상의 경우에는 출혈부위를 높이 들어올림으로 해서 지혈효과가 있다.

② 직접 압박 지혈법

출혈부위 위에 gauze, 손수건 등을 직접 대고 강하게 압박한다. 이것은 매우 확실한 지혈법이다.

③ 간접 압박 지혈법

출혈부위보다 심장에 가까운 동맥의 흐름을 손으로 눌러 지혈한다. 이것은 지혈점이라고 불리우는 point(그림 6-2)를 압박 지혈하는 방법이다.

④ 직접·간접법의 병용 지혈법

⑤ 지혈대를 사용하는 방법

손발에 출혈이 있어 환자를 의료기관으로 보낼 때, 지혈대를 쓰는 일이 있다.

i) 긴급한 때이니까 지혈대는 벨트, 넥타이 등도 좋지만, 가능하면 폭 5cm 정도의 천(포갠 삼각건이 최적)으로 묶는다.
ii) 출혈부위에서 건강한 피부 3cm 정도를 남기고 바로 그 위를 묶는다.
iii) 지혈이 되면 그 이상은 묶지 않는다.
iv) 지혈대 위를 담요 따위로 덮지 않는다. 지혈대가 감겨있는 것이 보이게 하는 것이 좋다.
v) 지혈대는 의사가 풀게 한다.
vi) 지혈대를 묶은 시각, 환자 이름 등을 기록한 표를 잘 보이는 곳에 붙여서 의료기관으로 보낸다.
vii) 사고 등으로 환자가 많이 생겼을 때에는 환자의 이마에 지(止)자를 쓰면 지혈대 착용의 의미가 된다.

2. 기도의 이물을 뱉게 하는 방법

이물이 인·후부에 막혀 질식, 호흡정지를 일으키는 사고는 유유아에게 많다. 음식물 조각, 동전, 단추, 바둑알 등이 기도를 막는 경우가 있으며, 또한 성인에서 찹쌀떡·인절미 같은 것이 인·후부를 막는 사고는 더러 생길 수 있다. 기도 이물의 제거방법은 그림 6-3, 4와 같다.

① 양측 어깨뼈(견갑골) 사이의 등을 손바닥으로 4회 정도 세게 두들긴다. 이때에는 반드시 한쪽 손은 앞가슴에 대고 있지 않으면 효과가 없다.

② 명치(심와)와 배꼽 중간에 주먹을 대고, 또 다른 손으로 그것을 껴안고 압박하여 뱉게 한다. 4회 정도 반복한다.

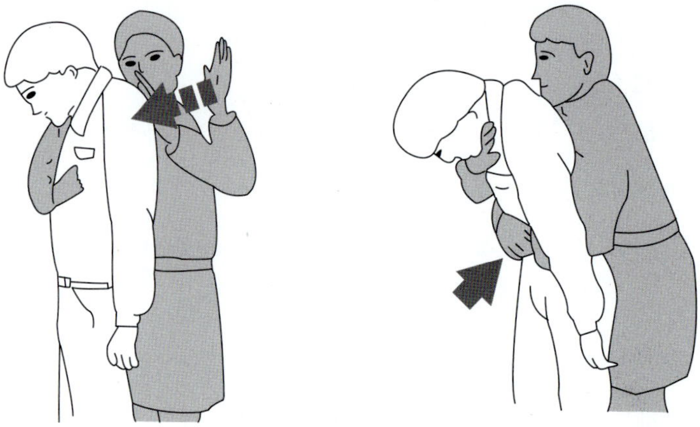

그림 6-3. 기도의 이물을 뱉게 하는 방법

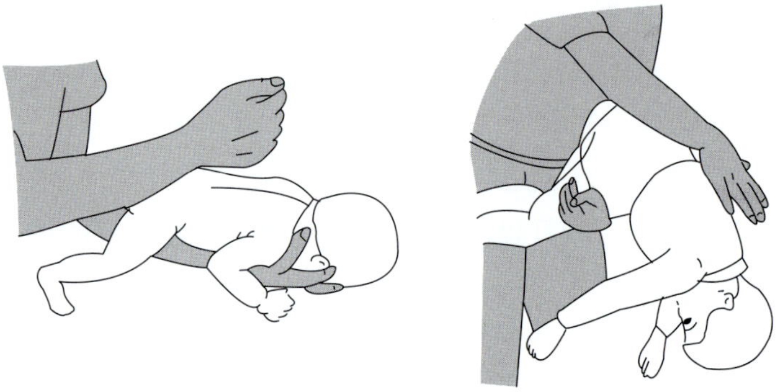

그림 6-4. 어린아이에게 있어서 이물을 뱉게 하는 방법

3. 인공호흡법

호흡정지를 발견하면 머뭇거림 없이 빨리 인공호흡 mouth to mouth method(호기 소생법)를 시행한다.

① 기도 확보

되도록 턱을 내미는 형태로 한다. 그러기 위하여 어깨 밑에 웃옷 등을 말아서 베개로 하든가, table 위에 눕히고 머리를 내리거나 모래사장 등에서는 머리 밑의 모래를 파낸다든가 하는 등, 머리를 뒤로 젖히는 「턱을 끌어 올리는 방법」(139쪽 참조)에 의해서도 기도 확보가 가능하다.

② 인공호흡 실시법

첫 번째는 세게 연속하여 4회 불어넣는데, 어른이면 코를 손으로 막고 입과 입을 꼭 마주 대고, 가슴이 부풀어 오를 때까지 세게 불어넣는다. 두 번째 이후는 5초에 1회의 비율로 1분간 12회의 리듬으로 호흡소생법을 실시한다(그림 6-5).

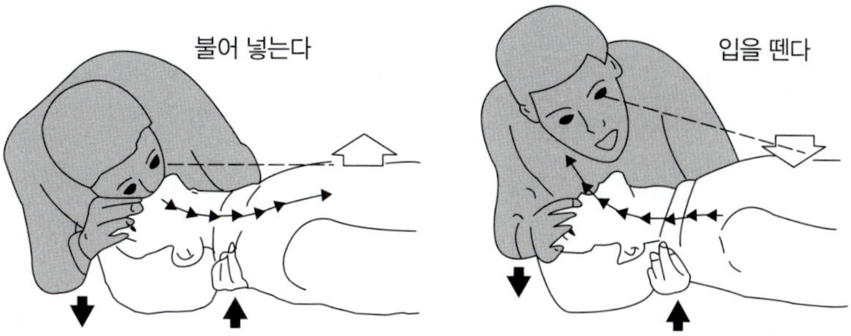

그림 6-5. 인공호흡 실시법

젖먹이 아이인 경우에는 기도를 확보한 다음에 입과 코 양 쪽에서 숨을 불어 넣으며, 3초에 1회의 비율로 어른보다는 조금 빠르게 1분간 20회의 리듬으로 불어 넣는다.

숨을 불어 넣을 때에는 환자의 가슴을 보고 충분히 부풀어 있는가를 확인한다. 만일 볼만이 부풀고 가슴이 부풀지 않는 경우에는 첫째로 기도의 확보방법이 나쁘지나 않았는가 확인하여 고치고, 그래도 또 허파에 공기가 들어가지 않으면 기도이물이 아닌가 확인하고 재빨리 제거방법을 강구한다.

4. 의식장해 때의 응급처치

즉시 기도를 확보한다. 의식장해의 정도는 다음과 같이 분류할 수 있다.

① 의식혼탁(confusion)

불러보면 때로는 반응이 있으나 의식은 몽롱해 있는 상태

② 반혼수(semicoma)

불러보아도 응답은 없지만 꼬집거나 잡아당기거나 하면 얼굴을 찌푸리기도 하고 손을 끌어 들이기도 하는 상태

③ 혼수(coma)

꼬집거나 두드려도 전혀 반응이 없는 상태

의식장해가 있는 환자에게는 점점 의식 level이 저하해 가는 위험과 구토, 오음(잘못 마심), 질식 등이 있으니까 신중하게 관찰해야 한다.

5. 복독(服毒), 중독(中毒)

잘못하여 독성 물질을 마시거나 먹은 환자에 있어서는 의식만 있으면 원인을 빨리 물어보고,

미지근한 물을 대량으로 마시게 하여 희석시키고, 혀뿌리(설근)부를 자극하여 토하게 한다.

손가락을 넣어서 토하게 하는 일도 있지만 손가락이 물리는 사고도 있으니까 설압자나 숟가락 자루를 사용하여 토하게 한다.

의식이 없는 환자에서는 무리하게 토하게 하는 일을 해서는 안된다. 오음·질식의 위험이 있다. 먹은 약제를 알 수 있으면 중독 center 등에 문의하여 해독제를 사용하기도 하나, 긴급 구급처치로서는 희석시켜 토하게 하는 것이 첫 번째의 처리가 된다.

6. 열상

열상(burn)은 정도나 범위가 여러 가지인데, 첫째로 할 것은 옷을 입은 채라도 빨리 물을 끼얹고, 이어서 물집(수포)을 터뜨리지 않도록 신중하게 옷을 벗기고 젖은 타올로 싸고, 부족하면 물을 부어 냉각시키면서 빨리 의료기관으로 옮기는 것이다. 의료기관에서는 찬물로 계속 냉각(통증도 없앤다)시키면서, 정도에 따라서는 화상면의 소독, 치료용 가죽 등으로 보호하거나 보호거즈를 사용하여 치료한다.

열상은

제I도(홍반성 열상) : 표피 열상, 빨갛고 따끔따끔하다.

제II도(수포성 열상) : 진피 열상, 물집(수포)형성

제III도(괴사성 열상) : 피부 전층 열상, 피부가 문드러진다.

제IV도 : 근육, 지방, 뼈까지 손상받은 열상

등으로 분류하며, 응급처치의 단계에서는 결코 열상에 솜을 올려놓거나 안이하게 약을 바르거나, 특히 tincture oil 등은 바르지 않는다. 산업재해나 화재사고 등에 의해 골절·외상이 동반된 열상도 있어서, 의학영상 검사 중이나 대기시간에도 계속 냉각시켜야 한다는 것을 잊어서는 안된다.

열상의 대부분은 냉각시키면서 병원에 온다. 이것은 냉각시키고 있으면 통증이 적어지기 때문이다. 어린이·유유아의 열상 때에는 어른이 계속 냉각시켜 주는 배려가 부족하여 아이가 울며 소리지르고 있는 예가 적지 않다.

7. 전신상태의 관찰

촬영 중에 응급환자의 상태가 악화되거나 갑자기 변화되는 예도 많다. 특히 출혈성 쇽이나 토혈·하혈 환자 등에서는, 실제로 심한 구토·토혈·하혈 등이 없이도, 장관안에 상당한 출혈이 있으면 쇽 상태가 된다.

호흡이 얕고 맥박이 약하거나 빈도 수가 적어져 안면 창백·냉한·혈압저하를 가져온다. 쇽은 급격하게 생기지만, 서서히 되는 경우에는 처음에는 응답을 잘하고 있는 경우도 있으니까 전신상태의 관찰에 관심을 기울여 조심할 필요가 있다.

쇽 예방에는 안색에 따라 머리를 낮게 하는 체위, 보온, 거칠게 다루지 않기, 심한 추위나 더위에 몸을 드러내지 않는 것 등 조심스럼이 필요하다. 또 정신적인 불안감이나 통증의 방치 등도 쇽의 원인이 되니까 응급환자를 다룸에 있어서 이러한 사항들도 배려할 필요가 있다.

6-7 응급환자의 이송

응급처치 중 환자 이송은 부상 등의 응급처치나 인공호흡을 시행하는 것 등과 마찬가지로 중요하다.

가까운 거리·먼 거리를 가리지 않고, 이송에는 충분한 인원과 기재를 동원하여 신중히 해야 한다. 응급인 경우에도 시간적으로 초특급적인 이송이 필요한 경우는 사실은 적다.

특히 골절이 되었거나 골절 등의 의심이 가는 환자는 바삐 서두르는 것보다 완전한 고정을 먼저 하고 조심성 있게 옮겨야 한다.

환자에게 의식이 있는 경우, 없는 경우 등을 관찰하면서 옮기는 것이 좋다.

응급의료체계를 이용하기 위한 접근방법은 신고이며, 전화로 접수한다. 우리나라에서는 구급대(전화 119), 경찰(전화 112)에서 담당한다.

신고에 대한 반응(response)는 구급대 출동, 병원 알선, 응급처치에 대한 상담이나 구급대 도착 전까지의 행동요령을 지도하는 업무이다.

응급환자 이송(transport)은 병원 전(out-of-hospital), 병원간(interfacility) 이송으로 구분할 수 있다. 환자이송체계는 이동 수단과 탑승 인력, 응급의료기관, 그리고 정보·통신으로 구성된다.

이송 수단은 육로이송(구급차), 항공이송(항공기, 헬기), 해상(구급 보트) 등을 들 수 있다. 산악지역이나 섬지역과 같이 응급의료기관까지 이송시간이 길거나 육로이송이 어려울 경우에는 항공이송을 이용하고, 인접한 섬들로 구성된 지역에서는 구급 보트를 이용한 해상이송을 하기도 한다.

우리나라에서는 이송환자의 중증도에 따라 일반 구급차와 특수 구급차, 두 종류가 운행되고 있다. 항공이송은 소방구조대 소속의 소방헬기가 주로 이용되고 있으며, 드물게 인근 군부대의

군용헬기가 이용된다.

병원전 이송은 119구급대가 전담하고, 병원간 이송은 대부분 병원 자체의 구급차나 민간 이송단체에서 유료로 운행하는 구급차를 이용하고 있다.

이송병원의 결정은 평가된 환자의 중증도에 따라 응급처치가 적합한 가장 가까운 응급의료기관을 선택하는 것이 원칙이다. 응급 수술이나 심장, 뇌혈관조영술과 같은 전문시술이 요구되는 경우에는 즉시 이와 같은 시술이 가능한 응급의료기관으로 이송해야 한다. 이송 중 처치를 위한 의료지도나 이송병원에 대한 정보는 구급차–응급의료기관 사이의 정보·통신망을 통해 얻을 수 있어야 한다.

응급의료기관의 응급실은 기본적으로 응급환자를 진료할 수 있는 인력과 시설 및 장비를 갖추고 있다. 이외에도 구급차, 응급의료정보센터와 공유할 수 있는 정보·통신장비, 전원에 필요한 구급차를 갖추고 있다.

우리나라 응급의료기관의 종류와 수(2018년 3월 기준)는 중앙응급의료센터(National Emergency medical center, 1개소), 권역 응급의료센터(36개소), 전문응급의료센터(4개소), 지역 응급의료센터(117개소), 지역 응급의료기관(258개소) 등이 있다.

병원 영상의학과에서 촬영대(Radiographic table)와 들것차(Stretcher cart) 사이에 환자 이송방법에는 때, 장소, 증상에 따라 이송방법이 다를 수 있다(그림 6–6, 7, 8 참조).

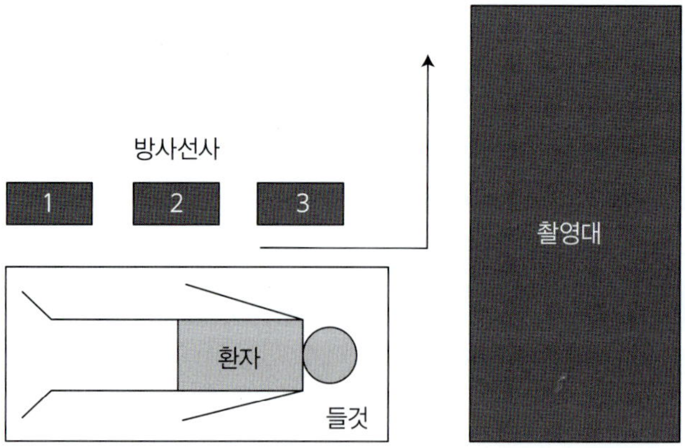

그림 6–6. 환자의 이송법: 들것에서 촬영대로 옮김 ①

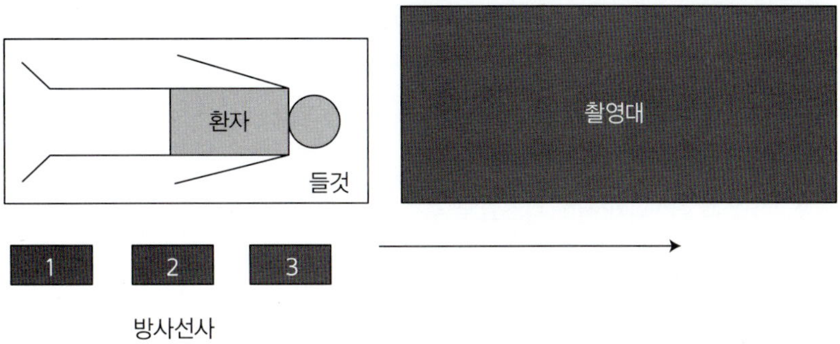

그림 6-7. 환자의 이송법: 들것에서 촬영대로 옮김 ②

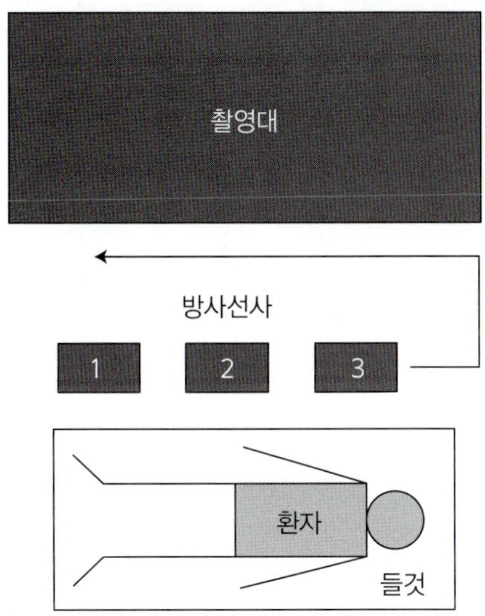

그림 6-8. 환자의 이송법: 들것에서 촬영대로 옮김 ③

생각을 여는 창 20

가족이 환자에게, "너 누구냐고?"

고등학교 2학년 때 어머니가 심한 디스크로 수술을 받았다.

몇 달씩이나 입원을 해야 하는 중증인 덕분에 나는 '3분 요리'의 달인이 되었다. 허리 디스크도 나름이라 어머니의 경우 정상적인 생활이 어려울뿐더러 완치가 어려워 티타늄을 삽입하는 재수술을 받기는 했지만, 어머니의 허리는 쉽게 퇴원을 허락하지 않았다.

나는 흉내 낼 수도 없는 똑똑한 대학생 누이, 시계보다 더 규칙적인 아버지, '3분 요리'의 달인인 나.

이렇게 남은 식구가 여왕벌 모시기를 시작했다. 철없는 아들은 얼마 못 가서 '긴 병에 효자 없다'는 속담을 실천에 옮기고 있었다. 혹시 꾀병은 아닐까? 하는 의심까지 하면서 말이다.

지금도 그때가 떠오르면 큰 죄를 들킨 것처럼 얼굴이 붉어진다. 먼 훗날 어머니를 떠나본게 되면, 아마도 나는 그 기억 때문에 더 많은 눈물을 흘리게 될 것이다.

그렇게 병원을 찾는 시간이 줄어들 무렵, 늦은 밤 한 통의 전화가 왔다. 그 당시 내 또래 아이들은 PCS나 삐삐를 가지고 있었는데, 나는 둘 다 없었다. 때문에 집으로 걸려오는 전화는 항상 나를 두근거리게 했다. 그 누군가 나를 찾는다는 것, 그때의 나는 밥보다 친구들의 관심이 더 고팠다.

궁금증과 기대를 감춘 채, 전화를 받았다.

"여보세요"

"나 누구게?"

이쁘다. 누군지 기억이 나질 않는다.

이런 목소리라면 분명 기억하고도 남을 텐데... 내 머릿속을 아무리 뒤져보아도 당최 떠오르지 않았다.

침착하자, 남자가 먼저 누군지도 모르면서 좋아하는 티를 낼 수는 없지 않은가.

"그러니까 니가 누구냐고?"

최대한 관심 없다는 듯 퉁명스러운 말투로 대꾸했다.

이미 나는 얼굴도 모르는 이 어여쁜 목소리의 주인공과 손을 잡고 바닷가를 거닐며 세상의 아름다움을 만끽하고 있었다.

"이놈아! 엄마 목소리도 모르냐! 나쁜 놈! 너 다신 병원에 오지도 마!"

그 아름답던 세상이 깜깜해졌다.

아무리 어렸을 적 엄마와 결혼해서 행복하게 살자고 손가락 걸고 약속을 했다지만, 이건 아니지 않은가.

이내, '이런, 속내를 들켰구나.'하는 자격지심과 자식된 도리로써 밀려오는 죄송함에 한동안 숨을 쉴 수가 없었다. 분명 내가 들었던 목소리는 귀여운 외모에서 나올 음성이지, 병원에 오래도록 입원해 있는 아줌마의 목소리는 아니었는데···. 수화기 너머로 전해져오는 어머니의 서운함. 우리 집에 전화가 없었다면 이 일은 절대 일어나지 않을 사건이었다.

사람은 사랑을 주고 사랑을 받으며 산다.

태어날 때부터 받은 가장 커다란 부모님의 사랑을 시작으로 그 사랑을 다른 이들에게 나누어 주며 때로는 돌려받으며, 그렇게 살아가는 것이 우리의 삶인데, 요즘은 전화 한 통으로도 사랑을 전하며 자신의 존재감을 알린다.

어린 시절 집으로 걸려오는 전화 한 통 한 통이 모두 다 나의 설레임이었듯, 어머니도 전화 속의 당신을 알아보지 못한 아들이 그렇게나 서운했을 것이다.

그런데 엄마와 결혼하겠다던 철없는 아들은 오늘도 설레는 마음으로 전화를 받는다.

그 날 밤에 그 어여쁜 목소리를 기대하면서~.

*김주윤 (생각을 여는 창 ⑥ 서원순 작가의 아들) 글 "나 누구게?"
(서원순 에세이집 "사랑의 프로스", 선우미디어 펴냄, 2015년)

Chapter 7

증상에 대한 CARE

7-1 빈혈이 있는 환자

1. 빈혈(anemia)

빈혈이란 혈액 중의 적혈구 수나 적혈구 중의 헤모글로빈이 정상보다 감소한 상태이다. 따라서, 빈혈의 진단에는 적혈구 수와 함께 적혈구에 포함된 헤모글로빈 양을 측정한다.

2. 환자의 관찰

혈액 중에 포함된 적혈구의 주요한 기능은 가스 운반작용이며, 빈혈이 되면 산소운반 능력의 저하, 조직의 산소결핍이 일어나게 된다. 또 적혈구 수의 감소에 의하여 혈액점도가 낮아지고 혈액의 저항이 약해지며 혈류속도가 증가한다. 그 결과로써 말초조직의 산소·영양소와 탄산가스·노폐물의 원활한 교환이 잘 일어나지 않게 되고, 환류 혈액량이 많아져서 심장에 부담이 주어지는 결과가 된다.

빈혈이 되면 말초조직의 산소결핍에 의해 여러 증상이 나타나지만, 혈액 성상의 산소검사와 함께 손가락이나 구강 점막, 하안검 점막의 색조가 청백색이 되기 때문에 이것을 관찰하는 것이 중요하다. 또한, 현기증·가슴두근거림·숨가쁨·권태감·활력 저하·호흡곤란·말초신경 증상 등이 나타날 수 있기 때문에 주의 깊은 관찰이 필요하다.

3. 환자의 care

환자의 상태에 따라서 증상이나 환자의 호소는 다양하지만, 일반적인 care의 중점은 아래와 같다.

a. 안정과 보온

일반적으로 빈혈환자는 숨가쁨·어지러움(현기증)·활력 저하 등을 호소한다. 방사선검사 중에 증상이 나타나지 않을 정도로 안정시키는 것이 care의 기본이다. 조직의 산소부족이나 영양부족 때문에 대사 저하를 일으킬 수 있어, 전신 보온도 중요하다.

또, 대사 저하에 의해 저항력이 약하고 세균감염에 의한 합병증에 걸리기 쉽기 때문에 청결이나 감염예방에 주의할 필요가 있다.

b. 빈혈 졸도·발작을 할 때의 care

뇌에 산소공급이 부족한 결과로 환자는 의식을 잃는 수가 있다. 경증인 경우는 바로 의식을 회복하지만 회복하지 않는 경우도 있으므로 주의한다. 발작을 할 때에는 옷을 느슨하게 하고 머리를 낮추고 얼굴을 옆으로 돌려 잘못 마심(오음)을 방지한다. 의식이 회복되면 따뜻한 물 등을 주어 불안을 제거하는 것이 중요하다.

7-2 출혈 경향이 있는 환자

1. 출혈(bleeding)

원인이 무엇이든 동맥이나 정맥·모세혈관을 불문하고 혈액이 혈관 밖으로 새어 나오는 것을 출혈이라 한다. 또 혈액이 표면에 나오게 되면 외출혈(external bleeding), 출혈된 혈액이 조직이나 체강으로 흘러 들어가는 것을 내출혈(internal bleeding)이라 한다. 어떤 경우라도 몸에 미치는 영향은 같고, 이것을 실혈(loss of blood)이라 한다.

토혈(hematemesis)·하혈은 비강·구강에서 항문에 이르는 소화관에 출혈부위가 있음을 나타내며, 식도나 위 등 상부 소화관의 경우에는 토혈도 검고, 변은 타르모양이 된다.

그러나 식도 정맥류의 대량 출혈이 있는 경우에는 맑은 붉은 색의 혈액을 뱉어낸다. 소장에서 항문까지 하부 소화관에서는 출혈부위가 항문에 가까울수록 변의 색조는 붉고, 변덩어리의 표면에 부착되어 있는 수도 있다.

객혈(hemoptysis)은 성문이나 기관·기관지·허파 등의 호흡기계의 출혈이다.

출혈이 많은 경우에는 쇽 증상을 나타내지만, 출혈이 적은 경우에는 빈혈이나 현기증 등의 증상을 나타내는 경우도 있다.

2. 환자의 care

출혈에 관해서는 그 예방이 최대의 포인트이지만, 출혈을 일으킨 경우에는 원인에 맞는 지혈을 한다.

출혈상태, 즉 출혈량·부위·지속시간·혈액의 성상 등을 관찰하여 체크하고, 출혈에 의하여 생긴 혈압저하·호흡·맥박의 증가·안색·냉한·쇽 증상·정신상태 등을 관찰한다. 옷 등에 덮혀 있는 경우에는 특히 주의하여 관찰한다.

체위는 출혈부위가 심장보다 높아지도록 한다. 대량 출혈의 경우에는 흡인기나 수혈을 준비한다. 또, 의사의 처방에 의해 지혈제를 준비한다.

출혈 경향이 있는 질환을 가진 환자의 경우에는 옷이 조여지는 것을 피하고, 시트의 마찰, 힘든 체위 변동 등도 피한다.

7-3 청색증이 있는 환자

1. 청색증(cyanosis)

청색증이란 피부나 점막이 푸르게 보이는 상태를 말한다. 건강한 사람이라도 일어날 수 있지만, 병적인 경우에 심장이나 폐질환의 주요 증상이며, 일반적으로 중증인 질환의 예후를 나타내는 중요한 지표가 되기도 한다. 일시적인 것은 따뜻하게 하면 증상이 줄거나 없어진다.

2. 환자의 관찰

병적인 청색증은 호흡중추 기능이 저하되었을 때에 일어난다. 따라서 원인이 국소적인가, 전신적인가를 관찰한다. 증상이 나타나는 부위는 손톱, 입술, 손바닥, 전신이다.

병적인 경우에는 수반증상으로써 호흡곤란·부종·울혈증상 등을 볼 수 있다. 이들 증상이 나타나는 정도나 바이탈 싸인(생명 징후), 사지 냉감, 귀울림, 어지럼증, 땀(발한) 등을 관찰한다.

3. 환자의 care

원인의 제거가 가장 중요하다. 혈액순환이 저하하고 있는 경우에는 보온이나 맛사지 등에 의해 순환을 개선한다. 또, 산소흡입을 시행하거나 심신의 안정을 도모하여 자극을 피하고, 불안의 줄이는데 노력한다.

7-4 쇽(Shock)이 있는 환자

각종 원인에 의해 급격한 혈압저하가 일어나고, 전신의 말초성 순환장애 및 심장으로 환류하는 정맥혈이 감소한 상태를 쇽(shock)이라 한다. 임상적으로는 혈압 강하, 피부창백, 맥박 미약, 맥박 수 증가, 근육 긴장 저하, 떨림 등의 증상이 일어난다. 일반적으로 쇽은 1차성 쇽과 2차성 쇽으로 크게 나누지만, 쇽 때에 불가역적인 생체 장기의 기질적·기능적 장해가 보이며, 그대로 방치하면 죽음에 이르는 것을 2차형이라 하며, 그들의 일부 기능만이 장해를 받아 자연회복이 가능한 것을 1차형이라 한다. 어느 경우든 관찰과 긴급적인 대응이 필요하다.

상세한 사항은 제5장 '조영제 쇽의 대책'을 참고하기 바란다.

7-5 기침·가래가 있는 환자

1. 기침(cough), 가래(sputum)

기침(해소)은 후두·기관 등의 점막에 주어진 자극에 의하여 반사적으로 일어나며, 기도 안의 분비물이나 이물을 배출하여 없애려는 생체의 방어작용이다.

가래(객담)는 기침에 의하여 허파 또는 기도에서 배출된 분비물이다. 가래는 병소를 확실히 나타내는 검체이며, 진단이나 예후 판정에 도움이 된다. 가래는 생리적 분비물 외에 염증 등에 의한 병적 성분, 세균이나 외계에서의 이물을 포함하기 때문이다. 가래는 외관상으로 점액성, 농성, 장액성, 혈성 가래 등으로 나눈다.

기침은 가래를 수반하는 습성, 가래를 수반하지 않는 건성 기침으로 나눈다.

2. 환자의 care

기침의 원인을 제거하는 것, 환자의 고통을 완화시키는 것이 care의 기본이다. 가래를 수반하는 경우에는 가래를 뱉어내는 방법을 행한다. 가래가 기도를 막을 우려가 있는 경우에는 기관내 흡인을 하거나 솜뭉치로 닦아낸다. 또한 체위변환에 의해 가래를 뱉어내거나, 배액(drainage)을 한다.

발작을 할 때에는 환자가 좋아하는 체위로 하는 것이 좋다. 앉은 자세에서 가볍게 등을 문지르거나, 가볍게 두드려주는 것도 효과가 있다.

심한 기침을 계속하면 정신적으로도 육체적으로도 소모되기 때문에 안정과 영양보급이 필요하고, 체력을 회복하여 2차 감염 및 합병증을 예방하도록 돕는다.

7-6 호흡곤란이 있는 환자

1. 호흡곤란(dyspnea)

호흡을 할 때에 자각적, 타각적으로 힘들다고 느끼거나 공기 부족감 등이 따르는 경우를 호흡곤란이라 한다. 폐질환이나 심장질환에 종종 나타나는 증상이지만, 사람에 따라서 그 강도나 고통의 정도는 다르다.

호흡곤란을 일으키는 질환은 여러 가지가 있어, 호흡기계의 질환(기관지 천식, 폐염, 폐기종, 기흉, 흉막염 등)을 비롯하여, 순환기계(심부전 등의 심장질환 등), 신경계(두개내압 항진, 히스테리, 심한 통증 등)이 대표적인 것이다.

2. 환자의 care

호흡곤란은 원인이나 증상, 그 정도에 따라서 여러 가지이며, 그것에 맞는 care를 시행한다.

일반적으로는 안정을 시킨다. 호흡에 필요한 에너지를 최소한으로 하기 위함이다. 증상에 맞추어 보행, 체위 변환, 대화, 배설 등에 협조가 필요하다. 또 환자의 불안이나 공포심에 대한 정신적 도움도 잊어서는 안된다.

체위는 일반적으로 앉은 자세, 반앉은 자세로 환자가 가장 좋아하는 편한 자세로 한다. 의식이 없는 경우에는 기도폐쇄에 주의하고, 환자의 머리밑 베개를 빼고 얼굴을 옆으로 향하게 돌려 놓는다.

7-7 메스꺼움, 구토가 있는 환자

1. 메스꺼움(nausea), 구토(vomiting)

메스꺼움은 오심, 구토기라고도 한다. 가슴·배에 걸친 막연한 불쾌감으로, 이른 바 '메스꺼움'이라는 감각은 구토에 앞서 나타난다. 시상하부 신경핵에 각종 자극이 주어져서 일어난다고 생각된다.

메스꺼움의 원인으로는 각종 위 질환이나 간염, 담도 질환, 이자(췌장) 질환, 심장 질환이나 콩팥 질환 등을 들 수 있고, 또 심인성이나 반사성으로 일어나는 수도 있다. 메스꺼움이 지속되면, 위의 운동저하나 위액분비 저하 등이 나타나며, 구토운동으로 이어지는 수가 많다.

구토란 위 내용물이 역류하여 입으로 배출되는 것을 말한다. 구토의 원인으로는 구토중추에 대하여 출혈, 두개내압 항진 등의 물리적 자극, 약물·대사 산물 등의 화학적 자극이 주어져서 일어나는 것, 혀근(설근)이나 인두, 위, 각종 장기, 속귀(내이) 등의 평형감각 등의 자극에 의하여 구토중추가 흥분하여 일어나는 것. 기타 히스테리나 신경증, 심한 정서의 변화 등에 의하여 일어나는 것(정신적 구토) 등이 있다.

2. 환자의 care

메스꺼움이 있는 환자는 불쾌감을 호소하기 때문에 환자에게 편한 체위로 하고, 등을 문질러 주는 등 정신적인 안정이 유지되도록 배려한다.

구토물이 기도에 들어가지 않도록 주의한다. 구토를 할 때에는 들숨(흡기)운동이 일어나며, 공기가 위안에 흡입되는 수가 있고, 그것이 다시 구토를 일으키는 원인이 되기도 함으로 주의한다.

또, 구토나 불쾌감을 일으킬 수 있는 냄새를 제거하고 환경을 청결하게 정리하는 일도 중요하다. 환자가 구토를 한 후에는 구토물을 즉시 치우고 물로 입 안을 깨끗이 가시게 한다.

7-8 삼킴곤란이 있는 환자

1. 삼킴곤란(dysphagia)

음식물을 섭취하였을 때에 인두부~앞가슴~명치부에 무언가 메이는 느낌을 말한다. 식도 등의 병변에서도 일어나지만, 다른 장기가 식도를 압박하는 경우와 신경·근육질환에서도 일어난다.

질환으로는 혀·인두·후두부의 염증성 질환이나 악성종양(설암, 후두암), 식도질환으로써 식도암·식도염 등 외에 교원병(피부근염, 강피증), 근육 위축성 측색 경화증, 중증 근육무력증 등의 유동운동 저하를 일으키는 질환, 뇌출혈 등에 의한 중추성 운동마비나 파상풍, 히스테리 등의 통과 장해에 의한 것 등을 들 수 있다.

2. 환자의 care

삼킴 장해를 일으키는 원인이 되는 질환의 치료가 우선되는 것은 말할 나위도 없지만, 환자의 기분을 안정시킨다. 상반신을 일으킨 체위로 하고, 긴장감이 없이 편안한 생각을 갖게 하며, 환자에게 앞가슴을 가볍게 두드리게 한다.

7-9 황달이 있는 환자

1. 황달(jaundice)

혈 중 빌리루빈(bilirubin)양이 비정상적으로 증가한 병적상태를 황달이라 한다. 그러므로 안구결막이나 피부, 점막이 노란색이 된다. 임상적으로는 ① 용혈성 황달, ② 간세포성 황달, ③ 폐쇄성 황달의 세 가지 형으로 나누는 일이 많다. 용혈성 황달은 비장의 기능항진, 악성빈혈 등에 의하여 일어나는 것으로 신생아 황달도 이에 해당된다. 간세포성 황달은 간세포 자체의 장해로 빌리루빈의 처리가 이루어지지 않아 일어나는 것으로, A·B형 간염, 간경변, 울혈간, 약물중독 등이 원인 질환이다. 폐쇄성 황달은 담즙의 배출경로가 막혀서 생기는 것으로, 그 원인으로는 담석이나 기생충, 담도 폐쇄 등을 일으키는 종양 등을 들 수 있다.

2. 환자의 care

간 장해가 있는 환자는 안정요법과 식이요법(高단백, 高칼로리, 高비타민식)이 시행된다. 환자가 검사 전후에 안락하게 안정하도록 배려한다.

황달이 있을 때에는 혈 중 담즙산이 피부의 종말신경을 자극하여 가려움증을 호소한다. 환자 피부에 가려움에 대한 약물을 도포한 경우가 있어 피부상태를 잘 관찰하고 피부를 손상시키지 않도록 한다.

황달을 가진 환자는 일반적으로 저항력이 저하되어 있는 경우가 많다. 감염되기 쉽기 때문에 충분히 주의한다.

변비나 소변량 감소를 수반하는 경우도 많으므로, 환자의 배변·배뇨에 대하여 유의한다.

7-10 탈수가 있는 환자

1. 탈수(dehydration)

탈수란 체액 부족을 일으킨 상태로, 수분 결핍성과 염분 결핍성으로 분류한다. 경구적으로 수분의 섭취가 불가능한 경우, 예를 들면 영유아에게 수분이 공급되지 않을 때, 편도염이나 식도의 질환·의식장해 등으로 수분이 섭취되지 않을 때, 수술 후나 쇠약이 심할 때 등에는 수분결핍성 탈수가 일어난다. 또 설사나 구토에 의하여 염분을 함유한 소화액을 대량으로 잃었을 때, 유문협착이나 일레우스, 심한 발한 등이 있을 때에는 염분결핍성 탈수가 일어난다.

임상적으로는 수분결핍과 염분결핍이 혼합된 예가 많다.

2. 환자의 care

순수한 수분부족의 경우에는 경구적으로 충분한 수분을 주거나 5% 포도당액을 점적 정맥주사한다. 점적 정맥주사 중에 영상검사를 할 때에는 수액 주입에 방해가 되지 않도록 세심하게 주의한다.

탈수가 있는 환자는 감염에 대한 저항력이 저하되어 있기 때문에, 피부를 청결히 유지하도록 한다. 입술이나 구강이 건조되어 입술에 글리세린, 바세린 등을 도포하였거나 입에 수분이 함유된 거즈 등을 물고 있는 경우에 주의한다.

7-11 부종이 있는 환자

1. 부종(edema)

부종이란 세포 내, 조직 사이, 장막강(복강, 흉강)에 다량의 수분이 저류한 상태이다.

모세혈관 내압의 상승, 혈장 교질 침투압의 저하, 모세혈관 투과성의 항진, 조직압의 저하, 물·Na의 배설 장해 등 여러 인자에 의하여 일어난다. 임상적으로는 체중의 증가, 피부나 피부밑 조직이 부석부석한 느낌을 주며, 손가락으로 누르면 그 부분이 들어간다.

부종을 나타내는 질환은 매우 많고, 그 성립은 다양하다. 일반적으로는 국소성 부종과 전신성 부종으로 나눈다. 국소성 부종은 편마비나 염증 등에 의하여 일어나지만, 여기에서는 그 이외의 전신성 부종에 관하여 설명한다.

심장성 부종은 심장의 혈액배출량이 저하하고 콩팥(신장) 혈류량이 감소된 결과로 Na의 배출 저하, Na저류가 일어나며, 수분이 저류되는 일이 일어나기도 함으로, 울혈성 심부전이라고도 한다.

신장성 부종은 급성 신장염의 경우에는 혈장 단백질이 없어지므로 혈장 교질 침투압이 저하하고, 조직간액이 늘어나 부종이 발생한 것이다. 만성 신장염의 부종은 급성 신장염의 부종과 심장성 부종 등이 혼합된 것이라고 생각할 수 있다.

간장성 부종은 간기능 장해에 의해 알부민 합성의 장해와 관내 혈관 폐쇄에 의한 문맥압 항진에 의한 것이며, 복수(腹水)의 형태로 나타난다.

기타, 갑상선 기능저하증에 의하여 일어나는 내분비성 부종이나, 장기간의 영양실조에 의한 영양성 부종, 임신 때의 부종 등이 있다.

2. 환자의 care

부종이 있는 환자에게는 심장이나 콩팥에 대한 부담을 줄이기 위하여 안정이 중요하다. 식사는 일반적으로 염분 제한식이 주어지고 식욕도 떨어지므로 기력이 적은 경우가 있어, 전신상태를 관찰하고 그에 따른 배려가 필요하다.

일반적으로 피부는 건조하고 연화되고 감염되기 쉽다. 옷 등의 압박에 의하여 욕창이 일어나기 쉽기 때문에 전신의 청결에 주의하고, 체위변환에 관심을 기울여야 한다.

7-12 발열이 있는 환자

1. 발열(pyrexia)

발열이란 체온조절 중추의 기능에 변화를 일으켜 보통 체온 이상의 온도 레벨에서 체열의 생산과 방산(放散)이 이루어지는 상태를 말한다. 발열은 각종 원인에 의하여 일어나는 전신증상의 하나이다. 발열의 정도나 열형태에 따라서 질병을 식별하거나 경중 정도를 알 수 있는 일도 적지 않다. 원인에 상관없이 발열은 대사의 뚜렷한 항진에 의한 것이기 때문에 에너지 소모가 크고, 전신에 영향을 주며, 심신의 고통이 크다.

2. 환자의 care

발열은 전신에 미치는 영향이 크다. 발열이 있을 때에는 신체적 고통만이 아니라, 정신적으로도 중증 느낌을 갖기 쉽고 환자는 불안감을 느낄 수 있다.

발열의 치료는 원인이 확실해지기까지는 대증요법을 행한다. 발열상태가 이어지면, 환자는 병에 대한 불안과 치료에 대한 불만을 호소하거나, 신체적 고통을 수반한다.

영상의학과와 방사선종양학과에서 care의 요점은 다음과 같다.

① 보온

② 안정

③ 안락한 체위의 변환

④ 실온, 소음, 조명 등의 환경을 조정

⑤ 수액을 공급하고 있는 환자의 경우, 수액요법의 관리

7-13 통증이 있는 환자

1. 통증(pain)

통증이란 내부 또는 외적 자극이 생체에 주어져서 이상이 발생하는 것을 알 수 있는 일종의 생체방어 반응이다.

통증을 느끼지 않으면 상처가 나고, 감염되고, 신체에 위해를 받는 수가 있다. 통증은 사람들에게 장해나 손상의 가능성을 경고하는 신호이며, 질병의 진단·치료에 지표가 된다.

통증은 다음 네 가지 과정에 의해 일어난다.

① 통증자극의 발생

② 통증자극의 수용(피부에 분포하여 있는 자유신경 종말이 통증자극의 수용기가 된다)

③ 통증자극의 전달(두 개의 신경, 즉 A섬유라 불리는 두꺼운 통각신경 섬유와 C섬유라 불리는 가는 통각신경 섬유를 매개로 척수·뇌간·시상으로 전달되어 대뇌겉질로 보내진다)

④ 중추에서의 수용(대뇌겉질에서 수용되며, 통증으로써 지각된다)

A섬유는 빠르고 예리한 통증을 전달하고, C섬유는 전도속도가 늦고 내장 통증이나 작열하는 듯한 견디기 어려운 통증을 전달한다.

이와같이 통증은 완전히 주관적인 감각이며, 그것을 체험하고 있는 본인 이외에는 표현할 수 없다. 통증의 지각이나 그 통증에 대한 반응은 개인의 과거 경험이나 생활태도에 의하여 달라지며, 같은 사람이라도 때에 따라서 달라진다.

2. 환자의 care

통증은 환자들에게 있어서 가장 많은 호소 중 하나이다. 돌발적으로 통증을 호소하는 경우에는 신속하게 상황을 판단하여 의사에게 보고한다.

통증은 주관적 정보이기 때문에 환자의 호소에 귀를 기울여야 한다. 통증이 전신에 미치는 생리적 현상을 알고, 주관적인 호소를 통해 객관적 정보를 얻는다. 이들 생리적 현상은 수반 증상으로서 나타나며, 자율신경성 반응이다. 내장 통증에 강한 자율신경 반응을 수반할 때에는 중태

인 상태이며, 즉시 의사에게 보고해야 한다. 정확한 관찰과 기록을 빠뜨려서는 안된다.

통증의 원인이나 환자의 행동에 관계없이, 환자의 당면한 필요(need)는 통증에서 해방되는 것이다.

환자의 호소를 듣고, 환자를 가장 편안한 자세로 하고, 심신의 안정을 도와준다.

Care를 통해 환자에게 불안을 줄이고, 통증에 대한 심리적 반응을 완화시켜 준다. 환자는 통증에만 신경을 쓰는 경우가 많으므로 대화할 상대가 되어주거나, 어린이에게 놀이기구를 주거나 음악을 들려주어 통증 이외의 것에 관심을 쏟도록 하는 것도 필요하다. 시각, 청각, 촉각 또는 운동이라는 감각을 두 가지 이상 작용시키면 통증을 줄일 수 있다.

통증에 대한 불안이나 통증 정도를 미리 예기하면 종종 통증은 커질 수 있지만, 검사 중의 통증에 대해 미리 마음의 준비를 시키는 것은 통증 감소에 도움이 된다.

7-14 경련이 있는 환자

1. 경련(spasm)

경련은 각종 원인으로 일어나는 불수의(不隨意)·발작성 전신 또는 신체 일부의 골격근의 강한 수축이라 정의한다.

경련을 수반하는 질환은 매우 많지만, 가장 전형적인 것으로는 간질이 있다. 뇌 감염증, 뇌혈관 장해, 뇌종양, 두부 외상 등 외에 선천성 유전적인 뇌기질 질환을 비롯하여 저혈당, 요독증, 저칼슘혈증, 부갑상선 기능 저하증, 간장해 등의 전신성 대사이상, 알콜·중금속 등의 중독증, 고혈압성 뇌증, 산소 결핍, 히스테리, 그리고 어린이에서는 열성 질환 등을 들 수 있다. 감별에는 전문적인 고도의 판단을 필요로 하는 경우가 많다.

2. 환자의 care

질환에 따라서는 약간의 자극에도 민감하게 반응하여 경련을 일으키는 수도 있으므로, 가능한 한 방을 조용한 환경으로 만들고, 환자를 안정하게 촬영대 위에 눕히고, 발작을 할 때에는 무리하게 누르거나 하지 않는다.

발작 때에는 기도를 우선적으로 확보한다. 호흡정지가 있으면 인공호흡을 하고, 의사의 지시로 긴급 약품 등을 준비한다. 구강내 분비물이 기관지로 들어가지 않도록 필요시 흡인을 한다. 또 돌연발작에 의해 넘어지거나 쓰러질 수 있기 때문에 외상에도 주의한다. 발작 때에는 혀를 무는 것을 예방하기 위하여 설압자 등을 입안에 삽입한다.

경련발작은 정신적인 인자에 의해서도 좌우되기 때문에 가족들의 이해나 정신적인 접근도 중요하다.

7-15 어지러움이 있는 환자

1. 어지러움증(dizziness)

어지러움증(현기증, 현훈증)은 일반적으로 '주변이 뱅글 뱅글 돈다', '자신이 돌고 있다'고 하는 운동성 감각을 수반하고 있는 것을 진성 어지러움증이라 하며 메스꺼움·구토·두통·냉감 등을 수반한다. 한편, 신체의 불안정감이나 어질어질한 느낌 등을 어지러움증으로써 호소하는 일이 있지만, 이것에는 운동성 감각은 수반하지 않아 가성 어지러움증이라 한다. 일반적으로 진성 어지러움증은 내이나 청신경 등의 말초성 질환에 의한 것이 많고, 가성 어지러움증은 전신성 질환·중추신경 질환 등에서 볼 수 있는 것이 많다.

2. 환자의 care

환자에게 어지러움증이 있을 때에는 안정, 보호가 중요하다. 심신을 안정시키고, 체위는 환자가 편한 자세로 한다.

7-16 의식장해가 있는 환자

1. 의식 장해

의식이란 일반적으로 주위에 주의를 기울이고, 대상을 인지하고, 밖에서의 자극을 올바로 받아들여 그 의미를 판단하여 적절한 반응을 일으킬 수 있는 상태, 즉 각성하여 있는 상태를 말한다.

의식장해란 각성이 장해받은 상태를 말한다. 이 의식을 담당하는 중추는 뇌줄기부·시상하부에 있고, 이 부분의 망상체가 대뇌겉질(피질)의 작용을 조절함으로써 의식이 유지된다. 따라서 뇌줄기부·시상하부·대뇌겉질 중에 장해를 받으면 의식장해가 일어난다.

의식장해를 일으키는 원인에는 뇌 자체에 원인이 있는 경우와 뇌 이외의 장기에 원인이 있는 경우가 있다. 이들 원인에 의해 뇌의 압박이나 파괴, 뇌의 대사장해, 순환장해, 산소부족, 뇌부종 등의 변화를 만들고, 이것이 의식중추에 영향을 미쳐서 의식장해를 만든다. 따라서 의식장해가 일어나는 원인과 정도는 다양하다.

2. 환자의 관찰

의식장해 증상의 파악에는 ① 병력의 청취와 ② 의식상태 및 바이탈 사인(생명 징후), 동공이나 자세의 이상, 마비 등의 신경증상이나 수반증상의 관찰이 중요하다.

1) 관찰의 포인트

① 의식의 유무

② 의식의 레벨(의식 장해의 정도)

③ 의식장해의 추이

2) 의식레벨의 구체적 관찰방법

의식레벨은 환자의 외적 자극에 대한 반응을 조사한다. 그 방법은 다음과 같다.

- 우선 이름을 부른다.
- '네'라는 대답을 할 수 있는 경우,
    - 이름, 나이, 주소 등을 질문한다.
    - 응답할 수 있는 경우에는 반응의 정도, 응답의 정확도, 말의 명확성 등을 본다.
- 이름을 부를 때 눈을 뜨거나 얼굴·입을 움직이거나 하는 반응을 나타내는 경우,
    - 손 쥐었다 펴기, 눈 깜박이기 등을 시켜본다.
    - 지시에 따를 수 있는 경우에는 반응의 속도, 정확성 등을 살핀다.
- 이름을 부를 때 반응이 없는 경우,
    - 신체를 흔든다. 반응이 있으면 의식장해의 추이를 본다.
    - 신체를 흔들어도 반응이 없는 경우에는 손톱·팔 다리·젖꼭지를 압박하거나 꼬집는다. 또 양쪽 귀아래 부분, 목빗근(흉쇄유돌근)부 등을 압박하여 통각 자극을 준다.
    - 동통 자극에 대하여 팔다리를 잡아 당기거나 뿌리치거나 하는 동작을 하는가?
    - 동통 자극에 대하여 얼굴을 찡그리거나 조금 손발을 움직이는가?
    - 동통 자극에 대하여 전혀 반응하지 않는다(이 경우에는 깊은 혼수이다).

관찰을 할 때에는 같은 것을 반복하여 질문하는 것만이 아니라, 여러 질문이나 자극에 대해 구체적인 반응을 포착하는 것이 중요하다.

의식레벨의 변화는 원인을 알아낼 수 있는 중요한 열쇠가 되기 때문에 상세하게 관찰하고

기록한다.

3) Vital sign의 관찰

뇌의 기능장해는 바이탈 사인(생명 징후)에 크게 영향을 준다. 또 원인질환에 의해 각종 변화가 있기 때문에 중요하다.

① 호흡 : 수, 리듬, 깊이, 호흡의 형태(흉식, 복식, 흉복식), 호흡할 때의 냄새(간질환 입냄새, 알콜 냄새, 가스 냄새 등) 의 유무

② 맥박 : 수, 리듬, 긴장, 대소, 좌우 차

③ 혈압 : 혈압치, 좌우 차, 체위에 의한 변동, 맥압의 확대

④ 체온 : 발열의 정도, 발한, 사지 냉감

4) 눈의 증상 관찰

동공이나 안구 위치의 이상은 의식장해의 급성기에서 중요한 관찰항목이며 뇌의 어느 부위에 장해가 일어났는가를 판단하는 지표가 된다.

① 동공 : 크기, 형태, 좌우 차

② 빛에 대한 반사 : 유무와 속도

③ 안구의 위치 : 공동 편시(偏視), 오른쪽 공동 편시, 왼쪽 공동 편시

④ 안구 운동 : 이상의 유무

5) 신경증상 및 수반증상의 관찰

뇌의 장해 부위에 따라 특이한 자세(거미막밑 출혈의 경우의 목 경직 등)와 강직상태·마비·경련 등을 관찰하고, 실금·구토 등의 전신 증상을 관찰한다.

3. 환자의 care

급성 중증 의식장해는 생명도 위협하는 중대한 질병상태가 두개안에 생겼음을 나타낸다. 신속·정확한 질병상태의 파악과 그것에 대한 대처가 없으면, 구명할 수 없는 경우가 적지않다. 특히 두개내 병변에 의한 의식장해에서는 그 질병상태가 시간에 따라 변하는 것이 많으므로 의식레벨의 경시적인 관찰이 중요하다.

그리고 변화가 생긴 경우에는 그것에 대응할 수 있도록 항상 응급처치에 필요한 물품을 준비하여 두는 것은 물론, '생명 유지'를 위한 care가 실제로 이루어지지 않으면 안된다.

7-17 극도의 불안이나 우울상태에 있는 환자

1. 정신적 위기

정신적 건강(마음의 건강)이란 단지 정신장해(질환)가 없다고 하는 것만이 아니다. 생활 중에 곤란한 일이나 어려운 일을 만나도 항상 적극적으로, 조화적으로, 건설적으로, 실제적으로 빠져 나올 수 있고, 불만·방황·노여움 등이 마음 속에 있지 않고 감정적인 문제에 얽매이지 않고, 마음의 능력을 충분히 발휘할 수 있는 상태를 말한다. 따라서, 마음이 건강한 사람은 항상 사람들과 친숙할 수 있고 사람을 이해하고 존경하며 사회생활을 할 수 있다.

사람은 일반적으로 인생의 곤경에 이르면 다양한 반응을 일으킨다. 예를 들면, 가족의 죽음, 병, 실연, 수험의 실패 등과 마주쳤을 때에는 누구라도 슬프고, 다소 우울한 상태가 된다. 그런데, 정상인은 그것을 짧은 기간에 극복하고, 그 장해정도도 일상생활을 침범할 정도는 아니다. 그러나, 우울증 환자의 경우에는 그 장해가 강하게 나타난다.

한편, 이와 같은 정신증상이나 행동양식은 정신장해 환자에게 특유한 것으로써 나타나는 것은 아니다. 상황적으로 말하면, 본래 사람이 마음의 능력을 충분히 발휘할 수 없는 경우에 많이 생길 수 있는 것이다.

2. 환자의 care

일반적으로 환자는 정도 차는 있지만, 검사·치료·예후 등에 대하여 불안감에 쌓여있으며, 공포감을 갖고 있다. 또한, 입원생활에 따른 각종 상실(가족과의 이별, 건강 상실 및 상실에 대한 불안, 사회적 지위나 역할의 상실 등)로써, 병적이라고는 할 수 없어도, 상당한 우울상태에 빠져 있다. 환자 중에는 의기소침하여 주위에 대하여 무관심하고 절망적이 되며, 자살을 생각하는 사람도 있다. 수면장해·식욕부진·권태감 등의 신체적 불균형을 자주 호소하거나 그런 것에 사로잡혀 있는 사람도 있다. 그래서 환자에 대해서는 우울상태의 가능성을 고려하여 주의깊게 돌보지 않으면 안된다.

우선 중요한 것은 환자의 호소를 차분하게 듣는 것이다. 환자가 고민하고 괴로워하는 기분을 충분히 표현할 수 있도록 따뜻한 마음과 친절한 태도로 듣고, 환자의 기분에 공감을 표시한다. 결코 환자의 상태를 소홀히 생각하거나 우울상태의 환자를 화나게 하는 일은 금물이다. 환자는 불안한 기분이나 침울한 기분을 충분히 나타냈을 때에 상대방에게 이해를 받았다고 생각하는 것을 명심해야 한다.

불안상태나 우울상태는 신체의 변화를 수반하는 일도 많다. 신체적 호소가 의료팀에게는 사소한 것이라도 환자에게는 심각한 상황일 수 있기 때문에 통증이나 고통에 대한 호소를 잘 듣고, 그 증상에 맞게 적절하게 대응한다.

생각을 여는 창 21

내과병동

새벽 5시
"체온 좀 잴게요"
종종 걸음의 백의천사들
흰 구두에 튼튼한 두 다리가
봄 날 팔랑이는 나비인양 바쁘다

1호 침대 ㄱ씨
오른 팔에 풍기가 조금 왔다
보글보글 까만 염색머리가 새색시처럼 귀엽다
점심 나온 급식반찬을 못 잊어
내내 입맛을 다신다.

여든 아홉 살의 다리 골절상 할머니
일생동안 익힌 착한 얼굴로
아침부터 오물오물 열심히도 잡숫더니
드디어 일 벌리셨다
간이용 커튼 뒤에서 목욕을 하신다.
복도까지 향기가 퍼진다.
타이밍을 놓친 신출내기 간병인 아줌마
허둥지둥 쩔쩔맨다.

4호 침대 ㅁ씨
어제 저녁 순대를 사와 쩝쩝이더니
두드러기가 온 몸에 돋다
창피한 지 소리도 못 내고
이불속에서 몰래 긁적인다.

말기암 환자 ㅂ씨
새벽에 머리를 말끔히 빗고
오늘 아들딸 앞세우고
말없이 병실 나선다.
아마
저무는 길에 짧은 이별만 남았겠지

고혈압 환자 ㅅ씨의 남편
나흘 만에 아내 문병을 오다
늙은 아내의 등 두드리는 잔잔한 손길
더욱 다정하다

림프샘암 환자 ㅈ씨
드디어 항암치료 완료!
가발 쓰고
장밋빛 립스틱에 발걸음도 가뿐하다
앞장 선 손녀딸
"할머니, 대머리다" 놀린다.

중증 당뇨병 환자 ㅊ씨
종일 고열에 허덕인다.
세월만큼 힘든 일에 지쳤나보다
보조침대에 웅크린 묵묵한 남편
검게 탄 얼굴에
주름살만큼 연민도 깊어진다.

천식 환자 ㅎ씨
잦은 기침에 투정도 끝이 없다
긴 병에 생각도 잘게 부서져 버렸나 보다
문병 온 자녀들 얼굴에는
걱정과 짜증이 교차된다.
따라온 손자는 서울랜드에나 온 듯
양 손에 풍선 들고 물 만난 생선처럼 펄떡인다.

*이 글은 내과병동에 입원했던 환자 구순희씨가 〈백병원보〉에 투고한 글임.

Chapter 8

핵의학 부문 환자의 CARE

최근 핵의학(nuclear medicine)의 임상응용은 비약적으로 발전하여, 새로운 기기와 측정법이 급속도로 개발되어 각 의료시설에서 널리 응용되고 있다.

그러나 최신 의료기기의 다양한 발전은 의학의 진보에 큰 기여를 한 반면에, 기기가 거대화·자동화되고 복잡한 구조로 변화되는 경향은 환자심리의 이해라는 측면에서는 문제점을 제기하고 있다. 핵의학부문에서 방사성 동위원소를 사용한 검사나 치료를 받는 환자는 다른 부문의 환자보다 많은 정신적 불안감을 갖고 있는 경우가 많다.

방사성 동위원소에 관한 법적 규제에 따른 제한구역 및 방사선방어 설비, 그리고 컴퓨터시스템이 환자에게 중압감을 느끼게 한다. 아울러 검사시간이 길고 검사장치를 환자부위에 밀착하거나 근접하여 검사가 진행되기 때문에 환자에게 불안감을 가중시킨다.

그림 8-1은 핵의학과 검사장비의 한 예이다.

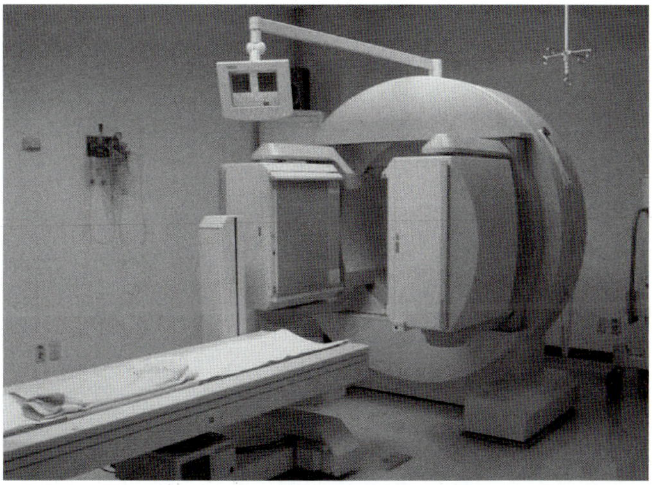

그림 8-1. 핵의학과의 설비(예)

한편, 핵의학 부문에서는 외래어의 전문용어를 많이 쓰는데, 이런 용어의 사용은 환자와 의사소통을 위한 대화에서 조심해야 한다. 일례로, 어느 환자가 "아이소토프를 주사해야 하는데…" 하는 말을 듣고 '얼마나 무서운 일을 당하게 될까'하고 불안한 생각에 사로잡혀, 사실을 알게될 때까지 살아있는 기분이 아니었다고 한다. 환자에게 '핵(nucleus)'이란 낱말은 공포의 대상일 수도 있다. 말도 화폐와 마찬가지로 통용범위가 있다는 것을 잊지 않아야 한다.

그래서 핵의학부문에서는 다른 의료시설의 환자보다도 환자의 심리상태를 충분히 파악하여야 하며, 환자가 안정감과 친근감을 갖도록 방사선사는 환자에게 친절한 대응을 해야 한다.

다음은 핵의학 검사에 대한 환자들의 몇 가지 질문에 대해 안내를 하는 답 예이다.

질문 | **핵의학 검사가 다른 검사에 비해 좋은 점은 무엇인가요?**

답 | 핵의학 검사는 다른 검사에 비하여 질병으로 인한 해부학적인 이상이 생기기 이전에 나타나는 기능적인 이상을 찾아내기 때문에 질병을 조기 진단할 수 있으며, 매우 미량의 방사성 동위원소만을 사용함으로 안전하고 편안한 검사 방법입니다.

질문 | **검사와 치료에 왜 방사성 동위원소를 이용하나요?**

답 | 방사성 동위원소에서 나오는 에너지가 핵의학 영상이나 치료에 필요하기 때문입니다. 이 에너지는 방사성 동위원소가 붕괴할 때 나오는 것으로, 핵의학 영상은 붕괴 때 나오는 감마선 에너지를 카메라로 촬영하고 이를 영상화하는 것입니다. 또한 베타선이 방출되는 방사능을 이용하여 질병을 치료합니다.

질문 | **핵의학검사에 사용되는 방사성 동위원소는 안전한가요?**

답 | 영상을 얻기 위해 몸 속에 투여하는 방사성 동위원소는 매우 미량이고 에너지가 낮으며 빨리 없어지므로 안전합니다.

보통 흉부 X-선사진 촬영 또는 CT 촬영 때 받는 방사선 선량 정도에 지나지 않아 안전합니다.

우주, 바위, 심지어는 흙 등의 자연과 주변 물질로부터 항상 자연 방사선이 나와 우리는 평소에도 방사선에 노출되고 있습니다. 게다가 우리가 집에서 사용하는 텔레비전 등의 가전제품에서도 소량의 방사선은 나오고 있습니다.

질문 | **핵의학과는 어떤 임상과인가요?**

답 | 핵의학이란 방사성 동위원소 및 방사성 의약품을 이용하여 우리 몸의 상태와 질병을

진단하고 치료하는 의학의 한 분야입니다.

핵의학은 임상의학과 방사약학, 핵물리학, 방사선생물학 등의 기초 학문이 융합된 의학의 한 분야로, 세포 또는 유전자 수준의 정보까지도 파악하여 개인별 맞춤형 치료를 완성시킬 수 있는 분자영상을 추구하고 있는 미래 첨단의학입니다.

영상검사에서는 생리대사를 반영하는 방사성 동위원소를 인체 내에 투여하고 그 분포를 영상화하여 질병을 진단합니다.

핵의학과에서는 체내 영상검사, 체외 검체검사, 방사성 동위원소 치료를 주로 시행하고 있습니다.

체내 영상검사는 분자 수준에서 체내의 생리학적, 생화학적 변화를 반영하는 방사성 의약품을 검사 목적에 따라 인체 내에 투여하고 그 분포를 영상화하여 인체의 해부학적, 생리학적 상태를 평가하고 질병을 진단하는 검사입니다.

체외 검체검사는 환자의 혈액이나 체액에 있는 미량의 물질을 방사성 동위원소로 정밀 측정하여 질병의 유무를 진단하는 검사입니다.

방사성 동위원소 치료는 질병이 있는 부위에 섭취된 치료용 방사성 동위원소에서 나오는 방사선을 이용하여 갑상선 암이나 골전이 암과 같은 질병을 치료하는 방법입니다.

8-1 핵의학 부문의 시설

핵의학 부문의 진료용 시설은 원자력법의 규제를 받고 있다. 이것은 핵의학에 이용하는 방사성 의약품이 인체에 유해한 방사선을 방출하기 때문에 철저한 관리가 필요하기 때문이다. 이 규제는 방사성 동위원소(이하 RI로 약함)의 관리를 기본으로 RI의 입수 및 사용시의 관리(RI 관리), 직원의 건강관리(개인관리), 폐기물관리, 환자의 방사선 안전관리(환자관리) 등 다섯 항목을 포함하고 있다. 이 규제는 어디까지나 방사선관리가 주목적이므로 방사선 안전시설이 우선으로 되어 있기 때문에 환자의 환경과 편의성을 어느 정도 희생시키지 않을 수 없는 것이다. 그러나 앞으로는 환자의 편의성을 중심으로 한 시설을 도입할 필요가 있다고 본다.

1. 시설의 표지 및 분위기

RI의 사용·저장·운반·폐기 등을 하는 시설에는 법률에서 정한 표지를 해야 한다. RI 사용시설에는 표지를 해당장소에 부착할 것을 의무화하고 있다.

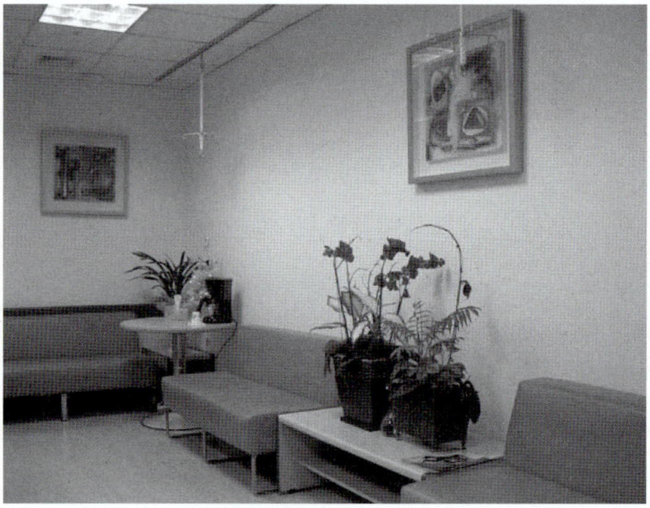

그림 8-2. 핵의학과 환자대기실

관리면에서는 당연히 법규를 준수하여야 하겠지만, 환자쪽에서 볼 때는 RI시설 표지인 황색의 propeller mark는 특수한 장소에 들어간다는 중압감을 느끼게 할 수 있다는 것을 고려해야 한다.

그러므로 RI 시설에는 환자에게 불안감을 없애주기 위하여 실내벽에 그림·사진 액자를 걸거나 꽃으로 장식을 하는 것도 바람직하다. 이와 같은 환경변화는 환자의 심리상태를 안정시키는데 도움이 될 수 있다.

한편, 관리용 측정기나 관리용으로 사용하는 기구는 얇은 커텐 등으로 가린다든가 또는 관리실 안에 설치하든가 하여, 가급적이면 환자의 눈에 띄지 않도록 하는 것이 좋다.

이러한 분위기 변화에 대한 배려들은 RI 시설에서 느낄 수 있는 위압감, 위화감을 줄이고, 검사나 치료를 받는 환자의 심리상태를 안정시켜줄 수 있다. 이러한 환경의 준비가 환자의 care에 있어서 우선 고려되어야 할 것이다.

2. 검사실의 배치

RI를 사용하는 핵의학 검사실로 환자가 들어가는 경우에는 황색의 프로펠러 마크(그림 8-3)가 붙어 있는 문을 열어야 한다. 이와같이 특수한 상황에서는 환자의 심리가 불안하게 되는 것은 당연하다. 따라서 환자가 느낄 수 있는 공포감을 제거하고 안정한 상태로 환자를 유도하는 것이 대단히 중요하다.

RI 시설은 X선 검사실과 달리 별도로 조작실을 설치할 필요가 없으니까 피폭을 방어할 수 있는 최소한의 크기로 하고, 환자의 전신을 관찰할 수 있도록 설치하는 것이 필요하다. 컴퓨터를 비

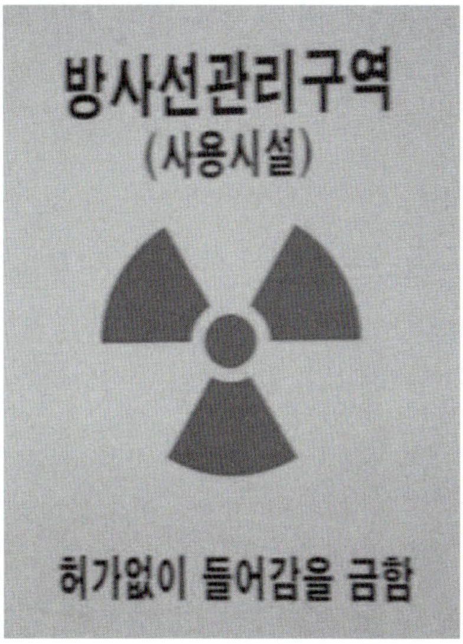
방사선관리구역
(사용시설)
허가없이 들어감을 금함
그림 8-3. 방사선관리구역 표지

롯한 의료기기의 배치는 환자를 중심으로 하여 이루어져야 한다. 방사선사가 의료기기와는 대면하고 있으나 환자와 등을 맞대는 상태가 되는 것은 절대로 피하여야 될 것이다.

일례로 감마카메라실의 설계를 소개한다. 컴퓨터실은 별실로 하고, 환자를 항상 관찰할 수 있고 방사선사와 환자가 항상 대화를 할 수 있도록 제어판과 환자와의 위치관계가 직각이 되게 배치하고, 관리용구는 환자의 눈에 띄지 않는 곳에 두도록 설계하는 것도 좋을듯 싶다.

3. 비밀봉 RI를 사용하는 치료실

치료실은 한층 더 방사선 방어를 철저히 한 시설이 되어야 하나, 이 방에서 치료를 받는 환자는 장시간 또는 질병의 상태에 따라서는 7~10일간 밀실 상태에서 완전히 격리될 수도 있다. 치료실 밖에서 산책도 원칙적으로는 금지되므로 환자의 인권을 무시하는 듯한 상황이 된다. 그래서 이런 방에는 텔레비젼, 라디오, 오디오시스템 등을 설치하면 조금이라도 이런 문제점들을 개선할 수 있다.

또 치료실 안에는 환자 관찰용 카메라가 설치되어 있지만, 의료팀이 항상 자유롭게 출입할 수 있으면서 환자와 대화가 가능하도록 시설하는 것도 중요하고, 격리상태에 있는 환자가 정신적으로 조금이라고 안정할 수 있는 care를 적극적으로 채택하는 것도 중요하다.

8-2 환자 CARE의 실제

1. RI를 사용한 체외측정

체외측정의 종류는 여러 가지로 구분할 수 있으나, 검사법에 따라서는 검사시간이 길기 때문에 환자에게 상당한 부담을 안겨주는 경우가 있다. 더욱이 상당히 큰 기기에 의하여 환자가 검사를 받기 때문에 정신적인 압박감을 느끼는 것이 일반적이다. 직원이 옆에 있을 때는 별로 문제가 되지 않으나, 일시적으로도 검사실(조작실)을 비우는 경우에는 환자가 불안해지고 정신적 고통이 심해져서 때로는 큰 소리를 지르는 경우도 있을 수 있다. 검사 중에는 다만 "움직이지 마세요"

"숨을 가만히 쉬세요"라든가 일방적인 명령만이 아니고, 환자가 거부반응을 나타내지 않는 범위에서 대화를 함으로써 환자의 기분이 편안해지도록 배려하는 것도 중요하다. 이 대화는 그 반응의 변화로부터 환자의 질병상태의 급격한 변화(악화)를 즉시 파악하는 데도 도움이 되며, 이는 진료(검사)상으로도 빼놓을 수 없는 사항 중의 하나이다.

또 대화를 별로 하고 싶어하지 않는 환자에게는 대화를 간단히 하고, 때로는 "네" "아니오"로 대답할 수 있는 간단한 대화방식을 이어가는 것도 바람직하다.

일반적으로 검사목적·검사방법 등은 검사 전에 의사가 환자에게 설명하지만, 상세한 검사진행에 관해서는 방사선사가 검사 직전에 환자에게 설명하여 환자에게 안도감을 주는 동시에 환자로부터 신뢰감도 얻을 수 있다.

핵의학검사는 비교적 장시간 bed 위에서 안정상태를 유지해야 하는 검사가 많다. Bed 위에 부드러운 mat 등을 깔아 환자의 고통을 가볍게 해 주기 위한 노력도 필요하다.

1) 뇌 및 척수

뇌 scintigram은 병소부위에 선택적으로 집적된 RI를 양성 상으로서 나타낼 수 있다는 점에서, 뇌종양이나 뇌혈관성 장해 등의 진단에 사용한다.

검사시간이 길어서 환자의 체위는 가장 편한 자세로서 바로 누운 자세이면 무릎을 살짝 꾸부리고 무릎 밑에 목욕용 큰 타올 따위를 적절한 두께로 말은 것을 고여 안정시키는데, 몸통(trunk)을 bed에 고정시키는 것은 가능한한 피하고, 사지는 어느 정도 자유롭게 움직이게 하는 편이 좋다. 검사 중 머리 고정은 부득이 하지만, 목~양쪽 어깨의 부담을 가볍게 하기 위해 작은 쿠션 등을 놓는 배려가 필요하다.

또 Emission CT(이하 ECT) 등과 같이 장치 자체가 회전하는 경우에는 장치가 얼굴 바로 앞을 통과하여 머리에 가까운 거리에서 회전하기 때문에, 환자는 자신의 머리 또는 얼굴에 장치가 접촉하지나 않을까 하는 불안감을 가지는 일이 많다. 따라서 장치를 회전시킬 때에는 환자에게 미리 설명하여 불안감을 갖지 않도록 하는 배려가 있어야 한다.

한편 척수강조영(cisternomyelogram)은 X선 조영촬영과 마찬가지로 뇌척수액과 생리적으로 유사한 방사성 의약품을 거미막밑공간(지주막하강)에 주입하여 하는 검사이다. 때로는 가벼운 메스꺼움, 구토나 두통, 혈압 저하를 나타내는 경우가 있다.

주입 직후부터 심계항진(heart acceleration) 등의 불안상태를 수반하는 증상이 나타나 체위 고정이 어렵기 때문에 검사를 계속할 수 없는 경우도 있다. 충분한 대화로써 환자에게 안도감을 주고, 안정상태를 유지할 수 있는 체위를 유지하는 것이 좋다.

2) 갑상샘(갑상선)

갑상샘(갑상선)의 요오드 섭취율 측정과 갑상샘 scintigram이 주가 되는 검사인데, 앞 것은 갑상샘 기능항진증의 진단이나 갑상샘암 등의 RI 치료시 적용여부·치료량의 결정, 뒤 것은 갑상샘암이나 이소성(異所性) 갑상샘의 진단에 주로 이용되고 있다.

뇌검사보다는 아래쪽이긴 하나 검사장치가 얼굴에 근접하여 검사가 이루어진다. 이 경우도 장치에 관한 불안감을 없애고, 검사에 필요한 시간을 검사전에 잘 설명해야 한다. 그래서 검사 직전에 검사의 목적이나 방법에 대해서 환자에게 설명해 주는 것은 검사를 진행하는데 매우 유효하다.

3) 허파(폐)

관류 스캔(perfusion scanning)이 가장 많이 보급된 검사이다. 폐전색증의 감지와 추적, 폐문형 폐암 등을 조기진단할 목적으로 검사가 이루어지고 있다.

이 경우도 어느 정도의 시간(약 5~15분)동안 검사장치와 환자를 밀착 또는 근접해서 검사가 이루어지므로 환자에게 상당한 압박감을 주고 있는 것은 사실이다. 특히 호흡곤란 상태에 있는 환자의 심리상황은 매우 고통스러울 수 있다.

바로 누운 자세에서 촬상하는 경우, 산소의 흡입장치를 항상 머리맡에 놓고 환자의 얼굴이 보이는 위치에서 대화를 할 수 있도록 하고 동시에 호흡이 쉽게 이루어 질 수 있는 자세를 유지하도록 한다.

한편, 앉은 자세에서 촬상을 하는 경우에는 장치와 가슴벽(흉벽)만을 밀착시키고, 장치 본체에 기대는 듯한 체위로 하고, 환자의 얼굴을 방사선사 쪽으로 돌리는 자세로 하여 검사를 한다.

4) 심근

주로 허혈성 심장질환의 진단에 적응되며, ^{201}Tl 심근 scintigram은 경색된 심근의 부위에 낮은 섭취영역(cold area)이 나타나기 때문에 심근경색의 조기진단에 유용하다. 또 진구성 경색에서도 높은 비율로 양성 소견을 얻을 수 있어, 일반적으로 허혈성 심장질환의 진단에도 폭넓게 이용하고 있다.

한편 ^{99m}Tc−PYP는 특히 심근경색 급성기의 심근경색 병소를 높은 섭취영역(hot area)으로서 나타낼 수 있으므로, 발작 후 7일 이내에 검사하면 거의 전례가 나타날 수 있고 임상적 의의가 있다. 그러나 이 방법은 대상환자가 심근경색의 급성기라는 점에서 볼 때에 보다 더 신중한 태도로써 검사할 필요가 있다. 일반적으로 이 검사는 심전도 감시 상태에서 서세동기(徐細動器), 구급의약품 등을 준비하고 의사, 간호사의 입회상태에서 시행한다.

방사선사도 구명의료팀의 일원으로 구명의료의 지식을 충분히 알아두어야 한다. 특히 허혈성 심장질환의 발작기와 같은 때에는 의료종사자 전원이 의사를 중심으로 신속하고도 정확하게 협력하는 체제로서 구명의료에 임해야 한다.

5) 간

간의 종류성 병변 및 만성 간질환을 진단할 목적으로 간 scintigram이 적용되는 일이 많다. 환자는 원발성 간암이나 전이성 간암 등의 악성질환을 가진 사람 또는 간경변 환자가 대부분을 차지하고 있다.

악성 질환이나 만성 질환이 대상이기 때문에 특히 환자에 대해 온정을 가지고 care를 하는 것이 중요하다. 환자의 이동, 환자와 대화 등에 특히 신중해야 한다.

6) 담도계

간-담도 scintigram은 X선에 의한 배설성 담도조영으로는 나타낼 수 없는 증례에 적용되는 일이 많다. 경도 및 중정도의 간기능 장해가 있고 황달도 중정도로 나타나는 환자가 많다.

일반적으로는 30분 정도로서 검사가 완료되나, 때로는 방사성 의약품의 배설지연에 의하여 3시간 정도의 소요시간이 필요한 경우도 있다. 체력적으로도 매우 쇠약해져 있는 환자의 경우에는, 10~20분 정도 침대에서 바로 누운 자세로 안정이 가능하다 할지라도 그 이상은 무리인 경우가 있다. 또 점적 주입 수액의 처치가 이루어지고 있는 경우도 일정한 체위를 오래 유지하는 것이 상당히 어렵다. 10~20분 이상의 촬상이 이루어진 후에는 적절한 체위로 변동시켜 가장 편한 자세로 조정하고, 촬상 때에만 일정한 체위를 유지하도록 한다.

7) 이자(췌장)

최근 US, CT, ERCP 등 이자(췌장)에 대한 검사가 확대됨에 따라 이자(췌장) scintigram은 과거보다 진단가치가 줄고 있다. 그러나 이 방법은 형태와 기능을 파악할 수 있는 방법이므로 이자암(췌장암)이나 만성 이자염증(췌장염)의 진단에 쓰이고 있다.

현재로서 이자(췌장) 대사는 물론 이자(췌장) 전체를 나타낼 수 있는 적당한 다른 방법이 없기 때문에 이 검사법은 필요하나, 피폭선량 경감에 세심한 고려를 해야 한다.

8) 혈관

심장혈관 scintigram과 대혈관 scintigram이 대표적인 것이다. 앞 것은 심장질환에 있어서 순환동태 및 형태적 변화의 평가이고, 뒤 것은 대동맥류이나 동맥의 주행이상 및 출혈부위의 pool image 관찰 등이 주목적이다.

일반적으로 환자가 혈관촬영을 할 수 없을 만큼 전신상태가 좋지 못한 경우이거나 요오드 과민성인 사람들이 많다. 환자의 상태가 위독한 경우에 검사를 하려면 구급의약품을 준비해 둔다.

혈관 scintigram은 일반적으로 1~2분에 종료된다. 그러나 복부 angiogram으로 출혈부위 pool image를 관찰할 때에는 $^{99m}TcO_4^-$ 정맥주사 후 15분 동안 바로 누운 자세로 일정하게 유지한다. 간헐적 출혈의 monitoring 관찰에는 시간단위로 촬상하는 것이므로, 일시적으로 병실로 돌아가거나 또는 검사실에서 대기하는 경우도 있어, 환자의 일반상태를 경시적으로 관찰해야 한다. 의사가 계속 장시간동안 환자 옆에 있는 것이 곤란한 경우가 있으므로 응급상황이 생길 경우에 대비하여 사전에 준비를 해 두어야 한다.

9) 뼈(골)

X선사진으로 진단이 곤란한 미세한 골절, 원발성 및 전이성 종양의 유무와 신전범위를 평가하기 위한 목적으로서 골 scintigram이 행하여진다.

전신성의 촬상에서는 bed가 이동하든가 또는 검출부가 환자의 몸표면 부근을 이동함으로 환자는 불안감을 가지게 된다. 이어서 spot 촬상에서는 장치에 의한 압박감을 피할 수는 없다. 검사 전에 환자에게 장치 자체의 이동방향이나 이동방법 등을 설명하여 협력을 얻을 수 있도록 노력한다.

10) 종양

악성종양이나 전이병소의 확장 등을 검색하기 위한 목적으로 종양 scintigram이 행하여 진다.

이 검사는 악성 질환을 대상으로 하고 있으므로 악성 질환 환자의 특유한 심리상황을 정확히 파악해야 한다. 특히 환자에게 담당의사와 달리 증상이 설명되지 않도록 할 것이며, 방사선사가 조심성 없이 말한 것이 환자를 혼란에 빠뜨리게 하는 원인이 될 수 있으므로 조심할 필요가 있다.

방사선사는 비교적 오랜 시간을 검사실에서 환자와 같이 있게 되므로 환자에게 신뢰감을 얻을 수 있는 대화, 또는 안도감을 줄 수 있는 따뜻한 대화, 유머러스한 대화를 할 필요가 있다.

2. RI를 사용한 시료측정

방사면역측정(radioimmunoassay)을 주로 하는 시료측정은 간염 바이러스, 각종 호르몬 등을 대상으로 하여 이용되고 있다.

이것은 환자의 혈액, 오줌 등을 취급하는 측정이므로 방사선진료에서 환자와 직접 접촉하지 않는 유일한 부문이다.

그러나 시료 자체가 의사나 간호사에 의해서 얻어진 귀중한 것이고, 환자가 개개인이라는 것을 깊이 인식하여 검체시료를 조심스럽게 다루어야 한다.

시료혈청이 부족하다는 이유로 해서 재차 채혈을 하는 것은 환자에게 있어서는 몹시 괴로운 일이다. 더우기 전신상태가 나쁜 환자와 유유아의 시료는 신중히 취급해야 한다.

또, 방사선사는 업무의 과중을 이유로 해서 검사결과의 통지를 지연시켜서는 안된다. 담당의사나 환자는 검사결과의 신속한 통지를 기대하고 있으므로, 검사결과를 신속하고 정확히 알려야 한다.

3. 비밀봉 RI를 사용한 치료

갑상샘 기능항진증 치료법 중의 하나로서 이 치료법은 대량의 131I가 투여되기 때문에, 방사선 피폭을 방지하기 위하여 환자는 특별한 치료실에서 1~2시간 격리된 상태로 행하여지는 것이 일반적이다.

방사능 오염을 방지하기 위하여 사용하는 방사성 의약품이 캡슐형이든 정제이든 이것을 환자에게 복용시킬 때에는 맨손으로 직접 취급하지 않도록 하는 조심성이 필요하다. 그래서 방사성 의약품은 핀셋으로 취급하는데, 환자가 보고 있는 앞에서 취급하면 환자에게 불안감을 더욱 가중시키게 된다. 방사성 의약품은 미리 oblate 또는 starch 등에 싸서 두고, 되도록이면 일반약과 같은 약포지로 싸서 직원 앞에서 환자 자신이 직접 복용하도록 하는 방법이 좋다.

이 때, 방사성 의약품은 oblate, 약포지에 들어 있으므로 직원의 손에 대한 오염은 배제될 수 있어 장갑의 착용은 안해도 좋다. 즉 분뇨의 처리 등을 제외하고는 환자 앞에서는 가능한 한 장갑의 사용을 피해야 한다. 손가락 등의 오염은 직원의 교육과 훈련을 통하여 방지할 수 있기 때문이다.

한편, 환자의 일용품이나 식기 등은 어느 정도 오염되어 있는 상태라고 볼 수 있으나 이는 세척에 의하여 비교적 간단하게 제거할 수 있으므로 이 점에 있어서도 직원 교육은 필수적이다. 즉 법적 규제를 지키는 것은 당연하나 과잉적인 피폭오염 방지의 행동은 환자에게 불안감을 가중시키는 요인이 될 수도 있기 때문에 이에 대하여 관심을 가질 필요가 있다.

또한, 이런 치료를 받는 환자와 가족과의 면회도 병원의 일반규칙에 따르도록 하고, 너무 제한을 해서 심리적 면에서 부담을 주지 않도록 하는 것이 좋다.

생각을 여는 창 22

동생의 선물

병원 핵의학과 검사실에서 많은 환자를 겪다 보면 천태만상을 보고 듣게 된다.

검사실에서 하루의 업무를 마치면, 다음 날 예약검사 일정을 챙겨야 한다.

어느 날 검사 스케줄을 살피다가 보기 드문 예약이 눈에 띄었다.

"콩팥(신장)검사, 08:30, 000 남 7세", 어린이 검사였다. 어린이 검사는 신경이 많이 쓰인다.

이튿날, 아침 대기실에는 벌써 서너 명 환자와 보호자들이 모여 있었다. 그들 중 꼬마가 엄마 곁에서 도란도란 이야기를 나누고 있었다. 어제 오후에 확인했던 어린이 환자였다. 검사 시간이 되자 꼬마는 혼자서 검사실로 걸어 들어왔다.

"엄마는 어디에 계시니?"

"밖에서 기다린대요."

콩팥 촬영검사는 앉은 채 팔에 혈관주사를 맞고 20분 동안 촬영해야 한다. 보통 어린이가 검사할 때는 보호자가 곁에서 지켜주고, 특히 주사를 맞을 때는 달래가며 아이와 씨름해야 한다. 그런데, 이 녀석은 당당히 제 발로 찾아와 검사의자에 걸터앉아 있지 않은가.

"야, 너 진짜 용감하구나? 주사를 놓을 건데, 잠깐 따끔하니까 겁먹지 말거라."

"----"

녀석은 눈만 깜빡이며 말이 없었다. 굵은 주사바늘이 오른팔 혈관에 들어가는 순간, 자기 팔을 지켜보던 녀석은 움찔하더니, 눈에서는 눈물이 그렁그렁하다. 그런데 녀석은 이를 악물고 버틴다.

"앞으로 20분 동안 사진을 찍을 거니까, 꼼짝 말고 그대로 앉아 있어야 한다."

"네..."

검사는 시작되었고 10분이 지났으나 녀석은 앉은 채 미동도 하지 않는다. 20분은 꼬마에게는 꽤 긴 시간이다. 녀석이 하도 신통하고 지루해 할 것 같아 다가가 말을 걸었다.

"너 왜 이 검사를 하는 줄 아니?"

"--- 형한테 줄려고요."

"---"

진료기록을 보니, 'donor'라고 적혀 있었다. 녀석은 콩팥이식 장기 제공자였다. 둔탁한 무언가가 나의 뒤통수를 때렸다. 가슴도 먹먹해졌다.

검사가 끝났다. 나는 문을 나서는 녀석의 뒷모습을 한참이나 지켜보았다. 그 녀석의 눈물 고인 눈망울이 지금도 눈앞에 선하다.

*이 글은 유광열 교수(신구대학교 방사선과 교수, 전 서울아산병원 핵의학과 방사선사)의 글 〈동생 선물〉("춤추는 청춘" 열림북스 펴냄, 2022. 수록)

Chapter
9

방사선종양치료 부문 환자의 CARE

9-1 방사선종양치료 업무

방사선종양치료 부문의 업무는 병소부위에 방사선을 조사함으로써 종양을 없애고 종양으로 인한 환자의 고통을 줄이는데 있다. 방사선종양치료는 완치를 목적으로 하는 경우와 고통을 감소시켜줄 목적으로 치료를 하는 경우로 나눌 수 있으며, 질병의 상태와 진행정도 등에 따라 수술·항암제 치료 등과 함께 할 경우도 있다.

방사선은 '암세포를 죽이는 유일한 신비의 빛'(강유일 작 드라마 '생명채집')이라고도 한다. 방사선은 눈에 보이거나 냄새가 나지 않고 몸에 와서 부딪히는 느낌을 전혀 알 수 없는 특징이 있다.

악성종양에 걸린 사람은 비교적 높은 연령층이 많다. 이들의 일반적인 상태는 건강한 사람과 별로 다름없이 스스로 걸어서 병원에 내원하는 경우부터 수송차로 이송되는 환자까지 다양하다.

방사선종양학과(치료방사선과)에서 치료를 받는 환자가 이동되는 과정의 개요는 그림 9-1과 같으며, 병원의 기구와 방사선종양학과의 배치인원에 따라 다소 차이가 있으나 이 그림은 기본적인 흐름을 표시한 것이다. 이 그림을 환자를 중심으로 하여 요약한 것이 그림 9-2이다. 환자가 대기실에서 조사실에 들어가 치료를 받고 나올 때까지를 표시한 것으로, 방사선사가 많이 관여하는 과정이다. 방사선종양치료는 그림 9-3과 같이 여러 단계를 거치며, 이 과정에는 의사·방사선사·의학물리사 등 방사선종양치료팀이 관계를 하며 이들의 팀워크가 중요하다.

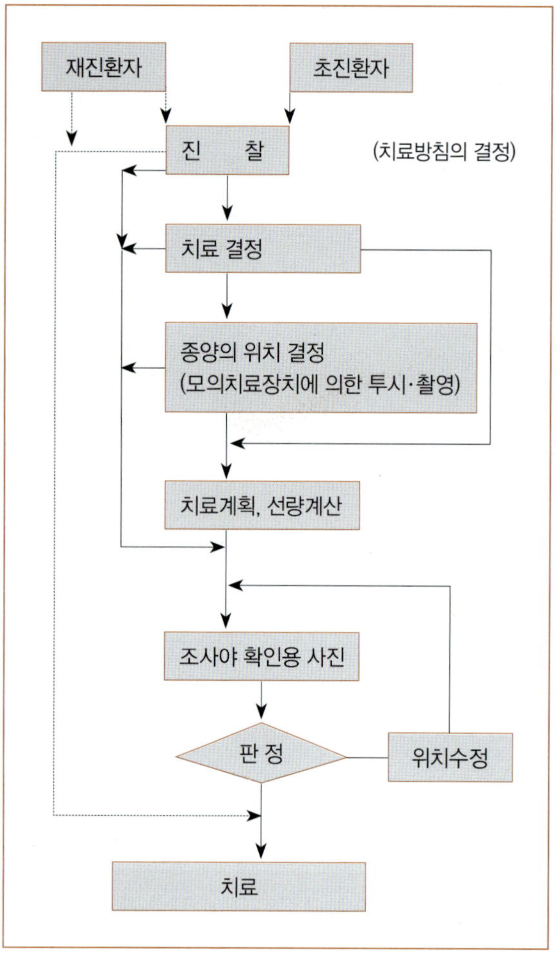

그림 9-1. 방사선종양치료 부문에서 환자가 이동되는 과정

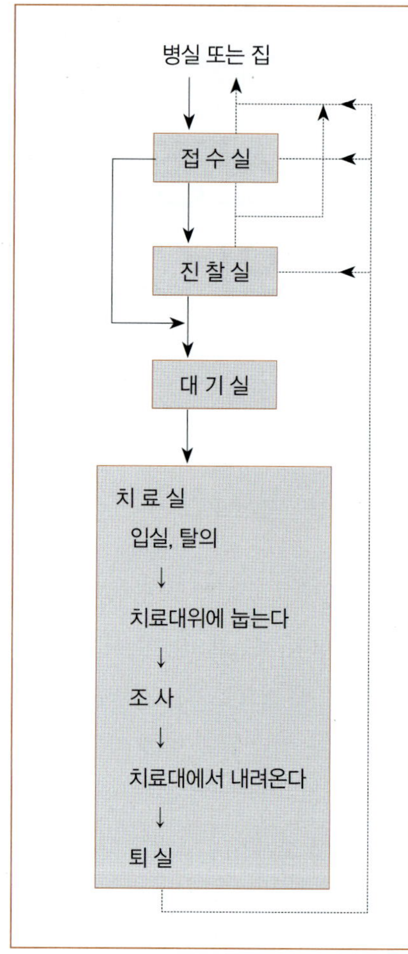

그림 9-2. 방사선종양치료 부문에서 환자 이동의 개요

9-2 방사선종양치료 부문의 설비

1. 접수실

방사선종양학과에 접수를 하는 환자는 임상 각 과 또는 다른 병원으로부터 의뢰나 소개된 환자이며, 소위 신환(새 환자)과 현재 방사선종양치료를 계속 받고 있는 환자와 방사선종양치료가 끝나고 경과 관찰을 위해서 진찰이나 처치·검사를 받는 환자 등이 있다. 치료기간 중의 환자는 정기적으로 진찰을 받는 날 이외에는 접수실을 통해서 직접 방사선치료실로 오게 된다.

		참여인력
치료 전 평가	• 각종 진단결과를 검토 • 병리조직 결과 • 병기의 결정	의사
치료내용 결정	• 방사선 치료의 목적을 정하고 치료방법을 결정	의사
치료용적 설정	• CT나 MRI 촬영에 의한 종양의 범위와 치료에 포함될 부위를 결정	의사, 의학물리사, 방사선사
치료계획 및 모의치료 (시뮬레이션)	• 모의치료 촬영 • 조사야 결정 • CT나 MRI 결과를 컴퓨터에 입력하여 치료방향, 위치, 범위 등을 결정 • 치료 보조용구 제작 • 선량 계산	의사, 의학물리사, 방사선사
방사선 치료	• 치료기(선형 가속기)를 이용 치료 • 치료 재현성 확인 • 장치점검 및 성능검사	방사선사, 의학물리사, 의사
치료 중 평가	• 치료가 계획대로 잘 되고 있는지 평가	의사, 간호사
치료 후 평가	• 치료의 결과를 판정하고 재발 또는 후유증 등의 조기발견	의사, 간호사

그림 9-3. 방사선종양치료 과정(외부조사)

방사선사는 방사선 조사업무를 담당하고 있으므로 접수실에 상주하지는 않으나, 자신이 담당하고 있는 치료실에서 치료를 받을 환자의 이름, 치료전의 진찰기록과 투여선량이나 치료방법을 접수실에서 확인한다. 이와 같은 것은 보통 전날에 업무가 끝난 다음이나 당일 아침에 업무가 시작되기 전에 실시한다.

휠체어나 수송차로 이송되어 오는 환자 중에는 점적 정맥주사(drip IV injection)를 하고 있거나 배뇨용 bag을 부착한 환자도 있다. 환자챠트 등 기록용지를 사전에 확인하는 것은 중증이거나 취급이 어려운 환자의 care 방법을 검토할 수 있어, 방사선종양학과에서 대기시간을 줄이기 위해 병실에 연락하여 진료시간을 예약하고 치료순서를 결정하는데 크게 도움이 된다. 치료업무가 시작된 다음에도 대기하고 있는 환자의 수와 상태를 유의하여 수시 접수실과 연락을 한다.

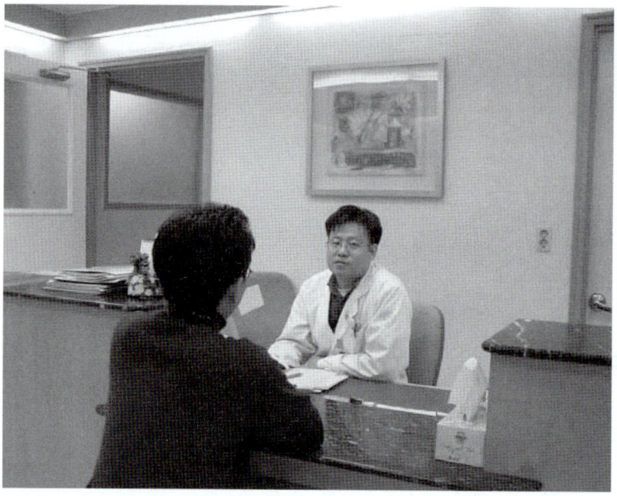

그림 9-4. 방사선종양학과 진료 접수실(접수대 높이를 낮춰 환자와 대화를 나누고 있다)

2. 환자 대기실

방사선종양치료 중에 방사선사는 제어실에서 장치의 조작을 하게 되므로 대기실은 제어실과 치료실에서 가까운 곳에 배치하는 것이 일반적이다. 대기실의 한 구석에는 휴지통을 갖추어야 한다. 의자는 등받이가 있는 편안한 것으로 준비하고, 걸어서 내원 한 환자 중에도 대기시간에 옆으로 눕기를 바라는 환자가 있어, 상태가 좋지 않은 환자를 위해서 임시 침대로 쓸 수 있는 의자가 필요하다. 치료대기실은 이와 같은 의자를 설치한 공간의 2~3배 넓이가 되어야 하며, 휠체어나 수송차가 출입할 수 있어야 한다. 대기실이 넓어도 대기하고 있는 환자수는 3, 4명 정도가 되게 업무의 흐름을 고려하여 접수실 또는 병실과 연락을 긴밀하게 한다.

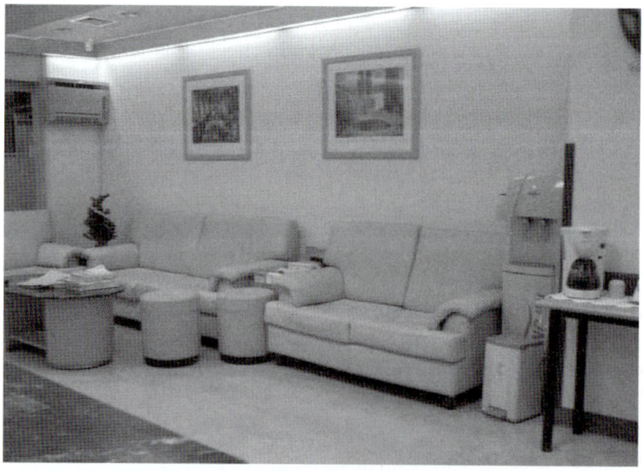

그림 9-5. 환자 대기실

대기하고 있는 환자 중에는 치료를 처음 받는 환자도 있고 계속하여 여러 번 치료를 받는 환자도 있다. 방사선종양치료를 이미 경험한 환자 중에는 대기시간에 자기 경험을 말하는 경우가 있으며, 이때 식욕이 줄어드는 것 등 부작용만을 강조하여 처음 방사선조사를 받는 환자에게 불안감을 줄 수도 있다. 따라서 환자들이 대기시간을 편안하게 보내게 하기 위해서 잡지, 건강서적 등 읽을거리를 준비해 두거나 비디오 등을 상영하는 것이 효과적이다. 접수를 마친 환자에게는 대기시간을 알려주는 것이 좋다.

3. 방사선치료실

치료를 받는 환자를 중심으로 가장 관계가 있는 것은 설비와 치료대 등을 들 수 있다.

이들 설비의 기능에 대해서 환자를 care하는 입장에서 설명한다.

1) 안내판(치료실 표시)

방사선치료실은 방사선을 방어해야 함으로 벽을 두껍게 하고, 방사선사가 기기를 조작하는 제어실과는 격리되어 있다.

접수실에서 방사선치료 대기실까지의 거리는 다른 임상진료과에 비하면 거리가 멀다.

치료실의 표시는 전문용어로서 「라이낙실」, 「양성자선 치료」, 「감마나이프」, 「사이버나이프」 등과 같은 표시는 되도록 피하고, 치료실 입구에 크고 알기 쉽게 번호를 붙이는 것이 좋다. 안내판은 30cm×35cm 정도의 판에 큰 숫자를 표시하여 보기 쉬운 장소에 붙인다.

환자나 보호자를 안내할 경우에도 「몇 번 방」으로 알려준다.

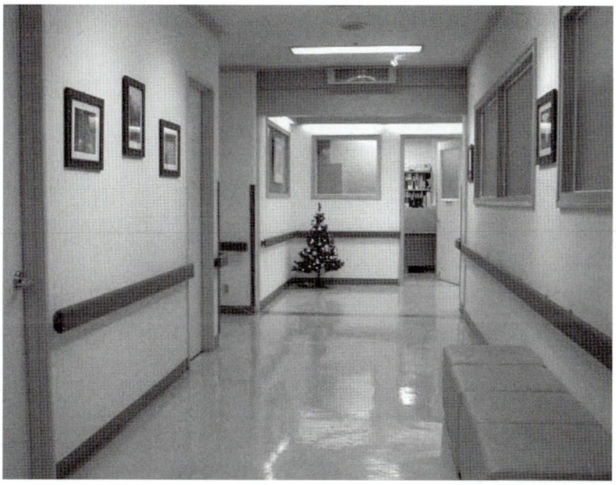

그림 9-6. 방사선치료실에 이르는 복도

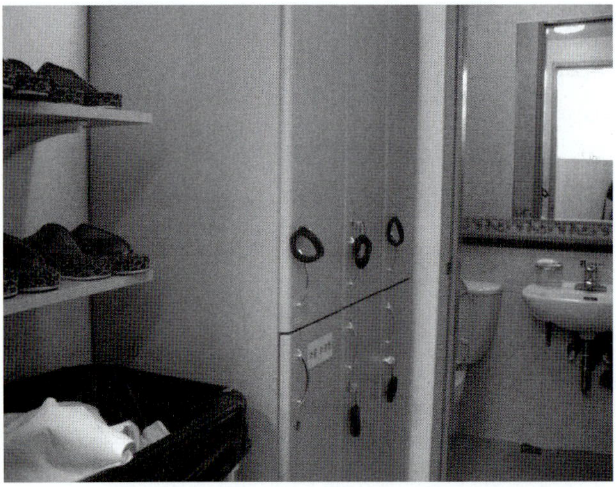

그림 9-7. 환자 갱의실(옷 갈아입는 방) 및 화장실

2) 갱의실(옷 갈아입는 방)

갱의실(옷 갈아입는 방)은 방사선종양치료를 받기 전 준비로 옷을 벗거나 조사가 끝난 다음에 옷을 입는 것 등을 하는 곳이다. 갱의실에는 옷바구니를 갖춰놓고, 출입구에는 커텐을 쳐서 외부와 차단을 하며, 조사전 환자와 조사가 끝난 환자가 동시에 이용할 수 있게 갱의실은 두 개를 설치하는 것이 좋다.

규모는 옷바구니를 놓고 옷을 입고 벗는데 충분한 면적이어야 하고, 안에는 거울을 걸어 두고, 환자가 하의를 벗을 때에 한쪽 발을 올리면서 넘어지는 것을 방지하기 위해서 손잡이를 만들어 두는 것도 필요하다.

3) 방사선치료용 Table

방사선종양치료를 시작하기 전에 조사범위나 선속의 입사방향을 결정하기 위한 투시 및 촬영에 사용하는 모의치료장치(simulator)에 부속되어 있는 table과 방사선치료장치에 부속되어 있는 table이 있다. 이 table은 선원의 회전에 지장이 없고 방사선의 감약정도가 작은 것이 사용된다.

Table의 폭은 치료장치의 종류에 따라 다르나 38~45cm 정도로서 병실의 침대나 수송차보다는 대개 그 폭이 좁다. Table면을 바닥으로부터 30cm 정도까지 내릴 수 있는 기능을 가지고 있으나 장치와 관련 및 table 자체의 기구에 따라 가장 낮게 조정이 가능한 높이가 80cm 정도이고, 길이는 200cm 이상이 일반적이다. 조사부위를 조정하기 위해서 table면은 위아래(수직) 방향으로 20~50cm, 장축방향(환자의 머리쪽~발쪽 방향)으로 50~100cm, 좌우방향으로 25~40cm 정도의 이동범위를 가지고 있다.

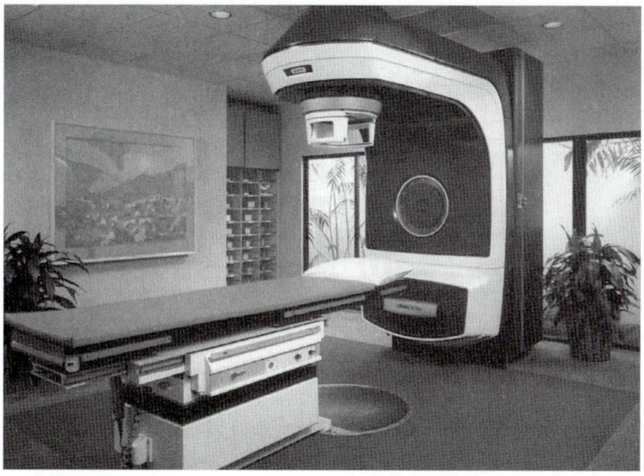

그림 9-8. 선형가속기 table

그림 9-8은 선형가속기(linear accelerator) table의 예이다.

4) 발판

최저 높이가 60cm 이상인 치료용 table에 대해서는 환자가 오르고 내리는데 편하게 하기 위해서 발판(그림 9-9)이 있어야 한다. 발판의 높이는 최고계단이 40cm 정도로 하고 두 계단으로 한다. 첫 계단의 높이는 18cm 정도로 하고, 폭은 40~50cm로 한다.

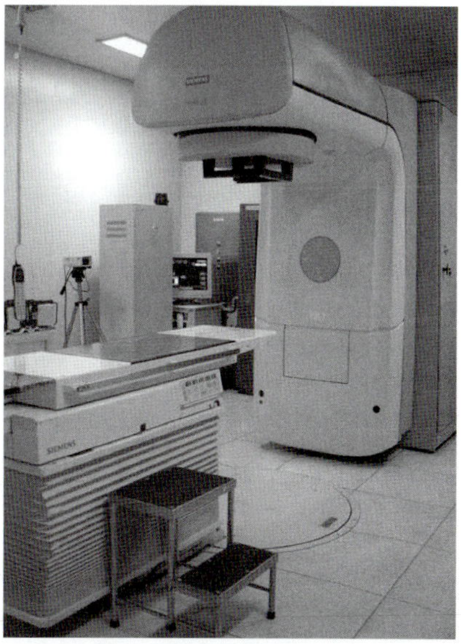

그림 9-9. 치료용 table에 환자가 오르내리는 것을 돕기 위한 발판

5) 침구

환자가 치료대에 누워서 방사선종양치료를 받을 때에 필요한 침구류를 준비한다.

① 시트

치료를 받는 환자가 옷을 벗은 상태로 치료대에 누었을 때에는, 체표면의 돌기부나 만곡부가 table면에 접촉되어 아픔이 있는 것을 방지하기 위해서 table 면 위에 시트를 준비한다.

전후 대향 2문조사법 등에서 table을 통해 치료할 경우에는 입사피부면에서 build up이 생기지 않게 시트의 두께를 고려해야 한다.

② 베개

방사선에 의한 외부조사는 일반적으로 바로 누운 자세로 하는 경우가 많다. 사람은 전신적인 체형과 부분적 체형이 각기 틀려서 베개 높이에 따라 조정할 필요가 있다. 베개는 사용할 때에 1cm 정도 눌리는 것이 좋다. 머리·목 이외의 부위를 조사할 경우에 길이는 37~40cm, 폭은 25cm 이상이면 된다.

척추가 앞으로 굽은 환자에게 바로 누운 자세로 안정할 수 있도록 높은 베개를 사용하고, 두께 2cm 정도의 단단한 발포스티롤 판을 준비해 두었다가 체형에 따라 베개 밑에 넣어 높이를 조정한다.

③ 덮어 씌우는 시트 또는 모포

치료를 받는 환자는 치료에 지장이 없도록 옷을 벗고 치료부위를 노출한 상태이므로 치료부위 이외의 부분을 시트나 모포(담요)로 덮어 가려준다.

바로 누운 자세의 환자에게 시트를 덮어주면 안도감을 갖게 하는 역할을 한다.

6) 조사용 보조용구

치료 중에 치료부위가 선속으로부터 벗어나지 않게 하기 위해서 사용하는 환자 고정용 기구와

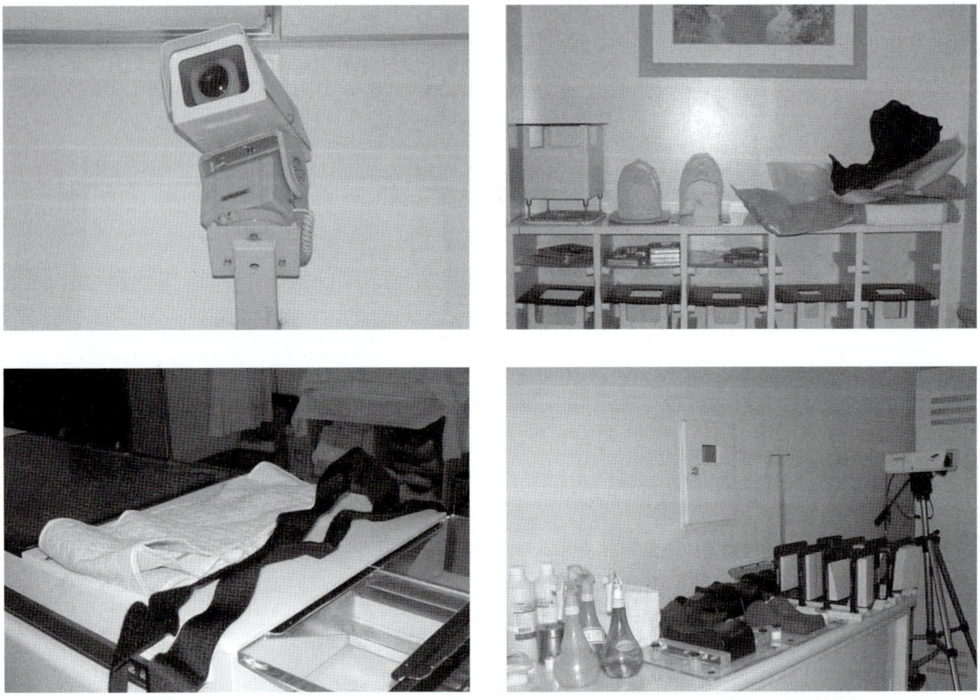

그림 9-10. 방사선종양치료용 환자 관찰장치, 고정기구, 보조용구

치료방법에 따라 특별히 편안한 자세를 위해 사용하는 보조용구는 각 부위에 적합한 것이 있다.

9-3 환자에 대한 응대

1. 대기실

방사선종양치료를 받는 환자가 대기실에 와서 대기하는 순서는 치료 순서에 따라야 한다. 대기하고 있는 환자에게 각자의 순서를 명확하게 인식하도록 해야 한다. 중증환자나 긴급하게 치료를 할 환자가 있어 부득이 치료순서를 바꿀 경우에는, 사정에 따라 치료순서를 변경한다는 것을 대기환자들에게 명확히 설명하고 양해를 얻은 다음에 실시한다.

치료순서에 이르러 해당 환자를 부를 때에는 이름 다음에 「~님」 등 경칭을 붙여 부른다.

비교적 출력이 높은 치료장치는 대기하고 있는 환자가 많이 있어도 비교적 빨리 치료가 진행되므로 대기시간은 오래 걸리지 않는다.

2. 방사선 치료실

1) 안내와 협조

휠체어나 수송차를 쓰지 않고 오는 환자라도 보행이 부자유스런 환자가 있으므로, 환자가 입실할 때에 움직임 상태를 관찰하고 보행이 자유롭지 못할 경우에는 환자를 부축하여 안전하게 들어오게 한다.

갱의실에 안내한 다음에 탈의를 도와줄 필요가 있는지를 물어본다. 이와 같은 것은 건강한 사람과 같이 기력이 있는 환자에 대해서도 마음을 온화하게 하는데 효과가 있다.

치료대에 올라갈 때에는 모든 환자에 대해 보살펴 주어야 한다. 보행이 부자유스런 환자에 대해서는 발판에 올라갈 때에 뒤에서 양쪽 손으로 환자의 골반부를 잡아주면 환자는 편하게 올라갈 수 있다. 환자가 table에 올라간 다음에 환자의 체축을 table의 방향과 일치시킨 후에 table의 옆에 서서 양 손으로 환자의 양쪽 어깨를 잡아준다. 왼쪽 손으로 환자의 왼쪽 어깨를, 오른쪽 손으로 오른쪽 어깨를 환자의 뒷면에서 잡아주고 서서히 바로 누운 자세가 되게 하는데, 한쪽 팔은 환자의 머리쪽에 놓아 팔꿈치부로 환자의 머리·목을 지지하게 하여 환자를 바로 눕게 도와준다.

치료가 끝난 다음에는 지금까지 순서의 반대로 환자를 치료대에서 내려오도록 한다. 누운 자세에서 일어날 때에는 자기 스스로 할 수 있는 환자도 머리와 어깨를 잡아 서서히 일으킨다. 환자는 누운 자세에서 급하게 일어날 때에는 기립성 혈압저하로 어지러움증이 있을 수 있다.

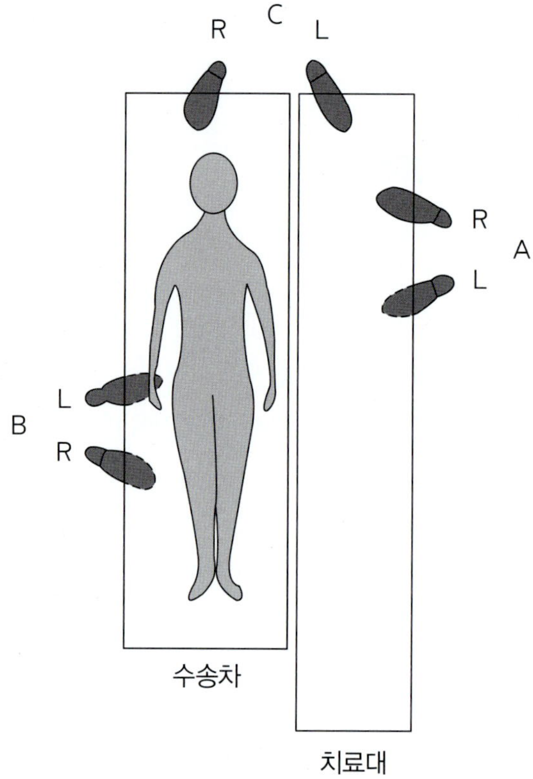

그림 9-8. 선형가속기 table

휠체어로 온 환자를 일으킬 때에는 먼저 휠체어가 움직이지 않게 고정시킨 다음에 발판은 손으로 세운다. 발에 힘이 없는 환자는 자세를 얕게 하여 환자가 양 손으로 보조하는 사람의 어깨를 잡게 한다. 보조자는 환자의 양쪽 겨드랑이 깊숙히 팔을 넣고 환자를 일어나게 한다.

수송차에서 치료대로 환자를 옮길 때에는 두 사람 이상이 하는 것이 원칙이다. 수송차를 치료대에 평행으로 밀착시키고 수송차가 움직이지 않게 고정시킨다. 그림 9-11은 환자를 옮길 때에 도우미의 위치와 치료대의 관계를 나타낸 것이다. 두 사람 이상이 할 경우에 A, B가 도우미의 위치이다. A는 치료대쪽에 서서 오른쪽 손을 환자의 머리·목 뒤를 통해 손바닥으로 환자의 오른쪽 어깨를 잡고 팔꿉으로 머리를 지지한다. 왼손으로는 환자의 가슴을 지나서 오른쪽 어깨를 잡고 팔꿉으로 머리를 지지한다. 환자는 양쪽 손을 A의 목에 건다. B는 왼손으로 환자의 골반 위부분, 오른손으로 넓적다리(대퇴부) 또는 무릎관절 뒷부분을 올리게 한다. 치료대로 옮긴다는 것을 먼저 환자에게 알리고, A가 신호를 주면 동시에 양쪽 팔꿉을 자기쪽으로 앉게하는 동작과 B가 양쪽 팔을 펼치고 조절하여 치료대로 옮기는 동작을 한다.

세 사람이 도울 경우에 C는 환자의 머리 위쪽에서 수송차와 치료대를 접근시킨다. 선이 연장되는 위치에 서서 환자의 머리·목 및 양쪽 어깨를 지지한다. A, B는 두 사람이 할 때와 거의 같은 위치와 동작을 응용하게 된다. 3명으로 할 경우에는 C가 신호를 한다.

환자를 옮길 때에 도우미는 될 수 있는 대로 환자와 밀착하여 허리에 무게를 주지않게 허리를 펴고 해야한다.

2) 설명

방사선종양치료를 처음 받는 환자에 대해서는 치료대에 올라가기 전 또는 치료대에 설정이 끝난 다음에 치료를 위해서 방사선이 조사된다는 것과, 방사선을 조사해도 고통이 없다는 것, 그리고 치료시간과 치료기간 등을 설명한다. 고정용구의 사용목적도 설명한다.

치료시간 중에 방사선사는 조정실에서 장치를 조작하고 있으며 마이크를 통해서 환자에게 지시하고 조정실에서 환자를 항상 보고 있으므로, 도중에 고통이나 불편이 있을 경우에 알려주면 즉시 보살펴 준다는 것을 알린다.

모의치료 장치에 의한 투시나 촬영을 할 경우에는 치료를 하기 위한 검사라는 것을 설명한다. 또한 선원을 회전시키거나 사진을 촬영하거나 방사선을 치료할 경우에는 먼저 기계가 움직인다는 것을 예고한다.

첫 번째 치료가 끝나면 환자가 방을 나가기 전에 치료부위의 피부에 치료야를 표시했다는 것을 알리고, 그 부분에 자극이 되지 않게 하기 위해서 다음 사항을 지켜줄 것을 설명한다.

① 물에 적시지 말 것
② 의사의 지시가 없으면 물로 씻지 말 것
③ 로션 등 화장품을 쓰지 말 것
④ 치료 중 또는 치료 후에도 따뜻한 젖은 포(온습포)를 덮지 말 것
⑤ 직사광이나 찬 바람을 피할 것

이상과 같은 항목 이외에 머리·목(두경부) 환자의 경우 면도기를 쓰거나 목이 스치는 옷을 입는 것을 피하도록 권유한다. 부드러운 머플러 등을 하게 한다.

치료부위의 표시는 치료할 때마다 확인하여 다시 그리고 있으나, 지워지면 다시 검사를 해야 한다는 것을 설명해 둔다.

처음 온 환자에 대해서는 다음에 내원하여 치료실로 오는 방법, 대기장소 등을 알려준다. 외래환자에 대해서 특히 대기시간이 없게 미리 치료시간을 약속한다. 입원환자의 치료시간은 대기시간이 없게 조정하여 알린다는 것을 미리 설명한다.

방사선종양치료 환자 중에는 예약시간 전에 미리 치료실에 오는 경우가 있는데, 이와 같은 경

향으로 대기실이 복잡하게 되는 것을 방지하기 위해서도 처음에 잘 설명해 두는 것이 중요하다.

이따금 환자들은 방사선사에게 증상이나 치료받고 있는 사항에 대해서 질문을 하는데, 의사의 설명이 필요한 항목에 대해서는 상황을 설명하고 그 질문 내용을 담당의사에게 전해 둔다.

9-4 환자에 대한 예의

1. 복장·신발

방사선종양치료 업무를 하는 방사선사의 복장은 까운 모양으로 된 것보다는 넓적다리(대퇴부)의 중간정도까지 내려오는 상의가 좋다. 방사선사의 업무는 신속한 행동을 필요로 함으로 업무 중에 거추장스러운 까운은 효율적이 되지 못하다. 필요에 따라서는 반팔 옷을 착용할 수도 있다. 옷은 항상 청결해야 한다.

신은 바닥의 재질을 고려하여 신는 것이 좋으며, 샌들 또는 슬리퍼 등을 신으면 소리가 나고 또 활동하는데 불편하다.

2. 환자와 대화

모든 환자에 대해서 상냥스런 말씨를 사용해야 한다. 외국어나 전문용어는 되도록 피하고 쉬운 말을 사용해야 한다. 방을 안내할 경우에도 「시뮬레이션」, 「라이낙」, 「양성자선 치료」, 「감마나이프」, 「사이버나이프」 등의 전문용어보다는 될 수 있으면 「몇 번 방」으로 알려주는 것이 좋다.

치료를 받을 환자를 대기실에서 치료실로 안내할 때에는 "○○○님" 다음에 "오래 기다리셨습니다" 등의 말을 하는 것이 좋다. 치료가 끝난 다음에는, 급히 환자가 일어나면 장치에 머리를 부딪히는 일이 있어 잠시 있다가 안내를 하는 것이 좋다. 치료대가 낮은 위치까지 조정이 된 다음에 "○○○님, 치료가 끝났습니다"라고 말한다. 치료가 끝나고 퇴실할 때에도 환자에게 "몸조심 하십시오", "수고하셨습니다", "내일 또 치료하셔야 합니다", "안녕히 가십시오"등 위로의 말이나 예정사항을 명랑한 표정으로 전달한다.

3. 태도

방사선치료에는 일정한 시간이 소요된다. 능률적으로 업무를 실행하기 위해서 방사선사가 바쁘게 행동을 해도 환자의 눈에는 잘 이해가 안될 수 있다. 치료실로 환자를 안내할 때나 환자가 퇴실할 때에는 여유를 가지고 정성이 담긴 태도로 환자를 응대하는 것이 바람직하다.

☺ 생각을 여는 창 ㉓

▶다음의 방사선치료 안내서와 방사선치료에 대한 몇 가지 질문과 답은 삼성의료원 방사선종양학과에서 펴낸 「방사선치료에 대하여」(1995년) 책에 게재된 내용이며, 펴낸 곳의 양해를 얻어 간추려 실었음.

방사선치료 안내서

________님

치료는 (___의사)가 담당하며 약(___)회 치료를 시행할 것입니다. 치료 받으실 곳은 (치료실 번방)이며, 치료 첫 날 예약시간은 (___시 ___분)입니다.

둘째 날부터는 치료실(___방사선사)와 상의하여 귀하가 원하는 시간에 치료를 받을 수 있도록 예약을 하시면 됩니다. 항상 치료를 받으러 오실 때에는 진료카드를 접수실에 제출하시고 대기하여 주시면 예약시간에 맞추어 치료실에서 치료를 받으실 수 있습니다.

치료 중 정기진찰은 매주(___요일)에 받으십시오.

그 외 항시 궁금하시거나 불편하신 사항이 있을 경우엔 접수실에 말씀을 하시면 요일에 관계없이 진찰을 받으실 수 있습니다.

환자에 따라 담당의사의 지시에 의해 정기적으로 혈액검사를 시행할 수도 있습니다.

치료기간 중 위급사항이 발생할 때에는 아래 전화번호로 연락하시거나 직접 응급실로 오십시오.

방사선치료는 어떻게 합니까?

신체밖으로부터 몸 안에 있는 병소부위에 방사선을 조사하는 〈외부조사〉와 신체내부 병소 부위에 방사성 동위원소(방사선을 방출하는 물질)을 위치시켜 치료를 하는 〈근접조사〉가 있습니다. 먼저 "외부조사"는 방사선 치료를 실시하는 대부분의 환자분들이 받게 될 치료방법으로 Linac(선형가속기)이라 불리우는 치료장비를 이용합니다.

이 치료장비는 다양한 에너지의 X선과 전자선을 발생시키는 장치로서 병소가 몸 속 깊은 곳에 위치하거나 피부근처에 위치한 경우라도 병소에만 방사선을 집중 조사할 수 있게 되어있어 치료 깊이에 대한 선택의 폭이 넓습니다.

따라서 담당의사는 당신의 질병에 가장 적당한 치료장비를 선택합니다.

이에 비하여 "근접조사"는 Ir-192(이리디움-192)라는 방사성 동위원소를 신체 안의 병소나 또는 병소부위에 위치시켜 치료를 하는 방법으로 병소 부위에만 많은 양의 방사선을 조사할 수 있는 장점을 지녔으며 주로 적용되는 부위는 자궁, 식도, 허파(폐), 쓸개관(담관), 머리·목(두경부) 등이며 특수한 경우를 제외하고는 입원하지 않고 통원치료로도 시행할 수 있는 치료방법입니다.

방사선치료는 어떻게 병이 낫게 되는지요?

치료를 실시할 때마다 즉각적으로 눈에 띠게 나아지는 경우는 흔치 않습니다. 그렇지만 신비하게도 방사선은 인체 속으로 들어가 종양세포를 죽이기도 하고 증식을 억제하는 효과를 가지고 있기에 병을 낫게 합니다.

종양세포 주위의 정상조직도 방사선에 의해서 손상을 받을 수 있지만 정상조직은 종양세포보다 빠르게 회복되는 이점을 갖고 있기에 이런 점을 이용하여 방사선 치료를 시행하게 됩니다.

방사선치료를 할 때에 아프지는 않나요?

일반적인 진단용 X선검사시 아프셨던 기억은 별로 없으셨을 줄 압니다. 방사선 치료도 마찬가지로 치료대 위에 긴장을 푼 상태로 방사선사가 알려드리는 자세로 편안하게 누워계시거나 엎드려 계시면 됩니다.

힘들거나 아프신 것은 전혀 없습니다. 예외적으로 동위원소를 이용한 "근접조사"시에는 치료기구를 삽입하는 과정에서 치료부위가 약간 불편하실 수도 있습니다.

방사선치료를 할 때에 무섭지는 않나요?

많은 검사와 다른 치료로 인해 심신이 약해져 있는 상태에다 방사선 치료를 받을 때 "넓은 방에 혼자 치료를 받는다는 것"과 "매우 육중한 치료장비" 그리고 "치료장비 작동시 들리는 소리 및 회전하는 모습"을 보시고 무서울 거라고 생각하시는데 전혀 그렇지 않습니다.

치료 중에는 치료실 안에 혼자 있게 되지만 담당방사선사가 TV 모니터를 통해서 환자의 모습을 보고 있으며, 조정실과 치료실 사이에 마이크 및 스피커 장치가 되어 있어서 치료중 불편하시거나 통증으로 움직여야 할 경우에는 손 또는 발을 들어 표시를 하거나 소리를 내 알려주시면 즉시 치료를 중단하고 방사선사가 곁으로 달려가서 불편을 해소해 줄 것입니다.

아무 염려 마십시오.

이때, 머리를 들거나 치료대에서 내려 오시려고 한다면 매우 위험한 상황이 발생할 수도 있습니다. 특히 이 점은 주위하셔야 합니다.

방사선을 오래 쪼여도 괜찮을까요?

알맞은 식사량에서 조금 적게 먹으면 배가 고프고 너무 많이 먹으면 과식으로 인해 고통을 받는 수가 있습니다. 방사선치료량도 이와 마찬가지입니다. 간혹 어떤 분은 "방사선을 많이 쪼여 주세요"라고 하는 분이 계신데, 하루 하루 치료때마다 적당한 양의 방사선을 조사하도록 합니다.

왜냐하면 한 번에 너무 많은 방사선을 받게 되면 급성으로 이상반응(부작용)이 발생할 수도 있기 때문이며 치료계획을 통해 계산된 정확한 방사선량으로 치료를 하여야 이상반응(부작용)을 최소화하고 양질의 치료를 할 수 있기 때문입니다.

몸에 표시한 그림은 무엇인가요?

피부에 그린 그림은 병소부위에만 방사선을 집중조사할 수 있게 표시한 것으로 -선, +선, 혹은 □선으로 치료때마다 확인을 하여 희미해지면 다시 치료실에서 그려 드립니다. 항상 그림이 지워지지 않도록 주의를 하시고 옷에도 잉크가 묻을 수 있으니 주위하십시오. 혹시 지워지는 일이 발생하더라도 본인이 그려오신다면 치료부위의 오차를 일으킬 수도 있으니 담당의사나 방사선사에게 알려주시면 다시 그려 드리겠습니다.

그림을 다시 그리게 되면 추가 비용이 들 수 있으니 꼭 유의하시기를 당부 드립니다.

목욕을 하면 안되나요?

모든 환자 분들은 원칙적으로 치료기간 중에는 목욕을 하시지 않는 것이 정밀한 치료에 도움이 됩니다. 이는 몸에 표시된 그림을 치료가 끝날 때까지 유지하기 위함으로 매우 주의를 해야 합니다. 국소적으로 씻을 수는 있으며, 꼭 하시고 싶다면 대중탕을 이용하시지 말고 집에서 간단한 샤워만 하시는 것이 적당한데, 샤워를 하시기 전에 미리 치료실 방사선사에게 말씀하시면 도움을 드리겠습니다. 치료 도중 및 치료가 끝난 후(2~3개월)에도 치료받던 부위의 피부상태가 매우 약해져 있으므로 거친 수건을 사용하여 피부를 자극하지 않도록 하십시오.

방사선치료를 받으러 처음 올 때의 준비물은 있습니까?

처음 치료를 받으시는 날은 치료에 필요한 여러 가지의 준비물을 제작하여 치료에 적용하는 과정을 거쳐야 함으로 시간을 약간 넉넉히 예상하고 오셔야 하며 방사선 치료는 시간예약제로 실시가 되는데, 대개 처음 치료를 시작하는 날은 오후 3시경으로 치료시간을 예약해 드리오나 접수실에서 다시 확인하신 후 귀가하시고, 실제 치료가 시작되는 날 약속된 시간에 오시는데 특별히 준비하실 것은 치료 부위가 불편없이 노출될 수 있는 헐거운 옷을 착용하시는 것이 좋으며, 모의치료계획비 및 일주일 정도의 치료비 수납이 필요하게 됩니다.

그리고 치료실에 들어오실 때에는 안경 및 시계·반지 등을 착용하셔도 되며, 귀중품은 조정실에 맡겨 주십시오.

치료를 받을 때 숨은 쉬어도 되나요?

방사선치료 도중에는 긴장을 풀고 정상적으로 편안하게 호흡하셔도 됩니다.

머리카락이 빠진다고 하던데…?

모발 손실은 뇌, 머리 부위에 치료를 받을 경우에 치료시작 후 2~3주 후에 발생하며 치료가 끝난 다음에는 다시 자라나게 됩니다.

이때, 새로 자라는 모발은 치료이전 모발보다 약간 가늘며 다시 머리카락이 자라나는 정확한 시기는 다소 개인차가 있기 때문에 정확히 예측하기가 어려우며 머리 부위가 아닌 곳에 치료를 받은 분은 머리카락이 빠지는 경우는 없습니다.

다만 항암제를 투여받은 분은 항암제로 인하여 탈모가 될 수도 있습니다.

치료기간 중 피곤함을 느끼는데, 왜 그럴까요?

종양은 소모성 질환으로 충분한 영양섭취가 중요한데, 대개 많은 분들이 종양이란 이유로 인해 식욕이 떨어지고 치료로 인하여 각 부위 별 합병증으로 영양섭취가 더 힘들어지기 때문입니다.

이를 이겨내기 위해서는 충분한 영양 섭취와 휴식, 수면을 하십시오.

이 피곤함 역시 환자분마다 체질에 따라 다를 수 있으므로 다른 사람의 증상을 보고 암시에 의해서 자신도 똑같이 느낄 수 있으므로 다른 사람의 영향을 받지 않는 것이 중요합니다.

피부가 진물러질 수 있나요?

치료가 진행되면서 피부가 햇빛에 그을린 것처럼 검게 변색되기도 하고, 트거나 진무르고 피부가 벗겨질 수도 있습니다.

치료기간 중에 주의할 점은 없습니까?

치료부위에 표시한 선이 지워지지 않도록 목욕을 자제하시고 치료 받는 부위의 피부는 약해져서 작은 자극에도 상처나 감염의 위험이 높기 때문에 피부에 자극을 줄이기 위하여 헐거운 옷이나 면류 내의를 착용하실 것을 권하며, 영양가 높은 음식물을 많이 섭취하시어 중단없이 치료를 받으시는 것이 중요합니다.

치료 후 몸에 방사선이 남아 있지는 않나요?

방사선 치료는 치료장비에 환자가 위치하고 전기적 작동을 해야만 방사선이 방출되고 그 외 옷을 갈아입거나 치료준비를 위한 전처치를 하는 중에는 장비의 작동이 멈추기 때문에 전혀 방사선이 발생하지 않습니다.

따라서, 실제 치료시간 외에는 방사선에 노출될 일이 없으며 치료 시 발생된 방사선도 몸 속의 종양세포에 영향을 주고 소멸되기 때문에 치료 후에는 몸속이나 의복 등에 방사선이 남아있지는 않게 됩니다.

생각을 여는 창 24

암 환자들의 고통 곁에서...

"야! 임마, 이거 왜 이리 힘들어, 아파 죽겠는데, 너희들 사람을 치료하는 거야, 죽이는 거야. 어!?"

방사선 치료실에서 들려오는 환자의 거친 소리에 하얗게 질린 나는 무엇이 환자를 자극하여 화가 묻어나는 언어를 뱉게 하였을까를 생각하며 치료실로 뛰어들어 갔다.

환자는 종양세포로 인해 한쪽 다리를 잃게 되었고, 온몸에 전이가 된 듯 이곳저곳 아프지 않는 곳이 없는 환자였다. 아아, 이 환자의 견디지 못할 공포의 중압감으로부터 해방시킬 수 있는 기도는 없을까? 몸이 아프니 인간이 지녀야 할 이성이고 감정이고 생각할 겨를이 어디 있었겠는가? 몸도 마음도 황폐해져 남아 있는 건 도저히 받아들일 수 없는 질병에 대한 악만 남아 있으리라. 치유하기 어려운 질병을 앓고 있는 환자는 마찬가지이겠지만, 암이란 질병이 얼마나 무서운 질병이란 말인가?

하루하루 견디기 힘든 통증, 그걸 통제하려고 맞는 주사, 그리고 내가 이렇게 죽는가 보다 하는 생각은 몸이 축 나는 것 뿐아니라 마음까지 약하게 만드는 듯 하다.

"환자분! 이렇게 치료를 하시면 지금의 통증도 없어지고 몸이 좋아지실 겁니다."

"이거 치료하면 정말 완치 되는 거야? 완치 안되고 더 나빠지는 것 아냐?"

얼마나 고통이 심하고 마음이 상했으면 체념한 듯 그리고 독이 묻어나는 언어를 던지고 말았을까.

환자가 일주일 동안 치료를 하고 있을 때였다. 방사선 종양치료를 받기에는 너무나 아까운 20대의 젊은 학생이 치료를 받으러 온 것이다. 정말이지 하늘도 무심하시지, 한참 때의 사람에게 얼마나 힘든 삶을 주려고 이러시는지...

그 환자도 발에 종양이 있어 다리를 절단해야 할지 모른다는 외과선생님의 말씀을 듣고 부모님과 그 아이는 긴장한 얼굴로 상담을 받고 있던 터였다.

치료를 받고 나오던 환자가 자기와 똑같은 종양에 다리를 절단한다는 이야기를 듣고는 조용히 간호사에게 다가가 '저 학생과 얘기를 하고 싶다'는 것이었다. '나와 비슷한 병인 것 같은데, 지금까지 겪으며 견디어 온 일 그리고 치료를 받아야 하는 중요성 등등 조언을 해주고 싶다'는 것이었다. 거칠기만 했던 그 분이 보시기에도 한참인 젊은이가 자기와 똑같은 병이 있다는 것에 안쓰러웠던 모양이다. 그렇다. 인간의 본성이 어디 악으로만 살아갈 수 있겠는가.

질병이 잠시 동안 그렇게 만드는 것이겠지... 그 분의 인간다운 모습을 본 우리는 인간적 치료를 위해 더욱 노력하기로 하였다. 오오. 하느님, 이분들에게도 하느님의 치유의 은총이 가득하시길...

*최희철(대전성모병원 방사선종양학과·방사선사)의 글
〈고통, 그 인간적인 것〉(가톨릭대학교 대전성모병원보, 17호)

Chapter 10

어린이 환자에 대한 CARE

10-1 영아와 유아의 심리적 특징

1·2세 된 아이는 정서의 흔들림이 심하고, 특히 2세 아이는 인간관계면에서 '반항기'라고 불린다. 정서는 욕구가 방해될 때에 울거나 난폭하게 굴며, 온몸으로 저항하는 등 화를 내거나 공격하는 성질을 나타낸다. 자잘한 일에 집착하여 말을 잘 듣지 않는 일이 많다. 그러나 어른이 무엇인가 도와주면 울음을 금방 멈추고 기쁘게 말을 들을 만큼 단순한 면도 볼 수 있다. 자기의 주장이 강한 반면, 부모나 친근한 어른이 없으면 불안을 느끼는 일이 많아서 아이들 마음의 움직임을 재빨리 파악하는 것이 필요하다.

3세 아이는 유아 전기와 유아 후기의 중간에 해당하여 양쪽의 특징을 갖추고 있다. 어떤 때는 한·두 살 아이처럼 정서의 안정을 잃으면 울며 대들고 자기 주장을 고집하는 나머지 고집장이가 되고, 또 어떤 때는 네·다섯 살 아이처럼 감정도 안정되고 자제할 수 있는 마음도 있어서 침착하다.

네·다섯 살 아이는 평소의 생활 속에서 사리를 판단하고, 언제나 무엇인가에 흥미를 가지며, 모르는 것이 있으면 어른에게 묻고, 자기가 알고 있는 것은 어른에게나 아이들에게 이야기를 한다.

이상으로 간단하게 영아·유아의 심리발달의 개요를 설명했는데, 이것은 어디까지나 일상생활 속에서 아이의 정신이 안정되어 있는 경우이고, 정신적 긴장이나 심리가 불안정 상태에 놓인 경우에는 한·두 살 아이와 마찬가지로 유아 후기의 네·다섯 살 아이라도 불안에서 자기를 지키려는 본능이 있어 인간관계면에서 반항적이 되며, 아이들의 최대 무기인 '울며 떼쓰는 행동'으로 나오게 된다.

10-2 어린이 환자의 경향

한 의료기관의 구강 X선검사에 있어서 어린이 환자의 생리·심리적 반응을 조사한 사례에 의하면, 환자의 반응은 불안, 불신, 긴장, 아픔, 기타 등이 있었다. 한 살~다섯 살의 환자 13명의 사례 중, 구강 X선검사를 성공한 예는 3례에 불과하였다. 더구나 3예 모두 환자가 울며 떠들어, 방사선사가 달래 보기도 하고 보호자가 머리를 꼭 붙들기도 했으며, 또 한 예는 세 번이나 시간간격을 두고 검사를 다시 시도하였는데 반복하여 흐느껴 울었다. 다른 6예의 환자는 방사선사가 직접 손을 쓰기도 전에 울고 있었다.

이상과 같은 사례에서 예측할 수 있듯이 병원을 찾는 어린 아이 환자는 그 이전에 이미 불안한 심리상태에 있으며, "병원에 간다"라는 말만 들어도 무서움 또는 아픔을 느끼는 고정관념에 사로잡히는 경우가 많다. 과거에 불안했던 경험이 있으면 더욱 공포감은 강하게 잠재하고 있다.

10-3 어린이들이 잘 걸리는 병

'아이들은 병치레를 하며 자란다'고 하듯, 실제로 아이들은 날마다 수많은 병균들과 싸우면서 자란다.

계절이 바뀌고 해가 바뀌어도 병원을 찾는 엄마들의 이유는 한결 같다. '아이가 아파서요'. 특히 어린이 전염병이라도 유행하는 때엔 병원 소아과는 발 디딜 틈 없이 분주하다. 아이를 키우다 보면 그 만큼 병원 갈 일도 많은 법, 「한국소아과개원의협의회」가 선정한 〈아이들이 잘 걸리는 질병 Best 10〉에 대한 각 질환별 특징을 알아본다.

1. 감기(common cold)

증상/ 열·두통·기침·콧물

호흡기 질환의 대표격인 감기는 일년 내내 달고 사는 아이가 많을 정도로 아이들에겐 가장 흔한 질병 중 하나이다. 건강한 아이의 경우 1년에 평균 5~8회 정도, 최소 일주일 동안 앓는 것을 헤아리면 1년에 두 달 정도는 감기를 앓는 셈이다.

감기는 대부분 바이러스에 의해 감염되고, 보통 모체의 면역력이 떨어지는 생후 6~24개월 사이에 많이 걸린다. 24개월 미만의 아이들에겐 특히 리노 바이러스 감기가 많다. 보통 고열과 두통이 있고, 재채기나 기침을 하거나 콧물을 흘리게 된다. 코가 마르거나 막히기도 하고, 식욕이 떨어질 수도 있다. 증상은 나이가 어릴수록 심하다.

엄마들 가운데는 아이가 감기에 걸리면 '흔한 질병이니까' 또는 '약은 자주 먹으면 내성이 높아지니까'하는 이유로 치료를 하지 않는 경우도 있는데, 감기는 그 자체보다 합병증이 무서운 질병이다. 제때 치료하지 않으면 기관지염이나 중이염, 축농증, 폐렴 등으로 발전할 수 있다.

2. 인두염·편도염(pharyngotonsillitis)

증상/ 열·인후부 통증·편도선이 붓는다

미열이나 고열 등 열이 나고 목이 아프기 때문에 침이나 음식을 삼키기 힘들고 목구멍이 빨갛게 되는 등 감기의 초기 증상과 비슷한 것이 특징이다. 바이러스에 의한 인두염의 경우 특별한 치료 없이도 저절로 좋아진다. 그러나 급성 바이러스성 인두염은 두통과 함께 목이 아프고 몸이 축축 늘어지는가 하면 기침과 콧물, 코막힘 등의 증상을 보이기도 한다. 세균성 인두편도염은 아이의 나이와 계절에 따라 다르지만 전체 인두편도염의 10~30%를 차지하고 주로 연쇄상 구균이라는 세균이 원인이 된다. 편도선이 심하게 붓고, 목구멍에 염증이 생겨 회색빛 막으로 덮여 있는 것처럼 보이고 매우 아프다.

3. 위장관염(가성 콜레라)(gastroenteritis)

증상/ 고열·구토·설사·탈수

고열이나 구토 등의 감기 증상으로 시작해서 심할 경우엔 설사와 탈수를 동반한다. 상한 음식을 먹거나 장내 바이러스 등으로, 또는 세균이 원인이 되어 생길 수 있지만, 24개월 미만의 영·유아에게는 로타 바이러스 장염이 가장 많다. 주로 늦가을에서 초겨울 사이에 유행하고, 설사와 열을 동반하는 증상이 콜레라와 비슷해서 '가성 콜레라'로 불린다. 감염 후 48~72시간내에 증상이 나타나며, 전염성이 강해서 특히 주의해야 한다. 장염은 배가 사르르 아프다가 점액질이나 피가 섞인 설사와 구토를 하는 것이 일반적이다. 그러나 무엇보다 위험한 것은 탈수 증상이다. 아이가 6시간 이상 소변을 보지 못한 채 자꾸 토하거나 입안이 바싹 마르는 등의 증상은 탈수가 오는 증거이다.

4. 기관지염(bronchitis)

증상/ 열없이 쇳소리 나는 기침

기침이 오래 가거나 심할 경우 엄마는 '기관지가 나쁜 게 아닌가' 또는 '폐렴은 아닐까' 걱정을 하게 된다. 그 중 기관지염은 기관지에 염증이 생기는 질환이다. 열이 있는 경우도 있지만 대부분

없거나 가볍다. 초기에 감기 증상을 보이다가 3~4일 이후부터 쇳소리가 나는 기침을 하는 경우이거나, 열은 없는데 기침만 심하게 하는 경우에는 기관지염을 의심해 볼 수 있다. 기관지염은 자칫 기관지 천식으로 발전할 수 있다.

5. 아토피성 피부염(atopic dermatitis)

증상/ 피부 건조·가려움·피부 염증

'태열'이라고도 불리는 아토피성 피부염은 아이 10명 중 한 명 꼴로 걸리는 흔한 피부질환이다. 보통 생후 2개월 정도에 증상이 나타나기 시작하고, 심하지 않을 경우 두 돌이 지나면 자연스럽게 없어지기도 한다. 얼굴에서 가슴, 배, 팔 등 살이 겹치는 부분의 피부가 건조해지고 거칠어지는 증상으로 시작되며, 가려움증이 심하면 아이가 옷이나 이불 등에 얼굴을 비벼서 상처가 심해지거나 균이 들어가 염증이 생기기도 한다.

아토피성 피부염은 주로 음식, 집먼지진드기와 같은 알레르기 유발 물질을 접하거나 몸에 수분이 모자라 피부가 건조할 때, 또는 땀 분비 및 피지 분비가 잘 안되는 알레르기 체질을 갖고 있을 때에 걸리기 쉽다. 두 살 미만의 아기들에겐 달걀, 콩 등 식품 알레르기로 생기는 경우가 흔하다. 아이 10명 중 6~7명은 두 돌 정도가 되면 완전히 없어지지만, 2~3명은 계속 남아 만성 질환이 된다.

6. 기관지 천식(bronchial asthma)

증상/ 기침·가래

기침이나 가래가 나오고, 숨쉬기가 곤란한 만성 호흡기 질환으로 기관지 근육의 수축과 더불어 기관지 벽이 염증으로 부어올라 기관지 직경이 좁아져 생긴다. 넓은 의미에서 기관지염의 한 종류이지만, 기관지염보다 더 자주 발생하고 만성적인 경향을 띤다. 특히 아토피성 피부염을 앓은 아이가 그 다음으로 걸리기 쉬운 질환이며, 최근에는 환경오염의 영향으로 전세계적으로 발병률도 늘어나 우리나라의 경우 10~15% 정도의 아이들이 천식을 앓고 있다. 침대나 카펫, 이부자리, 쌓아놓은 옷이나 책 속의 집먼지진드기가 주요 원인이며, 이 밖에 동물의 털이나 비듬, 바퀴벌레 등도 원인이 된다.

7. 중이염(otitis media)

증상/ 고열·귀 통증

3세 미만의 아이들이 거의 한 번쯤은 걸릴 정도로 흔한 감염성 질병으로 감기나 비염의 합병증으로 많이 생긴다. 감기나 비염에 걸리면 귀와 코를 연결하는 이관을 통해 귀로 균이 들어가 염증이 생기기 쉬운데, 아이들은 어른과 달리 이관이 짧고 위치와 생긴 모양이 달라서 중이염에 걸리기 쉽다. 따라서 감기나 비염을 치료하는 도중 귀가 아프다고 하거나 고름이 나오고, 또는 밤에 심하게 보채거나 울고, 아이가 잘 못 들을 수 있다. 특히 감기에 걸렸을 때 한꺼번에 양쪽 코를 세게 풀면 중이염이 발생하기 쉽다. 코를 푸는 동안 콧속 압력이 높아져서 그 압력으로 세균이 이관까지 침범하기 쉬운 까닭이다. 또 최근 미국 존스홉킨스 병원에서 밝힌 자료에 따르면, 장난감 고무 젖꼭지를 사용하는 아이에게 중이염의 발병률이 50% 이상 높은 것으로 나타났다. 유스타키오관은 외부의 공기가 쉽게 들어올 수 있게 되어 있는데, 장난감 고무 젖꼭지를 빨면 중이와 코를 연결하는 유스타키오관의 기능이 저하되어 액체와 바이러스, 박테리아 등이 침입하기 쉬워진다는 것이다.

8. 돌발진(exanthem subitum)

증상/ 고열·발진

'인간 헤르페스 바이러스 6'이라는 희귀한 바이러스에 의해 생기는 전염병으로 생후 6~24개월 미만의 아이들에게 많이 걸린다. 39~40℃의 고열이 3~4일간 지속되다가 열이 떨어지면서 갑자기 발진이 나타나기 시작한다. 열이 있는 동안에는 아이가 심하게 보채고 잘 먹지 않으며, 얼굴이나 다리보다는 몸통이나 목, 귀 등에 발진이 나타난다. 성홍열과 증상이 비슷해서 오인하는 경우도 많다. 발진이 특별히 오래가지는 않으며 24시간 이상 계속되는 일도 드물다. 특별히 가렵지는 않다.

9. 변비(constipation, coprostasis)

증상/ 변을 보지 못한다.

아이들은 '잘 먹고 잘 싸야' 건강하다. 먹은 만큼 나오지 않는 증상을 변비라고 한다. 변은 매일 보는 것이 가장 좋지만, 이틀이나 사흘에 한 번, 또는 일주일에 한 번 보는 경우도 정상에 속한다. 변비는 주로 섬유질이 적은 음식을 많이 먹였을 때나 수분이 부족할 때, 아니면 운동 부족 때문에 생긴다. 특히 몸무게가 적은 대신 수분을 많이 필요로 하는 어린 아이들은 스스로 물을 먹을 수 없기 때문에 변비도 자주 걸린다. 돌이 지난 아이는 우유를 많이 먹어서 생기기 쉽고, 신생아의 경우엔 젖이 부족하거나 분유를 적게 먹으면 걸릴 수 있다. 모유보다는 분유를 먹는 아이들이 수분 부족으로 변비가 생기기 쉽다.

10. 모세기관지염(bronchiolitis)

증상/ 기침·가래·탈수·호흡 곤란

모세기관지염은 바이러스성 질환으로 급성 세기관지염이라고도 한다. 아이의 숨소리가 쌕쌕거린다거나 심한 기침을 할 때, 또는 가래가 계속 끓거나 발열이 2주 이상 지속되면 모세기관지염을 의심해 볼 수 있다. 주로 늦가을에서 이듬해 봄 사이에 유행하고 전염성이 있다. 특히 천식을 동반해서 엄마의 애를 태우기도 한다. 그냥 내버려두면 아기가 탈수 증상에 빠지거나 호흡 곤란이 생길 수 있다.

10-4 어린이 환자의 정서를 안정시키는 방법

1. 환경에 대한 배려

1) 어린이의 시각을 즐겁게 해준다.

병원은 일반적으로 환자가 아늑한 정취를 느끼지 못하는 곳이며, 의학영상 촬영실에는 커다랗고 복잡한 기계와 기구가 있어서 건강한 사람이라도 긴장이 될 수 있는 곳이다.

그래서 어떻게든 어린이 환자의 눈을 즐겁게 해주기 위한 배려가 필요하다.

어린이들이 좋아하는 동물의 사진이나 텔레비전의 어린이 프로의 주인공 그림, 스마트폰 게임의 주인공 그림 등을 벽에 붙여 놓는다든가, 천장에 여러 색깔의 모빌(mobile), 모형, 풍선 등을 매달아 놓으면 아이들은 꽤나 마음을 누그러뜨리고 친근감을 가질 수 있을 것이다.

"앗! 저것도 있다. 참 멋있다."

"멍멍이도 있다, 원숭이도 있다."

"아, 하늘을 날으는 로봇트다!"

이 순간, 어린이들은 마음을 열고 정서는 안정될 수 있다.

2) 어린이의 청각을 즐겁게 해준다.

만약, 대기복도에서 검사를 기다리고 있는 어린이 환자의 귀에 어디선가 잘 알고 있는 음악이 들려온다고 가정해 보자. '어딘가'하고 어린이 환자는 어렴풋이 들려오는 음악에 마음이 움직여 그것에 관심을 집중시킨다. 열린 문에서 "자, 차두리, 어서 오세요"하고 웃는 얼굴로 자기를 맞이해 준 선생님 방에서 좋아하는 곡이 들려온 것을 발견하면 어린이는 즐거울 것이다. 이때 곡은 가사가 없는 멜로디로서 어린이들이 즐기는 동요·유행가 등의 노래나 텔레비젼의 어린이 프로의 주제가 등이 좋다. 오직 그것만으로도 어린이의 마음은 음악으로 기운다. 아울러 "병원 선생님도 나와 꼭 같다"라고 하는 공통이해가 생기고, 어린이 환자와 마음의 교류가 생길 수 있다.

곡은 CD나 USB에 녹음된 것이면 충분하다.

3) 장난감을 손에 들려준다.

젖먹이 아이는 불안한 심리상태인 때에 무엇인가에 의지하고 싶은 욕구가 있다. 이때 작은 손으로 쥘 수 있을 정도의 동물이나 과일 형태 등 봉제완구를 주면 이상할 정도로 마음이 가라앉고 웃는 얼굴로 돌아온다. 3~5세 아이들에게는 자동차, 인형, 로봇트 등 장난감을 잠깐 주어도 좋다.

2. 어린이 환자를 응대하는 방법

방사선사들은 환자와 마주하는 시간이 짧은데다가 처음 만나는 경우가 많다. 따라서, 어린이 환자를 다루는데 있어서 특히 어려운 점이 많다.

1) 어린이의 시선에 맞추어 말을 한다.

어린이 환자에게 말을 걸 때에는 아무래도 위에서 밑으로 내려다보는 상하의 관계가 되기 쉬운데, 이것은 상대에게 위압감을 주는 것이 된다. 눈과 눈을 같은 높이로 하려면, 어른이 쪼그리는 자세로 하는 것이 되어 같은 눈높이에서 말을 나누는 것이 된다. 눈높이가 같아지면, 신기하게도 심리적인 마음의 거리가 좁혀지게 된다. 더욱이, 웃고 있는 눈과 만나면 어린이는 불안감을 갖지 않는다.

2) 갓난아기의 말을 쓰지 않는다.

배려 차원에서, 어린이에게 말을 걸 때에 무심코 갓난아기 말을 사용하는 어른이 많다.

어린이들은 발음이 미숙하기는 하지만 청각은 정확하여 어른이 쓰고 있는 말의 의미를 이해하고 있다. 어린이의 발음을 일부러 흉내내어 갓난아기 말을 사용하는 것은 어린이를 갓난아기로 다루고 있는 것이며, 어린이에 대하여 대단히 실례가 되는 태도라고 할 수 있겠다. 어린이도 어른과 마찬가지로 대화를 하고 있는 것이다.

3) 웃는 얼굴을 잊지 않는다.

일상생활 속에서 아버지와 대면하는 시간이 적은 현대의 아이들은 대부분의 시간을 어머니를 비롯한 여성과 관계 속에서 보내고 있다. 다시 말하면 남성과 인간관계 경험이 적고, 특히 병원에서 검사 중에 만나는 낯선 남성과는 직접 교섭이 없으니까 전혀 무관심할 수 있다. 그래서 처음 만난 아이와 교섭을 가지려는 남성 방사선사에게는 경계심이 특히 강하고, 서로 정들기가 힘들다. 이것을 해소하는 가장 적절한 방법은 정성껏 진심으로 웃는 얼굴을 하고 어린이들을 응대하는 수 밖에 없다.

4) 처음으로 어린이 환자를 대면할 때에는 가운을 벗는다.

아무튼 어린 아이들은 무조건 흰 가운을 입고 있는 '병원 사람들'을 잠재적으로 무서워한다. 이것은 가운→병→주사→아픔→공포로 이어진다. 되도록이면 어린이 환자를 처음으로 만날 때에는 가운을 벗는 것이 좋다. 그러나 친해진 단계에서는 가운을 착용한다. 왜냐하면 가운이 의료인의 상용복이라는 것을 아이들에게도 이해시켜야 할 필요가 있기 때문이다.

근래 어린이병원에서는 의료종사자들이 색깔이 있는 가운이나 동물·꽃 그림이 그려진 가운을 입기도 한다.

3. 어린이 환자의 심리와 대화

1) 2~4세 어린이

두서너 살 된 어린이의 경우, 즉 말을 하기 시작하면서 다른 사람의 말을 이해하기 시작하면 유아기와는 상황이 아주 달라진다. 말을 하게 되었기 때문에 의료진과 대화에 도움이 된다는 의미가 아니다. 그 나이의 아이들은 유아기 때와 마찬가지로 낯선 사람에 대한 강한 두려움을 갖고 있을 뿐만 아니라, 과거의 병원과 의료적 경험을 통해서 더욱 무서워하기 때문이다.

말이 통하니까 무엇인가 알아들을 수 있고 또 설명해 줄 수도 있기 때문에 한결 쉬울 것 같지만, 사실은 그렇지 않다. 오히려 병원, 의료진에 대한 두려움으로 대화를 더욱 어렵게 만든다.

또 어려운 점은, 이 시기 아이들은 무슨 말이든지 그대로 받아들인다는 것이다. 어린이에게 말을 할 때, 낱말의 선택에 신중해야 하며 쉬운 낱말만을 선택하되 비유적인 말은 삼가야 한다.

이 시기 아이들은 함께 앉아서 오랫동안 이야기하기가 힘들다. 아이들이 흥미있어 하는 것은 단 한 가지, 지루하지 않고 계속 움직임이 있는 게임뿐이다. 하지만 의료진에게는 아이들을 재미있게 해주기 위해 기울일 여력과 시간이 많지 않다. 다만 비협조적인 이 어린 환자를 이해하고, 할 수 있는 한 최선을 다하는 수밖에 없다.

2) 4~7세 어린이

4~7세 어린이들은 수술이라면 깜짝깜짝 놀란다. 그리고 실제로 수술을 받을 경우에 받는 영향이 크기 때문에, 이 나이의 어린이 환자와 이야기를 하는 것은 쉬운 일이 아니다. 물론 아이들이 수술을 싫어하는 것은 당연하다.

특히 이 시기 아이들은 자기 신체에 대해 가장 민감한 반응을 보인다. 자기 신체에 대한 손상의 두려움과 함께, 자기의 몸이나 소유물 등에 지나친 애착심을 갖고 있다. 그래서 몸에 어떤 손상을 입거나, 또는 장난감을 잊어버렸다거나, 기르던 고양이가 조금만 다쳐도 이들이 받는 정신적인 충격은 대단히 큰 것이어서, 심지어는 성격형성에도 영향을 미칠 수 있다. 아끼기 때문에 그만큼 상처도 큰 것이다.

이 시기의 남자 아이들은 남자답게 힘도 과시하고 싶고, 용감한 장군이나 영웅처럼 으스대고 싶어한다. 그래서 웬만한 일에는 아주 태연하며 용감한 행동을 보이기도 한다. 수술을 두려워하면서도 한편 용감해 보여야 하는 두 가지 상반된 심리가 곧 이들의 고민이요, 갈등이다. 특히 힘이 센 것에 높은 가치를 둔 아이라면, 자신을 위축시키거나 약점을 드러내는 것에 강한 반발을 보인다.

자랑스러워하면서도 한편으로는 그것을 잃어버릴까 봐 불안해하는 상반된 두 감정으로 인해, 아이들은 살갗을 조금 긁혔어도 즉각적인 관심을 필요로 하며 아주 작은 상처에도 당황해 하고 두려워하게 된다. 머리를 잘랐거나 새 옷을 입었거나 하는 변화들도 이들에게 기쁨과 공포(불안)라는 상반된 감정을 동시에 줄 수 있다.

이러한 발달단계에서의 심리적인 특성들을 고려할 때, 응급수술이 아닌 이상 어떤 수술도 하지 않는 것이 최선이다. 선택의 여지가 있는 수술이라면, 되도록 네 살 이전에 미리 해주거나 일곱 살이 될 때까지 미루는 것이 좋다. 꼭 이 시기에 수술을 해야 한다면, 사전에 어린이와 대화를 통해 이러한 어린이의 느낌을 충분히 이해하고 마음에 준비를 시킴으로써, 아이가 받을 충격을 다소 줄일 수 있도록 해야 한다.

이 시기의 어린 환자들이 병원에 와서 아픈 곳을 말하고 진찰받는 것은 아이들에게 큰 두려움이다. 따라서, 이들에게는 병에 대해 너무 곧장 쳐들어가듯이 서둘러 물어서는 안되며, 간접 접근을 시도해야 한다. 아이들이 두려워하거나 무서워하지 않도록 세심한 배려를 기울여야 한다. 아이에게 취미나 장점, 건강한 신체부위들을 칭찬하면서 충분히 안심을 시킨 다음에 차차 증세로 접근을 한다.

차분하게 진찰 및 치료과정을 이야기해 주고 안심시켜 주는 것이 무엇보다도 효과적이다.

4. 어머니와 유대관계

어린이들의 검사에 있어서 보호자로서 동행한 어머니와의 유대관계도 중요하다. 환자에게 “아프지 않아요. 걱정 말아요”라고 아무리 설명을 해도, 환자보다 어머니가 먼저 긴장해서 땀이 밴 손으로 아이의 손을 꼭 붙든다면 어머니의 긴장감이 즉각 아이에게로 전해져 버린다.

또한 어머니가 아이를 대하는 태도를 살피는 것도 환자의 심리상태를 아는 실마리가 된다.

① 큰 소리로 줄곧 아이에게 주의만 주고 있는 것이 아닌가, ② 재빠른 말로 금지어(안된다는

말)만 쓰고 있는 것이 아닌가, ③ 이렇게 하라, 저렇게 하라고 명령만을 하고 있는 것이 아닌가, ④ 아이에게 재촉(빨리빨리 해라, 꾸물대지 말아라, 벌써 늦었어 등)만 하고 있는 것이 아닌가를 주의깊게 살펴볼 필요가 있다. 이렇게 되면 아이는 오히려 자기가 무엇을 해야할지 모르게 되거나, 무엇인가를 해보려는 의욕을 잃는다.

이런 경우에는 어머니와 협조하여 적절한 대처를 해야 한다.

생각을 여는 창 25

아름다운 생명, 오 아가야!

씨앗 한 톨을 보고
그 생명의
장엄한 생애를 짐작이나 할 건가

한 세기를 전망한다고 건방떠는
사람들의 혜안으로도
씨앗 하나, 그 소중한 생명의
자유세계를 측량할 수 없으리니

작은 씨 알갱이에 숨은
생명의 다시 태어남
생명의 부피
생명의 색깔
생명의 볼품
생명의 이치
생명의 순수
생명의 오랜 인내,
그 오묘한 신비를 짐작이나 할 건가

아름다운 생명의 씨앗이여,
너를 극진히 사랑하리니
무한 가능성인
신비로운 희망

오, 아가야!

*최종학(고려대 방사선학과 명예교수) 시 "아름다운 생명, 오 아가야!"
(시집 "꽃이 보내온 행복 노래"에 수록)

Chapter 11

노인 환자에 대한 CARE

노인에게 많은 질병이 있지만 노인만이 앓는 질병은 없다. 즉 노인이 걸리기 쉬운 병은 있지만, '노인병'이라고 규정지을 병은 없는 것이다.

이 장에서는 노화와 노인이 걸리지 쉬운 질병이 무엇인가를 알기 쉽게 설명하여, 노인 진료에 참여하는 방사선사에게 참고될 사항을 설명하였다.

11-1 노화

노화의 개념은 다음의 네 가지를 들 수 있다.

① 본질성 – '나이를 먹는다'는 것만이 원인으로 생기는 1차적인 변화이다. 가령, 위암으로 식사를 못하고 2차적으로 쇠퇴하는 것은 결코 노화는 아니다. 심장의 관상동맥에 동맥경화증이 생겨 그 협착 때문에 2차적으로 생기는 심근경색은 노인에게 많은 병이지만 결코 노화는 아니다. 노화는 어디까지나 1차적인 본질적 변화이다.

② 장해성 – 노화는 인체에 있어서 많건 적건 장해가 있다.

③ 진행성 – 노화는 멈추지 않고 끊임없이 진행한다.

④ 보편성 – 노화는 누구에게나 생기는 변화이고, 결코 특정인에게만 생기는 현상은 아니다.

노화의 본질은 병리학에서는 노화란 세포의 수가 감소되는 것을 말한다.

어느 세포도 나이가 더함에 따라 장해를 입고 소실된다. 그러면 세포의 재생이 생긴다. 젊은 사람이면 재생도 활발하여 소실과 재생의 균형이 잘 이루어지지만, 노인이 되면 재생이 잘 안되어 모든 장기의 세포 수가 줄어든다. 하물며, 신경세포나 심근세포는 재생이 되지 않으니까 뇌나 심장의 세포 수가 감소되는 것은 일반적이라고 하겠다.

"인간은 혈관과 함께 늙는다"라는 말이 있는데, 누구나 나이가 들면 동맥경화증이 생긴다. 동맥경화증이 되면 혈관의 내강이 좁아지고, 각 장기로 공급되는 혈액량이 적어지며 세포수가 줄어든다. 세포가 1차적인 노화로 감소될 뿐만 아니고, 동맥경화증 때문에 2차적으로 감소되는 것도 생각해야 한다. 아뭏든 노화의 본질은 세포의 수가 감소된다는 것이다.

표 11-1은 노화에 따른 인체 생리현상의 변화를 나타낸 것이다.

표 11-1. 노화에 따른 생리현상

뇌	신경세포의 감소 및 손상
시 력	노안, 조명이 낮은 곳에서 시력 저하
심 장	크기는 커지고 산소 소모량은 줄어(10년마다 남자는 10% 여자는 7.5%) 혈압상승
허파(폐)	최대호흡능력 감소(20대에 비해 70대는 60% 감소), 반사능력 줄어들고 불순물 배출이 어려워짐, 폐렴 감염의 가능성이 높다
신 장	노폐물 처리능력 및 방광 기능 저하로 요실금
체지방	남자는 복부, 여자는 엉덩이와 하지로 지방 이동
청 력	고주파음에 약해지며 남자가 여자보다 현저함
피 부	색소 침착, 건조, 상처 치료 지연, 주름살, 체온 보호능력 저하
근 력	20% 이상 떨어지나, 운동으로 예방 가능
성 격	30세 이후에 변화가 없으므로 갑작스러운 성격변화는 질병이 있을 가능성

노화의 원인에 대한 연구가 오랫동안 활발하게 이루어져 왔다.

노화의 다양한 원인은 다음과 같이 요약할 수 있다.

1) 1차적 원인

(1) 유전자 불안정성 (Genomic Instability)

노화 현상의 분자세포적 차원에서 주요 요인으로 항상 먼저 꼽히는 것이 바로 유전적 손상의 평생에 걸친 축적이다.

유전적 손상으로 인한 노화의 직접적 유도의 대표적인 예로서, 20대에 노화가 진행되어 심장병, 동맥경화증 같은 노화 질환에 시달리다가 40대에 조기 사망하는 베르너 증후군 (Werner syndrome)이나 블룸증후군 (Bloom syndrome), 코케인 증후군, 섹케르 증후군 같은 DNA 손상에 의한 가속화된 노화로 인해 발병하는 인간 조로증이 있다. 유전적 손상을 일으키는 원인은 다양한데, 외부의 방사선, 자외선, 화학물질, 물리적 자극 등으로 인한 핵 혹은 미토콘드리아 내의 DNA 복제 및 재조합 오류, RNA 전사 과정에서의 오류 확률 증가, 멈추지 않고 계속 일어나는 가수분해반응, 활성산소 (reactive oxygen species, ROS)로 인한 유전적 물질의 산화반응 가속화 등이 있다. 노화된 미토콘드리아 DNA에 축적된 유전적 손상으로 인한 돌연변이 역시 노화와 깊은 관련이 있는 것으로 드러나고 있다.

(2) 텔로미어 마모

염색체 말단의 불완전한 DNA 복제가 세포 증식 능력을 저하시키고, 나아가 세포 노화를 유발한다는 가설은 1973년 Olovnikow 등에 의해 발표되었는데, 그 중심에는 텔로미어 (telomere)와 노화와의 연관성에 대한 연구가 있다. 염색체 끝부분에 위치한 텔로미어는 반복된 염기서열로 구성되어 있으며, 염색체의 분해 및 다른 염색체와의 결합 같은 오류로부터 스스로의 염색체를 보호하는 기능을 하고 있다. 텔로미어는 DNA 손상에 특히 민감한데, 이는 일반적 DNA 중합효소가 염색체 끝부분을 복제할 수 있는 능력이 없다는 사실에 기인한다. 텔로미어 마모로 세포는 자연적으로 노화를 겪게 되며, 이는 조직의 재생능력 저하, 질병으로부터의 회복능력 저하, 면역력 약화 같은 노인성 질환의 근본적 원인이 될 수 있다.

(3) 후성유전적 (epigenetic) 변화

DNA의 메틸화 반응 (DNA methylation) 변화, RNA 전사 후 일어나는 히스톤변형 (Histone modification), 염색질 변화 (chromatic modification) 등이 후성유전적 변화에 해당된다. 후성유전적 변화는 DNA 돌연변이와는 달리 되돌릴 수 있는 가능성이 있다. 이는 후성유전적 접근 방식이 새로운 항노화 치료 방법이 될 수 있음을 의미한다.

(4) 단백질 항상성 상실

생명현상의 유지를 위해, 유전체의 안정성과 더불어 중요한 것이 단백질의 항상성 (proteostasis)이다. 예를 들어, 단백질 접힘 (protein folding)에서의 오류 가능성 저하, 잘못 접힌 단백질을 제거하는 프로테아좀 (proteasome)이나 리소좀 (lysosome) 같은 청소부 단백질의 기능 활성화가 포함된다. 이러한 기능이 유지되지 못할 경우, 접힙 오류가 난 단백질이 세포 안에 퍼지면서 알츠하이머 질환, 파킨슨씨 병, 백내장 같은 노인성 질환 발병을 유발하기도 하는 것으로 알려져 있다.

2) 길항적 원인

(1) 영양소 감지능력 저해

기초대사율이 높아지면 단위시간 당 소모되는 산소량도 같이 증가하며, 따라서 활성 산소 양도 이에 비례하여 증가한다. 따라서 영양소 섭취량을 조절하는 것은 노화 속도를 늦추는 한 가지 방편이 될 수 있다. 실제로 식이 제한을 통해 노화 관련 질병 발생률이 감소하고, 스트레스에 대한 저항력 증가, 항상성 유지능력 상승, 대사반응 효율성 증가 같은 긍정적 영향이 연구를 통해 확인되고 있다.

(2) 미토콘드리아 기능장애

노화에 따라 호흡연쇄작용 능력이 저하되고, ATP 합성효율 역시 저하되는 경향이 있는데, 이는 미토콘드리아 기능장애로 인한 노화에 해당된다.

(3) 세포 노화 (cellular senescence)

세포 노화는 세포 주기가 멈추고 세포의 상태가 변하는 현상을 의미한다. 이는 세포 배양 시 대략 50번 정도의 세포 분열 후에는 더 이상 세포가 분열하지 않는 현상을 1965년 Heyflick 등이 발견하면서부터 알려졌다. 노화된 세포는 장기간 분열하지 않고 살아 있으며, 일반적으로 분열기 중, G_1기에 증식 정지된 것으로 알려져 있다. G_0기에 정지된 세포와는 다르게, 성장인자를 촉진시키는 자극을 부여해도, 세포 분열이 일어나지 않는데, 이는 세포 노화가 세포분열 주기 조절 기능과도 밀접한 관련이 있음을 암시한다. 나아가 개체 내의 암세포 발생 억제 기능과도 맞물려 있음을 보여주고 있다. 세포 노화는 앞서 살펴본 텔로미어 마모가 주원인으로 지목되고 있지만, 최근 연구에 따르면, 텔로미어 부분이 아닌 부분의 DNA 손상으로 인한 세포 노화가 일어날 수 있음이 보고되고 있다.

3) 통합적 원인

(1) 줄기세포 고갈

노화의 또 다른 특징 중 하나는 조직의 재생능력 저하이다. 예를 들어, 면역 세포의 수는 나이를 먹음에 따라 줄어드는데, 이는 줄기세포 기능 저해에 따른 현상이다. 줄기세포의 세포주기 활성이 전체적으로 감소하고, 세포 분열 빈도 역시 줄어들면서, 노화현상을 촉진하는 것으로 드러나고 있다.

(2) 세포 사이 소통 변화

내분비요소, 신경.내분비 요소같은 세포 사이 소통을 담당하는 신경 호르몬 신호의 전달 기능 역시 노화와 관련이 있는 것으로 연구되고 있는데, 이 기능이 저하되거나 오류가 발생할 경우, 염증 반응이 증가하고, 면역 방어 능력이 저하되는 것으로 나타나고 있다.

11-2 노인의 구분

노인의 정의를 말할 때, "노인이란 삶의 노화과정에서 나타나는 생리적, 심리적, 환경적인 행동 변화가 상호작용 하는 복합 형태의 과정이다"라고 정의하기도 한다. 이를 다시 다양하게 나눌 수 있는데, 환경변화에 적절하게 적응할 수 없는 자체 조직에 결함을 가진 사람, 생활이 자신을 통합하려는 능력이 감퇴 되어가는 시기에 있는 사람, 인체의 기관 및 조직 기능 등에 감퇴현상이 일어나는 시기에 있는 사람, 삶에서 정신적 적응에 결손되어 가는 사람, 인체의 조직 및 기능 소모로 생리적 적응력이 감퇴상태로 있는 사람 등으로 나눌 수 있다.

노인은 연대순 나이(chronological age)를 기준으로 60~74세를 연소 노인, 75~84세를 중고령 노인, 85세 이상을 고령 노인으로 분류하기도 한다.

우리나라에서는 이전에 만 60세에 회갑 수연을 하는 전통이 있어 60세 이상을 노인으로 생각했었다. 근래에는, 생활보호법에서 보호노인 대상자를 65세 이상으로, 노인복지법에서 65세 이상을 노인으로 규정하고 있다. 이에 따라 사회적으로 65세 이상을 노인으로 어르신으로 우대하고 있는 경향이나, 최근 생활수준이 높아지고 인구의 고령화가 빠르게 촉진되어 70세쯤을 노인이라고 생각하는 경향도 있다.

학문적으로도 여러 가지 기준에 따라 노인의 연령층을 구분하고 있다.

노인의 신체적 증후로는 쉽게 피로하게 되고, 피로가 쉽게 회복되지 않으며, 기력이 약화되고 신체가 허약하여 신체적 활동이 자유롭지 못하며, 신체 일부에 노화 증후로 인한 보행 부자유, 시력 저하, 청력 둔화, 치아 탈락, 흰머리(백발) 및 탈모, 성욕 감퇴, 기억력 감퇴 등이 두드러지게 나타난다.

정신적, 사회적 경험으로 노인이라고 스스로 느끼는 경우도 흔하며, 직업이나 직장에서 은퇴했을 때, 가장의 지위에서 물러났을 때, 배우자 또는 동료의 사별, 자식이나 친지의 사별, 자녀의 성장과 손자녀의 출생, 생활에서 '할아버지', '할머니'라고 불릴 때 등이 있다.

노인 인구의 급속한 성장 추세는 경제 성장에 따른 국민소득의 향상, 생활수준의 개선, 의학기

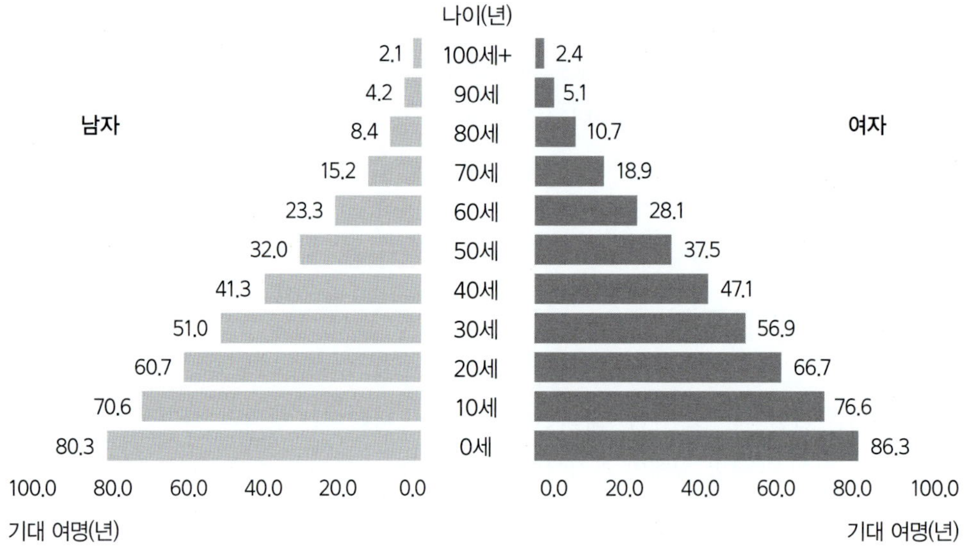

그림 11-1. 2019년 생명표(출처: 통계청 2020. 12. 1. 자료)

술의 발달, 보건위생 수준의 개선에 따른 요건이 밑받침되어 국민 평균수명 및 기대여명이 연장되고 있기 때문이다.

그림 11-1은 통계청의 2019년 생명표 자료(2020. 12. 1 발표)를 제시한 것이며, 2019년 60세 남자는 향후 23.3년 여자는 28.1년을 더 생존할 것으로 예상된다.

2021년 고령자 통계(통계청 2021. 9. 발표)에 따르면, 2019년 65세 생존자의 기대여명은 21.3년(남자 19.1년, 여자 23.4년)으로 경제협력개발기구(OECD) 평균 대비 남자는 0.8년, 여자는 1.8년 더 높은 수준이었다.

수명 연장과 출산율 감소로 2001년 21.1%이었던 어린이 인구(14세 미만) 비중은 2030년에는 12.4%로 급격하게 줄어들 전망이다.

반면에, 65세 이상 인구 비중은 선진국에 비해 훨씬 빠르게 늘어나 2001년 7.2%에서 2017년에는 14%인 '고령사회'로, 2025년에는 20%를 넘는 '초고령사회'에 들어서고, 2030년에는 23.1%, 2060년에는 약 40%까지 늘어날 전망이다.

UN은 노령인구 비율이 7% 이상이면 고령화 사회(aging society), 14% 이상이면 고령사회(aged society), 20% 이상이면 초고령사회(super-aged society)로 분류하고 있다.

한국은 심각한 저출산 추세와 더불어, 늙는 속도가 세계 신기록 수준이다. 어느날 갑자기 무서운 쓰나미 같은 얼굴을 하고 우리를 덮칠 수도 있다.(김웅철 지음. "초고령 사회, 일본에서 길을 찾다", 2017년)

11-3 노인성 질환

2021년 고령자 통계(통계청 2021. 9. 발표)에 따르면, 2020년 65세 이상 고령자 10만 명당 사망 원인 순위는 암(733.3명), 심장질환(331.9명), 폐렴(257.5명), 뇌혈관질환(225.3명), 알츠하이머병(91.4명) 순서였다.

1. 동맥경화증(arteriosclerosis)

앞에서 "인간은 혈관과 함께 늙는다"라고 하였듯이, 나이를 더함과 더불어 동맥경화증이 생긴다. 30세 이상의 남성은 거의 대동맥의 동맥경화증이 있다고 하며, 한편 여성은 동맥경화증이 적다. 일반적으로 여성은 남성보다 오래 사는데, 그 원인중의 하나는 이 동맥경화증이 적은 점에 있다고도 한다.

경화증이 생기는 동맥은 내막에 지방이 침착하여 내강이 좁아진다. 또 내막이 떨어져 궤양이 생기거나 지방이 침착한 곳에 석회가 침착하거나 한다. 이것을 죽상 경화증(atherosclerosis)이라고 부른다.

이러한 변화가 굵은 동맥, 가령 대동맥에는 생겨도 내강이 넓으니까 장해를 일으키는 일이 적지만, 뇌바닥동맥·심장동맥(관상동맥) 등의 중정도 크기 또는 가는 동맥에 발생하면 내강이 협착 또는 폐색되고, 그것으로부터 말초조직에 혈류가 흐르지 않고 결국 괴사에 이른다. 이것이 뇌경색 및 심근경색이다.

또 발 동맥에 경화증이 생기면 통증이 생기거나 발끝이 썩거나 하며, 이것이 탈저이다.

동맥경화증의 원인은 여러 가지가 있는데 그 하나는 고혈압이다. 따라서 고혈압이 되지 않도록 염분을 삼가고, 정신적으로 초조하거나 근심에 잠기거나 하지 않도록 노력한다.

동맥경화증이 생기면 혈관 내강이 좁아지기 때문에 말초쪽으로 혈액을 보내는데 있어서 심장이 보통사람보다 힘들게 활동한다. 그 때문에 혈압이 오른다. 혈압이 오르면 혈관 속을 왕성하게 혈액이 흐르니까 그 자극에 의하여 내막이 두꺼워지고 동맥경화증이 생긴다. 이와 같이 동맥경화증과 고혈압은 악순환을 나타내는 것이다.

대동맥경화증은 복부대동맥의 아래쪽, 온엉덩동맥(총장골동맥)이 나뉘는 부위에 가장 많이 나타난다. 동맥경화증에 걸린 곳은 벽이 약해지니까 혈류에 저항하지 못하고 부어오른다. 이것이 대동맥류이다. 대동맥류는 자주 파열하여 대출혈을 가져와서 사망하는 경우가 있다. 이에 비하여 매독에 의한 대동맥 변화는 가슴대동맥에 잘 발생하며 동맥류가 가슴대동맥에 발생한다.

노인에게는 대부분 대동맥경화증이 있으며, 콩팥(신장)의 동맥경화증에 의한 허혈(虛血) 변화도 대개는 있을 수 있다.

2. 심근경색(myocardial infarction)

심근경색은 보통 관상동맥경화증에 의하여 일어나는 질환이며, 증상으로는 오랫동안 발작에 의해 고통을 받는 환자가 많다. 오랜 경색은 심근이 소실되고 그 대신 결합조직이 증식한다.

통계에 의하면, 심근경색은 노년층에게 많은 질환이라고 할 수 있다.

관상동맥의 폐색부위가 말초인 경우는 위독한 결과를 일으키지는 않지만, 굵은 부분에 생겼을 경우에는 갑자기 사망하는 경우가 있다. 급성 사망을 가져온 심근경색은 입원 중에 사망하기보다 정상적으로 근무하던 중에 갑자기 사망하는 경우가 많다.

3. 뇌경색(cerebral infarction)

뇌경색은 고령자에 많이 발생되는 질환으로, 그 원인은 뇌바닥동맥의 분지에 경화증이 생기는 일이 많고, 그 때문에 뇌실질에 변성 괴사가 일어나는 것이다. 이 관계는 심근경색과 꼭 같다. 동맥경화증이 있는 사람에게 많다.

경색이 생긴 뇌는 해부 육안소견으로 약간 노랗고, 극히 부드럽다. 그 때문에 뇌연화증이라고 부른다. 조직학적으로는 뇌의 기질이 파괴되고, 신경조직도 확인할 수 없고, 다수의 조직구가 나타나 있을 뿐이다. 따라서, 신경섬유도 파괴되어 여러 가지 증상이 나타난다.

뇌 작용 중 운동을 관장하는 부위가 손상을 입으면 반대쪽 팔다리의 운동장해가 생기며, 지각영역이 장해를 입으면 그것에 해당하는 신체 부위의 지각이상이 생긴다. 뇌의 중심부, 즉 중뇌 근방에 병변이 생기면 팔다리를 끌어당기는 듯한 운동장해가 생기고 파킨슨 증후군(Parkinson's syndrome)이 나타난다.

4. 뇌출혈(encephalorrhagia)

뇌출혈의 원인으로는 혈관괴사를 가장 우선으로 생각할 수 있다. 어느 학자는 혈관괴사라는 말에는 정맥이나 모세혈관도 들어가니까 동맥괴사라고 하는 편이 좋다고 주장했다. 실제로 혈관괴사는 바깥직경이 150μm 전후의 뇌안 작은 동맥에 잘 발생한다.

혈관괴사는 고혈압이 주요원인이며, 혈관벽 안에 섬유소가 침윤하는 변화이다. 그러면 이 혈관은 약해지고 확장하여 동맥류를 만들게 된다. 이 동맥류는 파열되기 쉽고 이것이 파열되면 뇌출혈을 일으킨다.

뇌출혈이 가장 잘 발생하는 곳은 조가비핵(피각)이고, 다음으로 시상에 많고, 꼬리핵(미상핵) 소뇌에도 발생한다.

이와 같이 뇌출혈은 내포를 중심으로 한 부위에 생기기 쉬우니까 운동마비를 일으킨다. 운동을 관장하는 신경섬유는 좌우의 내포를 지나서 연수에서 교차한다. 따라서 왼쪽 내포에 장해가 있으면 오른쪽 팔다리의 마비가 생기고, 오른쪽 내포에 출혈이 생기면 왼쪽 팔다리가 움직이지 않게 된다. 이것을 편마비라고 한다.

출혈된 뇌는 뇌실질이 파괴되어 용혈이 된다. 때로는 출혈이 뇌실로 흘러 들어가는 수도 있다. 이것을 뇌실출혈이라고 한다.

뇌출혈을 일으켜 한 쪽 마비가 발생해도 얼마 있으면 출혈은 흡수되어 조금씩 팔다리를 움직이게 된다. 신경세포는 재생할 수 없으니까 장해를 입어 소실된 신경세포는 그대로 있으나, 아마도 주위의 신경세포가 대상적으로 작용하여 기능을 회복하는 것이라고 추정하고 있다.

뇌출혈은 고혈압인 때에 동맥이 파열되어 생기는 질환이고, 뇌연화증과 같이 동맥이 막혀서 생기는 질환은 아니다. 따라서 증상도 뇌연화증에 비하여 꽤 강하다. 뇌연화증은 뇌출혈에 비하면 약하고 서서히 생기는 경우가 많다. 연령도 뇌출혈이 잘 생기는 것은 40세 및 50세대이고, 뇌연화증은 60세 및 70세대이다.

5. 통풍(gout)

통풍은 근래에 급격히 증가하고 있다. 통풍 환자가 증가한 것은 무엇보다도 동물성 단백이나 지방 섭취량의 증가가 원인이다. 또 통풍 환자는 나이를 더함과 더불어 증가하는 경향이 있다.

통풍은 요산대사 이상에 의하여 고요산혈증(高尿酸血症)을 가져와 특징적인 증상을 나타내는 질환이다.

통풍 환자에게는 통풍 결절이 생겨 빨갛게 부어오르며 몹시 아프다.

통풍 결절은 요산염이 다중심성(多中心性)으로 침착하여 거세포를 포함한 육아조직으로 둘러싸인 것이며, 관절연골의 안팎, 관절포, 건, 인대 등의 골관절 주위조직 및 관절 부근의 피부밑에서 볼 수 있다. 피하조직에 발생하는 것은 혈관이 적은 귓바퀴(이개)에 가장 많고, 발가락, 팔꿈치, 손가락, 무릎, 발목 등의 순서로 많이 생긴다.

통풍의 합병증으로서 주목해야 할 것은 콩팥(신장) 장해가 가장 많고, 이어서 고혈압증 등을 들 수 있다.

6. 당뇨병(diabetes)

당뇨병은 당질이 오줌으로 배설되는 질환으로, 우리 몸의 에너지원인 혈당을 정상적으로 유지하는데 필요한 인슐린이 부족하거나 기능이 떨어져서 탄수화물 대사에 장애가 생기는 병이다.

당뇨병은 중년기 이후에 발생하는 질병으로서 최근 전형적인 성인병에 포함되는 질환이다. 소변을 자주 보고 물을 자주 마시며, 음식을 많이 먹어도 체중이 감소하고, 피로·가려움·통증·시력장애 등이 나타날 때에는 당뇨병을 의심해 볼 수 있다.

진성 당뇨병(diabetes mellitus, DM)의 원인은 유전적 체질이 첫째이지만, 이것을 조장하는 것이 과식과 비만이다. 중년이 되면 표준체중을 유지하는 것이 중요하다. 표준체중은 일반적으로 (키 − 100) × 0.9kg으로 표시된다.

당뇨병에서는 혈당이 상승한다. 증상으로는 입이 마르고 물을 많이 마시며, 이것에 따라 소변이 많아지고, 소위 '多飮 多尿'가 된다. 초기에는 식사를 제한하고 표준체중으로 돌아가는 것만으로도 혈당치는 정상이 되며 증상도 없어진다.

당뇨병은 이자(췌장)의 Langerhans섬(islands)에서 분비되는 인슐린이 부족하기 때문에 혈당조절이 잘 안되어 과혈당을 일으키는 것이다. 당뇨병 환자의 이자(췌장)는 자주 위축이 확인되며 중량이 감소되어 있는 경우가 많다. 조직학적으로는 Langerhans섬에 유리모양의 물질이 침착하거나 인슐린을 분비하는 베타세포가 감소되거나 한다.

혈당이 200mg/dl 이상이면서 전형적인 증상이 있을 때 또는 공복시 혈당이 140mg/dl 이상일 때에는 당뇨병이라고 할 수 있다.

당뇨병을 방치하면 합병증이 생기는데 종류가 다양하고 치료가 잘 안되는 것이 특징이다. 말초신경염으로 팔다리의 감각이상이 오고, 콩팥이나 눈이 손상을 입어 요독증으로 사망하거나 실명이 되는 수가 있다. 일반적으로 당뇨병은 작은 동맥을 비롯하여 동맥계에 장해를 일으킨다. 이 때문에 뇌출혈, 심근경색 등의 위독한 질환에 걸리기 쉽다. 당뇨병 환자의 콩팥은 사구체를 구성하는 모세혈관에 유리모양의 물질이 침착하고 드디어는 소변을 만들 수 없게 된다.

7. 변형성 관절증(arthritis deformans)

관절연골의 노화를 기반으로 하여 발생하며, 이환된 관절에 만성 동통·운동장해가 생기고, 종창이나 관절수종이 생기는 질환이다. 일명 '관절 류마티즘(rheumarthritis)'이라고 불리우나 진성 류마티즘과는 다르고, 사지의 관절에 많이 생기지는 않는다. 중년 이후의 비만 여성에서 많다. 주요한 이환부위는 항상 부담을 지니고 있는 무릎관절(knee joint), 엉덩관절(hip joint) 등이다. 관절의 변화는 진행성으로 생기는 연골의 변성이고, 연골은 황색조가 되며 불규칙적으로 함몰하여 톱니모양이 된다. 변성된 연골조직이 체중을 지탱하고 있는 동안에 일부 파괴·탈락된다. 약간 진행된 시기가 되면 연골이 다시 변성붕괴하여 반응성으로 주위의 골증식을 가져오고, X선사진에서 뼈끝(골단)의 가장자리에 작은 돌기를 확인할 수 있게 된다. 관절강 안에 장액이 고이는 경우도 있다.

변형성 척추증도 이 관절증과 거의 같은 질환이다.

또 침샘(타액선) 내분비기능 저하가 원인으로 생각되어 있는 Kaschin-Beck's disease도 조직학적으로는 변형성 관절증과 마찬가지이다. 흥미 있는 것은 Kaschin-Beck's 질환과 변형성 관절증은 모두 침샘, 특히 귀밑샘(이하선)의 분비관 상피에 변성소견을 확인할 수 있다는 점이다.

이러한 점에서 침샘 호르몬이 줄어드는 것이 노화의 한 원인이라고 주장하는 학자들은 변형성 관절증은 침샘 내분비장해에 의한 노화현상이라고 주장하고 있다.

8. 골다공증(osteoporosis)

골다공증이란 골량의 감소와 골 미세구조의 이상으로 쉽게 골절이 발생하는 전신적 골 질환이다.

골다공증은 이미 오래전부터 있어온 질환이지만 근래에 증가된 인간 수명으로 인하여 골다공증의 유병률이 증가되고, 생활수준 향상으로 건강하게 살고자 하는 욕구가 커지면서 점차 관심이 증가되고 있다.

골다공증은 1차성(원발성)과 2차성(속발성) 골다공증으로 구분한다.

2차성 골다공증이란 골다공증을 일으킬 수 있는 원인질환이 선행되어 발생되는 골다공증을 일컫는다. 대표적 질환으로는 원발성 부갑상선 기능항진증, 갑상선 기능항진증, 성선 기능저하증 등의 내분비질환, 다발성 골수종 등의 악성 질환, 장기간의 부동, 골대사에 해로운 약물의 장기 복용, 위장관 질환이 이에 속한다. 이런 선행 질환이 없을 때에 1차성 골다공증이라고 하며, 이는 다시 발생되는 연령에 따라 유년기에 발생되는 유년성 골다공증, 갱년기 이전 성인에 발생하는 특발성 골다공증, 갱년기 이후의 퇴행성 골다공증으로 구분한다.

2차성 골다공증은 골다공증의 20% 미만이지만, 2차성 골다공증의 원인이 배제되어야만 1차성 골다공증의 진단이 가능하다.

폐경기 여성에서 골다공증의 예방치료를 시작할지 여부를 결정하는데 골밀도 측정(bone densitometry)이 필요하다. 임상적으로 골다공증이 생길 만한 위험요소들을 갖고 있는 사람들에게 골밀도 상태를 알아보기 위하여 필요하며, 이 결과에 따라 적절한 예방치료를 하게 된다.

골밀도 측정은 골다공증을 치료하고 있는 환자에서 치료효과를 판정하기 위하여서도 측정한다.

9. 파킨슨병(Parkinson's disease)

파킨슨병은 1817년 영국 제임스 파킨슨 박사가 자신의 저서 'An Essay on the Shaking Palsy'에서 '떨림 마비'에 대해 체계적으로 기술하면서 세상에 처음 알려졌다. 병명도 박사의 성에서 따온 것이다. 파킨슨병은 병명이 붙은 이후에야 비로소 체계적인 연구와 치료가 시작되었다.

파킨슨병은 뇌흑질의 도파민계 신경이 파괴되는 질병이다. 도파민은 뇌의 기저핵에 작용하여 몸이 원하는 대로 정교하게 움직일 수 있도록 하는 중요한 신경전달계 물질로 파킨슨병에서는 도파민의 부족으로 인하여 움직임의 장애가 나타나게 된다. 뇌흑질의 도파민계 신경이 파괴되는 원인은 아직 확실하게 알려져 있지 않지만, 환경독소, 미토콘드리아 기능장애, 불필요한 단백질을 처리하는 기능의 이상 등 가설이 있다.

파킨슨병은 손발이 떨리고(떨림, 진전), 몸이 굳으며(경직), 행동이 느려지고(서동), 말을 잘 못하는 등의 증상을 보인다. 환자는 보통 '몸이 뻣뻣하게 굳어 마음대로 움직일 수 없다'거나 '걷다가 갑자기 발이 멈춰 앞으로 나가지 않는다'고 호소한다. 중증의 경우 인지장애와 신체장애 등 복합적인 장애가 발생한다.

이처럼 파킨슨병 환자는 스스로 일상생활을 하기 어려운 데다 사람들의 편견으로 사회활동이 제한되어 삶의 질이 급격히 저하되는 경험을 한다. 흔히 중풍으로 알려진 뇌졸중 환자보다 파킨슨병 환자의 삶의 질이 14% 더 낮다는 조사 결과도 있다. 타인의 도움 없이는 간단한 일상생활조차 어려운 중증 파킨슨병 환자의 경우 그 가족 역시 상당한 부담감과 우울감, 불안감을 경험한다. 병이 진행될수록 간병에 대한 부담이 가중되어 환자 보호자가 심리치료를 받기도 한다.

'대한 파킨슨병 및 이상운동질환 학회'가 전국 파킨슨병 환자와 보호자 857명을 대상으로 조사(2017년)한 결과, 보호자의 67%가 '간병에 대한 부담'을 가장 큰 어려움으로 느끼고 있었다. 그만큼 간병에 따른 보호자의 경제적 부담과 정서적 고통이 크다는 사실을 알 수 있다. 또한, 보호자의 62.9%는 자녀, 사위, 며느리 등 '자녀세대'이며, 이들의 절반가량이 경제활동을 하고 있는 것으로 나타나 병원 방문 등 보호자의 시간적 부담 또한 큰 것으로 파악되었다. 또 다른 조사에서는 가족이 환자를 간병하는 데 드는 시간이 일주일에 약 22시간으로, 가족 5명 중 1명은 파킨슨병 환자를 간병하고자 다니던 직장을 그만둔 것으로 나타났다. 이처럼 파킨슨병은 환자 가족의 간병 부담이 큰 질환이다.

우리나라는 파킨슨병 환자에게 산정특례제도와 희귀난치성 질환자 의료비지원제도를 통해 의료비를 상당 부분 지원하고 있으나 간병에 필요한 사회적 지원은 매우 부족한 실정이다.

10. 치매(dementia)

치매는 후천적으로 기억, 언어, 판단력 등의 여러 영역의 인지 기능이 감소하여 일상생활을 제대로 수행하지 못하는 임상증후군을 말한다. 치매에는 알츠하이머병이라 불리는 노인성 치매, 중풍 등으로 인해 생기는 혈관성 치매가 있으며, 이밖에도 다양한 원인에 의한 치매가 있을 수 있다.

전반적인 뇌기능의 손상 을 일으킬 수 있는 모든 질환이 치매의 원인이 될 수 있다. 흔히 알고 있는 알츠하이머병은 원인 미상의 신경퇴행성 질환으로 전체의 50~60%를 차지하고, 뇌의 혈액 순환장애에 의한 혈관성 치매가 20~30%를 차지한다. 나머지는 그 밖의 기타 원인에 의한 치매라고 볼 수 있다.

알츠하이머병(Alzheimer's disease)은 두뇌의 수많은 신경세포가 서서히 쇠퇴하여 뇌조직이 소실되고 뇌가 위축되게 된다. 이에 대해서는 뚜렷한 원인이 밝혀지지 않았고 뇌세포의 유전적 질환이 아닌지에 대한 연구도 지속적으로 이루어지고 있지만, 유전적 이상이 없는 경우에도 발병하는 경우가 80% 이상이나 되므로 아직까지 알려진 것은 없다.

혈관성 치매(vascular dementia)란 뇌 안에서 혈액순환이 잘 이루어지지 않아 서서히 신경세포가 죽거나, 갑자기 큰 뇌혈관이 막히거나 뇌혈관이 터지면서 뇌세포가 갑자기 죽어서 생기는 치매를 말한다.

증상은 치매와 건망증은 다르다. 일반적으로 건망증의 경우, 기억력의 저하를 호소하지만 지남력(세가지 차원-시간, 장소, 인간-을 인식하는 기능)이나 판단력 등은 정상이어서 일상적인 생활에 지장을 주지 않는다. 그리고 기억력 장애에 대해 주관적으로 호소를 하며 지나친 걱정을 하기도 한다. 하지만 잊어버렸던 내용을 곧 기억해 낸다거나 힌트를 들으면 금방 기억해 내는 모습을 보인다. 반면에 치매의 경우, 가장 흔하게 나타나는 기억력 감퇴뿐 아니라 언어능력, 시간·공간 파악능력, 인격 등의 다양한 정신능력에 장애가 발생함으로써 지적인 기능이 지속적 감퇴가 생기고, 계산능력 저하와 성격 변화와 감정 변화도 흔히 나타낸다.

11. 암(cancer)

노인층에 특히 많은 암은 폐암, 간암, 대장암, 위암 등이다.

통계청(2018. 9. 19.)이 발표한 연령별 암 사망률 순위(2007년~2017년) 통계자료에 따르면, 60대 연령에서 폐암(73.1명, 단위: 인구 10만 명당 명), 간암(49.6명), 대장암(30.2명) 순서 이었고, 70대 연령에서 폐암(205.2명), 간암(91.5명), 대장암(76.1명) 순서였고, 80대 연령에서 폐암(344.2명), 대장암(203.9명), 위암(169.9명) 순서이었다. 같은 암에서도 연령이 높아짐에 따라 사망률이 급격하게 증가하였다.

반면에, 30대 연령에서는 위암(2.2명), 유방암(2명), 간암(1.6명) 순서 이었다. 40대 연령에서는 간암(7.5명), 유방암(5.7명), 위암(5.6명) 순서 이었다. 30~40대에서 유방암 사망률이 높은데, 이는 한국·일본에서 특히 젊은 유방암 환자가 많이 관찰되는 것과 관련이 있었다. 젊은 유방암의 경우 사망률이 더 높은 것으로 보고되었다. 50대 연령에서는 간암(27명), 폐암(19.1명), 위암(14.1명) 순서 이었다

고연령자의 암은 대개 전이가 적고, 조직학적으로 분화형을 나타내는 것이 많다. 또 비교적 미분화형이라도 의외로 전이가 적다. 주목해야 할 것은 임상적으로 암이 확인되지 않고 해부에 의하여 비로소 발견된 예가 많이 있다는 점이다.

11-4 노인 건강과 노인의 보건의료 문제

건강 개념과 관련하여, 일반적으로 "건강이란 생명체인 사람이 살아가는 과정에서 일상적인 활동인 휴식, 식사, 수면, 청결 유지, 일, 운동 등 생활내용을 아무런 고통이나 지장 없이 독립적으로 개인 스스로 정상적으로 수행할 수 있는 최상의 쾌적한 상태"라고 일컸는다.

노화는 평균 40세 이후 나이가 들면서 전체 인체 장기와 조직에 발생하는 것으로, 보편적이고 모든 사람에게 불가피하게 발생하는 자연현상으로, 노인 연령층에서는 노화가 촉진된다. 장기 및 조직의 형태적, 생리적, 생화학적 변화로 인하여 기능 저하, 저항력 감소, 적응력 감퇴, 회복력 저하, 기력 부족 등의 변화를 일으켜 체내 '항상성(homeostasis)' 유지가 어려워진다. 이는 결과적으로 질병에 쉽게 걸리는 환경이 된다.

그러나, 노화는 모든 사람에게서 생기지만, 질병은 모든 사람에게 동일하게 발병하지는 않는다. 최근 예방의학 및 임상의학의 발전으로 건강 증진, 질병 예방·조기발견·치료, 재활로 건강하게 노년을 보낼 수 있는 기반이 확충되었지만, 그러하더라도 노인이 삶을 마무리하는 시점에서 대부분 질병에 걸릴 가능성을 배제할 수는 없다.

노인들에게 흔히 나타나는 고혈압, 심장질환, 당뇨병, 관절염, 골다공증과 같은 질병은 만성 질환이고 원인이 단일성이기보다 복합성인 경우가 많으며, 퇴행성 질환일 경우도 많다. 노인 환자의 임상적 특징은 증상이 없거나 비정형적이고 개인 차가 클 뿐만 아니라, 여러 질병이 동시에 발병하고 의식 장애나 정신 장애 등 심각한 장애나 합병증을 동반하는 특징이 있다.

노인성 질병은 장기간에 걸친 투약, 입원, 재활 등의 치료가 필요한 경우가 많고, 이에 따라 의

료비가 상승하고, 집에서 장기요양을 하는 경우에 가족들의 간호 부담이 커지고, 홀로 사는 노인인 경우에 만성질환 관리 문제가 심각해진다. 더구나 노인에게서 몸져눕는 상황에서 소화 장애, 뇌혈관 장애, 움직임 장애, 행동 장애, 활동의욕 저하, 의존심 증가, 지적 능력 감퇴, 정신심리 질환, 사회적 소통 장해 등이 복합적으로 생길 수 있다.

노인의 건강에 관한 의사 전달이 제대로 되지 않아 지나치기 쉽고, 또한 건강에 대한 자신감이 줄고 건강염려증이나 죽음에 대한 공포감이 겹쳐서 약을 잘못 복용하거나 지나치게 복용할 수 있다. 질병에 대하여 스스로 판단하고 증상을 숨기거나 과소평가하기도 하고, 경제적 및 가족 상황을 염려하여 병을 감추려 하는 경우가 많아 질병을 악화시키고 질병의 정확한 진단 및 치료를 어렵게 하는 상황이 될 수도 있다.

노인들의 성공적인 건강 유지와 증진을 위해서는 의료기관을 통한 적정한 질병 진료가 우선 이루어지고, 아울러 삶의 질 향상을 위해 환경적인 요인과 생활양식의 조절도 필요하고, 정부기관 및 사회복지기관의 평생 건강관리 체계에 의한 지원도 중요하다.

11-5 노인 환자에 대한 응대

방사선사는 노인의 특성을 잘 이해하고 노인 개인에게 알맞은 방법에 대해서 충분히 고려하여 효과적인 말과 행동으로 응대하여야 한다.

1. 친절하게 한다

노인을 응대하는데 있어서 친절이 제일이다. 친절하게 한다는 것은 누구에게도 좋은 일이지만, 특히 노인에게는 웃는 낯빛으로 어르신께 존경스런 매너를 보이는 것이 좋다.

노인은 가족과 언젠가는 헤어지는 상태일 것이며, 주위 가족이 적어지면서 외롭게 남아있다는 생각을 하게 된다. 또한 노인은 사회환경이 바뀌면서 새로운 기기나 장비가 늘어나 낯설거나 익숙하지 못한 것이 많아지고 있다고 느낄 것이다. 따라서 노인에게 친절은 위로가 되며 마음에 여유를 갖게 한다. 상냥하고 세심한 마음으로 배려하고, 가볍게 손을 잡거나, 가까이 접근해서 이야기를 걸어 주거나, 좋아하는 인상을 표현하는 것은 격려가 될 수 있다.

복장이나 몸단장에 있어서 옷 단추가 잘못 끼워 있다거나, 머리가 잘 빗어지지 않았다거나, 세면이 말끔히 제대로 안되었다거나 하는 상태일 수 있다. 이런 경우에 자존심을 상하지 않게 친절히 정돈해 드리는 관심을 기울여야 한다.

2. 노인의 속도에 맞춘다

노인이 되면 근력, 반사능력, 시력 등이 떨어져서 몸동작 자체가 느려진다. 노인은 젊은 사람과 같은 속도로 걷거나 눕거나 일어나거나 계단을 오르내리는 것이 곤란하다. 노인에게 어떤 행동을 하게 할 때에는 노인의 속도에 맞추어서 천천히, 부축해 드리면서 하는 것이 필요하다.

예를 들면 영상검사 때에 준비로 옷을 벗어야 하는 것을 미리 알려 주어도 혼자서 빨리 끝내지 못하고 옷을 입는 동작에서도 매우 시간이 걸린다. 검사 중에 다음 동작으로 옮기는 데도 서두르지 말고 어느 정도 시간적 여유를 줄 필요가 있다. 검사에서 pre-care와 after-care가 필요하다.

3. 말을 경청 한다

노인과 대화에 있어서, 특성은 말이 반복되고 많다는 것이다. 이야기하는 속도가 느리며, 기억력이 저하되어 있기 때문에 말은 많지만 같은 내용을 반복해서 말하며 표현력도 일정한 범위 안이다. 이야기를 도중에 중단하게 되면 어디까지 이야기가 이어졌는지 모르게 되어 다시 처음부터 이야기를 꺼내야 하며, 겨우 중단된 장면에 와서야 이야기가 계속되는 경우도 있다.

대화의 상대가 노인일 때는 많은 시간이 필요하고, 노인의 특성을 이해하며 응대하여야 한다. 노인은 이야기 하는 가운데 과거의 자신을 알아주길 바라며, 또한 노인 자신은 질병이외에 아직도 건강하다는 인정을 받고 싶어 한다.

방사선사는 노인 환자의 말씀을 열심히 들으면서 부드러운 분위기로 반응하는 말과 태도를 보여야 한다. 언어의 표현은 쉽게 하고 요즘 젊은이들에게 유행하는 말을 삼가야 한다. 노인에게 "할아버지" "할머니"라고 부르는 것은 개인적으로 자존심을 상하게 느낄 수 있으므로 주의하고, 성명에 "○○○님"을 붙여 부르는 것이 상대방을 인정하는 것이다.

노인은 상대방이 어떤 기분에 있는가를 민감하게 느낀다. 듣는 상대를 '이 사람은 안 된다'고 느끼지 않도록 유의해야 한다.

4. 불안에 대하여 주의한다

노인이 질병이 있으면, 경제적인 걱정과 함께 후유증으로 신체적 장애가 남는 것은 아닌가, 만성적으로 장시간 고생을 하지 않을까, 생명이 끝나는 것은 않을까 등 불안은 끊임없이 일어난다. 노인이 표출하는 말과 태도에서 불안을 읽고, 관심을 갖고 불안감을 덜어 줄 수 있는 방법을 고려해야 한다.

5. 의사소통을 위한 좋은 방법을 마련한다

노인을 CARE할 때, 청력이나 시력이 저하된 사람, 뇌혈관 장애의 후유증으로 언어장애가 있는 사람, 판단력이나 이해력이 낮은 사람 등 노인에게 의사소통을 할 수 있는 좋은 방법을 마련해야 한다.

노인의 장애정도를 정확하게 파악하고 남은 기능이 무엇인지 알아서 그 활용법을 생각하여 의사소통을 하여야 한다.

6. 노인의 공간영역을 이해한다

노인이 질병에 걸려 입원하였을 때 환경의 급격한 변화에 대해 공간영역 침해 행동을 일으킬 수 있다. 공간영역(territoriality) 행동은 원래 동물행동학의 기본 개념으로, 동물이 어느 범위의 땅을 자기 땅이라고 주장하며 같은 종의 다른 동물이 그 땅에 들어올 때 방위하는 행동을 말한다. 사람도 이 행동을 지니고 있어, 행동의 변화에 대해 여러 가지 행동을 일으킨다.

병상 위에서 움직이지 않고 주사, 처치 등이 수행되는 것은 지금까지 간섭받지 않았던 생활과 비교하면, 직접적으로 개인의 공간영역이 침해되는 것이므로 노인 환자가 화를 내거나, 주사나 기타 처치를 거부하는 반응을 나타낸다.

노인이 좋아하는 것, 관심이 있는 것을 자신이 좋아하는 위치에 놓아둔다. 각자의 정해진 장소에 물건을 놓아두는 것은 공간형성에 있어 중요한 것이므로, 노인은 자기의 존재를 이렇게 형성한 공간에서 확립한다.

방사선사는 병실 X선촬영으로 병실을 방문할 때에 마음대로 환자의 물건을 처분하거나 정리하는 것은 좋지 않다.

11-6 휠체어 탄 환자에게 이동 돌봄

휠체어(wheelchair)를 타고 영상의학과나 핵의학과에 와서 영상검사를 받는 노인이나 방사선종양학과에 와서 방사선종양치료 또는 영상검사를 받는 노인을 위한 돌봄에 대해 설명한다.

1. 휠체어에서 테이블로 이동

휠체어를 45로 각도로 테이블(Table ; 방사선영상검사장치 테이블 또는 방사선치료장치 테이블) 옆에 놓은 다음, 잠금장치(break)를 잠근다.

이때, 환자의 건강한 쪽이 테이블 쪽을 향하도록 한다. 휠체어 잠근장치가 잠겨있는지 확인한다. 돌보미(방사선사 등)는 환자에 대해 마주 서서, 환자의 다리를 올린 다음에 다리를 밑으로 내리고, 좌석(seat)에서 엉덩이를 지그재그로 앞으로 이동시킨다. 돌보미의 무릎으로 환자의 불편한 무릎을 눌러 놓고, 환자를 안아서(환자의 겨드랑이에 돌보미의 팔을 질어넣는 방식) 일으켜 세운다.

환자의 방향을 바꾸어 환자가 건강한 쪽 손으로 낮은 위치로 조정되어 있는 테이블을 잡고, 무릎을 구부려 테이블에 걸터앉게 한다.

환자의 편안함과 안전을 확인하면서, 환자의 양쪽 다리를 올려 테이블 위에 올려놓게 하고, 목과 등을 받쳐주면서 환자를 테이블에 눕힌다.

2. 테이블에서 휠체어로 이동

테이블을 낮은 위치로 조정한 후, 휠체어를 테이블 옆에 45도 각도로 두고 바퀴가 움직이지 않게 잠금장치(break)를 잠근다.

테이블에 누워있는 환자를 돌보미(방사선사 등)가 등을 받쳐주면서 일으켜 환자를 앉힌다. 환자를 테이블 가장자리에 옮겨 앉게 하고, 발을 테이블에서 내리는 동안 돌보미는 목과 머리를 받쳐준다. 환자는 그 자세로 잠깐동안 안정하도록 하고, 슬리퍼를 신긴다. 휠체어의 발 받침대(foot-rest)는 다리가 걸리지 않게 젖혀 놓는다.

다음에 환자를 일으켜 세운다.

환자를 향해서 돌보미는 발과 무릎을 구부려 고정시킨다.

환자가 움직일 수 있는 경우, 환자가 천천히 움직일 때마다 돌보미가 섬세히 관찰하면서 도움을 준다.

환자가 부분으로 움직일 수 있는 경우, 건강한 쪽의 사지를 향하여 돌보미의 손으로 환자의 허리를 둘러싼다. 환자의 건강한 쪽 팔을 돌보미의 어깨 위에 얹어놓거나 휠체어의 팔걸이(arm-rest)에 놓아서 일어설 때 지지하게 한다.

환자의 건강한 쪽 손으로 휠체어를 붙잡게 하고, 돌보미가 환자의 불편한 쪽 다리를 지지해 주면서 휠체어 좌석에 엉덩이를 내려놓게 한다.

환자가 앉는 동안 건강한 쪽 팔을 휠체어의 팔걸이에 놓아 스스로 안정성을 유지한다. 환자가 좌석에 앉는 동안 돌보미는 무릎과 엉덩이를 굽혀 낮춘 상태로 도와준다.

휠체어의 발 받침대가 접혀있는 경우에, 환자가 휠체어 좌석에 앉은 다음에 발 받침대를 펴서, 양쪽 다리를 차례로 올려놓게 한다.

☺ 생각을 여는 창 ㉖

가을에 생각나는 할머니

경제사정이 어렵고 힘든 시기에는 건강으로 인한 이중 고통을 받는 사람들이 더 많은 것 같다. 진찰을 받고 정밀한 진단을 위해 MRI(자기공명영상) 검사를 해야 한다는 설명을 충분히 듣고 왔음에도 불구하고 접수를 망설이며 "검사비가 왜 이렇게 비싸지요?", "왜 의료보험 적용이 안 되나요?", "꼭 이 검사를 해야 하나요?"하는 질문을 한다. 검사비에 대한 부담 때문이리라. 그럴 때마다 MRI실 방사선사로 근무하는 나 자신이 죄송스럽다.

몇 년전 혼자 사신다는 임OO 할머니를 만났다. 칠순의 고령에 머리가 아프고, 기억력도 떨어져서 오랫동안 집 근처 병원을 다니다 MRI검사를 권유받고 우리 병원에 오셨다. MRI 검사는 통속 같은 곳에서 움직이지 않은 상태로 누워서 검사를 받게 되는데, 검사할 때에 총소리 같은 기계소리들이 불안감을 조성하기 때문에 환자의 도움없이는 검사가 불가능하다.

좁은 공간에서 공포감을 느끼는 할머니를 진정시키기 위해 대화를 시작하게 되었는데, 할머니는 주어진 시간이 부족할 만큼 많은 이야기를 나에게 들려 주셨다. 검사를 해야만 했기에 할머니를 다시 테이블에 눕게 한 후에 검사를 시작하려는데, 할머니가 나의 손을 꼭 잡고서 놓지 않는 것이었다. 폐쇄된 공간에서 할머니와 손을 잡고 2십여 분이 지난 후에야 겨우 검사를 끝낼 수 있었다.

십여년 동안 4만 명이 넘는 환자들에게 MRI 검사를 하면서, 공포를 느끼는 분들에게 여러 가지 방법들을 동원하여 무사히 검사를 끝냈을 때 뿌듯한 자부심을 갖게 된다. 하지만 '오늘도 해냈구나'하는 생각도 잠시 뿐이었다. 할머니께서는 검사를 끝난 후에도 비싼 검사비를 어렵게 마련하면서 마음 아팠던 이야기를 계속하셨다. 나는 자신의 외로운 처지를 이야기하고 싶어 하시는 할머니의 모습이 시골에 계시는 어머니 같아 차마 외면하지 못했다. 딸들이 서울과 미국에 사는데 얼마전 혼자서 미국에 다녀오셨던 일과 외로움을 달래기 위해 근처의 종교단체에서 소일하면서 지내는 일 등을 한참 동안 이야기하셨다. 어느새 점심시간이 되었고, 병원식당에서 점심을 드시게 한 후에야 할머니를 보내드릴 수 있었다.

할머니는 그 후로 주기적으로 약을 드시게 되었는데, 그때마다 MRI실에 들러 그 동안의 이야기를 들려주곤 하셨다. 가끔 가방을 뒤져서 사탕 몇 개를 내어 놓기도 하고, 노랗게 잘 익은 귤을 내어놓으시며, 이렇게 이야기를 하고 나면 기분이 좋아지고 머리가 맑아지는 것 같다고 하셨다. 어느 날은 구겨지지 않은 천원짜리 몇 장을 주셨는데 그때가 아마 설날 가까운 때이었던 같다.

*신운재(동의과학대학 방사선과 교수, 전 인제대학교 부산백병원 영상의학과·방사선사)의 글
〈잊을 수 없는 환자〉 중에서 (「인제대학교 백병원보」, 2001년 10월호)

생각을 여는 창 27

사랑의 열매

올 한 해, 저는 누구 한 사람
단 한 사람에게라도
소중한 사랑의 열매로
기억이 되었을까 돌아봅니다

일면식이 없는 타인에게
장기 한쪽을 떼어주고
골수나 혈소판을 뽑아 건네주는
공여자들처럼은 못하더라도

그저
따뜻한 말 한마디
따뜻한 눈길 한 번
따뜻한 속옷 한 벌
따뜻한 국물 한 사발
따뜻한 체온 한 웅큼
하다못해
마음이라도 따뜻하게 녹여줄
노래 한 곡 시 한 줄

그도 저도 아니면
엘리베이터에서 마주친 이웃에게
"안녕하세요?"라고 따뜻하게
짧은 인사 한 번 제가 먼저 건넸는지
조심스레 돌아봅니다

한 해를 보내는 이맘때쯤이면
언제나 이런 돌아봄이 계속되지만
부끄럽지 않은 해가 한 해도 없었습니다

그래도 이 돌아봄을 그칠 수 없고
나아지리라는 희망을 버릴 수 없기에
오늘도 여느 해와 다름없이 이렇게
같은 기도를 합니다

제게 주신 한 해가
제 가족이 아닌 낯선 사람
단 한 사람에게라도
제가 소중한 사랑의 열매로 기억되는
그런 한 해가 되게 하옵소서

이듬해에는 그 한 사람이
여러 사람이 되고
그 한 해가 한 달 한 주가 되게 하옵소서
그리고 그런 한 주가
남은 일생동안 이어지게 하옵소서

*김필연(시인, 사진작가, 디자이너) 시 "사랑의 열매" 중에서
("세상과 눈 맞추기", 해아래 펴냄, 2006년)

Chapter 12

말기 암 환자의 CARE

12-1 암환자에 대한 공감적 이해

보건복지부 중앙암등록본부 자료(2021. 12. 29.)에 의하면, 2019년 신규 발생한 암 환자 수는 모두 25만 4,718명(남자 13만 4,180명, 여자 12만 538명) 이었으며, 전년도 대비 8,844명(3.6%) 증가하였다. 2015년 이후 신규 암 환자 수는 매년 증가하는 추세이다.

2019년 가장 많이 발생한 암은 갑상샘암(3만 676명) 이었으며, 이어서 폐암(2만 9,960명), 위암(2만 9,493명), 대장암(2만 9,030명), 유방암(2만 4,933명), 전립샘암(1만 6,803명), 간암(1만5,605명) 순서였다. 2018년과 비교했을 때, 갑상샘암이 1,715명(5.9%), 폐암이 1,069명(3.7%) 증가하였고, 간암은 229명(−1.4%) 감소하였다.

2019년 남자 암 발생 순위는 폐암−위암−대장암−전립샘암−간암−갑상샘암 순서이었고, 여자 암 발생 순위는 유방암−갑상샘암−대장암−위암−폐암−간암 순서이었다.

표 12−1은 주요 암종별 발생률(남녀 전체) 추이를 나타낸 자료이다.

국가 암검진사업 대상 암종인 6대 암(위암, 대장암, 간암, 폐암, 유방암, 자궁경부암)의 장기 추세를 보면, 위암, 대장암, 간암, 자궁경부암의 발생률은 최근 10여 년간 감소 추세를 보이며, 폐암은 유의미한 증감 추세를 보이지 않았다. 다만, 유방암의 발생률은 20년간 증가하는 추세이다.

그 외 전립샘암은 1999년 이후 지속적으로 증가 추세이며, 2012년 감소하였던 갑상샘암은 2015년 이후 증가 추세를 보이고 있다.

표 12-1. 주요 암종별 발생률(남녀 전체) 추이 (단위: 명/10만 명)

구 분	위	대장	간	자궁경부	폐	유방	전립샘	갑상샘
1999년	45.6	21.3	28.9	9.7	28.9	12.8	3.2	7.3
2009년	45.3	38.2	24.0	6.4	28.9	22.5	10.7	56.7
2015년	35.5	32.1	19.0	5.6	27.3	28.3	11.4	52.4
2018년	31.7	29.9	16.8	5.3	28.3	33.0	14.4	49.4
2019년	30.8	30.0	16.1	4.8	28.2	34.3	15.5	52.3

(출처:보건복지부 중앙암등록본부 2021.12.29.)

최근 5년간(2015-19년) 진단받은 암환자의 5년 상대생존율(이하 생존율)은 70.7%로, 암환자 10명 중 7명은 5년이상 생존하는 것으로 나타났다. 5년 생존율은 지난 1993년도부터 지속적으로 증가하여, 약 10년전(2006-10년)에 진단받은 암환자의 생존율(65.5%)과 비교할 때 5.2% 높아졌다.

성별 5년 생존율은 여자(77.3%)가 남자(64.5%)보다 높았는데, 이는 생존율이 높은 갑상샘암, 유방암이 여자에 더 많이 발생하기 때문이다.

암종별 5년 생존율은 갑상샘암(100.0%), 전립샘암(94.4%), 유방암(93.6%)이 높은 생존율을 보였고, 간암(37.7%), 폐암(34.7%), 담낭 및 담도암(28.5%), 췌장암(13.9%)은 상대적으로 낮은 생존율을 보였다. 약 10년전(2006-10년) 대비 생존율이 10%가량 상승한 암종은 폐암(14.4% 증가), 간암(9.4% 증가), 위암(9.1% 증가) 이었다.

국가 암검진사업 대상 암종에 대해 국제 비교해 보면, 5년 순 생존율은 미국, 영국 등에 비해 대체로 높은 수준이다(표 12-2. 참조).

2019년 암 유병자(1999년 이후 암 확진을 받아 2020년 1월 기준, 치료 중이거나 완치된 사람)는 약 215만 명으로, 전년(약 201만 명) 대비 14만 명이 증가하였다.

이는 국민(5,133만 888명) 25만명 당 1명(전체 인구 대비 4.2%)이 암 유병자라는 것을 의미한다. 특히, 암 진단 후 5년 초과 생존한 암환자는 전체 암 유병자의 절반이상(59.1%)인 약 127만 명이었다.

65세 이상에서는 8명 당 1명이 암 유병자였으며, 남자는 6명 당 1명, 여자는 10명 당 1명이 암 유병자였다. 65세 이상 암 유병자는 99만 6,051명으로, 65세 전체 인구(771만 8,618명)의 12.9%(99만 6,051명)를 차지하였다.

표 12-2. 주요 암의 5년 순 생존율 국제 비교 (2010-14년)

구 분 (%)	위	대장		간	폐	유방	자궁경부
		결장	직장				
한국	68.9	71.8	71.1	27.2	25.1	86.6	77.3
미국	33.1	64.9	64.1	17.4	21.2	90.2	62.6
영국	20.7	60.0	62.5	13.0	13.3	85.6	63.8
일본	60.3	67.8	64.8	30.1	32.9	89.4	71.4

(출처:보건복지부 중앙암등록본부 2021.12.29.)

국가암정보센터가 발표한 암 발생률 통계자료(2021년 12월)에 따르면 한국인이 기대수명 83세까지 살 경우 암에 걸릴 확률은 37.9%였으며, 남자(80세)는 5명 중 2명(39.9%), 여자(87세)는 3명 중 1명(35.8%)에서 암이 발생할 것으로 추정되었다.

암은 많은 질환 중에서도 일반인에게 특히 잘 알려져 있는 질환이다. 그리고 이 질환의 특이성 때문에 환자 심리에 중대한 영향을 주는 질환이다.

암의 초기에는 별다른 소견이나 증상이 없으며, 설령 있다하더라도 사소한 증상으로 시작되기 때문에 곧바로 발견되기란 매우 어려우며, 임상적으로 진단될 즈음이면 암은 상당히 진행된 상태라고 생각해야 할 것이다.

진행된 암의 증상은 암의 종류, 발생 위치, 환자 상태에 따라 다양하게 나타나지만 보통은 직접적인 국소증상, 전이에 의한 증상, 일반적인 전신증상의 세 가지로 크게 나눌 수 있다.

직접적인 증상은 암의 발생부위에서 생겨나는 국소적인 증상으로서 해당 장기의 고유한 기능이 소실·방해됨에 따른 증상, 국소 자극증상, 출혈 등을 말하며, 전이에 의한 증상은 암이 멀리 다른 장기에까지 퍼져 그 곳에서 새로운 암을 유발함에 따라 나타나는 증상이며, 일반적인 전신증상으로는 체중 감소·쇠약감·피로감·무력감 등이 있다.

그러나 암이 전신적으로 퍼져있는 말기 환자에서도 특별히 임상증세를 나타내지 않는 경우가 있는가 하면, 사소한 피로감·통증·소화불량 등의 증세로 인해 정밀 검사한 결과 암으로 판명되어 충격을 주는 경우도 있으므로, 단순히 증상만으로는 암을 조기에 찾기가 무척 힘들다.

일반적으로 흔히 관찰되는 암의 개요는 표 12-3과 같다.

암 공포에 떨고 있는 환자를 응대할 때에는 불안심리에 특히 유의해야 한다. 말기 암 환자는 불안과 죽음의 공포 속에서 자신을 둘러싸고 있는 의료종사자의 태도에 예민한 심리적 반응을

표 12-3. 암의 위험인자 및 임상증상

발생부위	위 험 인 자	(경고)증상	진 단
위 암	• 짠 음식, 절인 음식 • 불에 탄 음식 • 흡연	• 소화불량, 복부 동통 • 체중 감소 • 구토, 토혈(吐血)	• 위 내시경검사 • 세포조직검사 • 위 X선조영검사
간 암	• 간염, 간경화증 • 술 • 곰팡이(aflatoxin)	• 오른쪽 상복부 동통 • 체중 감소 • 황달	• 종양표지자(α-FP) • 초음파검사 • 조직검사
폐 암	• 담배, 공기오염 • 방사선 노출 • 석면	• 기침, 피섞인 가래 • 가슴 통증 • 체중 감소	• 가슴(흉부) X선검사 • 가래 세포진검사 • 기관지경검사
자궁암	• 여러 상대자와 성경험 • 10대의 조기 성경험 • 출산횟수 많음 • 에스트로겐(estrogen) 제제 장기투여	• 냉(대하) • 비정상 출혈	• 세포진검사 • 조직검사
유방암	• 유전적 소인있는 50세 이상 여성 • 임신경험이 없음 • 초경이 빠르고 폐경이 늦음	• 유방에 덩어리 • 유방 통증 • 유방의 분비물	• 자가촉진 • 유방 X선검사 • 조직검사
대장암	• 유전적 소인 • 고(高)지방질 식사 • 저(低)섬유질 식사	• 직장 출혈 • 배변이상 • 하복부 통증	• 대변 잠혈검사 • 대장 X선조영검사 • 대장경검사

일으킬 수 있으므로 암 환자의 심리를 아는 것이 중요하다.

암에 걸리면 짜증이 많아지고 화가 늘어난다. 육체적으로 힘든 데다 정신적으로도 끝이 보이지 않는 싸움을 계속해야 하기 때문이다. 처음 암을 진단받은 직후와 암치료를 중단하는 시기에는 더욱 그렇다. 암을 진단받은 뒤 어느 정도 마음의 안정을 찾고 암치료를 받는 중에는 짜증이나 화가 완화된다. 암을 진단받기는 했지만 육체적 증상이 심하지 않고, 예전에는 미처 몰랐던 가족이나 의료진의 소중함도 느끼게 되고, 암치료를 통해 증상이 좋아질 것 이라는 희망이 생기기 때문이다. 그러다가 암이 진행되면서 점점 몸이 힘들어지면 또 다시 화를 내고 짜증이 많아진다.

환자 이해에 관하여 가장 중요한 것은 「공감적 이해」라는 것인데, 환자의 입장에 선다는 것은 참으로 어려운 일이다. 그러나, 환자 중심의 의료를 위해서는 그것은 절대적으로 필요하다. 그러려면 우선 환자의 말에 귀를 기울여야 한다. 그러나 지금까지 의료종사자들은 환자들을 사무적으로 대면해온 경향이 있었다.

환자의 심리를 알기 위해서는 환자의 성장과정, 부모와 관계, 형제·자매·스승이나 선후배와 관계, 직장·종교 등 사회에 있어서 인관관계 상황을 아는 것이 중요한 일이다.

암 환자에 대해서 전인적(全人的) 접근이 필요하다는 것은 이미 오래 전부터 강조되어 왔다. 「전인적 접근」은 신체적, 심리적, 사회적, 종교·윤리적 측면을 포함한 종합적인 레벨에서의 접근을 말한다. 환자와 신뢰관계가 없이는 이러한 포괄적인 의료는 불가능하다.

이러한 전인적 접근을 위해서는 조직적으로, 기능적으로 활동할 수 있는 의료팀을 구성하는 것이 중요하다. 이와 관련하여 co-medical field라고 불리우는 의료기술 인력들을 제3자적 입장이라고 생각하기 쉬우나, 의사나 간호사와 마찬가지로 역할이 크다. 검사나 치료를 받는 환자는 항상 불안이나 죽음의 공포에 휩싸여 고독한 가운데 자신을 지탱하고 있으므로, 방사선사의 부드럽고 정다운 한마디 말도 예상하지 않는 위로와 격려의 효과를 가져올 수 있다.

영상의학과와 방사선종양학과 영역에는 여러 대형장비가 설치되어 있어서 환자는 냉담한 느낌을 가지지 않을 수 없다. 물론, 방사선사나 의사는 의료팀의 일원이기 때문에 환자의 질병에 대해서는 어디까지나 과학기술적인 접근이 중요하지만, 일본 동경대학 방사선과의 飯尾正宏 교수의 "과학기술은 손의 연장으로 생각해야 한다"라는 말은 음미해 볼 필요가 있다. 차가운 의료기기에 둘러싸이면 환자는 누구라도 불안 속으로 더욱 빠져들기 마련이다. 그러한 환자의 마음을 공감적 이해의 입장에서 파악하여, 그 고뇌를 조금이라도 이해해 줄 수 있다면 환자는 더없이 큰 위로를 받을 수 있을 것이다.

특히 말기 암 환자의 고독한 심리를 이해했을 때, 의료팀의 일원으로서 방사선사 역할의 중요성은 더욱 두드러질 수 있을 것이다. 환자가 조금이라도 편안한 마음으로 질병을 수용할 수 있도록 협력하여 주는 것이 환자의 필요(needs)에 대한 유효적절한 대응이 될 것이다.

미국 하버드대 의과대학 종양학 교수인 제롬 그루프먼은 "환자들의 병에 대한 좌절이 종양만큼이나 쉽게 퍼진다. 이에 반해, 희망은 남에게 쉽게 전파되지는 않지만 종양을 녹여버리는 엄청난 힘을 가지고 있다. 희망의 작용은 기적이 아니라 과학이다"라고 강조하였다('The Anatomy of Hope'책에서).

12-2 암 환자의 일반적인 고통과 CARE

1. 변비에 걸린다

왜? 암 환자는 식사를 제대로 하지 못하고 물도 많이 마시질 못한다. 몸이 아프다보니 움직임도 당연히 적어진다. 게다가 항암치료에 사용되는 일부 약물 때문에 암 환자에게 변비는 걸리기 쉬운 매우 중요한 문제가 된다.

어떻게? 야채나 과일과 같은 섬유질이 많은 음식을 많이 먹고 물도 역시 많이 마시도록 노력한다. 화장실은 매일 갈 필요는 없다. 2~3일에 한 번 정도면 문제가 되지 않는다. 하지만 그 이상이 되었는데도 화장실에 갈 생각이 안들면 대변 완화제를 사용하도록 한다.

2. 자꾸 설사를 한다

왜? 암 환자가 복용하는 일부 항생제나 항암제는 설사를 일으키기 쉽다.

어떻게? 설사를 하다보면 탈수에 빠질 수 있어 물을 충분히 마셔주는 것이 기본이다. 식사는 뜨겁지 않을 정도로 따뜻하게 적은 양을 자주 먹는다. 설사를 한다고 식사를 거르는 것은 좋지 않다. 그리고 이때는 변비와는 반대로 생과일이나 야채 같은 섬유질이 많은 음식은 피해야 한다. 탄산음료, 맥주, 껌, 매운 음식, 콩류 등도 가스와 경련을 일으킬 수 있어 마찬가지다. 설사약은 반드시 의사와 상의를 해야 한다.

3. 입맛이 이상하다

왜? 항암제 치료를 받는다면 입맛이 변할 수 있다. 어떤 항암제는 입맛이 이상해지거나 단맛이 나기도 한다. 방사선치료는 단백질 음식에서는 쓴맛이, 때로는 금속맛이 나게 하기도 한다.

어떻게? 음식맛이 달게 느껴질 때는 물을 많이 마시도록 한다. 단백질 음식은 몸에 중요하여 방법을 달리해서라도 먹어야지 이상한 맛이 난다고 멀리해서는 안된다. 계란이나 고기류, 아이스크림 등 단백질 음식을 차게 해서 먹으면 쓴맛을 피할 수 있다. 음식을 조리할 때에 소금이나 설탕을 넣는 것도 도움이 될 수 있다.

4. 메스껍고 토하고 싶다

왜? 메스껍고 토하고 싶은 느낌은 항암제나 방사선치료, 심지어 암 그 자체로도 쉽게 올 수 있는 이상반응이다.

이것은 개인차가 심하기 때문에 암 환자 모두가 이런 불쾌한 증상을 겪는 건 아니다.

어떻게? 식사를 하기 전 토스트나 크래커 같은 마른 음식을 먹도록 한다. 아침에 일어난 즉시 먹는 게 좋다. 식사는 양을 적게 천천히 한다. 위속에는 음식의 양이 적게 남아 있도록 음료라 하더라도 식사 한 시간 전후로 간격을 두고 마신다. 지나치게 달거나 기름진 음식, 튀긴 음식은 좋지 않다. 식사

5. 입안에 염증이 생긴다

왜? 항암치료나 방사선치료는 입안의 점막세포를 손상하여 입이 마르거나 조금만 뜨겁고 차가워도 쓰리고 아플 수 있다.

어떻게? 입이 마를 때는 음료나 과일과 같은 수분이 많은 음식을 먹는다. 입이나 목이 헐었을 때는 아이스크림, 수박, 포도와 같은 부드러운 찬 음식을 우선 순위로 먹는다. 머리를 뒤로 젖히거나 빨대를 이용하면 좀 더 쉽게 삼킬 수 있다. 단, 이때에 산이 많은 감귤류나 매운 음식, 술, 담배는 상태를 더욱 악화시킬 수 있어 피한다. 그밖에 구강위생에 신경을 쓰는 것도 좋다. 부드러운 칫솔로 이를 닦고 따뜻한 물에 소금을 타서 헹구어 준다. 입술에는 바셀린도 발라준다.

6. 머리가 한 웅큼씩 빠진다

왜? '암 환자'하면 가장 먼저 떠오르는 것이 자고 일어나면 한 웅큼씩 빠지는 머리카락과 그것을 가리기 위해 눌러쓰는 모자다. 암 환자의 머리가 빠지는건 방사선치료가 암세포뿐 아니라 정상세포까지 파괴하여 털뿌리가 영향을 받는 까닭이다. 하지만 암 환자의 머리카락이 빠지는 건 병이 악화되거나 새로운 병이 생겼기 때문이 아니다. 단순히 치료과정에서 오는 일시적인 이상반응일 뿐, 치료가 끝나면 빠진 머리카락은 반드시 다시 난다. 방사선 치료를 직접 머리에 한 경우가 아니라면, 보통 치료 시작 후 머리카락이 1~3주후부터 빠지기 시작했다가 2~3개월 후면 다시 나기 시작한다.

어떻게? 방사선치료를 받고 있는 암 환자는 머리를 감을 때에 샴푸나 린스 없이 미지근한 물로 살짝 감는다. 피부가 민감해 상처를 입기 쉬워 머리피부를 문지르지 않도록 한다. 하지만 항암치료를 받고 있는 경우라면 평소처럼 감아도 상관없다. 간혹 머리가 빠질 때에는 가발이나 모자, 스카프 등을 이용하도록 한다.

7. 무기력하고 피로하다

왜? 허약, 무기력, 피로는 암 환자의 가장 큰 이상반응이다. 암 환자가 느끼는 피로는 일상생활에서 느끼는 피로와는 다르다. 피로가 갑자기 몰려오거나 단순 피로 이상으로 심할 수 있으며 휴식을 한다고 없어지는 것도 아니니다. 게다가 장차 일어날 일에 대한 공포는 환자를 우울증이라는 정서적 문제로까지 끌고 갈 수 있다. 항암제나 코티즌 같은 약물들이 성격변화를 일으키기도 한다.

어떻게? 몸이 피곤할 때는 충분한 휴식과 잠이 필수이다. 치료에 의한 피로는 혈구 감소로 오는 일시적 증상이다. 시간이 지나 회복되면 정상으로 돌아오니 걱정하지 않아도 된다. 하지만 환자의 우울증은 가족들이나 의료팀이 마음의 준비를 해야한다. 얌전했던 환자가 욕을 하거나 난폭해지는 일방적이고 정상적이지 못한 변화는 견딜 수 없는 상황에 대한 예상된 반응으로 받아들여야 한다. '들어줄 테니 얘기하라'는 형식의 강요는 아니되며, 우울증이 심할 때는 의사에게 도움을 청하도록 한다.

12-3 말기 암 환자의 심리·정신적 특성

말기 암 환자의 정의는 명확하지는 않지만, 회복이 곤란하고 조만간 죽음을 맞이하는 상태의 환자를 말한다. 영국에서는 수술이나 의료의 치료적 수단이 구명(救命)에는 의미가 없는 시기로 규정하고 있고, 미국에서는 죽음에서 대체로 3~6개월 전부터를 말기로 규정하고 있다.

보통 말기 환자는 급성과 만성을 생각할 수 있다. 급성인 것은 교통사고나 뜻하지 않은 재난을 당했다거나 급성 심부전·심근경색이나 급성 폐염 등의 쇽 상태이며, 환자의 죽음에 대한 공포는 절정이고 쇽이 크면 의식은 급속히 소실된다.

말기 암 환자는 만성질환의 경과를 거치는 것이며, 이전의 수술, 화학요법, 방사선요법 등으로 환자는 희망을 가지고 병원에서 퇴원하고 치료에의 가능성도 크지만, 재발이 되풀이 되어 말기 암 단계로 이행한다. 초기부터 말기 상태로 입원할 때까지 암의 2/3는 진행 암이라고 할 수 있다.

개개인의 얼굴이 다르듯이 같은 암 환자라도 개성을 가지고 있다. 말기 암 환자의 일반적인 심리를 알아도 그것이 모든 환자에게 해당되는 것은 아니다. 성장과정, 가족관계, 사회·문화적 환경 등 내적·외적 환경에 따라 다르다. 암 환자에게 방사선사는 의사, 간호사 다음으로 진료를 위해 자주 만나는 의료팀이다. 환자는 말기이면 말기일수록 심리·정신적으로 불안정하고 자신감을 가지지 못한다. 환자는 영상검사나 방사선치료에 대하여 심한 공포와 거부감을 가지는 것이 보통이기 때문에 환자를 정답게 맞이하고 응대하여 조금이나마 공포감과 불안감이 누그러지도록 하는 배려가 필요하다.

한편, 많은 환자들은 자기의 병에 대하여 낙관적인 경향이 있다. 이것은 죽음의 직전까지 희망을 가지고 있다고 하는 것과 일치한다. 병에 걸리면 환자는 의사에게 맡기고 간호사에게 맡기고 있다고 한다. 또한 환자는 주의치나 간호사에게 무엇이나 말할 수 있다고 하지만, 반드시 그렇지만은 않다. 대개의 환자는 주치의에 대해서 좋은 환자가 되려고 의사의 말대로 무엇이나 복종하고 싶은 것이나 불쾌한 것도 주치의에게 반항하지 않는 반면에, 간호사 등 다른 의료팀이나 가족에게 화를 내며 노여움을 그 쪽으로 돌리는 경우가 많다.

즉 환자는 의사, 간호사, 방사선사 등에서 각각 다른 표정을 나타낼 수도 있다. 그것들 중 어느 것이나 환자의 표정이라는 점을 이해할 필요가 있다. 경험에 의하면, 주치의에 대하여 좋은 얼굴을 보이려고 하는 경향이 강한 환자일수록 예후는 나쁜 것 같이 생각된다. 하기는, 환자가 억압된 노여움이나 불안 등의 감정을 가족이나 다른 곳으로 돌릴 수 있으면 그래도 다행이지만, 그것마저 못하게 되면 환자는 우울증이 되어 예후가 좋지 않다.

말기암 환자에서 보여지는 주요 증상과 나타나는 빈도는 표 12-4와 같다.

표 12-4. 말기암 환자의 주요 증상

증상	빈도(%)	증상	빈도(%)
통증	99.3	기억력 장애	64.5
피로	92.9	입맛 없음	89.9
메스꺼움	77.5	슬픔	91.2
불면증	90.7	구토	67.2
호흡 곤란	79.1	손발 저림	79.1

*출처-윤영호: 말기 암 환자의 주요 증상, 국립암센터, 2007.

12-4 때를 놓친 심리적 요인

암의 병기(病期)는 암의 진행정도에 따라 제1기로부터 4기로 나누는데, 위암의 예를 들면 5년 생존율이 제1기에서는 90퍼센트 이상, 2기에서는 70퍼센트, 3기에서는 30퍼센트, 4기에서는 5퍼센트 이내로 조기진단이 얼마나 중요한가를 보여준다. 이 때문에 조기진단을 '암의 2차적 예방'이라고 불러 그 중요성을 강조하고 있다. 암의 진행이란 원발 부위에서 발생하여 무한정으로 증식을 계속하여 주위조직, 림프관, 혈관을 침투하여 멀리 다른 장기들에 전이되는 것을 말하며, 이 때에는 이미 어떠한 치료도 별효과가 없게 된다.

불행하게도 대부분의 암종은 상당히 진행될 때까지 별로 특이한 증상이 없거나 증상이 경미한 경우가 많다. 그러나 최선책으로 암의 호발연령(남 : 40세, 여 : 30세 이상)이 되면 정기적인 검진, 즉 처음에는 매년 1회씩 3회 검진하여 정상적이면 그후에는 3년마다 검진을 받고 조그마한 증상이라도 암을 의심할 만한 증상이 나타나면 전문의에게 검진을 의뢰함으로써 조기발견이 가능할 수 있다.

암의 조기진단을 위하여 "대한암협회"에서는 우리나라에서 많은 각종 암의 초기증상 아홉가지를 제정하여 조기진단을 위하여 계몽을 하고 있다.

① 위 – 상복부 불쾌감, 식욕 부진 또는 소화 불량이 계속될 때
② 자궁 – 이상 분비물 또는 부정출혈이 있을 때
③ 간 – 우상복부 둔통, 체중 감소 및 식욕 부진이 있을 때
④ 허파(폐) – 계속되는 마른 기침이나 혈담이 나올 때
⑤ 유방 – 통증이 없는 종괴 또는 유두 출혈이 있을 때
⑥ 잘록창자(결장)·곧창자(직장) – 점액이나 혈변이 나오고 배변 습관의 변화가 있을 때
⑦ 혀·피부 – 난치성 궤양이 생기거나 검은 점이 더 까맣게 되고 커지며, 출혈할 때
⑧ 비뇨기 – 혈뇨나 배뇨 불편이 있을 때
⑨ 후두 – 쉰 목소리가 계속될 때

또한, 우리나라 사람들은 일단 암이라고 진단을 받게 되면 암은 불치의 병이라는 그릇된 인식 때문에 지나치게 민간요법에 의존하거나 비의료기관이나 비전문병원을 옮겨다니다가 시기를 놓치고 병원에 오는 경우가 많다.

조사결과에 의하면, 암이 발견되었을 때에 이미 Ⅳ기의 상태인 대부분의 환자는 다음과 같은 경향이 있다.

① 특징적인 것은, 자기 건강에 자신을 가지고 있어서 건강을 조심하지 않았다. 병을 앓은 적이 있는 사람은 거의 성인병이었고, 고혈압, 당뇨병이었다. 또 검진(조기)은 대부분이 받지 않았다. 받은 적이 있는 사람이라도 2회 정도였다. 때를 놓친 사람의 대부분은 자기의 건강을 지나치게 믿고, 좀처럼 진찰을 받으려 하지 않는다는 심리적 측면이 있었다. 이런 사람들은 심

리적으로는 내향적인 사람이 많고 일도 잘하고 완고한 사람이었다.

② 또한, 병의 증상을 느꼈어도 병원에는 가지 않는 사람이 많았다. 그 중에는 불안을 느끼고도 진찰을 받으러 갈 결단이 서지 않았다고 대답한 사람이 많았고, 일이 바빠서 진찰을 받으러 가지 못했다고 한 사람은 거의 없었다. 증상을 깨닫고 곧 병원으로 간 사람은 1/3정도였다.

③ 환자와 가족과의 의사소통에 문제점이 있었다. 가족들이 "말해도 소용이 없어요. 말을 듣지 않으니까"라고 하듯이, 이미 가족들과 대화가 단절되어 있는 사람이 많았다.

이것이 바로 가족들이 환자의 증상을 눈치채지 못하고 때를 놓친 원인의 하나가 되어 있었다.

암은 증상이 적어서 알아보기가 늦어진다고들 하여 두려워한다. 특히 현대와 같이 의식이 밖으로 향해 있을 때에는 심신의 증상을 깨닫는 것이 늦어질 수 있다.

12-5 암 환자의 심리적 과정

호스피스 운동의 선구자이며 20세기를 대표하는 정신의학자인 엘리자베스 퀴블러 로스(E. Kiibler Ross)의 저서 〈죽음과 죽어감〉에서 밝힌 죽음을 앞둔 사람들이 겪는 '죽음의 5단계'는 제1단계 : 부정과 고립, 제2단계 : 분노, 제3단계 : 협상, 제4단계 : 우울, 제5단계 : 수용 이다.

환자의 첫 번째 반응은 일종의 쇼크(shock) 상태이다. 무의식 속에서 삶은 모두 불멸의 존재이기에 자신이 죽는다는 사실을 받아들이기 힘들다. 말기암 등 시한부 환자들은 대부분 자신의 병을 알았을 때, '아니야, 난 아니야, 그럴 리가 없어!'라는 반응을 보였다. 이러한 초기의 부정은 처음부터 직접적으로 병에 대해 얘기를 들었던 경우나 스스로 그런 결론에 이르렀던 경우나 모두 마찬가지라고 말할 수 있다. 부정의 단계는, 부분적으로라도 거의 모든 환자에게서 나타난다. 병의 초기 단계에서 뿐 아니라 그 이후에도 때때로 나타난다. 예기치 못한 충격적인 소식을 접했을 때 부정은 일종의 완충제 역할을 하면서 환자에게 마음을 추스를 시간을 주고 침착하게 대처할 수 있도록 돕는다.

부정하는 태도는 대체로 일시적인 방어심리이며, 곧 '부분적 인정'으로 대체된다. 거의 모든 환자들이 대체로 죽음이 임박했을 때보다는 자신의 병을 처음 알게 되었을 때 자신의 상황을 부정하고 싶은 욕구를 느낀다.

부정의 단계가 더 이상 유지될 수 없을 때, 다음 단계로 분노와 광기, 시기, 원한의 단계로 넘어

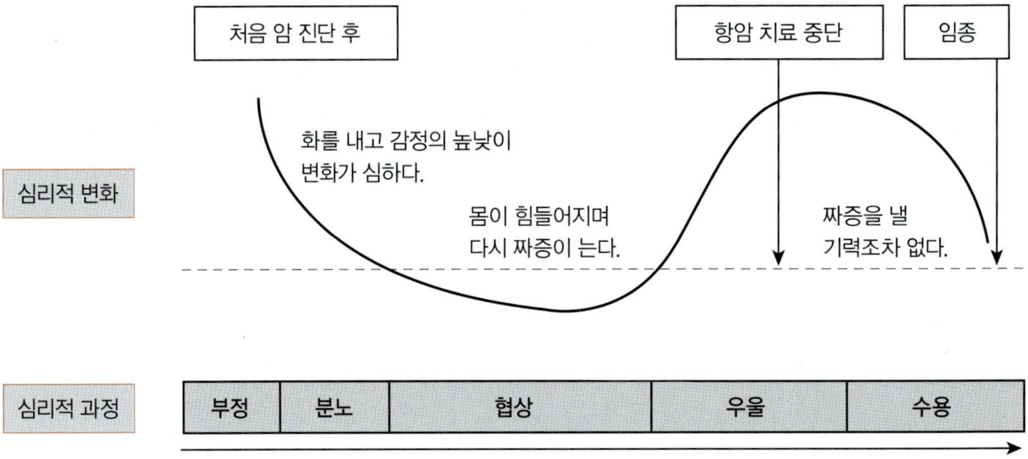

그림 12-1. 환자의 심리 상태가 변하는 과정

간다. 부정의 단계와는 대조적으로 이러한 분노의 단계는 가족이나 병원 직원의 입장에서는 케어 하기 무척 힘든 시기이다. 환자의 분노는 이따금 예측할 수 없는 곳에서 무작위로 표출될 수 있기 때문이다. 환자는 목소리를 높이고, 이런저런 요구를 하고, 불평하고, 관심을 가져달라고 말한다. 가족이나 병원 직원들이 환자의 분노의 원인을 생각해 보지 않고 반응을 감정적으로 받아들일 때 비극과 갈등이 생길 수 있다. 적절한 존중과 이해를 받고 관심과 시간을 누린 환자들은 점차로 목소리를 낮추고 분풀이를 멈춘다.

세 번째 단계는 협상의 단계로, 환자들의 '협상'이라는 것은 죽음을 미루기 위한 하나의 수단이다. 비록 아주 짧은 시간이긴 하지만 환자에게는 무척 도움이 되는 시간이다. 자신의 '선한 행위'에 대한 보상을 요구하는 것과 함께 스스로 정한 '시한' 같은 것이 포함된다. 대부분의 협상은 신을 상대로 이루어지고 대체로 비밀에 부쳐지거나, 아니면 은연중에 말하거나, 성직자와 상담 중에 나타난다. 심리적으로 협상은 죄책감과 못다 이룬 일과 관련이 있게 된다.

시한부 환자가 더 이상 자신의 병을 부정할 수 없을 때, 명확한 신체적 증상들이 나타날 때, 몸이 허약해질 때, 환자는 더 이상 자신의 상황을 웃어넘길 수가 없다. 무감각, 냉정, 분노, 흥분 같은 것들은 우울증의 요인이 되는 엄청난 상실감으로 대체된다 엄청난 치료비와 입원비로 경제적 부담이 더욱 무거워진다. 사려 깊은 의료팀이라면 우울증의 원인을 찾아내고 우울증에 따른 불필요한 죄책감이나 수치심을 해소해 줄 수 있다.

다섯 번째 단계는 수용이다. 만약 환자에게 충분한 시간이 주어졌다면, 앞 단계에서 적절한 도움을 받았다면, 환자는 자신의 상황에 대해서 더 이상 우울해하거나 분노하지 않는 상태에 이르게 된다. 이 시기가 되면 환자는 대체로 피로해하고 기력이 떨어진다. 이 단계는 감정의 공백기라고 말할 수 있다. 죽음을 앞둔 환자는 오히려 마음의 평화를 찾고, 어쩌면 처음 출발했던 그곳으로 돌아가 마침내 삶의 순환을 끝내듯이 자신의 죽음을 받아들인다.

이 시기에는 대체로 환자보다 가족들 쪽에 더 많은 도움과 이해와 지원이 필요하다. 끝까지 죽음을 부정하고 희망을 버리지 않기 때문에 수용의 단계에 이르는 것이 불가능한 환자들도 있다.

그림 12-1은 환자의 심리상태가 변하는 과정을 나타낸 것이다.

1. 쇽과 부인

우리나라에서는 환자 가족이 환자가 암이라는 사실을 통고받는 경우가 있고, 이 경우에 가족은 환자에게 알리지 않는 경우도 있다. 환자는 의사가 수술을 해야 한다고 했을 때에 처음에는 쇽(Shock)을 받지만, 다음으로는 암이라는 것을 부정하고 희망을 갖는다.

환자가 처음에 만나는 것은 의사이며, 진단의 결정을 하기 위하여 각종 임상 검사가 이루어진다. 영상검사도 그 하나이다. 환자는 불안과 공포와 함께 처음 당하는 일이라서 마음이 항상 동요하게 된다. 이와 같은 경우에 환자의 기분이 가라앉는 것을 느긋하게 기다려 주거나, 사소하나마 따뜻한 배려를 해주는 것은 환자에게 큰 도움이 된다.

환자는 belt conveyer에 올라탄 것처럼 차례차례로 기계적으로 이루어져 가는 검사에 분노를 느끼기도 하는데, 병에 걸려 처음으로 큰 검사를 받으면 긴장과 불안으로 의식레벨은 저하되고 자기판단력도 떨어진다. 미국병원협회의 “환자의 권리헌장”에는 “충분히 설명을 들은 다음의 동의”가 중요시되고 있다. 검사나 치료는 환자의 동의 없이는 이루어지지 않는 것이다.

우리나라에서는 말기 암의 경우에 아직까지 환자에게 암에 걸린 사실을 알리지 않는 경우가 있지만, 우리나라에서도 빠른 속도로 환자 권리가 존중되는 시대가 다가오고 있으므로 환자에 대한 배려가 중요하다. Co-medical staff인 방사선사도 의료팀의 일원으로서 patient care에 분명한 역할과 책임을 분담하고 있다는 의식을 갖고 환자를 응대해야 한다. 이로써 환자는 가족들의 따뜻한 보살핌과 아울러 큰 위안을 받을 수 있을 것이다.

중요한 것은 환자 앞에서 다른 환자의 질병상태 등을 말하지 말아야 한다는 것이다. 환자는 자기 일 밖에는 생각하지 않으니까, 모두 자기를 두고 이야기하는 것으로 생각하여 오해를 할 수 있기 때문이다.

말기 환자이며 수술이 불가능한 때에는 방사선요법이 최초의 치료가 되는 일이 많고, 증상이 개선되면 환자는 다시 암에 대한 부정을 계속한다.

한 예를 들면, 38세의 폐암 환자로서 병명 고지가 되어 있지 않았던 사람이 있었다. 어느 날 그는 “나는 입원하기 전에는 기침으로 잠을 못잤는데 입원하여 방사선요법을 받고나서 금방 좋아졌습니다. 내일은 외박을 합니다"라고 기뻐했었다. 그런데, 나중에 주치의에게 질의를 해 보았더니, 사실은 폐암이 벌써 때를 놓친 단계로서 방사선요법으로 다행히 폐색은 잡혔지만 앞으로 1개월 정도의 예후여서 일시 외박을 시킨다는 것이었다.

2. 분노와 우울

이 시기는 환자에게 있어서 죽음과 최대로 투쟁하는 시기이다. 암에 의한 동통도 심해지고, 화학요법에 의한 메스꺼움 등의 이상반응이나 장폐색증, 뱃물(복수, ascites) 등의 고통이 생겨난다. 그러나 환자는 이것을 이겨내려고 애쓰고, 대개의 환자는 고통스러워도 혼자서 용변을 보러 가려고 한다. 물론 동통 완화가 충분히 이루어져야 하지만, 점점 동통이나 메스꺼움으로 식욕이 없어지고 설사 등으로 용변도 할 수 없게 되어간다. 심신 양면에서 care가 필요하게 된다. 이 시기에는 항암제나 방사선요법의 시기는 지났지만, 환자가 삶에 대한 희망을 끝까지 버리고 있지 않은 경우에는 최후의 수단으로 방사선요법이나 항암제에 의한 접근을 할 수 있다. 이 시기가 증상완화(pallietive care)의 결단을 할 때이고, 치료(cure)에서 간호(care)로 이행되는 시기이다. 동통관리(pain control)를 중심으로 한 증상 완화치료(symptom control)는 심리·정신적, 사회적 care가 중심이 된다.

이 시기에는 증상이 너무나도 개선되지 않기 때문에 환자는 노여움을 폭발시킨다. 그러나 환자 모두가 노여움을 나타내는 것은 아니다. 한편으로는 분노를 터뜨리지 않고 우울상태가 되는 경향도 강하다. 분노의 대상은 자기이지만, 그러나 그 대상을 가장 가까운 사람에게로 돌리기도 한다. 가족, 간호사가 가장 노여움을 발산하기 쉬운 대상이다. 의사에게 성을 내는 사람은 극히 적다. 최후까지 좋은 환자가 되기를 바라는 마음에서 일 것이다. 노여움은 마찬가지로 가족 중에서도 터뜨리는 대상이 생길 수도 있는데, 증상이 나빠지기 때문에 생기는 노여움이다.

이 시기의 노여움은 환자를 둘러싸고 있는 누군가가 수용하지 않으면 나중에 문제가 되는 일이 있다. "암을 알려 주지 않았다" "검사나 치료를 충분히 설명하지 않고 했다" "진찰도 치료도 충분히 해주지 않았다" 등, 환자가 불만을 호소해 오는 경우가 있다.

노여움을 마음껏 발산시키도록 care를 해야 한다.

우울이란 희망이 점점 희박해져 가는 동안에 자기 속으로 억제를 당하는 상태이다. 이 시기는 의료진이나 가족과 communication이 곤란하게 되는 때이다. 이런 때에는 우울한 얼굴을 하고 있고, 이야기하는 일도 적고, 의료진이 말을 걸어도 그저 대답하는 정도로서 적극성을 볼 수 없다. 본래 우울경향인 사람이 죽음에 다다를 시기에는 상태가 지나치면 자살의 위험성도 나타난다. 몸을 움직일 수 없게 되어 아주 함몰된 상태보다는 우울상태일 때 또는 회복상태인 때에 자살하는 일이 많으므로 조심해야 한다. 증상이 더욱더 나빠지면 자살할 기력도 없어진다.

또한, 환자의 성격이나 방사선의 조사부위에 따라 다르지만, 뇌종양 등으로 방사선요법을 받고 있는 환자가운데 우울상태가 되는 환자가 있으므로 조심을 해야 한다.

3. 죽음의 수용

"사람은 살아온 만큼 이상으로는 죽을 수 없다"라는 말이 있지만, 누구나 곧 죽음을 수용하는 것은 아니다. 희망은 죽음 직전까지 가지는 것이며, 비록 죽음을 수용한 것 같이 보여도 죽음 직전의 의식이 엷어질 때까지 죽음을 수용하지 않는 경우가 흔하다. 더러는, 마음을 열고 지금까지 신세를 졌던 사람들에게 자기의 소중한 물건을 주기도 하고 사회기관에 자기의 재산을 기부하기도 한다.

대다수의 현대인처럼 자연으로 눈을 향하지 않고 오직 야심에 가득차 일에 열중한 사람, 부자이면서 물질적인 것에 집착한 사람, 사회적인 교분은 있었어도 진정한 교류가 없었던 사람, 가족 특히 부부 사이에 교류가 없었던 사람 등의 경우에는 죽음 수용에 커다란 장해를 받는다. 그러나 의료팀이 협력하여 따뜻한 care를 함으로써 죽음의 수용을 원만히 할 수도 있다.

12-6 말기 암 환자에 대한 접근 자세

미국 캘리포니아 주립대 패티슨(Pattison) 교수는 암 환자들이 느끼는 두려움을 여덟 가지로 제시했다.

- 죽음이 누구도 가보지 못한 미지의 세계라는데 대한 두려움
- 가족이나 친척, 동료로부터, 사회적으로 고립되는 두려움
- 가족을 비롯한 사랑하는 사람들과 영원히 헤어진다는 두려움
- 고통, 통증에 대한 두려움
- 자기 신체가 상실되는 데 대한 두려움
- 병에 따른 자기제어능력 상실에 대한 두려움
- 삶의 주체성 상실에 대한 두려움
- 병들어 어린아이처럼 될지 모른다는 퇴행에 대한 두려움

암 환자들이 느끼는 두려움의 크기는 일반 사람들이 생각하는 것보다 훨씬 크다. 말을 안하고,

겉으로 표현하지 않아도 두려움이 클 수밖에 없다. 의료팀과 가족들을 비롯한 보호자들이 환자들을 세심히 살펴서 도와주어야 한다.

말기 암 환자에 대한 접근 자세와 방법을 설명한다.

1) 환자의 입장에서 호소를 듣는다.

우선 첫째로 우애의 마음을 가지고 조금이라도 환자의 입장에서 환자의 호소를 듣는 것이다. 조용하게 호소에 귀를 기울이는 것은 환자에게 신뢰를 얻는 것이며, 환자의 불안을 조금이라도 누그러지게 하는 것이다. 불안한 사람일수록 정답게 대해주고 호소를 들어주면 안도의 숨을 쉬게 된다.

2) 환자의 눈을 보며 말을 한다.

눈은 마음의 창이고 눈을 봄으로 해서 환자의 마음을 알 수 있고 환자도 신뢰감을 가질 수 있다. CT·MRI 검사나 방사선치료에 있어서, 거대한 의료기기에 둘러싸여 사정을 잘 모르는 환자는 항상 두려워하고 불안해 한다. 그런 환자가 촬영실이나 치료실에 들어올 때에, 환자의 눈을 보며 정답고 또렷한 말을 건내주면 죽음 직전까지 기억하는 일이 많고 환자에게 살 희망을 가지게 할 수도 있다.

환자가 검사를 받을 때 또는 치료를 받을 때에 환자의 고독과 불안을 방사선사가 조금이라도 공감할 수 있으면 환자에게는 큰 위안이 될 것이다.

3) Skinship을 충분히 한다.

방사선사에게는 치료를 위한 직접적인 skinship이 필요한 일은 적을지 모르나, 진료에 임해서는 확실한 skinship을 해 주므로써 환자는 안심할 수 있게 된다. 불안전한 skinship은 오히려 환자를 불안하게 한다.

4) 5감을 충분히 이용한 접근을 한다.

이미 청각, 시각, 촉각에 의한 접근을 설명했는데, 5감(다섯가지 감각)을 충분히 이용한 접근이 필요하다. 거대한 과학기기를 다루는 진단·치료 방사선과 영역에서는 앞에서 설명한대로 '손의 연장으로서의 과학기술'의 의미를 고려하여 5감을 종합적으로 이용하면, 차가운 과학기기도 온정있는 기기가 될 수 있다.

☺ 생각을 여는 창 28

희망의 아포리즘(aphorism)

애중히 아끼는 후배 교수가 두 해 동안 암을 앓았다. 수술과 치료 과정에서 그는 여러 차례 심신이 지치거나 절망하기도 했지만 꾸준히 희망의 끈을 잡고 있었다. 나는 그에게 메일로, 문자메시지로, 전화로 희망의 꽃바구니를 실어 날랐다. 이 글은 희망을 갈구하는 분들에게 띄우는 희망의 메시지, 아포리즘 이다.

의료는 희망이다. 마지막 순간까지 의료는 희망이다. 그리고, 가족의 돌봄(care)도 희망이다. 마지막 순간까지 가족의 돌봄도 희망이다.

"희망은 조물주가 만든 최고의 명약이다"라고 암을 앓는 암센터 소장(강남세브란스병원 이희대 교수)이 말했다. 희망은 가장 좋은 약이다, 독성이 없는 약이다. 희망은 가장 값진 '보석반지'이다. 결혼반지라 하더라도, 희망보다 더 값진 귀금속으로 미래가 약속되어지는 예물은 없다. 웃음은 희망의 에너지이다. 웃을 일이 있어서 웃고, 웃고 싶어서 웃고, 웃을 일이 아예 없을 때에는 이따금 너스레삼아 깔깔껄 웃어보라.

4월에는 4월대로, 5월에는 5월대로 필연히 희망의 불꽃을 지피며 봄을 탄다. 절기 따라 계절을 덩달아 타며 산다. 아침에 마음밭의 첫 삽은 희망으로 떠야한다. 욕실 거울에 비친 제 첫 얼굴모습을 보고 생기 있게 한 번 웃어주는 거다. 정동진 바다에서 새벽을 맞을 수 없느니, 새삼스레 서울 하늘의 해오름으로 새 옷을 입은 세상을 보라. 세상을 사랑하고 싶은 충동이 희망을 불러온다. 아침 식탁에서 라디오의 노래 한 곡을 들으며, 윤동주 시인의 하늘과 바람과 숲을 그려본다. 이어령(작가, 평론가)의 지성을 넘는 영성을 기다린다. 한만청(전 서울대병원장)의 암을 친구 삼아 달래며 사는 여유를 느껴본다.

70억 인구는 70억 개의 가능성, 70억 개의 별빛, 제마다 독특한 광채를 내며 하루를 산다. 호흡이 그저 그냥 '날숨, 들숨'이 아니라 행복, 기쁨을 자각하는 한숨한숨 '호흡 명상법'으로 숨을 쉬어야 한다.

나눔이 치유의 길이다. 기쁨, 감사, 사랑도 서로 나누므로 마음과 몸이 치유되고, 고뇌, 걱정, 아픔도 서로 나눔으로 마음과 몸이 홀가분하게 치유된다. 시간은 아픔이다. 그러나 희망의 씨앗을 품고 있는 아픔이다. 꽃이 내게 말을 걸었다. "오늘은 내 삶에서 가장 젊은 날, 내일 비바람이 몰려와 꽃잎이 지더라도 심장 뛰게 세상을, 사람들을 사랑하고 싶다"고. 꽃이 예견 했던 대로 비바람이 지나간 다음에도 꽃이 내게 말을 걸었다. "오늘은 기쁜 날, 기뻐해야할 날, 새 잎을 가지에 다는 좋은 날!"이라고 외쳤다.

삶은 어차피 미완성이다. 완벽한 마침표를 찍고 산 사람이 어디 있으랴. 여운으로 쉬엄쉬엄 쉼표를 찍으며 살아가리.

"주님께서 네게 복을 주시고 너를 지키시기를 원하며, 그의 얼굴을 네게 비추시어 은혜 베푸시기를 원하며, 그 얼굴을 네게로 향하여 드시어 평강주시기를 빕니다."(성경 민수기 6:23-26) 님을 위한 새벽 중보기도로 '아론의 축복기도'를 애틋하게 드리오.

즐겨 외울 기도말- "우리를 불쌍히 여기소서" "수리수리마하수리(입으로 지은 모든 업을 깨끗이 씻어 주소서)" 마음과 생각을 조화롭게, 순수하게, 단순하게 가다듬는다. 걱정이나 화를 깊은 잠으로, 눈을 감고 바르게 앉아 명상을 하면서 덜어낸다. 잃어버린 것을 애태워 않고, 강물처럼 눈물을 흘리고 싶을 때는 실컷 울어버린다. 한 정신병리학자가 "눈물의 앙금이 병이 된다"고 강조했다.

배려 깃든 작은 말 한마디에 상대를 쉽사리 용서해 주고, 거추장스러운 미움을 털어낸다. 사랑 가운데 모든 것을 덮어주며, 믿으며, 바라며, 견딘다. 사랑이 모든 것을 이루어줄 것을 기다린다. 누군가가 사랑하다고 고백하면, "왜냐?"고 되물음 하지 않고 가슴 뜨겁게 받아들인다.

결혼 날, 첫 사랑 맹서로 화촉을 밝혔듯이, 겸허로 향기로 훈기로 세상에 매일 사랑의 촛불 하나 켜든다. 어둠이 긴박하게 몰려오는 때에 '남 탓'하지 말고, '내 탓'이려니 고개를 끄덕인다.

겨울철에 두터운 외투를 입듯, 나이를 껴입는 것쯤을 두려워하지 않는다. 어린 시절, 연못에서 뛰어 오르던 개구리의 겁 없는 용기와 열정을 회억한다.

맑은 냇가로 나가 담수어의 헤엄질에 눈길 두고 '아픈 시간'을 실어 담담하게 흘러 보낸다. 산에 들어가서 생기와 활기를 마시고 산을 닮아서 나온다. 시작보다 힘든 것은 중심을 잃지 않고 살다가 진중하게 꺼져가는 생명의 임종.

* 최종학(고려대 방사선학과 명예교수) 글 "희망의 아포리즘"중에서
("고대 교우회보"[석탑칼럼], 502호)

Chapter 13

환자를 위한 방사선방어

의료영역에서 방사선의 이용은 오랜 역사를 가지고 있으며, 현재에도 환자의 진단·치료에 방사선 및 방사성 물질이 널리 이용되고 있다. 방사선을 이용한 새로운 영상진단, 방사선치료 장치 등이 개발되고 있어, 의료 부문에서 방사선 이용은 앞으로 더욱 증대될 것으로 전망된다.

의료방사선 이용에 따라 환자 개인과 사회전체가 많은 이득을 받고 있으나, 아울러 의료방사선 이용에 따르는 방사선방어·관리의 필요성이 제기되고 있다. 이것은 방사선 이용에 따라, 피폭선량 중에서 환자의 피폭선량이 가장 크게 기여하고 있으며 의료피폭선량이 계속 증가하고 있는 까닭이다.

의료방사선 이용에 따른 환자피폭, 즉 의료피폭에 대해서 방사선 방어상 필요한 것은

① 각 환자에 대한 방사선 적용의 판단을 신중하게 할 것(정당화의 판단)

② 환자의 피폭선량을 되도록 작게 하기 위한 노력을 할 것(방어의 최적화)

이상의 두 가지이다.

정당화의 판단은 의사의 책임이고, 최적화의 판단은 의사와 방사선사 책임으로 실시된다. 최적화의 구체적인 방법은 개개의 진단행위 등에 따라 다르다. 장치·기술적 조건 등의 개선으로 달성되는 경우와 진료행위로 달성하지 않으면 안될 경우가 있다.

특히, 의료피폭 중에서 건강하고 정상적인 집단을 대상으로 실시하는 집단검진의 경우에는 정당화, 최적화의 판단을 신중히 해야 한다.

의료피폭에 대해서는 직업피폭이나 공중피폭에 대해서 정해져 있는 피폭의 위한계치, 즉 선량한도가 설정되어 있지 않다. 이것은 의료피폭에 따른 환자의 이득이 있어 필요한 경우에는 의료행위를 부당하게 제한하지 않고 있는 까닭이다. 그러나, 최근에 IAEA(국제원자력기구)에서 전형적인 방사선진단·핵의학검사에 대한 참고치로서 가이드스 레벨(guidance level)을 제시하였으며, 이 가이든스 레벨을 넘지 않게 방사선진료를 실시할 것을 권장하고 있다.

의료방사선 이용에 따른 피폭에는 의료피폭 이외에 직업피폭·공중피폭이 있어서, 이와 같은 피폭에 대한 방어도 필요하다.

13-1 의료피폭의 기회

환자 또는 피검자가 방사선진단 또는 방사선치료 과정에서 받은 방사선피폭을 「의료피폭(medical exposure)」라고 한다.

의료피폭의 기회로서는 다음과 같은 것이 있다.

① 특정한 개인(환자)에 대한 방사선진단·방사선치료

② 집단을 대상으로 하는 방사선진단(직장 건강진단, 지역 집단검진 등)

③ 지원자를 대상으로 의학연구를 위해 실시하는 방사선 이용

④ 방사선·치료를 받은 환자를 간호하는 가족 등의 피폭

13-2 의료피폭에 대한 방사선방어

방사선방어의 기본은 ① 행위의 정당화(justification) ② 방어의 최적화(optimization) ③ 개인의 선량제한(선량한도:dose limitation)에서 이루어진다.

그러나, 의료피폭에 있어서는 방사선방어의 기본사항 중 세 번째 선량한도는 적용되지 않는다.

의료피폭에 선량한도가 적용되지 않는 이유는 다음과 같다.

① 방사선피폭에 따른 손실에 비해서 환자의 이득이 큰 것이 확실하다.

② 위한계치를 설정하면 환자에 필요한 의료행위를 제한하게 된다.

선량한도 등의 수치적 기준이 방사선방어의 모든 것을 충족하는 것은 아니며, 그러나 이것이 방사선방어의 목적을 달성하는데 중요한 역할을 한 것은 확실하다. 의료피폭에 대한 수치적 제한과 한도가 없다는 것을 방사선진료에 관계하는 의료종사자는 명심하고 「정당화의 판단」과 「방어의 최적화」에 따라서 의료피폭의 방사선방어를 철저하게 할 필요가 있다.

의도적으로 인체에 방사선을 조사하거나 방사성 물질을 투여할 수 있는 것은 의료영역뿐이며, 실제로 그와 같은 행위를 할 수 있는 것은 의료법에 의하면 의사와 방사선사 뿐이다. 방사선방어에서 의사와 방사선사의 중요한 역할은 표 13-1와 같다.

표 13-1. 의료피폭에 대한 의사, 방사선사의 책임

의사	적용의 판단(정당화) 최적화의 판단
방사선사	최적화의 판단

13-3 방사선진료 적용(정당화)의 판단

1. 환자에 대한 방사선진단(X선진단, 핵의학진단) 적용의 판단

환자에 대해서 다음 사항을 평가한 다음에 방사선진단의 적용 여부를 판단한다.

① 검사의 필요성 정도

② 검사에서 얻어지는 의료정보

③ 검사결과가 환자의 치료, 예후에 미치는 영향

④ 방사선피폭이 없는 대체 검사가 있는지 없는지

환자에게 있어서, 방사선은 감각이 없고 또한 진단과정에서 받은 선량으로는 급성 영향·장해가 발생될 염려가 없고 침습이 없다. 이와 같은 특성 때문에 방사선검사는 쉽게 실시할 수 있는 경향이 있어, 각 환자마다 적용판단을 면밀하게 하지 않고 모든 환자들에게 routine검사를 획일적으로 실시하는 경향이 있다.

2. 집단을 대상으로 한 방사선진단

집단검진은 일반국민을 대상으로 질병의 스크리닝(screening)을 목적으로 실시한다. 우리나라에서는 주로 흉부 X선검사를 실시하고 있다. 또한 일본에서는 위암의 발생률이 높아 성인을 대상으로 상부소화관 X선검사도 건강진단의 항목으로 실시하고 있다.

특정한 환자를 대상으로 실시하는 방사선진단, 방사선치료의 경우에는 환자의 이득이 크고, 또한 방사선으로 인하여 편익을 받는 개인과 손해를 받는 개인이 같아서 적용의 판단(정당화의 판단)이 쉬우나, 건강한 사람을 대상으로 실시하는 X선검사는 정당화의 판단이 힘들다. 피검자 자신과 사업자, 사회에 미치는 직접 또는 간접적인 편익과 손실을 정확하게 평가한 다음에 정당화의 판정을 신중하게 할 필요가 있다.

3. 의학연구의 적용 판단

새로운 방사성 의약품, 방사선기술·장치의 개발이나 연구를 위한 방사선피폭은 피검자 자신에게 직접적인 이득이 없을 때가 많다. 의학연구의 목적으로 방사선을 인체에 조사하거나 또는 방사성 물질을 투여할 때에는 헬싱키 선언(1974년)에 따라 WHO 및 CIOMS의 가이드라인(guide line)에 의거 실시해야 한다.

피검자는 방사선피폭에 따르는 손실을 잘 이해한 다음에 자유의지로 참가를 동의하여야 한다. 이와 같은 의학연구는 실시에 앞서 방사선피폭 등 타당성을 평가할 필요가 있다.

앞에서 설명한 것과 같이 의료피폭에 대해서는 선량한도가 적용되지 않고 있으나, 연구목적으로 실시하는 방사선피폭에 대해서는 선량 위한계치를 명확하게 정해 둘 필요가 있다.

4. 방사선치료에서 적용 판단

방사선치료의 대상이 되는 질환은 대부분이 종양이다(따라서, 방사선치료학은 '방사선종양학'이라고도 한다). 종양의 치료법으로는 방사선치료 이외에 외과적 수술요법, 항암제 투여의 화학요법, 면역요법 등이 있고, 이들 치료법을 병용하기도 한다. 방사선치료의 적용은 환자의 담당의사·방사선종양학과 전문의·방사선사 등 관계자들이 종양의 종류·부위·병기 등을 고려하여 판단한다.

13-4 의료피폭에 대한 방어의 최적화

방어의 최적화(optimization)는 「사회적·경제적 요인을 고려하여 피폭선량, 피폭의 기회, 피폭인원을 될 수 있는 한 적게 한다」는 것이다.

선량한도가 적용되지 않는 의료피폭에 대해서는 환자 피폭선량을 될 수 있는 한 적게 줄이기 위해서 방어의 최적화는 중요하다.

1. X선진단에 대한 방어의 최적화

X선진단을 할 때에 환자의 피폭선량은 표 13-2에 나타낸 요인에 따라 정해진다. 환자 선량을 될 수 있는 한 적게 줄이고 진단에 필요한 영상을 나타내기 위해서는 이와 같은 요인을 적절히 조합하여 최적의 촬영·투시 조건을 설정할 필요가 있다.

표 13-2. 환자의 피폭선량을 결정하는 주요 인자

① 선질(관전압)	② 관전류	③ 선속(X-ray beam)의 방향
④ 선원-피부사이 거리(SSD)	⑤ 조사야의 크기	⑥ 기록계의 감도
⑦ 조사시간(촬영회수, 투시시간)		

2. in *vivo* 핵의학진단에 대한 방어의 최적화

환자에 불필요한 선량을 투여하지 않게 하기 위해서는 최적의 방사성 의약품을 선택하여 최적의 투여량을 선택한다. in *vivo* 핵의학 진단의 방사성 의약품은 다음 조건이 있어야 한다.

① 진단에 도움이 안되는 베타선이 방출되지 않는 핵종으로 된 방사성 의약품

② 실효반감기가 될 수 있는대로 짧은 방사성 의약품

③ 생체안에서 광전효과가 잘 일어나는 100keV 전후 에너지의 감마선을 방출하는 방사성 핵종에서 되는 방사성 의약품

방사성 의약품을 투여한 다음에 체외로 배설(방사능은 물리적 반감기와 신체의 배설작용에 의한 생물학적 반감기로 감소한다)되는 사이에는 방사성 물질은 체내에 있다. 따라서, 배설될 때까지 환자와 보호자에 대한 피폭선량을 줄이기 위해서 다음 사항에 유의한다.

① 환자의 방광에 대한 피폭선량을 작게 하기 위해서 자주 배뇨시킨다.

② 보호자의 피폭선량을 작게 하기 위해서 일정시간 동안 환자와 접촉을 되도록 피하게 한다.

③ 수유 중에는, 유아의 피폭을 피하기 위해서 최저 네시간 정도 수유를 제한한다.

또, 환자가 배설한 초기의 오줌에는 방사성 물질이 포함되어 있다는 것을 유의한다.

3. 방사선치료에 대한 방어의 최적화

방사선치료를 위해서는 공간적으로 최적의 선량분포를 선택하여, 종양조직 치료에 필요한 선량을 정확하게 조사하고 아울러 정상조직의 피폭선량을 될 수 있는 한 작게 할 필요가 있다. 또한, 생물학적 효과가 되도록 큰 방사선, 조사방향을 선택하여 치료효과를 높힐 필요가 있다.

최근에는 장치, 기본면에서 다음과 같은 개선이 이루어지고 있다.

① 공간선량분포의 개선

가) 양자선 치료, 중입자선 치료 등 새로운 치료장치의 개발

나) 조사방법의 개선(회전조사 등)

다) 치료계획의 개선(컴퓨터 제어, CT 시뮤레이터의 도입, 3차원 치료계획의 도입)

라) 밀봉 소선원 치료의 적용 확대

② 생물학적 효과면에서의 개선

가) 높은 LET 방사선의 이용(속중성자선, 양자선, 중입자선의 이용)

나) 병용요법으로 생물효과의 증강(온열, 화학요법제 등을 함께 이용)

다) 선량의 시간적 배분(분할조사, hyperfractionation 등)

방사선치료에 쓰이는 선량은 방사선진단에 비하여 매우 높고, 작은 오차에 의해서도 선량차이가 크다. 따라서 방사선치료에 있어서 선량의 교정과 평가는 중요하다.

13-5 의료피폭에 대한 선량 기준

의료피폭에 대해서는 앞에서 설명한 것과 같이 선량한도(dose limits)가 적용되지 않는다.

그러나, 같은 진단행위에서도 사용되는 장치, 방사선사의 기술적 인자들에 따라 환자 피폭선량은 큰 차이가 있다. 같은 검사인데도 환자 피폭선량에 있어서 큰 차이를 보이고 있는 것은 선량 저감의 가능성이 크다는 것을 시사한다. 따라서, 전형적인 방사선진단에 대해서는 검사종목마다 위한계값을 설정하여 피폭선량을 저감시키는 노력이 필요하다. IAEA(국제원자력기구)나 영국의 NRPB(국립방사선방어청) 등에서는 전형적인 방사선진단, in vivo 핵의학검사에 대해 가이든스 레벨(guidance level)을 설정하고 이 수준을 넘지 않고 검사를 실시할 것을 권고하고 있다.

13-6 의료피폭에 따르는 방사선 영향

방사선치료를 제외하고, 통상 X선진단·핵의학진단에서 방사선 영향이 문제되는 선량을 환자가 받는 경우는 없다.

환자의 의료피폭 선량을 나타낼 때에는 ① 실효선량 ② 장기선량 ③ 입사면의 피부선량 등이 쓰여진다. 의료피폭의 경우에는 거의 대부분이 부분피폭이어서 방사선 영향을 나타내기 위해서는 장기의 흡수선량을 사용하는 것이 일반적이다. 백혈병을 문제로 할 때에는 적색뼈속질(골수)의 흡수선량, 태아 영향을 문제로 할 때에는 태아의 흡수선량, 유전적 영향을 문제로 할 때에는 생식샘의 흡수선량을 쓴다.

실효선량은 부위가 틀리는 진료행위 사이의 선량을 비교하거나 의료 이외 영역에서 피폭선량을 비교할 때에 사용하며, 확률적 영향의 detriment의 정도를 나타낸다.

입사면의 피부선량은 실제로 측정하기가 쉬워 방어의 최적화를 위해 편리한 선량이다.

X선 진단 및 핵의학검사를 할 때의 환자 피폭선량으로 건강장해가 발생될 가능성은 매우 작다. 그런데도 의료피폭을 저감시킬 필요가 있는 이유로서는,

① 방사선진단을 반복하는데 따라서 환자 개인이 조사받는 평생의 피폭선량을 될 수 있는 한 작게 한다.

② 집단전체의 피폭선량을 될 수 있는 한 작게 한다.

최근에 X선 CT촬영을 하는 방사선진단의 경우에는 X선관의 관전류가 종전의 X선촬영에 비해 환자 피폭선량이 훨씬 높은 경향이 있다.

13-7 의료 이용에 따르는 공중피폭의 방어

의료 이용에 따르는 공중피폭으로는 다음 사항을 들 수 있다.

① 환자로서 병원에 머물러 있는 동안, 다른 환자의 방사선치료와 연관하여 조사받은 선량

② 방사선의료시설에서 방출된 방사선 또는 방사성 물질에서 피폭되는 의료 방사선 이용에 대해서는 의료법에 시설·설비에 대한 규제가 있어 관리구역이나 사업소 경계에서 선량률 등의 측정을 실시한다.

선원이 잘 관리되면, 의료 이용에 따르는 일반공중에 대한 유의한 피폭은 없다고 하겠다.

☺ 생각을 여는 창 ㉙

방사선 조사에 대한 환자의 질문과 답

* 방사선조사에 대한 환자들의 질문과 답은 일본 奈良縣放射線技師会에서 2007년 11월에 펴낸 〈방사선 피폭에 관한 설명 가이드〉 자료를 참고로 하여 정리한 것이다.

Q1. 가슴 X선 촬영시 방사선방어기구를 활용할 필요가 있나요?

방사선이 직접 생식샘 부분에 조사되지 않으면 방사선방어기구의 활용은 필요하지 않다. 방사선방어기구는 개인이 체외에서 받는 피폭을 줄이기 위하여 착용하는 것이며, 종류에는 방어용 앞치마, 방어용 장갑, 갑상샘 방어기구, 생식샘 방어가리개 및 생식샘 방어용 앞치마 등이 있다.

가임여성의 가슴 X선 촬영시 조사선량은 태아에서 기형이 발생되는 결정적 영향의 역치선량

(문턱 값)보다는 매우 낮기 때문에 생식샘에 대한 방사선방어기구를 꼭 사용할 필요는 없다. 그러나 환자가 방사선에 대한 두려움을 갖고 불안해하거나 생식샘에 대한 방어를 원하는 경우에는 방사선방어기구를 사용하는 것이 좋다.

Q2. 가슴 X선 촬영은 몇 번까지 할 수 있나요?

진료에 꼭 필요한 의료피폭은 환자에게 직접적인 이득이 있기 때문에 촬영의 횟수에 관계없이 검사를 할 수 있다. 만약 환자에게 피폭선량을 한도로 규제할 경우 각종 진단이나 치료행위에 제한을 받을 수 있으므로 선량한도에 적용을 받지 않는다.

X선 촬영은 환자에게 질병의 발견과 같은 얻을 수 있는 이득과 추후 발생할 수 있는 위험(risk)의 양면성이 존재한다. 이들을 비교하여 순 이득을 가져오는 정당화된 행위이고 환자에게 방사선방어의 최적화가 확립된다면 몇 번이라도 반복하여 촬영이 가능하다.(ICRP Pub. 60 권고). 임상에서 가슴 X선 촬영을 할 때 한 번에 전신을 조사하는 경우는 없고, 검사하는 부위에 따라 조사야를 필요 최소한으로 제한하기 때문에 방사선에 의한 위험도는 매우 적다.

Q3. 임신 가능한 여성이 X선 검사를 하면 문제가 없나요?

임신 가능한 여성은 의사가 진단에 필요하다고 인정하는 경우에 한하여 X선 검사를 실시한다. 최근 임신 여성의 배(복부)는 주로 초음파검사를 이용하여 시행하고 있다. 과거(ICRP Pub. 26권고, 1977년)에는 월경주기와 임신 관계를 고려한 '10일 규칙'을 적용하였지만, 태아에 장해가 발생되는 선량이 실제 X선 검사와 비교하여 큰 차이가 있는 것으로 확인되면서 그 의미가 퇴색되고 있다.

임신과 의료방사선에 대한 ICRP Pub. 84권고에서는 태아에 대한 조사선량이 100mGy 이하이면 문제가 없는 것으로 평가한다. 현재 태아의 피폭선량은 여성의 하복부 X선 검사 이외에는 거의 없다. 그러므로 여성 환자들의 일반적인 X선 검사에서 태아에 유해한 영향을 미치는 경우는 적다.

Q4. X선 검사 중 방사선조사에 의해 불임증이 발생할 수 있나요?
(생식샘에 방사선을 받으면 아기가 생기지 않나요?)

방사선에 의한 불임은 역치선량(불임에 대한 문턱값)을 초과하지 않으면 불임은 발생하지 않는다. 일반적인 X선 검사에서 이 선량만큼 많은 피폭을 받으면서 검사하는 경우는 거의 없다. 불임이 발생하는 생식샘 선량은 남녀 성별에 따라 차이가 있으며, ICRP Pub. 60권고에 의하면 일시적 불임은 남성 0.15Gy, 여성 0.65Gy로 알려져 있다. 또한 방사선에 의한 일시적인 불임은 피폭 후 시간이 경과하면 다시 생식기능이 회복될 수 있다. 그러므로 X선 검사가 원인이 되어 일시적이라도 불임이 될 가능성은 적다.

Q5. 어린이의 X선 검사시 보호자가 같이 있어도 문제는 없는가요?

한 두 번의 X선 촬영에서 환자 보호자가 검사를 돕기 위해 받는 선량은 무시할 만큼 적다. 그러므로 방사선에 의해 보호자에게 미치는 영향은 거의 문제가 되지 않는다. 촬영 중 환자를 돕는 것은 의사, 간호사, 방사선사 등 의료종사자보다 환자의 가족이 더욱 좋다. 왜냐하면 의료종사자는 업무 중 매일 피폭이 반복되어 전체 피폭선량이 증가될 가능성이 있기 때문이다.

그러나 보호자는 그 환자에 국한되어 피폭을 받으며, 또한 환자에게 안정감을 줄 수 있다. 이 경우 방사선사는 보호자에게 환자 검사에 대한 정보, 즉 X선 조사시간이 매우 짧고, 조사선량이 적어 방사선의 영향이 문제가 없다는 것을 설명해야 한다. 또한 보호자의 위치에 따라 산란선에 의한 피폭선량의 차이를 고려하여, 보호자를 위해 방사선방어기구를 착용시킨다.

Q6. 병실에서 X선 검사를 하면 주위 사람들에게 영향은 없는가요?

병실에서 이동식 X선장치를 이용하여 환자의 가슴(흉부), 배(복부) 및 사지 등 부위를 촬영하는 경우에 환자로부터 2m 이상의 거리에 떨어져 있으면 방사선 영향에는 큰 문제가 발생되지 않는다. 인체에 피폭되는 선량은 '거리 역자승의 법칙'에 따라 선원에서 멀리 떨어져 있으면 감소한다. 병실 X선 촬영을 할 때 환자로부터 2m 이상 떨어져 있으면 주위 사람들이 병실에서 꼭 나가야 할 필요성은 없다.

반면에 X선 촬영 중 병실에서 퇴실시키는 방법은 방사선에 대한 막연한 불안감을 갖게 할 수 있고 특히 어린이 환자에게 가족을 퇴실시키는 것은 방사선의 위험을 지나치게 인식하게 할 수도 있다. ICRP Pub. 33에 의하면 이동형 X선장치로 촬영하는 경우에는 X선관 및 환자로부터 2m의 거리를 유지할 것을 권고하고 있다.

Q7. 유방 X선 검사는 안전한가요?

최신 유방촬영장치를 이용하여 X선 검사를 하면, 방사선영향은 거의 문제가 없다. 그러나 임신 중인 여성과 수유 중인 여성은 담당 의사나 방사선사와 검사방법에 대한 상담이 필요하다. 이 경우에는 X선 검사보다 유방 초음파검사를 우선적으로 선택할 필요가 있다.

과거에는 유방 X선 촬영을 할 때 많은 선량을 쬐어 주었기 때문에 인체(특히 유방)에 미치는 방사선영향에 대해 걱정을 하여왔다. 그러나 최근 성능이 우수한 촬영장치의 개발과 영상의 품질관리를 엄격하게 법적으로 규제하고 있어, 젖샘 조직 내 평균 유선선량이 낮게 평가되고 있다. 그래서 유방암의 발생뿐만 아니라 뼈속질(골수)에 방사선조사가 거의 없기 때문에 백혈병 유발 가능성도 매우 적다.

Q8. 조사선량이 많은 CT검사를 할 때 환자의 피폭선량은 어떻게 줄이나요?

CT검사에서 환자에 대한 피폭선량은 일반 X선 검사와 비교하면 상대적으로 매우 많다. 그러므로 장치자체의 X선제어에 의한 방어의 최적화를 충분히 하고 촬영과정에서 방사선영향을 줄이기 위한 최선의 방법을 고려하고 있다.

CT검사를 하면 환자가 불가피하게 많은 방사선피폭을 받게 된다. 그러나 인체 내의 정확한 진단 정보를 환자에게 줄 수 있는 정당화된 행위이므로 인체의 결정적 영향을 방지하고 확률적 영향의 발생을 감소시킨다는 방사선방어목표 아래 검사를 시행한다.

ICRP는 〈Managing Patient Dose in Computed Tomography〉에서 환자의 피폭선량을 감소시키는 방법을 제시하고 있다. 예를 들면 스캔 범위의 제한, 어린이의 검사시 소아 촬영조건의 활용, 영상 재구성을 위한 변수 선택의 최적화, 선량 및 조사조건의 기록 관리 등 기술적 및 과학적인 측면을 고려하고 있다. 또한 환자의 진료 과정에 불필요한 CT검사를 하지 않도록 권고하고 있다.

Q9. 어린이의 CT검사를 하면 해가 없을까요?

한 두 번의 CT검사가 인체에 미치는 영향(장래에 질병 장해, 성장 장해가 발생하는 등)은 거의 없다고 본다. 그러나 다른 X선 검사에 비교하여 피폭선량이 많기 때문에 꼭 필요하지 않은 검사는 반복하지 않는 것이 좋다. 태아 및 어린이는 어른에 비하여 인체의 조직 및 장기에 대한 방사선감수성이 높다. 그러므로 정당화 판단, 즉 적용판단을 신중히 한 후 환자의 피폭을 줄이기 위한 방어의 최적화에 충분한 고려를 하여 어린이의 CT검사를 시행해야한다.

Q10. 임신 중에 CT검사를 하면 문제가 없을까요?

직접 태아가 조사야 내에 있는 골반부 CT검사를 한 번 받은 것으로 유산, 기형 발생, 정신발달 및 발육 지연 등의 결정적 영향이 나타날 가능성은 거의 없다. 또한 태아에 대한 방사선영향은 임신시기에 따라 다르게 나타나며, 태아의 피폭선량이 100mGy를 초과하지 않으면 방사선조사로 인하여 임신중절을 할 필요는 없다.

임신 여성이 배(복부)안 장기의 조영촬영과 CT검사를 동시에 반복하여 검사할 때는100mGy를 초과할 가능성이 있다. 이 경우에는 태아에 대한 피폭선량을 계산하고 그에 따른 대책을 충분히 고려할 필요가 있다.

태아에게 직접 방사선이 조사되는 검사가 필요할 경우에는 임신이 끝나는 시기까지 검사를 연기하고 그것이 불가능할 때에는 태아의 피폭선량을 최소한으로 하도록 주의하여야 한다.

Q11. IVR(중재적 시술)를 실시할 때 환자의 피폭선량을 어떻게 줄이나요?

IVR(중재적 시술)을 시행할 때 X선장치를 조작하는 방사선사가 환자의 피폭선량을 줄이기 위하여 고려할 사항은 다음과 같다.

1) 투시시간의 단축에 특히 유의한다.

시술자가 X선 TV 모니터의 영상을 보고 있지 않을 때는 즉시 투시를 중단한다.

2) 선량률이 낮은 투시방법을 활용한다.
3) 불필요한 검사를 피한다.
4) X선의 촬영 빈도수를 줄인다.
5) 수광부와 환자를 근접시키고 X선관으로부터 환자를 멀리 한다.
6) 필요 최소한의 조사야를 선택하여 환자의 조사체적을 줄인다.
7) X선장치의 정도 및 품질관리를 실시한다.

Q12. IVR(중재적 시술)를 실시하면 환자의 피부장해(피부홍반, 궤양 등)가 발생될 수 있나요?

IVR검사를 시행할 때 조사선량이 많은 경우 피부장해가 발생할 수도 있다. 방사선에 의한 피부장해는 일정한 선량이상 피폭하면 발생하고, 증상이 나타나는 시기에 따라 급성영향과 만성영향으로 구분한다.

방사선이 전신에 피폭되면 제1도 피부반응(일시적 홍반 및 탈모), 제2도 피부반응(강한 홍반 및 종창, 탈모, 피부 각질층 분리), 제3도 피부반응(강한 홍반과 물집, 피하조직의 이상반응), 제4도 피부반응(짙은 홍색의 홍반, 물집, 피부밑조직의 괴사, 궤양) 등이 나타날 수 있다. 만성영향은 피폭 후 6개월에서 10년 정도에 나타나는 장해이며, 또한 난치성의 궤양 등이 생길 수 있고 일부는 피부암이 발생할 수도 있다.

Chapter 14

병원감염의 예방과 관리

14-1 병원감염의 정의

병원감염은 "병원환경에서 얻은 감염"이란 의미의 Hospital Acquired Infection, 또는 희랍어에서 병원을 의미하는 Nosocomia를 붙여 Nosocomial Infection=병원감염이라고도 표현한다.

병원감염은 특히 미국에서 그 중요성이 인정되어 1960년말부터 1970년에 걸쳐 병원재가위원회(JCAH), 병원협회(AHA) 및 병원관리센터(CDC) 등의 강력한 추천에 따라 온 미국병원이 관리사업을 시작하게 되었다.

병원에 입원당시에는 없었던(잠복기 고려) 감염증이 입원 후 48시간 이내에 생겼을 경우이며, 잠복기가 불분명한 경우에는 입원 후 생긴 감염증은 병원감염으로 취급한다. 또한 입원당시에 있는 감염증이라도 이전에 있었던 입원과 직접적인 관계가 있거나 그 후유증일 때에는 병원감염으로 취급한다.

병원감염 균의 원천(source)은 환자 자신이 원래 가지고 있던 내인성 미생물일 수도 있고 병원환경에 있는 미생물일 수도 있다.

병원감염의 대상은 병원의 환자, 직원, 방문자 등이다.

병원감염의 규모를 추정하고 서로 비교할 때에 하나의 척도가 되는 발생률은 산출도 분모의 특성에 따라 입원환자 발생률, 퇴원환자 발생률의 두 가지 방법이 있다. 그러므로 병원감염의 발생률을 말할 때에는 반드시 어떤 방법에 의해 산출된 발생률인가를 확인해야 된다.

입원환자 발생률은 일정기간(주, 월, 년) 입원한 환자들을 분모로 하여 이들 중에서 입원 후에 발생한 감염증의 비율을 산출하는 것이다.

퇴원환자 발생률은 미생물검사 소견이나 의무기록 조사에서 병원감염이 확인된 환자가 있었던 일정기간에 퇴원한 환자를 분모로 하여 발생률을 산출하는 방법이다.

병원감염은 세계적인 문제이다. 세계의 모든 병원은 환자가 병원에 입원한 이후에 병원에서 감염된 환자를 어느 수 만큼씩은 가지고 있기 때문이다.

그러나 병원감염 문제를 파악하고 또 병원감염의 특성을 정의함에 있어 상호비교가 어려운 만큼 나라마다 다양하다. 선진국가에서는 병원감염 관리가 발전하였다. 병원감염의 정의 및 진단기준을 마련하고 병원감염을 발견하는 여러 가지 감시방법을 활용, 위험요인을 가진 환자들 중 병원감염 발생을 분석하여 병원감염을 예방할 수 있는 여러 가지 관리활동을 수행하고 있다.

지난 수십 년동안 병원감염 방지를 위한 많은 노력의 결과로 좋은 성과가 있었으나, 의학의 발달로 수명이 연장되고 면역기능이 저하된 환자의 수가 증가함에 따라 감염에 예민한 환자는 오히려 증가했다. 한편 병원감염을 예방하기 위한 여러 방법들은 주로 외인성(exogenous) 감염을 예방하기 위한 것이지만, 면역기능이 저하된 환자에게는 주로 환자 자신이 몸안에 갖고 있던 많은 균들에 의한 내인성(endogenous) 감염이 많으며 이러한 병원감염은 예방이 쉽지 않다.

외국에서는 일찍부터 병원감염을 의료사고로서 다루고, 보상요구와 보상이 이루어지고 있으며, 사고를 공표하는 정신으로 병원감염의 방지에 전력을 기울이고 있다.

그러나, 우리나라에서는 의료부문의 폐쇄성과 '환자가 본래 몸에 이상이 있다'고 생각해서 병원감염에 대해 선진외국보다 큰 관심을 두지 않고 있었으며, 이런 것을 환자가 말하면 이른 바 '걱정도 병'이라는 말을 하는 경우도 많이 있었다. 그런데, 최근에는 외국의 대책을 참고로 하고 의료법 시행규칙에 따라 2003년 10월부터 300병상 이상의 종합병원에 「감염 대책위원회」를 설치하고 있다. 위원회는 병원 안팎의 관련 분야의 전문가들로 구성하고, 병원장이 위원장을 맡아서 운영한다.

의료에 있어서 병원감염의 의미는 첫째는 병원감염 발생으로 인한 추가입원 및 의료비용의 증가로 인한 경제적 손실을 예방하기 위한 것이고, 둘째는 병원감염 발생으로 인한 의료의 질이 떨어지는 것을 예방하기 위한 것이고, 셋째는 의료본질-환자를 위한, 환자에게 적어도 해가 되지 않도록 하기 위한 윤리적, 법적, 사회적 측면이다.

14-2 우리나라의 병원감염 현황

병원감염의 주요한 대상이 되는 질환은 요로감염증, 폐렴, 수술부위 감염, 패혈증, 골-관절계 감염(골수염, 관절-점액낭 감염, 추간판부위 감염 등), 심혈관계 감염(동맥염, 정맥염, 감염성 심내막염, 심근염, 심낭염, 종격동염 등), 중추신경계 감염(두개골 내 감염, 뇌막염, 뇌실염, 척수농

양 등), 안면부 감염(결막염, 안구 감염, 외이도염, 중이염, 내이염, 유양돌기염, 구강 감염, 부비동염, 상기도 감염 등), 위장관염(위장염, 간염, 복강 내 감염, 영아 괴사성 장염 등), 하부 호흡기 감염, 생식기 감염, 피부 감염, 연조직 감염, 전신 감염 등이다.

「병원감염관리」(대한병원감염관리학회 편, 2006.)에 따르면, 우리나라의 병원감염에 대한 통계는 1995년까지는 아주 미비하였으며, 소수의 환자를 대상으로 몇 개의 연구결과가 보고 되어 있을 뿐이었다. 모든 환자의 감염률은 5.8~15.5%, ICU 환자에서 감염은 10.5~39.7% 그리고 수술부위 감염은 5.6~9.8%로 보고 되었다. 1995년에 창립된 대한병원감염관리학회는 1996년 여름에 3개월 동안 전국 13개 대학병원과 2개의 종합병원의 정신과와 소아과 환자를 제외한 모든 환자를 대상으로 병원 감염 발생을 조사 연구하여, 3.7% 감염률을 보고하였다. 이 감염률은 미국의 5.7%, 영국의 9.2%에 비해서 훨씬 낮았다.

병원감염 문제가 의료분야의 중요한 과제로 인식되고 있는 가운데, 김명준 교수(연세대학교 의과대학 감염내과)의 「병원감염의 현황 조사」(1997년) 자료에 의하면, 우리나라 병원에서는 3.7% 정도의 병원감염률을 보였다.

이 중, 부위별로는 요로 감염이 가장 많고, 진료과별로는 신경외과가 가장 높은 것으로 밝혀졌다. 이 조사는 국내 대학병원 및 종합병원 중에서 감염관리사가 활동하고 있는 15개 병원을 대상으로 하여 조사한 결과로써, 조사기간동안 퇴원환자 중에서 3.7%의 환자에서 병원감염이 발생하였다.

부위별 감염률은 요로 감염이 30.3%로 가장 많은 분포를 보였으며, 다음이 폐렴 17.2%, 수술부위 감염 15.5%, 균혈증 14.5%, 소화기계 감염 8.4%, 피부 및 연조직 감염 8.0% 순서로 나타났다.

병원규모별 감염 양상은 1천 병상 기준시 1천 병상 이상에서는 소화기계 감염과 피부 및 연조직 감염이 많았으며, 1천 병상 이하에서는 수술창상 감염과 균혈증, 심혈관계 감염이 많았다.

진료과별(전체 감염률 100건 기준)로는 신경외과가 14.2%로 가장 높았으며, 신경과 8.6%, 종양내과 6.3%, 흉부외과 5.8%의 순서를 보였다. 이 중, 신경외과의 경우에는 요로감염이 43%, 폐렴이 23%로 많았는데, 이는 장기입원 환자가 많고 무의식 환자가 많은 진료과 특성때문인 것으로 분석되었다.

병동별 감염률은 암병동, 이식병동, 화상병동 등 특수병동 형태에서 10.5%로 가장 높았으며, 그 이외에 내과계 병동이 4.5%, 외과계 병동이 2.7%, 기타 병동이 2.0%의 순서로 나타났다.

이러한 일반적인 감염률은 환자군의 특성, 질환례의 발견 방법, 감염의 정의 변수도 작용하기 때문에, 병원사이에 각 병원의 감염관리 수준이나 의료의 질 수준에 대한 지표로 삼아 다른 병원과 비교할 수 없다.

생각을 여는 창 30

국립대 병원 내 감염사고

2018년 8월 강원대학교 간호사들이 고충처리위원회에 문제를 제기하면서 2016년 말부터 2017년 초까지 환자의 감염여부를 확인하지 않고 두 건의 수술을 진행한 사실이 밝혀졌다.

HIV에 감염된 환자가 응급 이송됐음에도 확인 없이 두 차례 수술을 진행했고, 2016년 10월부터 2017년 1월까지 입원했던 환자도 수술이 진행된 지 열흘이 지나서 결핵감염자인 것을 확인한 것이다.

다행히 해당 환자들과 접촉한 의료진 및 직원들을 대상으로 양성반응 여부를 검사한 결과 모두 음성으로 밝혀졌지만, 국립대 병원 내 감염관리가 부실하다는 지적이 잇따르고 있다.

국회 교육위원회 김현아 의원(자유한국당, 비례대표)이 국립대병원으로부터 제출받은 「최근 3년간 병원 내 감염현황」을 분석한 결과, 총 517건의 병원 내 감염이 있었던 것으로 밝혀졌다.

서울대병원 95건으로 가장 많은 감염이 발생했으며, 강원대병원 63건, 충북대병원 57건, 충남대병원 53건, 양산부산대병원 40건, 경북대병원 34건 순서로 높게 나타났다.

특히, 논란이 됐던 강원대학교병원의 경우 2018년 8월말 기준으로 24건이 발생해, 2017년 29건에 육박하고 있어 제대로 된 조치가 이뤄지고 있는지 의문이다.

유형별로 보면, 중환자실 등에서 정맥관 등으로 감염 되는 혈류감염 250건으로 가장 많았고, 소변줄 등을 통해 감염되는 요로감염이 143건, 인공호흡기를 통해 감염되는 폐렴이 124건이었다.

김현아 의원은 "병원 내 감염은 2차 환자를 양성할 수 있는 만큼 철저한 관리가 필요하다"며 "지역 거점 의료기관으로서 지역주민의 건강을 책임지고 있는 만큼 각 대학병원은 철저한 감염관리를 해야 한다"고 지적했다.

*출처: "최근 3년간 국립대 병원 내 감염사고 517건", 2018. 10. 매스콤 보도

14-3 미생물과 감염

1. 병원 안의 전염병

1) 전염병과 감염증

전염병이란 전염병예방법에 수록된 질병을 말하고, 감염증이란 그 이외의 미생물의 감염에 의한 질환을 말하는데, 어느 것이나 미생물이 원인이라는 것은 같다. 따라서 전염병은 감염증의 일

부라고 할 수 있다.

그런데 병원에는 당연한 일이지만 질병을 가진 환자들이 모인다. 그 중에는 감염증에 걸려 있는 사람도 적지 않고, 전염병에 걸려 있는 환자도 있다.

2) 병원 안에서 감염

전염병이라고 외래에서 진단이 된 환자가 입원하면, 병실을 같이 쓰는 사람은 물론 병원 안의 다른 환자나 의료요원에게 미치는 영향이 결코 적지 않다. 이렇게 해서 병원 안에서 유행한 전염병은 병원 내부뿐만 아니고, 근무자를 통하여 외부에까지 영향이 미치는 것을 생각할 수 있다.

병원내 감염으로서 세계적으로 가장 유명한 것은 Lassa열이다. 1969년 Lassa라는 작은 도시 병원에 근무하고 있던 간호사가 두통·인후통을 호소하며 볼 안의 점막에 궤양이 발생하고 동시에 고열이 발생했다. 환자는 보다 최신 설비가 있는 근처의 도시 병원으로 이송되었다. 그녀는 다음날 사망했는데, 그녀의 간호를 맡았던 간호사도 발병하여 앞서의 환자와 같은 증상을 나타내고 사망했다. 더욱 불행한 일로는 그 병원에서 사망한 두 사람의 환자를 담당했던 간호사도 감염되었다. 이 간호사는 다행하게도 생명은 건졌다.

그 이후에도 이 병은 아프리카의 중부서해안에서 발생하여 병원내 감염이나 실험실 감염으로 세계에서 화제가 되어 의료관계자 중에서도 상당한 동요가 있었다. 이에 따라 세계 각국에서는 전염력이 강한 환자를 위한 특수병동을 설치하고, 또한 검사시설의 건립을 서두르게 되었다.

이와 같이 큰 유행은 아니지만 *Salmonella*나 포도상구균(*Staphylococcus*)에 의한 신생아의 병원내 감염 예나, 평소는 우리들과 평화적으로 공존하고 있는 균이 개체의 쇠약과 동시에 침입하여 증식하며 생명까지 위협하게 되는 일은 이른바 '기회주의적 감염' 등 미생물에 기인하는 질환은 수없이 많다.

3) 감염의 성립

병의 원인이 되는 미생물이 체내에 침입하는 것으로 감염은 성립되는데, 이것이 발병은 아니다. 체내에서 일정한 수로 증식하고 생리적인 변화를 일으키는 것으로 발병한 것이 된다.

발병에는 병원체의 수, 독성, 숙주 즉 환자의 저항성, 연령, 성별, 영양상태, 종족, 환경 등 많은 인자가 작용한다. 가장 중요한 것은 미생물의 종류이고, 사람에게만 병원성(기생성)이 있는 것, 동물에 한해서 그것도 특수한 것에만 병원성이 있는 것, 사람과 가축 공통의 기생미생물, 평소 환경에 존재하면서도 생체에는 병원작용(病原作用)이 없는 것 등 많은 종류가 있다. 그리고 인간은 어떠한 방법을 써도 자신을 포함시켜 미생물이 없는 세계, 즉 균이 없는 환경에서 생활할 수는 없다.

4) 병원에서 감염의 특수성

병원내 감염의 큰 원인의 하나는 개체의 방어력 저하이다. 그 이유로서 예전에는 당연히 사망한다고 생각되던 환자가 의료의 발전·향상에 의하여 생명을 연장할 수 있게 된 것을 들 수 있다. 이것은 큰 병원일수록 문제로서 안고 있는 것이다. 왜냐 하면, 약제의 급격한 발달에 의하여 스테로이드제나 항암제 등의 면역에 큰 영향을 미치는 약물의 다량 사용, 방사선치료나 장시간 수술 등 미생물이 침입할 기회가 증가하고 침입한 미생물이 증식하기 쉬운 조건이 의료 고도화의 반작용으로서 나타나고 있기 때문이다. 더구나 항생물질의 개발과 남용 때문에 내성균이 생기고, 감수성이 없는 균은 증식이 저지되지 않고, 결과적으로 사람의 목숨을 빼앗는 등 병원내 감염의 특수성은 많은 원인이 서로 얽혀 있는 사실에 따른다고 할 수도 있다.

미생물이 침입하는 경로에서 생각하면, 환자나 문병객이 가지고 와서 환자로부터 환자에게 감염을 일으키는 외인성 감염, 환자 자신이 가지고 있다가 저항성이 약해졌기 때문에 발병하는 내인성 감염 등이 있다.

본래 인간은 외부에 존재하는 것으로부터 피부를 방어벽으로 하여 보호되어 있다. 병원에서는 치료나 기타 검사를 하기 위해서 표피나 점막의 손상을 입는 일이 많다. 예를 들면 수술이나 욕창, 내시경 진단, 카테터의 사용, 시험절제 등이다. 게다가 사용하는 의료기구나 위생재료 등의 멸균불량에 의한 사고도 없다고는 할 수 없다.

2. 병원 안에서 감염증

모든 감염증이 대상이 된다고 해도 좋지만, 병원에서 흔한 감염증으로 병원감염이라는 입장에서 보아 중요하다고 생각되는 병원체(pathogens)는 표 14-1과 같다.

병원 내에서의 감염증에는 물론 '기회주의적 감염'(평소 무해균에 의한 감염)도 이 속에 들어가는 것은 당연하고, 개선(scabies) 등의 위생해충의 기생도 문제가 된다.

1) 포도상구균

사람의 피부나 기도에서는 포도상구균이 발견되는 일이 많은데, 건강상태에 있는 한 문제는 안된다. 특징으로서는 열이나 약품에 대하여 강한 것이 많다. Coagulase 생산의 유무에 의하여, 일반적으로 전자는 병원성이 강하고 후자는 표피 포도상구균 등이라고 불린다. 또 이 균은 강력한 독소를 생산하는 것이 있어서, 독소에 의한 식중독은 병원안의 급식 등에서도 때때로 문제가 된다. 독소는 내열성이고 가열해도 활성을 잃지 않는다.

표 14-1. 병원 안에서 감염증과 병원체

System	Name	Classification	Disease	Mode of transmission
Respiratory tract	*Bordetella pertussis*	Bacterium	Whooping cough	Airborne
	Candida albicans	Fungus	Pneumonia, thrush in infants	Airborne Airborne
	Corynebacterium diphtheriae	Bacterium	Diphtheria	
	Mycobacterium tuberculosis	Bacterium	Tuberculosis	Airborne and droplets
	Mumps virus	Virus	Mumps	Airborne
	Streptococcus pneumoniae	Bacterium	Pneumonia, sinus infections	Airborne
	Streptococcus pyogenes	Bacterium	Strep throat	Airborne
Gastrointestinal tract	*Entamoeba histolytica*	Protozoan	Amebic dysentery	Food and water
	Giardia lamblia	Protozoan	Giardiasis:	Food and water
	Poliomyelitis virus	Virus	Poliomyelitis	Food and water
	Salmonella species	Bacterium	Salmonellosis (food infection)	Food and water
	Shigella species	Bacterium	Shigellosis(bacillary dysentery)	Food and water
Genitourinary tract	*Escherichia coli*	Bacterium	Cystitis, nephritis	Contact
	Herpes simplex, type 2	Virus	Genital herpes	Sexual contact
	Neisseria gonorrhoeae	Bacterium	Gonorrhea	Sexual contact
	Proteus species	Bacterium	Cystitis, nephritis	Contact
	Treponema pallidum	Bacterium	Syphilis	Sexual contact
	Trichomonas vaginalis	Protozoan	Vaginitis	Sexual contact
Skin	Herpes simplex,type 1	Virus	Fever blisters	Contact(and predispositon)
	Measles virus	Virus	Measles	Airborne, contact
	Staphylococcus aureus	Bacterium	Boils, wound infections	Contact
	Tinea capitis	Fungus	Ringworm	Contact(and predisposition)
	Tinea pedis	Fungus	Athlete's foot	Contact(and predisposition)
Blood	*Leptospira*	Bacterium	Leptospirosis	Food and water
	Plasmodium species	Sporozoan	Malaria	Vectors (mosquitoes)
	Salmonella typhi	Bacterium	Typhoid fever	Food and water

2) 용혈성 연쇄상구균

사람의 질환의 대부분은 A군의 균에 의하여 생기고, 피부나 점막의 화농, 편도선염, 중이염 등의 원인균으로서 알려져 있다. 또 신장염이나 류마티스염의 원인균이라고도 생각된다.

3) Typhus균

Typhus 균과 paratyphus균에 의하여 생기는 전염병을 장티프스라고 부르고, 전염병 예방법에 지정되어 있다. 이 병은 일시 소실된 것처럼 생각되었고 사실 매우 감소되어 있었는데, 최근에는 소규모 유행이 산발하고 있는 경향이다. 병원 식당을 이용하는 직원에게 집단 발병하는 것을 비교적 큰 병원에서 이따금 볼 수 있다.

4) 이질균

이질도 전염병예방법에 지정되어 있는 질환인데, 병원 안에서의 유행을 때때로 보게 된다. 급식에 의한 병원 내의 감염으로 되어 있다.

미국에서도 이질의 병원내 감염은 보고되었는데, 특이한 예로서는 소아들을 돌보는 장소(daycare center)에서 유행이 보고되었다.

이질도 이전에는 유행되었고 증상도 중증 이었는데, 오늘날에는 그다지 많지 않고 증상도 중증이 아닌 것이 많다. 자칫하면 못보고 놓치기 쉽고, 항생물질의 조기투여에 의하여 드러나지 않는 사건도 많다. 감염원은 이전에는 사람이었지만, 요즘에는 애완동물도 보균하는 일이 많다.

5) 대장균

사람을 비롯한 온혈동물의 장관 안에 가장 많이 있는 대표적인 균의 하나이다. 대개의 것은 해가 없지만 병원성 대장균이라고 불리우는 균이 있다. 식중독의 원인이 되는 균의 하나로서 병원 내의 식중독사건 같은 것이 그 예이다. 병원성 대장균이 아니라도 대장 이외의 부분에 침입하면, 복막염·화농증·요로 감염증 등의 원인이 된다. Gram 음성 간균 속에서도 환자에게 분리되는 비율은 높다.

장출혈성 대장균(Enterohemorrhagic *E. coli*)감염에 의해 출혈성 장염을 일으키는 질환, 장출혈성 대장균 감염증이 있다. 주요 원인균이 되는 혈청형은 O157:H7이고, 특징적인 장점막 부착성을 가지며, 발열을 동반하지 않는 급성 혈성 설사와 경련성 복통을 특징으로 나타낸다. 오염된 식품, 물을 통하여 감염되며, 대부분은 소고기로 가공된 음식물에 의하여 집단 발생도 생길 수 있다.

6) *Salmonella* 속(屬)의 균

많은 종류의 *Salmonella*로 식중독이 생기는 일은 잘 알려져 있다. 쥐 typhus에 의한 식중독은 병원 내의 감염 예만이 아니고 일반 사회에서도 많다. 애완용의 거북이나 뱀에도 기생하여 감염원이 된다. *Salmonella*의 보균자는 의외로 많고, 진단이나 검사 때에는 조심해야 한다.

7) 장염 vibrio

세균성 식중독의 대다수는 이 균에 의한다고 했는데, 최근에는 *Campylobacter*가 새롭게 등장하여 가장 높은 순서를 차지하고 있다. 둘 다 모두 열에 대하여 약하고 소독약에 대해서도 그다지 강하지 않다.

8) 결핵균

결핵균(*Mycobacterium tuberculosis*)은 주로 공기를 통해 전파되며 폐결핵 환자들만 전염원이 되며 폐외 결핵(늑막, 뇌막, 콩팥, 뼈, 림프샘, 소장 등)일 경우 전염성이 없다. 폐결핵의 증상으로는 기침이 가장 흔하며 가래(객담), 피섞인 가래(혈담), 호흡곤란, 가슴통증 등의 호흡기 증상과 발열, 쇠약감, 소화불량, 식욕부진 등의 전신증상이 나타난다.

환자 감소에 따라 균을 퍼뜨리고 있는 것을 모르고 환자와 접촉하여 감염되는 일이 많다. 특히 결핵균의 침입을 당한 경험이 없는 유아가 심한 균의 감염을 받을 기회가 있으면 결핵이 발생하는 것이 명백하다.

성인은 BCG를 접종한 경험이 있어서 위험은 적다고 하지만, 가급적 빨리 개방성 환자인가 아닌가를 확인하고 그것에 적응하는 대책을 강구한다.

결핵이 의심되는 증상 및 증후가 있는 환자는 외래에 머무는 시간을 최소화하기 위해 신속히 진료, 검사한다.

대기장소에서 마스크를 착용하도록 하고 재채기나 기침을 할 때에 휴지로 입과 코를 막도록 한다. 아울러, 진료시간을 면역저하 환자나 HIV 감염자와 다르게 조절한다.

9) 매독균

감염은 거의가 성행위에 따른다고 해도 좋으나, 의료종사자는 주사할 때에 사용한 바늘로 잘못해서 찔린다거나 수술이나 분만 때에 감염되는 일도 있다. 혈액에 의한 감염을 조심하면 그 이외는 거의 걱정 없다.

10) 간염 바이러스

임상적으로 간염을 일으키는 바이러스로 Hepatitis A, B, C, D, E 바이러스가 있으며 무증상에서부터 전격성 간염까지 증상이 다양하여 혈청학적 검사를 통해서만 감별이 가능하다.

이 중 Hepatitis A virus(HAV)와 Hepatitis E virus(HEV)는 분변-경구(fecal-oro) 경로를

통해서 전파되며 Hepatitis B, C, D virus는 일반적으로 혈액을 통해서 전파되어 의료진에 있어서 노출의 위험이 크다.

11) Herpes 바이러스

Herpes simplex virus(HSV) 전파는 침과 생식기 분비물에 의해 이루어지므로, HSV감염자와 밀접한 접촉이 주요 감염경로가 될 수 있다. 병변과 직접 접촉이나 무증상 보균자의 분비물 접촉을 통해서 전파된다.

어린이의 바이러스성 질환이라고 했었지만, 최근에는 많은 질병과 관련이 판명되어 결코 어린이만의 전염성 질환은 아니다. 공중위생 환경이 좋아져서 어린이 때에 이 병에 걸리지 않고 성인이 되어서 감염되어 때로는 중증이 되는 경우도 있다.

때로는 의료종사자 자신도 이환될 수 있다. 병원 직원이 HSV구강점막 병변을 가지고 있는 경우는 가능한 한 환자와 접촉하지 않도록 한다. 환자를 접촉해야 하는 경우에는 마스크를 착용하여 손으로 병변을 만지지 않도록 한다.

12) 홍역 바이러스(Measles virus)

외피를 가진 RNA virus로 사람만이 숙주이고 동물 숙주가 없어 지속 감염 및 주기적으로 바이러스를 배출하지 않는다. 공기나 환자의 코·인두 분비물과 접촉으로 전파된다.

이것도 어린이의 바이러스성 감염증으로서 보게 된다. 감염력도 강하고 전구(앞) 증상이 나타났을 때는 이미 바이러스가 배출되어 있어서 감염원이 되는 것이 문제이다. 감염은 직접적 비말감염이어서 의료종사자들에게 간접감염은 걱정이 없다.

13) Mumps 바이러스(유행성 귀밑샘염 바이러스)

유행성 귀밑샘(이하선)염의 병원체이며 대부분 어린이가 5~6세에 걸린다. 15세 이하의 환자가 85%를 차지하는데, 8개월 이하의 젖먹이의 발병은 거의 없다. 주로 호흡기를 통한 직접 비말(날아 흩어지는 물방울)감염이며, 감염된 사람의 비말이나 침과 직접 접촉할 경우 전파된다. 귀밑샘(이하선)이 커지며 붓는 2일 전부터 감염원이 된다. 귀밑샘이 커지고 부은 후 1주일이 지나면 바이러스는 배출되지 않는다고 한다.

14) '기회주의적 감염'의 원인균

이전까지 병원미생물로서 문제가 되지 않았던 균에 의하여 병원 안에서 환자가 이환되는 일이 생겨난다.

녹농균 등은 이전에는 화제에도 오르지 않았었는데, 오늘날에는 그 난치성과, 특히 장기 입원

환자의 욕창·수술창·눈질환이나 피부질환의 환자에서도 분리되어, 병원 내부가 이 균에 의하여 고도로 오염되어 있다고 의심이 가는 예도 적지 않다.

평소는 환경에 있어 의료종사자로부터 전혀 그 존재 가치마저 인정받지 못했던 많은 기타 미생물이 환자가 약화되었을 때에 기생하여 이 균들에 의해 환자가 생명을 잃는 일도 있다. 그것은 숙주와 기생체의 관계에서 생각하면 당연한 것이고, 면역이 없든가 또는 저하된 개체에 있어서는 어떤 기생체(미생물)라도 병의 원인이 될 수 있는 것이다. 상황이 나빠진 기회에 공격을 해 유리한 쪽에 가담한다는 의미에서 '기회주의적 감염'이라고 불리운다. 또 평소는 사람들에게 해가 없다고 생각되는 미생물에 의한 감염이기 때문에 이들의 미생물을 '평소무해균'이라고 부르기도 한다.

① 녹농균

가장 대표적인 기회주의적 감염의 원인균으로서, 그 특유한 색소 생산과 난치성 면에서 첫째로 들 수 있다. 녹색은 pyocyanin을 생산하기 때문인데, 이 색소를 생산하지 않는 균주도 있다. 어느 것이나 저영양과 물에서 왕성하게 증식함으로 하수도에서는 물론 상수도의 수도꼭지나 보존 중인 증류수, 세면대나 병실의 꽃병 물 속 등 생각하지도 않았던 곳에서 증식할 수 있다. 열에 대해서는 약하지만, 역성 석감 비누나 chlorohexidine 제제 등 새로운 소독약에는 강한 균주도 있다. 이것도 소독약의 작용온도를 20℃ 이상으로 유지하면 단시간에 살균할 수 있다. 소독약의 작용은 화학반응에 불과하다. 저온작용인 때에는 어떤 소독약이라도 예외없이 효력은 저하한다.

약국의 소독용 ethanol은 이 균들에 대해서도 효과가 강하다. 좀 더 많이 사용하도록 권고하는 것이 좋다.

② *Klebsiella*

자연계에 널리 있으며 대장균과 몹시 흡사한 성상을 나타내는 *Aerobacter aerogenes*도 이 속에 포함되게 되었다. 호흡기, 요로, 소화기 등에서 분리되는 일이 많다.

이것도 저영양과 물로 증식한다.

③ *Proteus*

자연계에 널리 분포하며 많은 종류가 있다. 저영양으로 증식하고 동물의 장관 안에 많다.

④ *Enterobacter*

소화기에 평소 있는 균이며 요로감염을 일으킨다.

⑤ *Candida albicans*

항생물질의 출현에 의하여 균교대증으로서 *Cryptococcus* 등과 함께 유명하였다. 치료에 저항하여 병원균은 소실되었지만 이 균에 의한 질병이 오래 계속되었다는 예도 많다.

⑥ 기타

거의 모든 미생물이 병의 원인이 될 수 있으므로 검체에서 발견된 균이 어느 개체에서는 병원균일지도 모른다.

15) 혐기성 균

병원내 감염에서 중요한 것은 파상풍균과 가스괴저균이다. 둘이 모두 산소가 있는 곳에서는 증식할 수 없다. 병원에서도 무균도가 높은 곳이라고 생각되는 수술실에서 감염례가 있다. 수술실은 물론이지만 병원에서는 기구의 멸균이나 소독 뿐만이 아니라 환경의 청결도 생각해야 한다.

16) AIDS 바이러스

인체의 면역기전이 파괴되어서 생기는 여러 가지 증상들의 복합체가 바로 후천성 면역 결핍증, 즉 AIDS인데 1981년 미국에서 처음으로 진단되었다. 하지만 AIDS의 원인이 되는 바이러스(HIV, Human Immunodeficiency Virus, 인체면역결핍바이러스라는 이름으로 불림)는 2년이 지난 1983년 프랑스의 파스퇴르 연구소 과학자들에 의해서 발견되었다.

정상적으로 인체의 면역체계는 외부에서 침입하는 낯선 물질을 공격하는 백혈구와 항체를 만들어 내는데, 이러한 기능을 총괄하고 조절하는 세포를 소위 'T-세포 백혈구'라고 한다. 그런데, AIDS에 걸린 사람들에서는 이 AIDS의 원인이 되는 바이러스가 'T-세포 백혈구'내로 침입해서 그 안에서 번식을 하고 이 세포를 파괴시켜 버리게 된다. 결과적으로 인체의 면역기관이 외부의 침입자에 대해서 자신을 방어할 수 있는 능력이 감소하고 여러 가지 감염증이나 악성 종양이 생기게 되는 것이다.

AIDS 바이러스가 인체 안에 들어오는 중요한 경로는 AIDS 바이러스 감염자와 성관계(이성, 동성사이를 막론하고)를 하는 경우이지만, AIDS 바이러스 감염자와 주사기를 같이 사용하거나, AIDS 바이러스에 감염된 혈액을 수혈 받았을 때, 임신 중의 산모가 AIDS 바이러스 감염자일 때에 태아가 감염될 수도 있다.

환자의 혈액이나 체액을 만지는 경우는 반드시 장갑을 끼고, 착용 전·후에 반드시 손을 씻는다.

사람들이 흔히 잘못 알고 걱정하지만, 에이즈는 악수나 포옹에 의해서는 옮겨지지 않는다.

표 14-2는 미국의 AIDS 감염자에 대한 감염 위험인자를 분석한 자료이다.

표 14-2. AIDS 감염에 있어서 위험인자의 관계

Risk factor	Percent of total AIDS cases
Adult and adolescent	
Homosexual/Bisexual	56
Injection drug user(IDU)	23
Homosexual and IDU	6
Heterosexual	7
Transfusion	2
Hemophilia	1
Not yet identified	5
Age 12 or under	
Mother with HIV-disease	87
Transfusion	7
Hemophilia	4
Not yet identified	2

(미국 289,320명 분석자료, 1993)

17) 로타바이러스(Rotavirus)

영·유아 급성 설사 중에 가장 흔한 원인이며, 우리나라에서는 연중 발생하고 있으나 특히 늦가을부터 겨울철에 걸쳐 발생하고 있다. 똥에 오염된 음료수, 음식, 손을 통해 입을 통해 전파된다. 환자와 접촉한 직후나 분비물, 특히 대변을 만진 다음에는 반드시 손을 씻는다.

18) 노로바이러스(Norovirus)

Caliciviriridae에 속하며 세계적으로 가장 주요한 바이러스성 위장관염의 원인이다. 지역사회에서 가장 흔한 설사의 원인으로 집단 감염 및 대규모 유행이 발생할 수 있다.

19) 메르스 코로나바이러스(MERS-Corona virus)

중동호흡기증후군은 사우디아라비아를 비롯한 중동지역에서 집중적으로 발생하여 Middle East Respiratory Syndrome 를 줄여 메르스(MERS)라고 불린다. 신종 베타코로나 바이러스에 의한 감염증으로 2003년 발생한 중증급성호흡기증후군(SARS)과 유사하나 치사율은 40% 정도로 높은 편이다.

원인 바이러스는 신종 코로나 바이러스인 MERS-Corona 바이러스 이다. 유전자 염기서열이 박쥐에서 발견되는 것과 유사하여 박쥐를 원인 동물로 보고 있으며, 매개 동물이 낙타일 수 있다는 연구보고도 있다.

증상은 7~14일의 잠복기 이후 고열, 가슴통증과 함께 기침, 호흡곤란, 폐렴 등의 심한 호흡기 증상을 일으킨다. 일부는 구토나 설사와 같은 소화기 증상을 보이기도 한다. 사스와 달리 콩팥(신장) 기능 손상으로 인한 급성 신부전증이 나타나기도 한다.

진단은 최근 중동과 미국이나 영국 등 확산지역 해당 국가의 여행력이 있는 경우에 증상이 나타나면 가래(객담)나 폐포세척액, 분변, 혈액 등 검체에서 분자생물학적 방법이나 항체 검출을 하여 확진할 수 있다.

일반적인 바이러스 감염에 비해서 감염률과 치사율이 더 높은 것으로 보고되어 있다.

20) 코로나-19 바이러스(Covid-19 virus)

2019년 12월 중국 우한에서 처음 발생한 이후 중국 전역과 전 세계로 확산된 폐렴은 신종 코로나 바이러스(Coronavirus)인 '2019-nCoV'가 원인으로 알려졌다. 이 신종 바이러스는 2019년 12월 처음 인체 감염이 확인됐다는 의미에서 '코로나-19'(Covid-19)로 명명되었다.

이전까지 코로나 바이러스는 단 여섯 종만이 사람에게 감염되는 것으로 알려져 있었으나, 2019년 말 중국 우한에서 발생한 바이러스는 알려진 코로나 바이러스와는 성질이 달라 '신종(새로운 유형) 코로나 바이러스'로 분류되었다.

코로나 바이러스는 사람이나 동물에서 호흡기 질환을 일으키는 바이러스로 감기를 일으키는 원인 바이러스 중 하나이다. 이 바이러스는 현미경으로 관찰했을 때 코로나(원 둘레에 방사형으로 빛이 퍼지는 형태) 모양이라서 붙여진 이름이다. 2003년 사스(중증 급성 호흡기 증후군, SARS)와 2015년 메르스(중동 호흡기 증후군, MERS)가 이 코로나 바이러스로 인한 것이다.

코로나 바이러스 감염증-19는 감염자의 침방울(비말) 등 분비물이 호흡기나 눈.코.입의 점막으로 침투될 때 전염된다.

코로나-19에 감염되면 2~3일에서 최장 2주 정도 잠복기를 거쳤다가 다양한 증상이 나타난다. 주로 무기력감, 권태감, 37.5도 이상의 고열, 기침, 인후통, 가래, 근육통, 두통, 호흡곤란, 객혈과 메스꺼움(오심), 설사, 폐렴 등 경증에서 중증까지 다양한 증상이 나타난다. 폐 손상에 따른 호흡부전으로 심하면 사망에 이를 수도 있다.

필수검체는 상기도 검체이며, 하기도 검체는 가래가 있는 환자에서 채취한다. 증상이 있는 경우 코로나-19를 의심할 수 있다. 확진은 유전자(PCR) 검사를 시행하여 진단한다.

질병관리청 통계(코로나 바이러스 감염증-19 자료집)에 의하면, 우리나라에서 2022년 12월 19일 기준(2019년 3월 이후 2년 10개월간) 누적 코로나 바이러스 감염증-19 확진자는 2,821만 4,915명이고, 누적 사망자는 3만 1,434명에 이르렀다.

전 세계 누계 확진자(2022년 12월 19일 기준)는 6억 5,584만 명이고, 1위는 미국 1억 176만명,

2위는 인도 4,467만명, 3위는 프랑스 3,889만명, 4위는 독일 3,698만명, 5위는 브라질 3,591만명이고, 한국은 세계 6위 2,821만명 이었다.

21) 기생 곤충

옴(Scabies)은 *Sarcoptes scabiei var hominis* 진드기가 피부에 침입한 감염질환으로 주로 장기 요양기관에서 발생하며, 이러한 기관에서 옮겨온 환자로 인해 병원내에 감염이 생길 수 있으므로, 병원내 감염의 방지에 있어서 중요한 부분으로 다루어야 한다. 피부의 가려움증이 심할 때에는 이 병의 발생을 의심해 볼 필요가 있다.

근래에 이(pediculosis)도 초등학교 어린이들에게서 기생을 보게 되는데, 그대로 병원으로 옮겨올 우려가 있으니까 조심할 필요가 있다. 이는 세가지 종류로 몸이인 *Pediculosis capitis*, 머릿이인 *Pediculosis corporis*와 사면발이인 *Phthirus pubis*가 있다. 몸이는 유행성 발진티푸스, 재귀열, 참호열과 같은 질환의 중요한 전파원이나 머릿이와 사면발이는 질병을 전파하지 않는다.

때로는 같은 입원실 환자 뿐만 아니고 의사나 간호사 등 의료종사자도 이환된 이후에야 비로소 이런 기생곤충들이 병원 안에서 유행되는 것을 알아차리는 일이 있다.

14-4 병원감염과 냉난방장치(공기조절장치)

공조시스템은 냉/난방, 환기, 공기조절장치로 구성되며, 외부로부터 들어온 공기를 여과하고 조절(난방, 냉방, 가습, 제습)한 뒤에 병원의 각 부서에 공급하는 기능을 한다. 공조시스템을 적절한 실내온도와 습도를 유지시키며 악취 및 오염된 공기를 제거하고 감수성 있는 환자 및 직원이 공기 매체 병원체에 노출되어 감염되는 것을 최소화 하도록 설계되어야 한다.

공기조절(air conditioning) 장치는 병원 직원과 환자의 쾌적한 생활을 위하여 많은 병원에 설치되었는데, 질병의 감염에 대해서는 전문가가 아닌 건축가의 독자적 설계에 따랐기 때문에 감염을 조장한 한 원인이 되기도 하였다. 비교적 완전한 공기조절 장치가 있어도 에너지의 절약 때문에 연속 가동을 하지 않아 역류를 일으켜 감염증 전파의 원인이 된 것도 보고되어 있다. 필요한 곳에는 적당한 filter를 설치하고 일정한 기간에 filter를 교환하거나 배관을 청소하는 것이 필요하다. 각 병실용의 소형 공기조절장치도 있고, 특수환자를 격리시키는 공기 청정장치도 개발되어 있다. 또 이들의 설비나 기구를 적당히 함께 검토해야 한다.

냉각탑수 오염으로 에어콘을 통한 감염은 1984년에 서울 강북삼성(전 고려)병원에서 22명의 집단환자가 발생하여 큰 사회문제로 되었었다.

레지오넬라증(Legionella)은 레지오넬라균(*Legionella spp.*)에 의한 감염증으로, 감기처럼 비교적 경미한 증상을 나타내는 폰티악열과 치명적인 폐렴 등을 일으키는 레지오넬라 폐렴의 두 종류가 있다. 오염된 물 속의 균이 비말형태로 호흡기를 통해 흡입되어 감염증이 발생하며, 에어콘 등을 많이 사용하는 여름철에 주로 많이 생긴다.

14-5 병원감염과 방사선사

병원 안에서 진단이나 치료를 위하여 영상의학과·핵의학과·방사선종양학과 만큼 다양한 환자가 모이는 곳도 드물며, 더구나 방사선사는 환자가 중증으로 이송이 불가능할 때에는 환자가 입원되어 있는 장소까지 가서 병실 X선촬영을 한다. 방사선사는 대단히 많은 종류의 질병을 가진 환자와 접촉하는 기회가 많은 직종이다.

영상검사나 방사선치료를 위해 환자의 체위를 바꿀 때 등에 간호사·보호자의 협조가 있다고는 하지만, 스스로 환자에게 손을 접촉하는 일이 많이 있다. 환자의 배설물이나 토한 물질, 급성 또는 만성 감염의 상처로부터 분비물 등으로 실내가 더렵혀지거나 기구·손 등이 오염되는 일도 적지 않다. 이들 중에는 앞에서 설명한 것 같은 미생물이 있을 수도 있고, 특히 장관 안을 검사할 때의 배설물은 그 환자가 건강하다고 하더라도 여러 종류의 미생물이 들어있을 것이며, 다른 약화된 환자에게 병원내 감염을 일으킬 우려가 있다.

이와 같이 생각하면, 방사선사는 병원내 감염의 방지에 있어서 중요한 부분을 담당하는 위치에 있는 것으로 생각할 수 있다.

방사선진료 시설이 확충되고 새로운 진단법 및 치료법이 다양화 되는 추세에 따라 방사선사들이 응대하는 환자의 종류와 수는 더욱 다양해 질 것이다. 이에 따라 방사선사는 환자 사이의 감염에 조심하는 것은 물론이지만, 환자에서의 감염도 조심해야 한다.

☺ 생각을 여는 창 31

'메르스' 확진자 기침 맞은 방사선사도 감염

메르스(MERS, 중동호흡기증후군) 확진자로 6월 17일 확인된 조씨는 삼성서울병원의 방사선사다. 메르스 환자들은 상태가 악화되지는 않는지 확인하기 위해 환자를 매일 두 차례 가슴 엑스레이를 찍는다. 폐렴 여부를 확인하기 위해서다. 조씨는 "몸을 움직이기 어렵거나 감염 위험이 있는 환자를 촬영할 때에는 이동식 엑스레이 기계를 갖고 격리병실로 찾아가 검사를 한다"고 했다. 평소라면 5~10분이면 마칠 수 있는 촬영이지만 메르스 환자는 보호 장구를 갖추고 검사할 때마다 장비를 소독해야 하기 때문에 한 사람을 찍는 데 20~30분이 걸린다.

지난 주 11일 방사선사 조씨는 마스크와 고글을 쓰고 방호복을 입은 뒤 메르스 격리병동에 들어갔다. 침상에 누워 있던 한 환자에게 다가가 몸을 굽혀 어깨를 감싸안고 일으킨 후 엑스레이 디텍터를 환자 등 아래 밀어 넣고 X선촬영을 했다. 그 때, 몸을 구부린 채 환자를 일으키던 조씨의 얼굴에 환자가 거칠게 기침을 했다.

그 이후에도, 메르스 환자의 기침을 얼굴에 맞은 조씨는 쉴 틈 없이 일해야 했다. 삼성서울병원에서 메르스 환자가 잇따라 발생하면서 병원 방사선사들도 격리됐고, 37명이 하던 주·야간 교대 근무를 12~15명이 하는 상황이었기 때문이다.

몸의 이상을 느낀 것은 지난 14일 오후다. 약한 근육통이 있어 체온을 재보니 정상이었다. 하지만 15일 아침 업무를 시작하기 전 진행한 체온 측정에서 열이 느껴졌다. 직원 클리닉에서 검사를 받은 뒤 자가격리를 시작했고, 16일 확진 판정을 받았다. 그는 현재 37~38도의 열이 나고 허리 쪽에 근육통을 느끼고 있다. 조씨는 "방호복을 아무리 잘 갖춰 입고 주의를 하더라도 바이러스에 노출될 가능성이 있는 것으로 안다"며 "메르스 환자를 검사하는 사람으로서 감수할 일"이라고 했다. 그는 "난 평소에도 아픈 적이 거의 없었고, 면역력도 강한 편이라 빠르게 이겨낼 수 있을 것"이라며 "병원 일이 점점 많아지는데, 나 때문에 동료들이 격리돼 미안하다"고 말했다.

*출처: "메르스 확진자 기침 맞은 방사선사도 감염" 매스콤 보도(2015. 6. 18.)

14-6 병원감염의 예방 및 관리법

1. 병원체의 제거

병원체를 제거하거나 또는 완전히 사멸시키기 위해서 물리적·화학적 방법에 의한 소독, 멸균 조작을 한다.

미생물학적으로는 병원체의 성질 및 소독하는 대상물에 대한 적합한 방법이 있다. 의료진은 올바른 소독법, 멸균법을 시행하는 것을 명심해야 한다. 특히 기본적인 손의 소독, 배설물의 취급에 숙련하여야 한다.

*소독과 멸균: 소독이란 인체에 유해한 병원균을 죽여서 감염의 위험을 제거하는 것을 말한다. 이것

에 대하여 멸균은 병원성·비병원성 균에 상관없이 모든 미생물이 존재하지 않는 상태로 만드는 것을 말한다.

1) 손의 소독

의료종사자의 손은 감염원에 접촉하는 일이 많아 오염되기 쉽기 때문에, 손과 손가락의 소독은 감염 방지상 특히 중요하다.

'병원감염 예방의 아버지'라 불리는 Semmelweis에 의하여 100여년전에 이미 증명된 사실로서, 병원감염을 예방하는데 있어 가장 중요하고 쉽게 할 수 있는 방법이 「손씻기(hand washing)」이다. 「손씻기」는 '감염예방의 시작'이다.

「손씻기」의 방법은 손의 모든 면을 골고루 비벼서 씻은 다음에 수도꼭지에서 흐르는 물로 손을 씻어내고 종이수건 등으로 조심스럽게 말린다. 보통 때에는 일반적인 비누를 사용하지만 중환자실, 암병동, 신생아실, 수술실 등에서는 항균효과가 있으며 피부에 잔류효과가 있는 povidone, chlorohexidine 등을 사용하여야 하며, 그람음성 간균에 효과가 없는 hexachlorophene은 사용하지 않는 것이 좋다.

병원 직원의 손을 오염시키는 대부분의 병원균은 피부표면에 일시적으로 존재하는 세균으로, 대부분 포도상구균과 그람음성 간균이며 「손씻기」로 제거되지만, 피부 깊숙하게(deep epidermal layer) 있는 균은 손씻기로 제거가 안되며 이때에는 항균력이 있는 세척제를 사용하면 제거시킬 수 있다. 그렇다고 모든 환자와 접촉한 후에 손을 씻는 것은 너무 비경제적이다.

침습성 처치를 하기 전에, 감염증에 예민한 환자(면역 억제자, 신생아 등)와 접촉하기 전, 상처를 만지기 전·후에는 반드시 손을 씻어야 하며, 장갑을 끼고 있더라도 미생물에 의하여 손이 오염되었을 때와 오염된 불활성 매개체를 만진 후에는 손을 씻어야 한다.

수술실에 들어갈 때에 손씻기, 전염병 환자를 접촉할 때에 손씻기 등에는 특수한 테크닉이 필요하다.

손씻는 방법

[비누와 물을 이용한 손씻기]

① 시계, 반지 등을 제거한다.

② 비누나 소독제를 사용하여 흐르는 물로 손을 15초 이상 닦는다.

③ 손가락 사이, 손톱 밑, 엄지손가락, 손금 등을 마찰하여 닦는다.

④ 흐르는 물로 헹구고 손을 밑으로 늘어뜨려 손가락 끝으로 물이 흐르도록 한다.

⑤ 종이타올로 물을 닦고, 자동이나 발로 잠그는 수도꼭지가 아니면 닦은 종이타월로 수도꼭지를 잠근다.

[외과적 손소독]

① 외과적 손씻기를 시작하기 전에 반지, 시계 등을 제거한다.

② 흐르는 물 아래서 손톱세척기를 사용하여 손톱 아래 이물질을 제거한다.

③ 멸균장갑을 착용하기 전 소독제가 함유된 비누나 물없이 문질러 사용하는 알코올제제를 사용한다.

④ 소독제가 함유된 비누를 이용하여 외과적 손소독을 할 때는 손과 아래팔(forearm) 부위 모두를 씻는데 소요되는 시간은 2~6분이며, 소독제 제조회사의 권고사항을 따른다. 지나치게 긴 시간(예: 10분)은 필요하지 않다.

⑤ 외과적 손씻기에 사용되는 알코올을 함유한 소독 제제를 사용할 때는 제조회사의 권고사항을 따른다. 우선 소독제가 포함되지 않은 일반비누와 물로 손과 아래팔을 닦고 완전히 건조시킨다. 권고사항에 따라 알코올이 함유된 소독제를 손과 아래팔에 적용하고 멸균장갑을 착용하기 전까지 완전히 건조시킨다.

2) 배설물

환자의 대변·오줌·가래·토한 물질 등 배설물에는 질병에 의해 많은 병원체가 포함되어 배설될 가능성이 있기 때문에, 특히 철저히 소독한 후에 처리하지 않으면 안된다.

그 이외에 기계·기구의 소독, 의류·침구 등의 물품 소독에는 오염의 종류·상태·정도에 맞추어 적절한 방법을 시행하지 않으면 안된다.

2. 침입 경로의 차단

1) 격리

전염병 환자를 격리하는 것과는 달리, 병원내에서 감염된 환자와 감염되지 않은 환자를 분리한다는 목적으로 1970년 미국 병원관리센터(CDC)에서 처음 제정하였다. 환자를 격리하는 방법에는 여러 가지가 있다.

고전적인 방법은 차단형태에 따라 완전 차단(strict isolation), 접촉 차단, 호흡기 차단, 장관 차단, 분비물 차단, 혈액·체액 차단 등 여섯 가지로 나누어, 각 차단방법에 따라 출입하는 병원직원 및 방문객들이 지켜야 할 주의사항을 적은 고유 색깔로 된 팻말을 병실문에 걸어놓는 방법이다. 이러한 제도는 전파경로가 다른 질환도 같은 부류에 묶여 있어 논리적이지 못한 면이 있다.

질환별 격리제도는 같은 팻말에 각 질환에 따라 지켜야 할 주의사항을 알리는 방법으로, 차단형태에 따른 방법보다는 논리적이지만 전형적인 증상이 없고 진단이 아직 안된 환자에게는 적용하기가 어렵다.

근래에는 universal precaution과 body substance isolation(BSI) 방법을 더 많이 이용하고 있다.

Universal precaution은 환자와 환자사이의 전파를 막기 위한 것이 아니고 혈액 또는 체액으로 전파되는 질환으로부터 의료인 자신을 보호하기 위한 방법으로 근래에 간염, AIDS 등이 문제가 됨에 따라 미국의 거의 모든 병원에서 실시하고 있다.

BSI는 장관 또는 접촉에 의하여 전파되는 질환을 예방하기 위한 방법으로 기존의 거의 모든 환자 격리방법을 종합한 것으로 진단이 되기 전에도 이용을 할 수 있다. 점막, 정상이 아닌 피부 및 습한 신체나 물질과 접촉하는 경우에는 장갑을 착용하여야 하며, 모든 환자의 병상 곁에 장갑이 준비되어 있어야 한다. 이는 손씻는 것보다 순응도(compliance)가 좋지만 장갑 착용을 지나치게 믿어 손을 잘 안 씻는 폐단이 있으며, 장갑에 오염된 세균은 물에 씻더라도 잘 제거되지 않는다.

격리를 실시하려면 격리 유니트를 설정하고, 가운 테크닉과 손가락 소독을 한다.

감염원을 일정한 구획안에 한정시켜 다른 곳으로 퍼지는 것을 막기 위하여, 청결한 구역과 구별된 장소를 만드는 일이다. 이것에 의하여 병원체가 부착하여 있다고 생각되는 장소(오염구역)와 병원체가 부착되어 있지 않은 장소(청결구역)를 확실히 구별하고, 사람이 출입을 할 때에는 가운 테크닉과 손가락 소독을 실시한다.

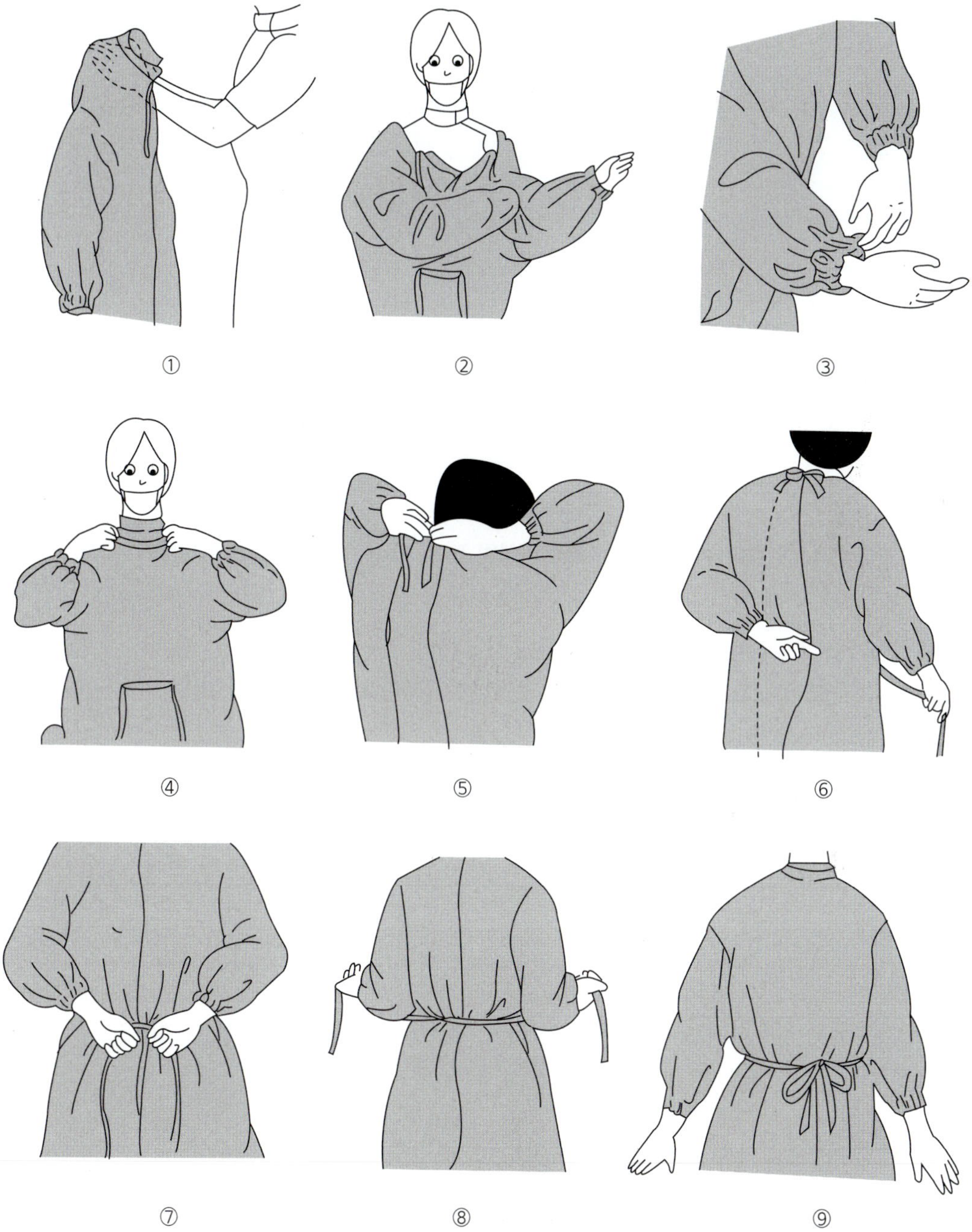

그림 14-1. 가운을 입는 방법

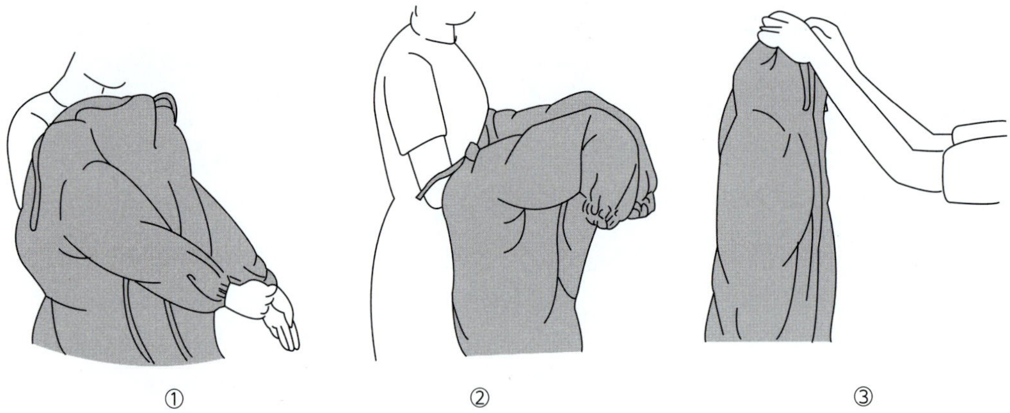

그림 14-2. 가운을 벗는 방법

2) 가운

가운(예방의복)은 격리법을 실시할 때에 전염병 또는 그런 의심이 가는 환자들의 병원균을 청결구역에 묻혀들이지 않기 위하여, 그리고 의료종사자 자신을 지키기 위하여 착용한다. 또는 신생아, 미숙아를 보호(청결 격리)하기 위해서도 사용한다.

가운 테크닉은 위의 두 가지 목적을 위하여 가운이나 마스크를 착용하거나 벗는 방법이다(그림 14-1, 2).

가운은 소독과 세탁에 견딜 수 있는 두꺼운 옷감으로 올이 가는 것을 쓰며, 착용하거나 벗는데 편리하고 의복이나 신체를 덮을 만큼 충분한 크기인 것을 사용한다.

마스크는 입이나 코에서 배출되는 병원체가 외부로 전파하는 것을 막고 기도를 통한 감염을 가능한 한 막기 위하여 사용한다. 재료는 거즈가 가장 좋고, 겹으로 얼굴면에 밀착될수록 효과가 있다.

마스크는 잘못 사용하면 오히려 역효과가 나기 때문에, 올바른 취급이 필요하다.

가운 테크닉

가운을 입고 벗을 때에는 일정한 규정에 따른다.

[입는 방법 (오염 구역)]

① 필요시 마스크를 한다. 가운의 바깥 표면에 손이 닿지 않도록 가운을 잡고, 양 손을 가운 안쪽의 어깨선을 따라서 넣는다.

② 양 손을 가능한 한 쭉펴서 소매에 넣는다. 소매가 긴 경우에는 소매 안쪽에서 반대쪽 소매

를 잡아 빼내 손을 꺼낸다.

③ 밖으로 나온 손의 둘째, 셋째 손가락을 밖에 나오지 않은 손의 소매 입구안에 넣고 소매 입구를 넓혀 손을 뺀다.

④ 양 손의 둘째 손가락을 동시에 목 앞의 옷깃 안쪽에 넣어, 옷깃을 따라서 뒤로 돌려서, 소매가 머리카락과 목언저리에 닿지 않도록하여 끈을 묶는다.

⑤ 소매 입구를 손목관절에서 약 2cm 위쪽 부분까지 집어 올린다.

⑥ 뒤쪽 옷깃의 양 끝을 가운데로 모아서 겹쳐진 채 좌우로 흩어지지 않도록 끈으로 눌러서 맨다.

[벗는 방법]

① 옷깃의 끈을 푼다.

② 몸통의 끈을 풀고, 가운을 앞으로 모은다.

③ 반대쪽 둘째, 셋째 손가락으로 한쪽의 소매 입구를 넓혀서, 손을 뺀다. 뺀 손으로 가운의 안에서부터 다른 쪽 소매를 잡고, 다른 쪽의 손을 소매 입구에서 뺀다. 손이 가운의 바깥에 닿지 않도록 주의한다.

④ 가운의 뒷깃을 모아서 가운 걸이에 건다(또는 가볍게 묶는다).

⑤ 마스크를 벗고, 마지막으로 손을 씻는다.

[주의사항]

① 가운을 입을 때에는 손이 바깥부분에 닿지 않도록, 벗을 때에는 손을 씻기까지 손이 바깥부분에 닿지 않도록 한다.

② 가운을 둘 때에 안과 밖이 서로 닿지 않도록 주의한다.

③ 가운 테크닉은 항상 원칙에 따라서 한다.

④ 마스크는 가운을 입기 전에 한다.

⑤ 가운의 옷깃에서 15cm 아래까지는 오염되지 않도록 주의한다.

3. 무균 조작

무균 조작이란 사용되는 물품, 적용하는 부위, 조작을 하는 손(또는 forceps)이 모두 멸균 상태를 유지하면서 시행하는 조작을 말한다. 멸균물의 취급은 특히 엄중히 하고, 미생물학적 지식을 기초로 청결과 오염의 구별을 명확히 인식하여 주의 깊게 다루는 것이 중요하다.

멸균물을 취급할 때에는 멸균된 forceps 등을 사용하는데, forceps을 꺼낼 때나 다시 넣을 때에 겸자꽂이의 가장자리나 다른 forceps류에 접촉하지 않도록 주의한다(그림 14-3).

겸자꽂이는 forceps의 길이에 맞는 것을 사용하고, 비등(boiling) 소독 또는 고압증기·자외선 멸균하여, 매일 교체한다. 소독액을 넣는 경우에는 소독액을 매일 갈아준다.

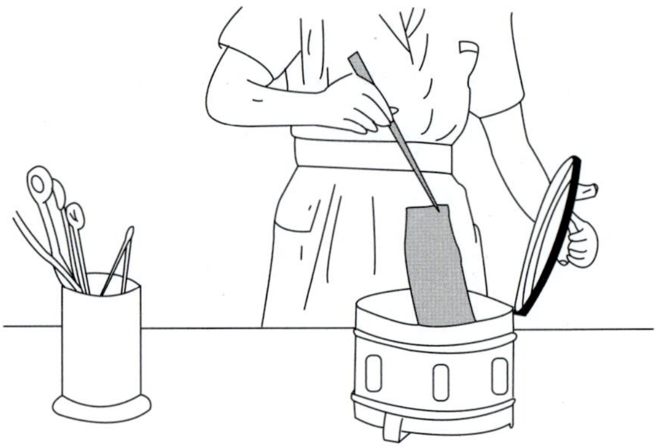

그림 14-3. 무균조작

4. 혈청검사

1972년부터 B형간염에 대한 검사가, 그리고 1985년부터 HIV(인체면역결핍바이러스, human immunodeficiency virus)에 대한 검사가 가능해진 후에 수혈로 인한 바이러스 감염증이 많이 감소하였으나, window-period기간은 항체를 검출할 수가 없으므로 완전한 방법은 못된다. 모든 혈액, 장기 및 조직 제공자에 대하여 B형감염 바이러스, HIV를 검사하여야 하고 특히 콩팥(신장)이식을 할 때에는 거대세포바이러스(CMV)에 대한 검사도 시행해야 한다.

5. 인체의 저항력 증강

인체의 저항력은 개인차가 있고, 개인의 연령·체질·일상생활에서의 영양·수면 등과 깊은 관계가 있다. 즉 건강 생활을 유지하기 위해서는 올바르고 규칙적인 생활습관을 몸에 익혀, 개인 위생을 지켜야 한다. 특히 care하는 사람은 건강생활을 지도하는 입장에 있기 때문에 우선 자신의 건강을 증진하고, 임무와 역할을 다하기 위하여 매일 노력해야 한다.

6. 영상의학과 감염관리

영상의학과는 다양한 입원, 외래 환자들이 검사를 받는 곳이므로, 격리대상 환자의 구분 관리와 검사 후 관련물품의 소독이 중요하다.

1) 일반적인 감염관리

① 사용한 주사침이나 주사기는 플라스틱 상자에 넣어서 소독 부서로 보낸다.

② 환자에게 직접 닿은 초음파 프루브(probe) 등의 기구는 환자마다 사용 후 알코올스폰지로 접촉부위를 닦아내거나 일회용 커버를 사용한다.

2) 격리환자

① 긴급한 경우가 아니라면, 격리환자는 당일 업무의 마지막에 검사를 시행한다.
② 격리방법에 따라서 가운, 마스크, 장갑을 사용한다.
③ 환자를 처치대로 옮기기 이전에 처치대를 깨끗한 시트로 덮는다.
④ 처치(검사 또는 치료)가 끝나면 환자를 올 때 사용한 휠체어나 이송차에 태워서 병실까지 옮긴다.
⑤ 가운 등을 벗은 다음에는 철저히 손을 씻는다.
⑥ 환자에게 사용한 기구는 소독제로 닦는다.
⑦ 소독 부서로 보낼 기구는 붉은 봉투에 담아 「격리」표시를 해서 보내도록 한다.
⑧ 기구 등을 닦은 후 다시 손을 씻는다.

7. 심장혈관도자실 감염관리

심장혈관도자실에서 시술 중에 감염이 되는 경우는 극히 드문 것으로 보고되고 있으나, 심장으로 직접 기구가 들어가는 시술이 진행되는 곳이므로 시술과 관련된 모든 과정에서 무균술의 시행과 관리가 필요하며, 카테터(catheter) 세척 및 소독이 감염관리의 핵심이 된다.

1) 심장혈관도자술 시행시 주의점

① 시술자와 보조자는 가운, 납 앞치마, 모자, 마스크를 착용한다.
② 손과 팔꿈까지 베타딘이나 클로르헥시딘 글루코네이트를 철저하게 닦고, 멸균된 가운과 장갑을 착용한다.
③ 환자의 카테터 삽입부위의 털을 깎고, 베타딘으로 철저히 소독하여 1분간 말린다.
④ 삽입부위에 femoral drape를 덮고(이때, 한번에 덮도록 주의한다. 여러번 덮는 부위를 조정하는 경우에 삽입부위를 다시 오염시킬 수 있다), 팔이나 팔 받침대가 필요한 경우에는 별도의 멸균포를 사용한다.
⑤ 재사용하는 물품 또는 기구는 세척과 소독처리 후 증류수로 헹구고 포장하여 멸균한다.
⑥ 카테터는 1회용을 사용하는 것을 원칙으로 하고, 특수한 카테터는 재사용 가능하지만, 철저한 세척과 소독을 필요로 한다.
⑦ 감염환자에게 심도자술을 시행하는 일은 드물지만, HBsAg, Anti-HCV, HIV 양성환자 등

전염성 질환이 있는 경우에는 검사순서를 당일 마지막으로 하고, 검사실에 있는 물건의 표면을 비닐로 감싸 피가 튀지 않도록 검사 후 락스 등의 소독제로 닦는다.

⑧ 시술 중 X-선장치를 멸균포로 덮어 보호한다.

2) 심장혈관 카테터의 관리

① 카테터는 사용 후 물과 헤파린 식염수를 이용하여 20~25분 동안 담근 후 바로 씻어내도록 한다.

② Tip은 제거 후 즉시 브러쉬하고 30분 동안 효소세정제에 담근다.

③ 카테터 관강의 유기물을 제거하기 위해 guide-wire를 이용하여 관강 안을 닦는다.

④ 효소세정제로 5분 동안 닦아내고, 흐르는 물에 헹군다.

⑤ 압력있는 공기로 완전하게 건조시킨다.

⑥ 카테터에 손상이나 기능이상이 없는지 살펴보고 밀봉 봉투에 재포장한다.

☺ 생각을 여는 창 32

코로나 3년, 그리고 방사선사 "우리는 대한민국 방사선사입니다"

2020년 1월 20일 국내에서 처음 코로나19 확진자가 발생한 지 어느덧 3년이 지났다. 잠시 스쳐 갈 듯 보였던 코로나19 바이러스는 델타에 오미크론까지 변이에 변이를 거듭하며 연일 확진자 수 기록을 갈아치우며, 여전히 우리 곁에 머물러 있다.

끝이 보이지 않는 긴 터널 같은 '코로나 팬더믹(pademic)' 속에 나는 방사선사로 무엇을 하고 있었을까?

2020년 대구시에서 발생한 집단 감염으로 인해 감염 환자가 기하급수적으로 증가하기 시작하고 전례가 없는, 사상 초유의 위기를 맞았을 때 한국보훈복지의료공단 대구보훈병원은 2월 23일 '국가 감염병 전담병원'으로 지정되고, 나흘간의 준비기간을 거쳐 2월 27일부터 코로나19 환자에 대한 진료와 치료를 시작했다.

격리병동 업무 투입이 결정되고 나는 도망치듯 짐을 챙겨 집을 떠나야했다. 당시는 바이러스에 대한 엄청난 공포심으로 인해 확진자가 되는 것뿐만 아니라 감염환자가 있는 곳에서 일하는 것만으로도 기피 대상이 되었으며, 그런 죄(?)로 인해 아이들까지 손가락질 받을까봐 걱정이 앞서 모두를 지키고자 기약 없는 이별을 선택해야만 했다.

첫 근무에 앞서 수도 없이 반복했던 Level-D 방호복 착의,탈의였지만 정작 격리병동 투입 시간이 가까워지자 말로 표현할 수 없는 긴장감으로 2월의 한겨울에도 땀이 흔건했다. 긴장한 후배 앞에서 불안한 모습을 보이지 않으려 애쓰며 무려 2시간동안 호흡을 맞춘 후 비로소 격리병동 이중 유리문을 넘을 수 있었다. 평소 오가던 익숙한 공간이었지만 낯선 상황들에 노출된 우리들은 밤 11시까지 이어지는 확진자들의 행렬에 탈진까지 가서야 겨우 업무를 마칠 수 있었다.

충분히 준비할 겨를 없이 국가감염병 전담병원 지정으로 인력도 물자도 부족한 상황이 계속 이어졌다. 전문인력 부족으로 인해 격리병동 업무 외에도 지원업무를 위해 방사선사 투입이 절실했다. 퇴직을 앞둔 선배들은 병원 이용객의 출입 관리를 위해 로비로, 또 다른 이는 부족한 환자 이송업무 인력을 보충하기 위해 확진자 출입구로 향했으며 네 일, 내 일 없이 쓰임이 필요한 곳 어디에서든 방사선사라는 이름으로 최선을 다해 맡은 업무를 훌륭히 해냈다.

격리병동 업무 시작 1일만에 드디어 첫 번째 완치자가 퇴원을 했다. 모든 의료진들이 한마음 한뜻으로 노력한 결과이기에, 지쳐가는 가운데 한 줄기 희망의 빛이 보이기 시작했다는 것에 한없이 감사했으며 위로를 받는 하루였다. 이렇게 환자들이 건강한 모습으로 하나 둘씩 퇴원하다 보면 나도 곧 사랑하는 가족 품으로 돌아가는 날이 올 것이라는 생각에 다시 한번 힘을 낼 수 있었다.

하지만 겨울을 지나 봄이 오고 여름에 가까워짐에 따라 체력적인 부담이 더해졌다. Level-D 방호복으로 흐르는 땀은 점점 늘어갔으며, 보호안경 너머 희뿌연 시야는 한 치 앞을 분간하기 힘들었고, 검사실을 가득 메운 이동형 음압기의 엄청난 소음과 거칠게 들리는 내 숨소리가 녹록하지 않은 하루임을 증명해 주었다.

입원실 너머로 쌓인 눈이 녹고 벚꽃이 필 때까지 환자는 줄어들 기미가 보이지 않았다. 그렇지만 변화된 것도 있었다. 선후배 방사선사 동료들과 힘든 시간을 함께하며 세대와 차이를 넘어 위기 순간마다 서로가 서로에게 용기가 되고 위로와 격려로 이겨내고 있는 우리를 발견할 수 있었다.

3년여 시간이 지났지만 코로나19는 아직 끝나지 않았고 우리는 여전히 현장에 남아있다. 24시간을 대기하며 언제든 검사를 위해 방호복을 입고 격리병동으로 달려갔으며, 그 안에서 흘린 땀방울만큼 의미 있는 이름으로 기억되기 위해 감염과 방사선 피폭의 위험에 맞서 최선을 다하고 있다.

Level-D 방호복 위에 입은 10kg에 이르는 방사선방호복의 무게를 견디며 방사선검사를 하고 있고 거동이 불편한 환자들을 위해서는 350kg의 이동형 방사선 X선촬영장비와 차폐스크린을 끌고 병실로 향한다. 감염의 두려움 앞에서도 검사를 위해서라면 환자를 안아 올리기를 주저하지 않으며, 나의 안위를 살피기보다 환자들의 불편을 덜어주고자 노력하고 있다.

많은 환자들이 건강을 되찾아 집으로 돌아갔지만 지금 '희망'이라는 단어를 얘기하기엔 아직 갈 길이 멀다는 것을 우리는 알고 있다. 하지만 지금 이 시간에도 전국의 병원 현장에서 '방사선사'라는 이름으로 최선을 다하고 있는 이들이 함께 있다는 걱정보다는 기대가 앞선다.

마지막 환자가 건강한 모습으로 삶 현장으로 돌아가는 그 날까지 방사선사라는 자부심과 자긍심으로 모든 역경을 이겨낼 수 있기를 간절히 응원한다.

*김홍식(한국보훈복지의료공단 대구보훈병원 영상의학과 방사선사) 글
"코로나 2년, 그리고 방사선사" 중에서 ("With KRTA" 388호, 2022년)

Chapter 15

팀의료

15-1 현대의료

의료는 본래 의료를 제공하는 자와 그것을 이용하는 자의 관계로 성립된다고 하며, 한 사람의 의사와 한 사람의 환자 사이에 성립되는 의료가 '의료의 원형'이라고 말할 수 있다. 그리고 이것은 오늘날 의료의 혁신 중에서도 변함없이 그대로 유지되고 있다. 그러나, 이것은 또한 의료의 많은 문제점을 발생시키고 있는 것이 사실이다.

오늘날 의료사회는 커다란 전환기를 맞았다고 할 수 있다. 사실 치료(cure)의 시대에서 돌봄(care, 간호)의 시대로 전환되고, 사회의 변동에 대응하여 의료사회도 획기적인 변모를 이루고 있다.

종래에 주류를 차지했던 급성 감염증에 의한 질병의 감소, 그리고 성인병을 중심으로 하는 만성 질환의 증가라고 하는 질병구조의 변화와 아울러 의료나 간호의 방법이 크게 변해가고 있다. 이와 같이 의료를 둘러싼 사회는 대변혁의 과정 중에 있다고 할 수 있다.

한편, 의료사회는 인구의 고연령화가 진행됨에 따른 보건의료에 대한 수요의 증대와 다양성 있는 변화를 반영해야 한다.

아울러, 국가나 각 지역별 진료권역에서 지역의료 계획의 수립이 필요하게 되었고, 대규모 의료기관과 소규모 의원 사이에 연결시스템이나 의료기관 사이에 의료정보 교환 등이 체계화되고 있다. 이것은 어디까지나 주민이나 환자를 위한 보건의료 서비스를 어떻게 효율적으로, 효과적으로 할 것인가를 착안한 결과이다.

이런 '대변동'이 의료제공자 쪽의 자세에 큰 영향을 끼친 것은 당연하고, 의료제도의 변혁을 가져왔다. 종래의 의사중심 의료(또는 solo-practice) 시대는 지나가 버리고 모든 의료종사자와 협동하여 co-work 또는 team work에 의하여 시행하는 의료, 즉 「팀의료」(team medicine)에 의해서 현대의료는 성립되게 되었다.

15-2 팀의료의 개념

유기체란, 많은 부분이 하나로 조직되어 부분과 전체가 긴밀한 관계를 가지는 조직체를 의미한다. 사람은 세포가 모인 유기체이며 사회조직은 유기체인 사람이 모인 더욱 복잡한 유기체이다.

일반적으로 유기체는 다음의 두 가지 특성을 갖는다. 첫째, 각 유기체는 다른 유기체와 구별되는 고유한 특성을 지니며, 둘째, 각 유기체를 구성하고 있는 요소는 요소 사이 또는 전체와 긴밀한 관계를 가진 자기 완결체라는 점이다.

의료수요의 증대·다양화, 의료의 세분화·고도화는 의료기술의 혁신과 아울러 health care team의 다양한 직종화를 촉진했다. 그리고 이 사실은 당연한 것으로서, 의료의 질을 확보하고 향상시키는 방향으로 진행되었다. 의료종사자의 직종이 세분화하는데 따라 질의 향상이 완전히 이루어졌다고 말하기는 어렵지만 어느 정도의 성공은 보이고 있으며, 전문성의 확립에 의한 창조적 연구·개발이 촉진되고 있다.

본래 「팀의료」라는 발상은 많은 사람의 구성·조직 속에서 정해진 목표에 도달하기 위한 효과적이고도 효율적인 방법으로서 생긴 것이며, 스포츠에서 말하는 단체경기에서 team play나 team work으로 하는 작업에 준하여 해석되고 있다. 스포츠의 경우라도 그저 단지 팀이 만들어지고 그 팀에서 경기에 참가하는 것만으로는 그 성과를 얻을 수 없다. 승패가 결정되는 경기에 있어서 이긴다는 목표달성을 위한 팀 안의 의사통일과 강력한 리더쉽이 요구되고 있다. 단지 팀을 만들고 팀에서 일을 추진하는 것만으로는 목표달성이 불가능하고, 목표달성을 위해서는 그를 위한 강력한 의사결정과 지도력이 있어야 한다.

그리고 팀을 조직함으로써 개개인의 역할분담이 명확하게 되고, 보다 고도의 전문성이 확보되고, 보다 질이 높은 것이 성과로서 창출되어야 한다. 그러기 위해서는 인적 자원의 효율성이 얻어져야 하며, 비용에 대한 효과도 기대되어야 한다.

만일 이와 같은 효과가 의료팀을 조직해서도 달성되지 못한다면, 전문분화를 함으로써 오히려 환자가 이용하기 힘들게 되고, 시간적·경제적으로 불리하게 작용하여 의료 질의 향상과 의료의 효율성이 대치될 수 있다.

의료현장에 있어서, 팀의료란 방사선사 또는 간호사들과 같이 같은 직종사이의 team play나 team work를 의미할 뿐만 아니고, 오히려 널리 의료종사자인 각 직종사이의 연대작업이며 공

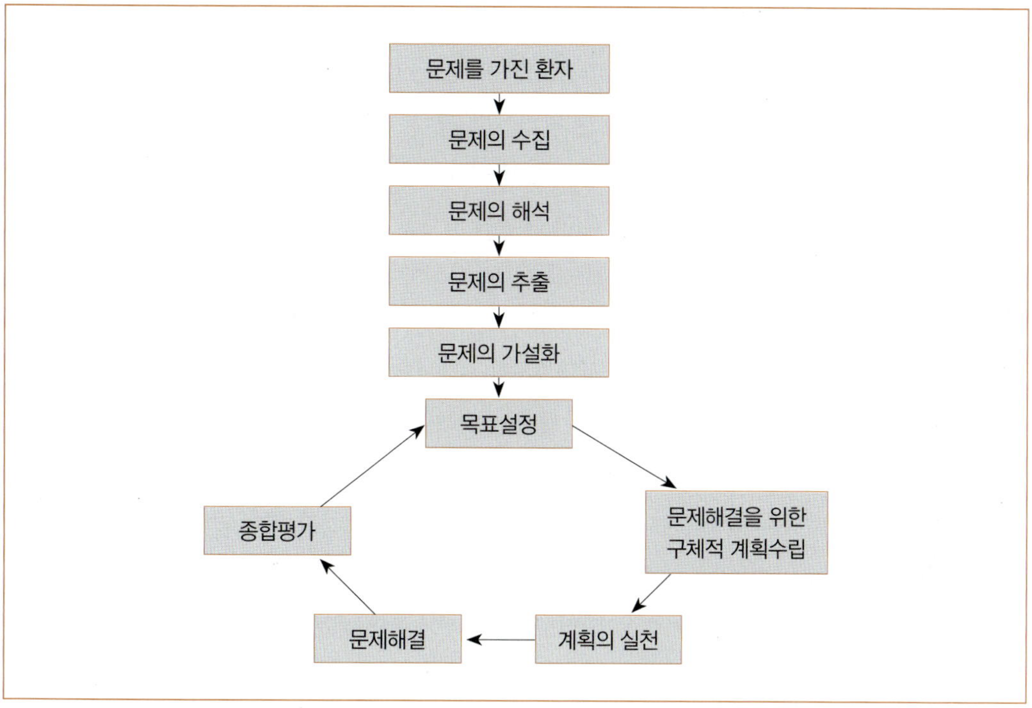

그림 15-1. 팀 접근에 의한 단계적 환자문제 해결을 위한 과정
(확인을 모든 단계에서 한다)

동작업이다. 이와 같은 팀의료의 전개에 의하여 다양한 보건의료의 필요(needs)에 대응하고, 보다 적절한 서비스를 환자에게 제공하고, 보다 질이 높은 care를 약속할 수 있다.

종래의 팀의료는 자칫하면 같은 직종, 즉 의사는 의사, 간호사는 간호사, 방사선사는 방사선사끼리 관계에 있어서 의료행위의 연대로 이해되어 모든 의료종사자의 동료의식은 그다지 배양되지 않았었다. 그러나 장래를 향한 의료사회에 있어서는, 같은 직종사이만이 아니고 모든 의료종사자 사이에 team work이 없이는 의료가 성립되지 않게 되었다.

팀의료의 최종목표는 어디까지나 보다 질이 높은 care와 보다 효율적이고도 효과적인 문제해결이 환자에게 주어져야 하는 것이다. 그러기 위해서는 문제해결을 위한 목표를 모든 의료종사자가 공통적인 목표로서 인식하는 것으로 시작한다. 그리고 이 목표에 도달하기 위해서는 다음 단계로서 문제해결을 위한 계획이 수립되어야 한다.

팀의료에 있어서 계획이 실천되는 경우, 강력한 리더쉽을 누가 발휘하는가 하는 것은 환자의 문제에 따라, 또 문제해결이 필요한 현장에 따라 달라진다. 따라서, 의료문제의 해결을 모든 현장에 있어서 언제나 의사가 주도하여야 하는 것은 아니다. 환자의 문제에 따라서는 방사선사가 주도해야 하는 것도 있다. 물론 그러한 때의 책임은 그를 주도하는 방사선사에게 있는 것은 당연하다. 이와 같은 것이 팀의료의 원칙이다.

그리고 계획이 실천되면 그 성과에 대한 평가가 다음 단계로서 이루어진다. 환자 care의 내용이나 질이 각 단계에 있어서 적절했는가를 확인하고, 만일 적절한 의료행위가 이루어지지 않았다면 어느 단계에서 어떤 원인에 의하여 그러한 행위가 되었는가를 검토하고 feed back을 한다. 그림 15-1에 나타낸 recycle process에 의하여 환자문제를 해결한다.

팀의료는 대규모의 종합병원에서는 물론이고, 소규모의 의료기관에서도 적은 인원수의 구성으로써 더욱 다른 직종과 팀의료가 절실히 요구된다. 적은 인원일 때에 그야말로 다른 직종과 좋은 의사소통(communication)이나 팀플레이(team play)는 절대적으로 필요하다.

특히, 보건소에서는 서울시지역 보건소를 제외하면 각 보건소마다 1명의 방사선사가 근무함으로 다른 직종과 team work이나 주민과 의사소통이 우선 요구되며, 이것은 보건소 업무라는 특수성 면에서도 당연한 것으로 이해된다. 방사선사는 환자나 주민과 접촉하는 의료종사자의 일원이라는 것은 명확한 사실이다.

방사선사로서 전문적 지식과 기술을 지니고 있는 것과 동시에 인간적 태도를 가지고 전인적 의료를 시행해야 한다. 방사선진료 기술은 근래에 특히 눈부시게 발달하였으나, 환자에 대한 응대는 '온정이 있는 care'와 더욱더 거리가 멀어지고, 지시나 버튼 하나로써 조작이 많아진 경향이 있다.

이러한 의미에서, 팀의료의 일원으로서 방사선사의 역할을 논의하는 것은 현실적으로 중요한 과제이며, 나아가서는 21세기에 '인간성 회복을 지향하는 의료'를 위한 가장 합리적인 대책의 모색이라고 할 수 있다.

15-3 팀의료의 필요성

의사 대 환자의 1대 1의 기본적 의료형태는 전통적인 대인의료(對人醫療)로서 많은 국가에서 계속 제공되어 왔으며, 우리나라에서도 개업의의 대부분은 1대 1의 관계로서 의료를 제공하는 형태를 유지하고 있다. 그리고, 이러한 사실은 의료서비스에 있어서 가장 근접한 의료의 형태라는 점에서 우리나라에서는 '전통적 개업의야말로 진정한 의사'라고 인정되어 왔다.

그러나, 이와 같은 의료형태를 현대의 사회 구조, 특히 의료사회 구조 안에서 단순히 의료제공의 한 수단으로써 파악하는 것은 매우 곤란한 것이 되었다. 그렇다고는 하지만, 의료의 근본적인 이념으로서 그것이 계승되어야 할 필요성이 있다.

한 인간을 대상으로 하여 출발한 '개체 의료'가 사회의 형성·발전과 더불어 가족 전원을 대상으로 하는 '가족단위 의료'가 되고, 나아가서는 가족의 집합으로서 '지역 주민집단의 의료'로 확대되어, 의료의 대상이 지역주민이 되어 '지역의료'라고 하는 개념으로까지 발전하기에 이르렀다.

이러한 의료의 발전과정을 거쳐오는 동안에, 의료를 제공하는 현장인 의원이나 병원에 있어서도 사회의 변화·요구에 대응하여 그 형태나 기능·역할이 변천하였고, 동시에 기능분화와 역할분담이 명확히 되고 조직화가 추진되어 현대와 같은 의료기관의 형태로 정비되어 왔다.

한편, 의료제공자 쪽인 의사들에게도 진료기능이 분화되고 전문영역별로 세분화가 진행되었다. 이러한 의사의 전문분야별 분화와 아울러 의사의 업무를 보충하는 형태로 새로운 보건·의료 직종이 나타났으며, 오늘의 현대의료에서는 각종 의료종사자의 역할이 의사의 보완적 업무라고 하는 의미를 넘어 co-work, team-work의 위치를 차지하고 있다.

기술혁신이 이어지고 있는 오늘날에 있어서 의료종사자의 전문성·독자성은 존중되어야 하고, 그들 모두가 없이 의료는 성립될 수 없다고까지 단언할 수 있다. 즉 현대의료에서 의사 혼자서 해낼 수 있는 의료는 존재하지 않는다고 할 수 있다. 이와 같이 의료는 고도화되고, 세분화되고, 전문화되었다.

한 사람의 의사가 가지고 있는 지식·기술 등을 훨씬 초과하는 능력과 업무가 요구되고 있는 것이 현대의 의료사회이다. 이에 부응하기 위해서는 의료종사자의 능력이나 업무의 분담과 동시에 종합이 필요하다. 전문직 집단의 조직적인 의료, 즉 팀의료가 필요하게 된 이유가 여기에 있다고 할 수 있다.

병원에서 의사는 분명 '엄지 손가락'이다. 하지만 다른 '네 손가락'들도 똑같이 위치와 역할이 중요하다.

더구나, 오늘의 의료를 효과적으로 추진하기 위해서는 전문직 집단뿐만 아니라 의료에 지식이 없는 지역주민의 주체적 참가를 요청해야 한다.

WHO(세계보건기구)는 전 세계를 향하여 "2000년까지는 모든 사람에게 건강을"이라고 제창하고, "primary health care의 기본개념에서 지역주민의 생활양식이나 행동양식, 가치관, 문화를 존중하고 중요시해야 하고, 주민 스스로가 개인 또는 집단으로서 자신들의 건강 기획이나 그 실천에 참여하는 권리와 의무를 가진다"고 강조하였다. 즉 보건의료가 주민이나 지역 주체의 것이라는 사실을 명확히 하였다. 이러한 것으로 볼 때, 앞서 말한 넓은 의미의 팀의료에는 주민의 참여가 새로운 의료의 개념에 당연히 요청되는 것이다.

건강이나 질병 care는 이제 제공자와 이용자 쌍방의 협동과 책임에 의해서 행할 의무가 있다. 개인, 가족, 지역, 국가는 각각 그 기능과 역할을 분담해야 하는 것이다.

아울러 "팀의료에 흥미를 가지고 있는 보다 깊은 이유는 특수기술이나 경험을 분담할 수 있는 것과 시설이나 기구를 공유할 수 있는 것으로, 보다 좋은 의사소통을 가져오는데 있다고 생각된다. 그 주요한 목표는 보다 싼 비용으로 보다 높은 수준의 health care를 완수하는 것이다"라고 존 프라이는 강조하였다. 즉 팀의료는 의료의 효율성과 자원의 유효한 이용을 도모하여 의료경제면에서도 편익을 도모할 수 있다는 것이다. 또 팀의료는 각 전문직이 가지고 있는 기술을 최고로 효율성 있게 이용하면서 오히려 각 전문직의 잠재적 역할이나 기능을 확대시켜 가는 방향이라고 할 수 있다. 여기에 팀의료에 의한 의료 질의 확보와 향상이 없으면 팀의료의 이유가 불분명하게 된다.

결국, 팀의료는 의료종사자가 그 전문영역을 가지고 독자성을 유지하면서 같은 직종사이뿐만 아니라 다른 직종 사이에 좋은 연결을 확보하고 스스로를 연마하여, 보다 좋은 patient care를 환자나 지역주민에게 제공하기 위해서 꼭 필요한 것이다.

보건의료인 간 협력에 관하여, 보건의료기본법(법률 제6150호, 2000.1.12. 제정)은 "보건의료인은 국민에게 양질의 보건의료서비스를 제공하고 국민의 보건 향상에 이바지하기 위하여 보건의료서비스를 제공할 때에 그 전문 분야별로 또는 전문 분야 간에 상호 협력하도록 노력하여야 한다."고 규정하고 있다.

15-4 팀의료의 윤리

현대의료는 '팀 워크'로서 수행되고 있기 때문에, 팀의료의 윤리는 의료진 즉, 의사를 비롯한 다양한 보건의료인이 협조관계를 유지하는 것이 중요하다. 보건의료인들이 소속되어 있는 직업단체의 윤리강령이나 상호간에 권리와 의무에 대해서 충실하면서, 그 위에서 일어나는 '대화의 의료'를 슬로건으로 협력을 한다면 딜레마(dilemma)를 어느 정도 방지할 수 있을 것이다.

의사 결정 형태에 민주제, 독재제, 엘리트 지배 등 몇 가지 형태가 있을 수 있다. 민주제라고 하는 것은 구성원이 평등하게 대등한 관계를 가지고 토론을 중요시 하며, 다수결 또는 전원 일치로서 의사결정을 한다. 독재제는 한 사람의 리더가 자기가 결정한 것을 소속한 멤버에게 명령하여 따르게 한다. 엘리트제도는 소수의 선발된 사람에 의해 지배되는 의사결정 구조이다.

그러면, 의료보건인에 의한 팀의료는 어떤 의사결정 형태가 좋은가?

의료팀은 각각의 직종에서 훈련과 경험을 쌓은 전문직 인력이 모인 집단이기 때문에 서로가 평등하고 대등한 입장에서 참가하는 것이 당연하다. 의사결정의 순서는 어디까지나 민주적으로 이루어져야 한다. 다른 팀의 멤버에게 강제력을 행하는 것은 바람직하지 않다. 모든 멤버가 윤리적 자유를 실행하는 주체로서 서로 자각하고 있을 필요가 있다.

이런 점에서, 전통적으로 엘리트 의식이 강한 의사와 다른 멤버사이에 잠재된 알력이 때때로 심각하게 일어날 수가 있다. 업무성격이나 특성을 고려하지 않은 채 일방적으로 요구하기만 하는 의사집단에 대해, 지원인력들의 불만스런 목소리가 높을 수 있다. 그런데 의사들은 오히려 지원인력들의 협조가 부실하다며 불평하기도 한다.

의사와 비의사 사이 갈등은 임상과 사이 갈등, 진료지원부서 사이, 행정부서 사이, 행정지원-진료지원 부서 사이의 상호갈등 중 일부에 불과하다. 아울러 팀 워크를 실천하는데 경험이 짧은 사람은 다른 멤버와 의사소통이 잘 이루어지지 않기도 하고, 상하관계에 대하여 고민하는 일이 적지 않다.

팀 멤버로서 유의해야 할 점은 다른 직종 멤버가 사용하는 전문 용어나 지식, 정보를 이해하는 노력을 게을리 해서는 안되고, 자신의 생각과 마음을 열고 명확하게 대화해야 한다. 다른 생각을 가진 사람에 대해서는 왜 이해 되지 않는가를 깊이 생각해 볼 필요가 있다. 기본적으로 협조적인 노력을 해야하고, 필요하다면 인내력을 가지고 협의를 계속해야 한다.

팀으로서 일치된 행동을 하는 것이 중요하다는 것은 말할 필요도 없다. 그것이 불가능할 경우는 팀의 기능을 다 할 수 없다. 아울러, 팀 워크를 한다고 해도 한 사람이 독자적인 기능을 하게 되기 때문에 각자는 자신의 행위를 독자적인 책임을 가지고 자발적인 선택을 해서 수행해야 한다. 그리고 자신이 선택한 행위의 결과가 의도에 달리 팀 멤버에게 해를 준다거나 폐를 끼친다거나 한다면 반성하지 않으면 안된다.

예를 들어, 동기가 좋다고 해도, 잘 될거라고 생각한 행위라도, 예기치 않은 나쁜 결과가 일어난다면 행위자의 책임을 면하기 어렵다. 물론, 누구라도 자연재해와 같은 불가피한 상황의 결과에 대해서는 직접 책임이 있는 것은 아니다. 그러나 큰 재해나 긴급상황시 팀 기능에 대해서도 평소에 역할이나 책임의 소재를 명확하게 해 두어야 한다. 그렇게 해도 인간의 생사와 기능 회복에 관련된 상황에 대해서는 특별하게 신중하고 책임의식이 있어야 할 것이다.

☺ 생각을 여는 창 33

의사가 줄 수 없는 기쁨

안녕하세요. 저는 지금 병원에 근무하고 있는 간호사입니다. 저는 대학 때 간호학이 왜 필요한지 의문을 가졌었습니다. 그렇지만 현재 임상에서 일하면서 저는 행복합니다. 말이 아닌 행동으로 내가 누군가에게 도움이 될 수 있다는 것, 제겐 정말 너무나 기쁜 일입니다.

밤 근무를 하며 어두운 병실을 돌며 환자들을 돌아볼 때, 전 행복합니다. 저로 인해 환자 분들이 플르이드(수액)가 다 들어가서 공기가 들어갈 걸 염려하지 않고 편히 주무십니다. 상처가 나거나 어디가 아프거나 하면 뛰어와 저를 부르며 도움을 요청합니다. 분만실에서는 제가 그 손을 놓고 갈까봐 '같이 있어 달라'고 하고, 잠시 같이 있어 주면서 등이라도 한번 쓸어주면 무척 고마워하시며 평안해 하십니다.

생각해보면 세상 어느 곳에서 제가 그렇게 누군가에게 필요한 사람, 도움이 되는 사람이 될 수 있을까요? 간호학과 학생 때는 의사의 명령만 따르는 직업이 간호사라고 생각했답니다. 이제는 그게 아닌, 내가 진정 누군가에게 필요한 존재라는 것을 압니다.

간호사의 일이 사람들에겐 힘들어 보일지 모르지만 여기서 누리는 기쁨과 감사는 그 무엇에 비할 수 없습니다.

*이신애(간호사)의 글 〈사람들의 이야기/기쁨〉(의료선교 잡지 「물댄동산」)에서.

Chapter 16

전문직으로서의 방사선사

16-1 전문직과 방사선사

전문직(profession)의 개념과 철학은 그 시대와 사회의 변천과 요구에 따라 변화·발전한다.

Shephard, William은 「The professionalization of public health」에서 보건의료 분야 전문직의 기준을 다음과 같이 제시하였다.

① 전문직은 사회적 요구에 부응하며, 잘 확보되고 사회적으로 받아들여진 과학적 원리에 기초해야 한다.

② 전문직은 사회적 및 문화적으로 인정되는 적합한 전문적 교육이 요구된다.

③ 전문화되고 체계화된 지식체를 소유하여야 한다.

④ 일반 대중이 소유하지 못한 필요한 기술을 논증하여야 한다.

⑤ 실험과 경험에 의하여 습득된 과학적 기술을 개발하여야 한다.

⑥ 즉각적인 지시나 감독을 해야하는 종류의 일과가 아니며, 업무수행과 태도에 관한 분별과 판단을 위한 실습이 요구된다.

⑦ 수행이나 시간소요에 의해 표준화된 것이 아니라, 결과가 유익한 일의 유형이 되어야 한다. 이는 응분의 보수를 받는 직업이 되어야 하며, 그 일의 결과는 그 시행단위에 있어 표준화된다.

⑧ 과학적인 지식을 확대시키기 위해 계획된 전문직 단체의 회원의식을 갖고 있어야 한다.

⑨ 일생동안 보유할 수 있는 충분한 자아 추진력을 갖고 있어야 한다.

⑩ 확립된 윤리규범에 맞는 생활을 하고 사회에 대한 의무를 인식하여야 한다.

전문직과 비전문직을 구분하는 기준은 무엇일까? 전문직이 갖는 의미 중의 하나는 일에 상응하는 보수를 받는다는 것이다. 그리고 전문직 종사자들의 보수 수준은 일반적으로 높다. 그러나 보수를 많이 받는다고 해서 모두 전문직은 아니다. 예를 들어 프로운동선수, 연예인 경우, 높은 수입을 얻는 직종이지만 전문직은 아니다.

그렇다면 전문직은 높은 보수이외에 전문직의 특성을 설명하는 또 다른 조건이 있어어야 한다. 어느 직종이 전문직이 되기 위해서는 세가지 필수적인 조건을 갖추어야 한다. 첫째, 상당한 기간 동안 소정의 훈련(training) 또는 교육을 받아야 한다. 둘째, 전문직의 훈련은 상당한 지적 요소(intellectual factor)를 가지고 있어야 한다. 셋째, 훈련받은 능력으로 사회에 주요한 서비스(service)를 제공한다는 것이다.

21세기 들어 과거 어느 시기보다 전문화된 지식의 활용이 요구되어 전문직 직종과 종사자의 숫자가 급속하게 증가하고 있다.

한편 전문직이 되기 위해서는 반드시 필요한 것은 아니지만 대부분의 전문직에 공통적으로 해당되는 특징들이 있다. 첫째, 우선 많은 전문직이 면허(licene) 또는 자격(certificate)를 갖고 있다. 둘째, 전문직은 회원들로 이루어진 조직을 갖는다. 이러한 전문적 조직은 회원들의 권리나 경제적 이익을 위해 활동하는 것이 보통이나. 노동조합과는 성격이 다르다는 점에 유의할 필요가 있다. 셋째, 전문직 종사자는 업무 수행에 있어서 개인적으로나 직업집단 전체적으로나 넓은 범위의 자율성과 재량권을 갖는다. 넷째, 전문적 자율성의 범위 안에서 판단하고 실천한 일에 대해 전문직 종사자는 폭넓은 책임을 져야 한다. 전문직의 명예와 특권은 폭넓은 책임의식이 있어야 비로소 가능하며 유지될 수 있다. 전문직 조직은 전문적 실천 행위에 있어서 높은 수준의 기준을 유지하고 강화하기 위해 윤리강령의 형태로 선언적 장치를 가진다.

보건의료기본법(법률 제6150호, 2000.1.12. 제정)은 "보건의료인이란 보건의료 관계 법령에서 정하는 바에 따라 자격、면허 등을 취득하거나 보건의료서비스에 종사하는 것이 허용된 자를 말한다."라고 규정하고 있으며, 방사선사는 의료 관계 법령에서 정하는 바에 따라 자격·면허 등을 취득하고 보건의료서비스에 종사하는 것이 허용된 전문직이다.

보건의료기본법은 보건의료인의 책임(제5조)을 다음과 같이 밝히고 있다.

① 보건의료인은 자신의 학식과 경험, 양심에 따라 환자에게 양질의 적정한 보건의료서비스를 제공하기 위하여 노력하여야 한다.

② 보건의료인은 보건의료서비스의 제공을 요구받으면 정당한 이유 없이 이를 거부하지 못한다.

③ 보건의료인은 적절한 보건의료서비스를 제공하기 위하여 필요하면 보건의료서비스를 받는 자를 다른 보건의료기관에 소개하고 그에 관한 보건의료 자료를 다른 보건의료기관에 제공하도록 노력하여야 한다.

④ 보건의료인은 국가나 지방자치단체가 관리하여야 할 질병에 걸렸거나 걸린 것으로 의심되는 대상자를 발견한 때에는 그 사실을 관계 기관에 신고·보고 또는 통지하는 등 필요한 조치를 하여야 한다.

위에서 살펴본 기준과 특징을 적용하건데, 방사선사는 전문직 보건의료인에 틀림없다. 역할에 상응하는 보수와 명예 그리고 사회적 기여와 보람이 있고, 전문직이 누리는 특권(privilege)과 의무(duty)가 있다.

'의료기사 등에 관한 법률(법률 제4912호)'은 "방사선사는 전리 및 비전리방사선의 취급과 방사성 동위원소를 이용한 핵의학적 검사 및 의료영상진단기·초음파진단기의 취급, 방사선기기 및 부속기자재의 선택 및 관리업무에 종사한다"고 규정하고 있다. 아울러 "의료기사가 아니면 의료기사의 업무를 행하지 못한다"고 규정하고 있어 방사선의 의학적 적용과 영상진단에 있어서 전문직 방사선사의 역할이 절대적임을 보장하고 있다.

방사선사는 전문직으로서의 특정수준, 즉 방사선사가 되는 특정의 고도의 기술을 가지고 있으며, 또한 전문성의 업무내용, 즉 업무를 타 직종의 사람이 대행할 수 없다는 독자성을 가지고 있다는 측면에서 방사선사의 업무는 다른 직종과 견줄 수 있는 독자성과 전문성을 가진다.

방사선사(Radiologic technologist)의 전문성은 국가면허 제도로서 보호되어 있다. 면허(license, licence)란 소관 행정당국으로부터 어떠한 특수행위를 할 수 있도록 허락을 받는 것이다. 즉 법률에 의하여 일반인에게는 허락하지 않는 직업적 행위를 국가가 가진 권리로 특정인에게 허락을 하는 것이다. 법률상의 면허라는 용어는 단순한 금지의 해제를 의미하는 경우도 있고, 법이 정한 특수한 자격에 근거하여 어떤 직업적 행위를 할 수 있는 권리를 허락하는 경우도 있다. 방사선사의 면허는 후자에 해당되는 것으로서, 보건복지부 장관을 통하여 고유의 직업적 행위를 업무로 할 수 있는 권리를 국가로부터 허락받는 것이다. 또한, 이 허락없이 직업적 행위를 하는 것은 불법을 의미한다. 이 허락이 공식으로 문서화된 것이 면허증이다.

방사선사는 세계 여러 나라의 Radiological Technologist, Medical Radiation Technologist, Medical Radiological Technologist, Radiographer, Diagnostic Imaging Technologist, Radiation Therapist, Sonographer, Nuclear Medicine Technologist 및 여러 나라에서 일정한 전문교육 프로그램을 수료하고 일정한 자격을 인정받은 인력을 포함한다.

방사선사는 한국표준직업분류 (韓國標準職業分類, 영어: Korean Standard Classification of Occupations, 약칭: KSCO)에 따라, 전문가 및 관련 종사자-> 보건.사회복지 및 종교직-> 방사선사(고유번호 2452)로 분류되어 있다(통계청 고시 제2017-191호, 2017. 7. 3. 참조).

☺ 생각을 여는 창 34

직업의 의미

「직업이 없으면 나의 존재도 없다」-이것은 늘 나의 다짐이다.

직업은 곧 삶의 큰 가치이다. 물론, 그것은 삶의 큰 방편이기도 하지만, 사람들은 학창시절을 넘어 독립된 인생의 세계를 열면서 직업과 직장의 선택 앞에 서게 된다. 그것은 전 인생을 통해 거치는 선택 중에서 다섯 손가락 안에 꼽아야 하는 중요한 선택이다.

인생행로에서 신중한 선택을 해야 할 것이 한둘이 아니지만, 직업을 선택하고 직업을 바꿀 때의 선택만큼 중요한 것도 드물다.

직업은 인간만이 가지는 특권이며, 역할이다. 자연세계 속에서 동식물도 더러는 특유의 역할이 분담되어 있다고 하지만, 그것은 지극히 제한적이며 자유로운 선택 사항이 아니다.

직업을 가진 자의 기본적 덕목은 최선과 성실이다. 한 에피소드에 의하면, 의사와 여느 사람이 원수를 외나무다리에서 만났을 때에 명백하게 다른 점이 있다고 한다. 여느 사람은 만나자마자 다짜고짜로 멱살을 붙잡지만, 의사는 상대방이 어디 아픈데는 없는지를 살피고 그것을 돌보아 준 다음에라야 멱살을 붙잡을 수 있다고 한다. 도둑 강도가 아닌 다음에는 어떤 직업을 가지든지, 가장 우선할 덕목은 최선과 성실이다. 결국, 사람이란 우주 속에 성실한 한 그루의 나무가 아닐런가.

직업은 이웃과 사회와 세계를 향한 인간의 역할이며, 봉사적 몫이다. 그러기에 직업이 무엇이든지, 직업의 귀하고 천함을 넘어 값어치가 있다.

직업은 삶의 큰 방편이며, 수단이다. 그러나 되짚어 보면, 직업이 단순한 돈벌이에 머문다고 생각하면 범속한 인간의 수치일 뿐이다. 인간은 무엇보다 자신과 가족의 생존을 유지하기 위해 일을 해야 하고, 일에 대한 정당한 대가를 추구한다. 그러나, 그런 차원을 넘어 자아의 능력과 보람을 쏟아야 할 대상이 또한 직업이다.

직업의 귀중함과 즐거움을 깨닫지 못한다면 그 삶은 얼떨떨하고 짜증스럽고 째째한 삶이 될 수밖에 없다.

한편, 미래를 준비하는 학생들이 명심해야 할 것이 있다. 직업은 낙원이 아니며 이상의 세계가 아니다. 그것은 냉엄한 현실인 동시에 상황이다. 그렇기 때문에 너른 직업의 바다에 나아가고자 하는 학생들은 서둘러 풍랑을 견뎌낼 채비를 갖추어야 한다. 직업을 준비하는데, 자신의 미래를 여는 일에 큰 비전을 품고 '젊은 시간'을 서슴없이 쏟아야 한다.

「Work, for the night is coming.」(힘써 일하라. 인생의 어두운 밤이 곧 오리니.)-이것은 늘 내 마음에 담고 있는 또 하나의 아포리즘이다.

*최종학 교수의 수필 〈직업의 의미〉 (고대방사선과 교우회보, 제23호)에서.

16-2 방사선사의 업무범위

1973년에 의료기사법이 제정·공포됨에 따라 종전의 「엑스선사」는 「방사선사」로 명칭이 바뀌었다.

업무범위(표 16-1)도 1963년에 공포된 의료보조원법 시행령에서는 "엑스선을 취급 조작하여 진료의 목적으로 이를 인체에 조사하는 진료X선 조작업무"로 규정하였으나, 1973년에 공포된 의료기사법 시행령에서는 "전리 및 비전리 방사선의 취급과 방사선기기 및 부속기재의 선택 및 관리업무"로 확대되었다. 그 이후 개정된 의료기사법 시행령(1982, 1989)에서는 "방사성 동위원소를 이용한 핵의학적 검사 및 의료영상진단기·초음파진단기의 취급"을 추가하여 new medical image modality를 포함시켰다.

오늘날 의료기관의 진료·의학영상관리·방사선관리·시설장비관리 영역에서 방사선사들의 역할은 증대되고 있으며, 방사선사들이 소속한 진료과 명칭도 이전에 "방사선과" 단일과에서 '영상의학과(진단방사선과)' '핵의학과' '방사선종양학과(치료방사선과)'로 전문화되었다.

방사선사의 업무범위는 더욱 확대되어 가는 추세이고, 방사선 관련기기나 기술도 혁신되고 고도화되고 있다. 앞으로 방사선사에게는 보다 고도의 전문성이 요구되며, 따라서 방사선사는 급속하게 발전하는 기술혁신에 뒤지지 않도록 자기 연마에 힘쓰고 아울러 새로운 것에 대해 적극적으로 수용하려는 태도를 항상 지녀야 한다.

한편, 최종학 등은 '방사선사 업무의 발전에 관한 조사 연구'(2006)을 통해 방사선사 업무범위의 개정안(표 16-2)을 제안하였다.

표 16-1. 방사선사의 업무범위

구 분	업무범위	비 고
엑스선사	엑스선을 취급조작하여 진료의 목적으로 이를 인체에 조사하는 진료엑스선 조작업무에 종사한다.	의료보조원법 시행령 (1964. 5. 21 공포)
방사선사	전리 및 비전리방사선의 취급과 방사선기기 및 부속기재의 선택 및 관리업무에 종사한다.	의료기사법 시행령 (1973. 9. 20 공포)
	전리 및 비전리방사선의 취급과 의료화상진단기의 취급, 방사선기기 및 부속기자재의 선택 및 관리업무에 종사한다.	의료기사법 시행령 (1982. 10. 13 개정)
	전리 및 비전리방사선의 취급과 방사성동위원소를 이용한 핵의학적 검사 및 의료영상진단기·초음파진단기의 취급, 방사선기기 및 부속 기자재의 선택 및 관리업무에 종사한다.	의료기사법 시행령 (1989. 4. 4 개정)

표 16-2. 방사선사의 업무범위 개정안

현행(2022년 현재)	개정안*
방사선사는 전리 및 비전리방사선의 취급과 방사성 동위원소를 이용한 핵의학적 검사 및 의료영상진단기·초음파진단기의 취급, 방사선기기 및 부속기자재의 선택 및 관리업무에 종사한다.	방사선사는 전리 및 비전리 방사선을 이용한 검사 및 치료, 방사성 동위원소를 이용한 핵의학 검사 및 치료, 의료영상진단기, 초음파진단기를 이용한 검사(심장초음파, 뇌혈류 초음파 등), 의료영상정보전달 시스템(PACS 및 디지털 영상관리), 전리 및 비전리 방사선기기의 안전관리·정도관리·영상품질관리, 전리 및 비전리 방사선기기 및 부속기자재 선택, 방사선 검사 및 치료를 위한 전 처치에 종사한다.

*출처 – 최종학 외: 방사선사 업무의 발전에 관한 조사 연구,「방사선기술과학」, 29권3호, 2006.

16-3 방사선사의 업무내용

방사선사의 전문직으로서의 법적 신분과 업무범위는 의료기사법에 규정되어 있다. 현행 의료기사법 시행령(1989. 4. 4 개정)에 규정된 방사선사의 업무범위는 "전리 및 비전리방사선의 취급과 방사성 동위원소를 이용한 핵의학적 검사 및 의료영상진단기·초음파진단기의 취급, 방사선기기 및 부속 기자재의 선택 및 관리업무"이다.

방사선사의 특정 분야 즉 방사선진단, 방사선치료, 핵의학, 초음파, Digital Imaging, MRI 분야에서 공통적인 역할은 다음의 7개 사항이다. ① patient care ② 기술의 이용 ③ 방사선량의 최적화 ④ 임상적 책임 ⑤ 조직 및 관리 ⑥ 품질관리 ⑦ 교육 및 연수

한편 방사선사의 실제 업무내용은 의료기관의 특징·규모나 진료진의 조직, 외래 및 입원 환자의 조건 등에 따라 각각 다르다.

방사선사의 일반적인 업무내용을 영상의학부문, 방사선치료부문, 핵의학부문으로 나누어 설명하면 다음과 같다.

1. 영상의학 부문에서 업무

흉부·복부·골격 등 일반촬영, 조영촬영, 간접촬영, 치과촬영, 혈관연속촬영 등 특수촬영, CT 검사, 초음파검사, MRI검사, 병실 및 수술실촬영, 응급환자 촬영, 필름현상처리, 디지털 영상처리, 촬영 후 영상의 점검·평가, 의료영상의 품질관리, 검사의뢰서의 점검, 영상재료의 관리, 조영제 등의 약품관리, 장치의 보수관리·작업전의 점검·정기점검, 보조기구와 고정기구의 정비·조정·제작, 각 검사실·촬영실·조작실 등의 환경관리, 누설선량의 측정, 방사선에 대한 안전 관리, 진단용 방사선 발생장치의 안전관리, PACS 시스템 관리, 기타 소모품의 관리, 사무적인 업무 등.

2. 방사선 치료 부문에서 업무

치료계획, 고에너지 방사선 치료, 밀봉 소선원 치료, 선원 관리 및 치료협조, 보조기구와 고정기구 및 방어용구의 정비·제작·조정, 장치의 보수점검, 방사선 관리, 선질 관리, 선량 측정, 누설선량 측정, 피폭방어 대책, 선량계 등 측정용 기구의 관리, 관리구역 등 각 실의 환경정리, 작업전의 점검, 작업후의 점검, 정기점검, 치료의뢰서의 점검, 소모품 관리, 기타 사무적인 업무 등.

표 16-3. 관리직 방사선사의 직무

업무의 분류	방사선과 기사장·실장의 직무	팀장·감독·책임 방사선사의 직무
병원의 운영관리에 참여	1. 관리자회의 등의 참가 2. 관련 위원회(교육·연수, 방사선관리, 건축 등) 참가 3. 조사, 통지, 보고사항 등에 관한 것 4. 기타 필요한 사항	1. 견학자, 실습자의 안내, 설명에 협력
인사·노무관리에 관한 업무	1. 방사선사의 채용, 배치 등 인사에 관한 사항 2. 승진 및 근무내용의 평가에 관한 신청 3. 근무시간의 관리 및 각종 수당의 신청 4. 연차휴가의 적정한 조정 5. 기타 필요한 사항	1. 근무시간의 노동력 조정 2. 근무환경의 개선 3. 인간관계의 조정
과 운영에 관한 업무	1. 업무분석과 내용 개선 2. 인원의 적정 배치 3. 환경정비, 효율적인 운영 4. 위험 방지대책 5. 다른 과 및 다른 직종과의 조정 6. 각종 통계조사에 관한 것 7. 과내의 회의 개최	1. 진료계획의 수립과 추진 2. 방사선사 근무표의 작성 3. 기술개발, 향상의 추진 4. 장치, 기기의 안전관리 5. 설비의 효율적인 활용 6. 기술지도 및 장치의 정도관리 7. 환자 care의 개선
방사선관리에 관한 업무	1. 방사선 안전관리 업무의 총괄 2. 방사선시설의 보수 관리 3. 교육훈련의 계획, 실시 4. 개인피폭의 관리 및 건강진단의 추진	1. 관리구역의 방사선 측정, 기록 2. 피폭방지, 오염방지의 대책 수립 3. 긴급시의 대책수립 및 조치
물품의 공급, 관리에 관한 업무	1. 과 예산의 작성, 제출 2. 기기의 선정, 구입, 검수 및 폐기에 관한 수속 3. 비품, 각종 소모품 등 필요한 물품의 조달 공급 4. 물품의 종합적인 관리 및 운영 5. 관계장부의 작성, 보관 6. 기타 필요한 사항	1. 기기의 선정, 검수 2. 기기의 성능검사 3. 기기 및 비품의 보수 4. 비품의 정비, 소모품의 보관 관리 5. 사용약품의 보관 정리 6. 각종 기록의 정리, 보관
연수, 실습에 관한 업무	1. 연수생, 실습생의 실습 계획 2. 파견연수, 연수교육 등의 참가 계획	1. 연수생, 실습생의 지도 및 관리
재해방지에 관한 업무	1. 사고방지 대책 관리 2. 재해시의 대책 관리	1. 사고방지 대책 수립 2. 재해시의 대책 수립

3. 핵의학 부문에서 업무

핵의학 검사실의 출입관리, in *vivo* 검사, in *vitro* 검사, 방사능 분석, 방사면역측정, 비밀봉 선원의 관리, 피폭방어 대책, 오염방어 대책, 배기배수 폐기물의 처리·관리, 방사능오염관리, 관리구역의 환경정리, 선량 측정, 선량계 등 측정기구의 관리, 장치의 보수관리, 핵종의 사용명세 서류 및 기타 각종 의뢰서의 기록과 관리, 데이터처리, 작업시작시 점검, 작업후 점검, 정기점검, 소모품의 관리, 기타 사무적인 업무 등.

비교적 규모가 큰 병원에서 관리직 방사선사(영상의학과, 핵의학과, 방사선종양학과 기사장·실장, 팀장·감독·책임 방사선사 등)의 직무를 예시하면 표 16-3과 같다. 관리직 방사선사는 경영자·관리자의 안목과 책임의식, 능력을 갖추어야 한다.

현대 조직사회에서 탁월한 경영자·관리자는 카리스마가 있는 리더가 아니고 조직의 장기적인 계획과 시스템을 만드는 경영자·관리자이며, 많은 조직구성원들이 자발적으로 탐구하게 하는 시스템을 구축하는 사람이다.

앞으로 방사선의료는 그 발전의 한계가 없이 더욱 진보할 것이다. 아울러 방사선사의 업무내용과 조직도 다양하게 변모되고, '전문방사선사 제도'가 도입되어 방사선사 영역의 전문화가 정착될 것으로 전망한다.

우리나라에서 전문방사선사(Clinical specialist in radiologic technology) 제도는 최종학 등(최종학 외: 전문방사선사 제도의 개발에 관한 연구, 방사선기술과학, 23권 1호, 2000.)에 의해 제안되었으며, 2004년부터 민간자격(대한방사선사협회 주관)으로 운영되고 있으며, 앞으로 전문의, 전문간호사 자격처럼 국가자격으로 발전시킬 필요가 있다.

2022년 현재, 대한방사선사협회 주관으로 매년 정기시험이 시행되고 있는 전문방사선사 자격은 다음과 같다.

*국제 전문방사선사:

① 영상정보관리 전문방사선사
② 방사선정도관리 전문방사선사
③ 방사선안전관리 전문방사선사
④ CT 전문방사선사
⑤ MRI 전문방사선사
⑥ 임상초음파 전문방사선사(복부)
⑦ 유방 전문방사선사
⑧ 치료 전문방사선사
⑨ 핵의학 전문방사선사

*국내 전문방사선사:

① 임상초음파 전문방사선사(산부인과)
② 임상초음파 전문방사선사(유방)
③ 임상초음파 전문방사선사(심장)
④ 임상초음파 전문방사선사(혈관)
⑤ 임상초음파 전문방사선사(근골격)
⑥ 투시 전문방사선사
⑦ 혈관중재 전문방사선사(일반)

*방사선 의학 물리사

16-4 방사선사 업무의 특수성

영상의학과·핵의학과·방사선종양학과(치료방사선과)가 의학분야에서 전문 진료과로서 급속한 발전을 하고 있어 전문적인 방사선 진료가 시행되고 있다.

의료기관의 시설 중에서 중추적인 부분인 영상의학과·핵의학과·방사선종양학과는 고액의 첨단의료기기를 수용하고, 눈에 보이지 않는 각종 방사선검사나 방사선치료를 담당하고 있으며, 최신 의학영상검사를 실행하고 있으며, 그곳에서 작업하는 방사선사의 업무는 다음과 같은 특수성을 가지고 있다.

① 고액의 첨단의료장치를 취급함으로 그 운용·조작이나 보수관리는 의료기관의 경영에 큰 영향을 미친다.
② 의학영상검사, 핵의학검사, 방사선치료는 각 진료과 전체가 대상이 되므로 환자 모두가 업무의 대상이 된다.
③ 환자의 생명을 책임지고 있으므로 검사나 치료를 하는데 사고나 과실은 절대 있어서는 안 된다.
④ 업무의 대상이 인간(환자)이므로 방사선사의 인간성이 높은 차원으로 기대된다.
⑤ 의사와 간호사를 비롯하여 많은 의료종사자와 협조하여 작업을 하는 것이 많아서, 업무를 수행하는데 있어서 팀의료 차원에서 다른 직종과의 조화와 협력이 특히 필요하다.
⑥ 의학과 과학의 발전에 따라 항상 새로운 지식과 기술을 습득할 필요가 있다.
⑦ 방사선을 취급함으로 항상 방사선피폭 방어, 즉 환자와 일반인 그리고 의료종사자 등의 피폭경감에 대해서 여러가지 관점에서 유의하여 안전성을 확보하여야 한다.
⑧ 매일 방사선을 취급하고 환자와 만나므로 자기자신의 건강관리에 유의하여야 한다.

16-5 방사선사의 직업적 긍지

방사선사는 의사나 간호사와 같이 환자를 대상으로 하는 의료행위를 하는 특수한 직업이므로 '생명의 가치'에 대한 특별한 자각이 필요하다.

일부 방사선사는 최근의 사회풍조에 따라서 직업을 경제적 의미만을 강조하여 단지 「돈벌이 방법」으로 생각하고 보다 좋은 돈벌이가 있을 때까지만 큰 탈 없이 직장을 지키자는 적당주의로 생활을 하고 있는 경향이 있다. 이는 현세대가 물질만능과 편의주의의 사고방식에 빠져 직업에 대한 확고한 사명감을 가지고 있지 않음을 나타내고 있다.

근원적으로 말하면, 사람은 돈만을 좇아 살지 않는다. 훌륭하고 탁월한 사람일수록 일에서 얻는 보람과 재미를 우선한다.

방사선사가 우수한 기술이 있다 치더라도 이것만으로 환자의 치료나 건강을 보장·유지시킬 수 없다. 특히 환자는 사랑과 봉사로써 정신적인 후원이나 격려와 위로를 필요로 하고 있다. 따라서, 방사선사는 이런 점을 인식하고 방사선사와 환자는 상호 존경하고 신뢰하며, 마음으로부터의 인간애를 나누어야 하며, 이를 위해서는 먼저 인간성 및 정신적 가치에 주목하는 안목이 있어야 한다.

의료계라면 의사와 환자로 구성된 것으로 생각하고 co-medical field에 종사하는 사람은 의사의 보조에 불과하다고 스스로 경시하는 입장에 있는 수가 있다. 그러나 고도로 발달된 현대의료 구조는 환자를 중심으로 한 의료종사자 사이에 명확한 업무한계가 있다는 것을 자각하고, 환자의 기대에 보답하지 않으면 안된다. 즉 평생을 방사선기술의 발전과 환자를 위해서 전력을 다한다는 사명감을 가진다면 보람있는 전문 직업인으로서의 긍지를 가지게 될 것이다.

의사와 마찬가지로 방사선사는 환자를 응대하는 것이 그 직무로서, 환자와 올바른 상호 인간관계 속에서 자기의 직무를 다하고 책임을 완수하여야 한다. 의학은 단순한 이론만이 아니고 질병의 치료와 건강을 향상시키는 실천과학이며, 사람을 대상으로 하고 있으므로 방사선사도 인간에 대한 올바른 이해가 필요하다. 따라서 방사선사는 생활을 하기 위한 경제적 방편으로만 직업에 종사할 것이 아니라 병자(환자)를 구하고 생명을 지킨다는 사명감을 확립하고, 인생의 의의를 더욱 소중하게 하는 소중한 직업이라는 것을 자각하여야 한다.

방사선사는 의료사회에서 변화추세에 맞춰 기대되는 국민, 환자, 의료팀으로부터의 신뢰를 확보하기 위해서는 전문지식을 충분히 가지는 것과 아울러 전문직에 대한 사명의 중요성을 인식할 필요가 있다.

국민, 환자, 의료팀을 '방사선사의 3대 고객(customer)'이라고 한다.

생각을 여는 창 35

직업 정신을 이어 가는 삶

선생이 되기보다
스승으로 사는 삶이 힘들 듯이
순결한 한 남자와 한 여자가 성혼에 이르기보다
버거운 것은
세상의 아비·어미로 사는 삶

시작보다
힘겨운 것은
중심을 잃지 않고
끝끝내 쓰러지지 않고
줄기차게 나아가는 것

바람결에 촛불을 켜기보다
안타까운 것은
촛불을 지키는 것

청춘의 속살을 열어 보인
꽃과 연인을 추억하기보다
잊을 수 없는 것은
진중하게 꺼져가는 생명의 임종

*최종학(고려대 방사선학과 명예교수) 시 "산에 오르며"
(시집 "꽃이 보내온 행복 노래"에 수록)

16-6 방사선사와 의료정신

진정한 의료의 달성을 위해서는, 의학은 과학과 예술이 결합하여 조화된 것이어야 한다. 과학은 의학에 관한 체계적인 지식과 기술이고, 예술은 인간성(혼)의 의미이다. 의학은 과학이지만 수학적 학문이 아니다. 거기에는 깊은 철학(정신)이 숨어 있어야 한다. 그런 의미에서 의학은 곧 예술(art)이기도 하다.

최근의 의료에 있어서 기술혁신은 자칫하면 누구를 위한 의료인가를 잊기 쉽다. 질병을 가진 인간을 치유하는 의료의 목적을 잃어 버렸을 때에는 「인간부재의 의료」가 되어 버린다.

오늘날 "질병은 진찰하지만, 환자는 보지 않는다"라는 말이 있다. 이것은 의사에게만 해당되는 말이 결코 아니다. 이 말은 의사를 비롯하여 모든 의료종사자에게 해당된다는 사실을 인식해야 한다. 이것은 바로 의학이 단지 과학이 아니고 예술이라는 확인과 현대의 기술혁신 속에 의료정신이 상실되어 있는 것에 대한 경고이다.

특히 최첨단 기술인 방사선의학·영상의학·방사선종양치료 기술에 종사하는 사람들은 깊이 음미해야 할말이다.

이러한 의료정신은 짧은 기간 안에 몸에 익혀지는 것은 아니다. 오랜 동안의 경험과 학습의 축적에 의한 성과로서 비로소 얻어지는 것이다.

팀의료의 전개 이전에 방사선사 개개인은 우선 의료에 임하는 태도, 마음가짐을 살펴야한다. 그리고 방사선사는 방사선부문에서 한 사람인 동시에 병원·직장 전체의 일원이라는 것을 확인하고, 그 안에서 자신이 어떤 입장과 역할·기능을 분담할 것인가를 생각할 필요가 있다. 따라서 전체의 흐름과 자기를 연결시켜야 한다.

더욱 나아가서 관리자(경영자)적 입장에서 넓은 시야로 사물을 판단, 처리하는 것이 중요하다. 그러한 관점에서 사물을 판단·처리하는 태도가 습관화됨으로써 자연히 의료정신이 몸에 배어 오는 것으로 생각된다.

어느 시대의 의료도 마땅히 그러하겠지만, '무한 친절의 경쟁시대'를 지향하는 오늘의 의료는 한층 더 인간성이 풍부한 의료가 요구된다. 의료종사자로서 교만하고 환자들 위에 군림하는 태도는 허용되지 않을 것이다.

환자에 대한 방사선사의 대응은 환자의 생명에 직·간접으로 영향을 크게 미친다. 그 뿐만 아니라, 방사선사가 그 환자를 지켜보는 가족을 어떻게 응대하는가에 따라 방사선사에 대한 사회적 평가나 병원 전체의 평가가 결정되어 질 수도 있다.

의료의 질은 계산에 의한 수치나 의료종사자의 수에 따라 결정되는 것이 아니고, 개개인 의료종사자의 인간적 태도에 의해서도 계측될 수 있는 것이다. 또 의료종사자 상호간의 협조, 말하자면 team work이나 팀의료가 어떻게 이루어지고 있는가에 의존하기도 한다.

아무리 첨단이고 고가인 의료기기가 설비되어 있어도, 그 의료기관에서 일하는 의료종사자의 능력과 인간성이 부족하다면, 그 병원의 평가는 좋지 않을 것이다.

의료의 사명과 비전으로 서울대학교병원은 비전체계: 환자중심·인간중심·지식창조·사회봉사를 제창하고 있다.

16-7 방사선사의 직업관리

1. 방사선 피폭 관리

방사선사는 항상 방사선방어의 3원칙인 시간, 거리, 차폐를 고려하여 업무를 시행하여야 한다. 특히 방사선사는 매일 방사선 관리구역을 출입하고 방사선을 취급하게 되며, 특수한 검사나 환자상태에 따라 방사선 피폭은 피할 수 없게 되므로 가능한 한도내에서 피폭을 방지하여 최소한으로 줄이는 것이 바람직하다.

2. 건강 관리

방사선사의 업무는 두뇌 노동과 육체 노동이 동반되는 작업으로, 환자를 응대함에 있어서 실수나 과실은 용납되지 않는다. 따라서, 늘 긴장하게 되고 심신의 피로가 심하여 충분한 휴식으로 피로회복에 스스로 힘써야 한다.

더구나, 최근 사회구조가 변화되고 각종 교통사고 또는 인위적인 재해나 사고가 자주 발생하고 질병이 다양화됨에 따라 큰 규모의 병원에서는 구급의료 체제를 필수적으로 갖추고 있다. 이에 따라 방사선사의 야간근무도 불가피한 실정으로 방사선사는 생체리듬을 유효하게 조절하여야 한다.

방사선사가 항상 자기능력과 기술을 발휘하고 보람있게 일하기 위해서는 방사선사 자신이 몸과 마음의 건강을 최선의 상태로 유지시킬 필요가 있다.

방사선사는 방사선 장해방지 규정에 따라 정기건강진단을 받는 것이 바람직하다.

3. 정신 관리

방사선사의 업무는 직접 환자의 생명을 다루고 고도의 정밀검사나 긴급검사 등을 연속적으로 함으로써 긴장이 연속되어 정신적 피로가 대단히 클 수 있다. 더욱 의료기관에서는 다양한 직종의 사람들과 함께 업무를 수행함으로써 정신적인 부담이나 갈등을 느낄 수 있다. 이것을 해소하기 위해서는 개인적인 차원, 소그룹 차원, 직장 차원에서 정신건강의 관리와 여가를 선용하는 것이 중요하다.

방사선사는 의료팀으로서 의료종사자, 환자들과 원활한 인간관계를 유지해야 한다.

4. 감염 예방

방사선사는 여러 진료과·질환 환자를 응대하면서 직접, 간접으로 각종 질병에 감염될 위험이 있으므로 항상 자기 자신의 저항력을 기르고 건강관리를 해야 한다. 특히 전염병 질환이 있는 환자를 검사할 경우에는 감염되지 않게 주의하고, 아울러 다른 환자나 다른 직원에게도 감염되지 않도록 주의하여야 한다.

5. 안전사고 예방

의료용 방사선기기는 최근 급속하게 발달되어 운용에 편리하고 합리적인 방향으로 개발되고 있으나, 반면에 장치가 대형화되고 전동식으로 조작하게 되어 있어 장치의 조작실수나 이상작동으로 예기하지 않은 상해를 받을 수 있다. 또한, 방사선기기는 고전압을 사용함으로 평소 운용이나 점검·정비를 할 때에 전기계통의 위험에 대해서 주의를 하여야 한다.

아울러 의학영상 검사실과 방사선치료실에서 사용하는 약품이나 위험물에 대한 지식과 올바른 취급법을 숙지할 필요가 있으며, 평상시에 점검·정비를 철저히 하여야 한다.

16-8 방사선사로서 말해서는 안되는 것

방사선사는 진단의 내용 또는 검사결과를 환자나 타인에게 누설해서는 안된다. 방사선사는 곧잘 검사결과에 대해서 환자로부터 질문을 받는다. 그러나, 방사선사는 환자진료에 혼선을 빚지 않게 최종진단(final diagnosis)과 관련한 물음에 대답하는 일이 있어서는 안되며 엄중히 삼가야 한다.

환자는 조금이라도 빨리 아무리 작은 것이라도 자기의 일에 대하여 알고 싶어하고, 그래서 의료에 종사하고 있는 사람이라면 누구나 대답할 수 있는 것으로 알고 진단 내용을 묻는 일이 많다. 만일, 환자가 이와같은 내용을 물어오면 자신은 방사선사라는 것을 명확히 밝히고, “담당의사가 자세히 말씀해 드립니다”라든가, “담당의사 선생님에게 여쭈어 보십시오”라고 명백히 말하는 것이 좋다. 그리고, 이런 대화는 환자가 충분히 이해할 수 있도록 해야 한다.

미국방사선사협회(ASRT)의 윤리강령(부록 참고)에는 ‘의료적 해석과 진단은 방사선사의 전문적 업무범위 밖이라는 것을 인식한다.’라고 표현되어 있다.

16-9 방사선사의 복장

방사선사를 비롯한 의료종사자들은 의료계의 특성과 전통을 나타내고 직업적으로 다른 사람들과 식별하기 위한 수단으로 유니폼인 '흰색 가운'을 착용한다. 의료심리학적 측면에서, 흰색 가운은 환자에게 성실하고 이지적인 인상과 신뢰감을 줄 수 있다.

가운을 착용할 때에 유의할 점은 직업의 품위를 갖추어야 하며, 누구에게나 상쾌한 느낌을 주도록 하고, 특히 환자들에게 좋은 인상을 주어 정신적인 위안을 주도록 하며, 항상 깨끗한 것을 착용하여 위생적이어야 하며, 단정한 차림으로 환자와 보호자들에게 의료종사자에 대한 긴요한 인식의 기회가 되도록 힘써야 한다. 가운을 근무시간 이외에는 착용하지 않아야 하며, 특히 병원 이외의 곳에 외출할 때에 입고 다녀서는 안된다. 이는 가운의 가치와 특이성을 저버리는 것이기 때문이다.

병원에서 진료를 받는 환자들은 의료종사자들의 행동이나 복장에 몹시 관심을 두고 있다는 사실을 유념해야 한다. 방사선사가 과시하듯이 가운을 풀어헤치고 주머니에 손을 넣고 환자에게 위압적인 지시를 한다면, 환자는 이런 사람에게 자신의 생명에 관계되는 검사와 치료를 맡겨도 될지 불안을 느끼게 되고 방사선사를 신뢰하기 어렵게 될 것이다.

한편, 일정한 유니폼을 입은 사람은 외모가 그리 두드러지지 않는다. 다만 단정하고 명랑하며 친절한 태도와 인상만이 그의 외모를 빛나게 해주는 요소가 된다.

마음이 단정하면 외모도 단정해지는 것이지만, 그 반대로 마음을 단정히 해야겠다고 예정하였다면 우선 외모부터 단정히 해야 한다.

최근에는 전통적인 '흰색 가운' 대신에 활동성이 좋고 가볍고 스타일리쉬한 유니폼으로 바꾸는 추세도 있으며, 환자들에게 세련되고 매력적인 인상을 줄 수 있는 색상과 디자인을 조합하기도 한다.

생각을 여는 창 36

X-선촬영 하는데 생긴 일

제가 병원에서 근무하던 당시 여러 가지 잊지 못할 사건들이 많았는데, 그 중 하나를 소개하고자 합니다.

봄에서 여름까지는 직장 건강검진 때문에 병원이 눈코 뜰 사이 없이 바쁜 달이죠.

하루는 00공장 직원들이 흉부(가슴) X선사진을 찍기 위해 줄을 서 있었습니다. 이름을 부르면 차례로 들어와 준비된 가운을 입고 엑스선촬영기 앞에 검사자가 서면 되는 거였죠.

사건이 여기서 터지고 만 것입니다. 검사가 거의 끝나갈 무렵 한 아주머니가 들어왔습니다.

"아주메, 웃옷 탈의하고 나오이소."

이렇게 말하고, 저는 기계를 조정하며 X선촬영 할 준비를 했습니다. 그리고 한참 뒤, 아주머니의 목소리가 들렸습니다.

"선상님요, 다 됐슴더예."

"예, 잠깐만 의자에 앉아 계시소'"

그러나 제거 말을 마치고 아주머니 쪽을 바라보는 순간, 아이고~ 우짜꼬~!

아줌마는 올 누드로 앉아 있는 것이 아니겠습니까? 그것도 당당하게 말입니다. 저는 기가 막혀서 할 말을 잃고 말았습니다.

"퍼떡 찍어 주이소 마."

"아주메-, 와 옷을 홀라당 벗고 그라는교? 웃옷만 벗고 가운 입고 나오이소!"

"아이고, 남사스러버라, 미안합니더. 퍼떡 입고 나오겠심더."

"퍼떡 입으이소. 뒷사람이 기다립니더."

그리고 한참 후에야 아줌마가 나왔습니다. 그러나 우째 이런 일이!

저는 하늘을 보며 멍하니 서 있었습니다. 아주머니는 방사선사, 내가 입는 가운을 단추까지 채운 채 입고 나온 게 아니겠습니까?

"아주메, 참말로 와, 와 그라는교? 탈의실 안에 있는 환자가운 입으란 말입니더. 그 가운은 와 입고 그랍니까? 환장하것네. 참말로."

하얀 가운이 탈의실 옆 옷걸이에 걸려 있는 것을 보고, 이 아줌마는 냅다 그걸 들고 들어가 입은 것이었습니다.

이 광경을 지켜본 우리는 배꼽을 잡고 한바탕 웃음을 터뜨리지 않을 수가 없었죠.

*한 방사선사(부산지역 병원 근무) 글 "X선 찍는데서 생긴 일"
(도서출판 밀알 펴냄 "웃음이 묻어나는 편지"에 수록, 1997년)

16-10 방사선사의 의료과오에 대한 민사적 책임

▶ 이 글은 임창선 교수(건양대학교 방사선학과)의 논문 〈의료과오에 대한 방사선사의 민사적 책임에 대한 고찰〉 (『방사선기술과학』, 18권 2호, 1995)에서 인용하였음.

1. 의료과오

의료과오라 함은 의료인이 의료행위를 함에 있어서 업무상 필요로 하는 주의를 게을리 함으로써 생긴 사망이나 부상 등의 나쁜결과(惡結果)를 말하는 일반적 개념이다.

이것은 의료행위로 인하여 예상 외의 원하지 않는 불상사가 생긴 경우를 총칭하는 의료사고와 구별되는 개념이고, 의료사고 중에서 과오가 있다는 사실이 객관적으로 입증되었을 때에 비로소 적용되는 개념인 의료과실과도 구별된다.

그러나, 의료과오란 보통은 법적 책임을 지울 수 있는 의료행위에 있어서 잘못을 통틀어 말하고, 때로는 잘못된 의료행위 자체를 의미하기도 한다.

대개의 경우, 의료과오는 의료과실을 전제로 하고 있다고 할 수 있는데, 의료과실의 중심이 되는 요소는 주의 의무(注意 義務) 위반이다.

2. 방사선사의 주의 의무

1) 주의 의무

주의 의무라 함은 유해한 결과가 생기지 않도록 의식을 집중할 의무로서, 그것에 위반하여 타인의 생명·신체 등에 위해(위험한 재해)를 준 경우에 민·형사상의 법적 책임이 추구되어지는 것을 말한다.

방사선사는 병원과의 어떠한 특약이 없더라도 일반적으로 언제나 「선량한 관리자의 주의 의무」를 부담하게 된다. 「선관주의(善管注意)」란 구체적인 사람에 의한 개인차가 인정되지 않고 그 사람이 속하는 사회적 지위, 종사하는 직업 등에 따라서 보통 일반적으로 요구되는 정도의 주의, 즉 평균인으로서 방사선사에게 일반적으로 요구되는 정도의 주의를 의미한다.

2) 주의 의무의 구조

주의 의무는 구체적인 내용이 사전에 명확히 설정되어 있는 것이 아니라 사고가 발생한 후에 이를 위반하였는지의 여부가 검토되며, 이는 결과 예견(豫見) 의무와 결과 회피(回避) 의무로 구성된다.

결과 예견 의무란 위법적인 사실의 발생을 인식 또는 예견(어떤 일이 있기 전에 미리 앎)하여야 할 의무를 말하며, 결과회피 의무란 어떤 결과를 인식 또는 예견하였다면 이를 회피하여야 하는 행위의무를 말하는 것이다.

대법원판결(1984년)에서도 「의료과오 사건에 있어서 의사의 과실은 결과발생을 예견할 수 있었음에도 불구하고 그 결과발생을 예견하지 못했고, 그 결과발생을 회피할 수 있었음에도 불구하고 결과발생을 회피하지 못한 과실이 인정되어야 한다」고 하여, 결과 예견 의무와 회피 의무를 구별하고 있다.

결과 예견 의무를 위반하였을 때에는 '인식없는 과실'이 되고, 결과 회피 의무를 위반하였을 때에는 '인식있는 과실'이 된다.

16-11 방사선사의 직장내 예절

임상의 일상업무 중에서 방사선사가 특히 유의해야 할 직장내 예절에 대해서 설명한다.

① 근무시간 중에는 업무에 열중해야 한다. 여유시간에는 근무하는 방 안팎을 정리하거나 국내외 학술 전문서적을 보는 것이 좋다.

② 항상 건강하고 명랑해야 한다. 방사선사가 건강하지 못하면 업무에 열의를 낼 수 없고, 환자에게 불쾌감을 줄 수 있다. 또한 건강하게 일하는 모습을 보면, 환자는 자신도 빨리 치유되어 사회생활에 돌아가고 싶은 기대를 불러 일으킬 수 있기 때문이다.
첫인상은 나중에 쉽사리 수정되기 어려운 만큼 매우 중요하다.

③ 복장과 몸가짐은 방사선사의 명예와 품위를 손상하지 않도록 단정하게 한다.

④ 환자뿐만 아니라 가족이나 보호자에게도 항상 친절하여야 한다.

⑤ 환자와 가족과 대화는 조용한 어조로 이해하기 쉽게 한다.

⑥ 이성환자와 관계에서 말과 행동을 신중히 하여 공연한 성희롱 등의 의심과 오해가 생기지 않게 한다. 동성 사이에도 성희롱 문제가 생기지 않도록 주의한다.

⑦ 근무시간 중에 전화를 걸거나 받을 때에는 불필요한 전화를 자제하고, 되도록 통화시간이 짧게 용건만을 간결하고도 명확하게 말한다. 전화를 할 때에는 메모를 활용한다. 그리고, 통화 중에 환자가 기다리는 시간은 심리적으로 긴 시간으로 느껴진다는 것을 항상 염두에 둔다.

⑧ 환자에 관한 협의를 위해 전화를 병원내 각 부서나 병실의 간호사실에 할 때에는 환자 이름과 상대방의 이름을 분명하게 확인해 두고 통화하고, 신분에 어긋나는 내용을 묻거나 대답

하지 않도록 유의한다.

⑨ 흡연은 의료기관의 모든 실내(금연구역)에서 삼가고, 특히 환자와 만나는 근무시간에는 모든 장소에서 금연한다.

음주는 근무시간 또는 근무 직전 시간에는 모든 장소에서 삼가야 한다.

⑩ 환자를 진료할 때에 전날 마신 술 냄새, 음식 냄새, 담배 냄새 등 불쾌한 입냄새·몸냄새가 입에서 나지 않도록 주의한다.

⑪ 다른 의료종사자에 대해 말할 때에는 환자에게 신뢰감을 해치지 않도록 한다.

⑫ 환자곁에서 의사·간호사·방사선사들과 귓속말을 하지 않는다. 귓속말에는 '비밀'이라는 뉘앙스가 숨어있고, 환자에게 좋지않은 사태에 대한 예감, 불안감과 아울러 공연스레 소외감을 불러올 수 있다.

⑬ 환자를 위해서는 모든 부탁을 받아들여 주는 것이 좋은 것은 아니다. 거절을 할 것은 용기있는 마음으로 거절하도록 한다. 그러나, 거절하려면 공손히 성의를 갖고 "미안합니다. 그렇게 안되겠어요."라고 말하고, 납득할 수 있도록 이유를 설명한다.

⑭ 의료종사자의 손과 손톱은 환자와 그 가족에게 눈에 띄는 대상이다. 의료종사자의 손놀림과 손길은 그들에게 주요한 관심 대상이기 때문이다. 손 피부와 손톱의 청결에 세심한 주의가 필요하다. 아울러, 의료종사자의 머리손질도 환자와 그 가족에게 눈에 띄는 대상이다.

⑮ 직원 누구에게든 만나는 사람에게 먼저 인사를 건넨다. 그러나, 인사라는 것은 그저 해서 좋은 것만은 아니다. 예절바른 밝은 인사만이 상대방과 마음의 통로를 열 수 있다.

⑯ 풍부한 원내 지식을 갖춘다. 의료기관의 전체 조직에 대한 이해와 각 부서의 관련업무를 파악할 필요가 있다. 내방객이나 환자들의 잦은 문의에 '모른다'거나 애매한 답변은 신뢰감을 얻지 못하게 되고, 팀의료 차원에서 협조와 의사소통(communication)이 될 수 없다.

⑰ 엘리베이터를 타고 내리는 데에도 바른 매너가 있다. 안내원이 있을 때에는 타거나 내릴 때에 환자나 가족들쪽을 우선으로 한다. 안내원이 없을 때에는, 먼저 올라타서 버튼을 조작하여 환자나 가족들을 안내한다. 내릴 때에는 환자나 가족들을 먼저 안전하게 내리게 하고 나서 나중에 내리도록 한다.

생각을 여는 창 37

직장 예절과 질서

용모는 심성의 표현이며 그 사람에 대한 첫인상으로 남습니다.

- 대인관계에 있어서 가장 우선되는 것은 그 사람의 용모이다. 얼굴에서 받은 첫인상으로부터 사람에 대한 첫 평가가 시작된다고 한다.
- 부스스한 머리, 면도한지 오래된 수염, 긴장이 풀린 표정 등은 상대방에게 결코 좋은 인상, 좋은 기분을 안겨주지 않는다.

복장은 단정하고 깔끔하게 유지합시다.

- 지나치게 개성적인 복장은 삼가고 단정·검소하고 깔끔하여야 하며, 필요하면 신분증(ID card)을 달아야 한다.

당신의 친절이 직장의 대외적 이미지를 만듭니다.

- 직장을 방문한 사람은 이미 상당한 어려움이나 기대, 의문, 불안을 안고 오는 경우가 대부분이다. 따라서, 무심한 말 한마디나 무표정하거나 딱딱한 태도가 그들에게는 한 없이 큰 의미를 지니게 된다.
- 관심어린 표정, 밝은 표정으로 하고, 상대방의 얘기를 잘 듣되 불필요하게 길어지는 부분에 대해서는 상대방이 눈치채지 못하게 요점으로 말을 유도한다.
- 상대방의 수준에 맞추어 가장 알아듣기 쉬운 말로 관련된 내용을 설명한다.
- 받아들일 수 없는 요구에 대해서는 '불가(no)'의 뜻을 정확히 말하되 그 배경과 취지, 근거를 납득할 수 있도록 설명한다.

방문객을 만나는 부서는 다소 훈련된 태도와 언어를 사용하여야 합니다.

- 방문객을 만나는 부서에서는 다음과 같이 좀 더 형식을 갖춘 태도와 언어사용에 길들여야 한다.

  ⇒"안녕하세요, 어서오세요, 안녕히 가세요, 죄송하지만 앉아서 잠깐만 기다려 주시겠습니까?, 늦어서 죄송합니다" 등의 언어 사용이 조금 관습적이다 싶을 정도로, 그러나 친절함과 자연스러움을 가지고 행해져야 한다.

전화 통화 때에는 유의합시다.

- 걸려오는 전화는 벨이 3~5회 울리기 전에 받도록 한다.
- 전화기 옆에는 항상 메모용구를 준비해 둔다.
- 잘못 걸려온 전화도 정중히 받는다.

• 통화중 전화가 끊겼을 때에는 이쪽에서 먼저 다시 건다.
• 통화가 끝났을 때에는 전화를 끊겠음을 예고하고 전화를 건쪽에서 먼저 끊는다.
• 직장에서 사적인 전화는 삼간다. 꼭 필요한 경우에는 용건만 간단히 하고 끝낸다.

전화를 걸 때나 받을 때에는 꼭 자기 신분을 밝혀야 합니다.
• 반드시 서로의 신분을 밝힌 후에 통화하는 것이 기본적인 예의이다.
• 상대방이 자기 신분을 밝히지 않을 때에는 꼭 필요한 경우에만 공손히 신분을 확인한다.

부재중인 사람을 찾을 때에는 반드시 메모를 해두었다가 본인에게 전해주어야 합니다.
• 회의, 외출, 출장 중인 사람을 찾을 때에는 통화할 수 없는 사정을 간략히 설명하고 전화한 사람의 의사를 물어서 누가 전화를 했었다든지, 어디로 연락바란다든지, 또는 간단한 연락사항을 메모하여 본인에게 전해줄 수 있도록 하여야 한다.

근무시간 중 자리를 비워야 할 경우에는 반드시 행선지를 일러두어야 합니다.
• 근무시간 중 잠시 자리를 비우는 경우에는 동료에게, 좀 더 시간을 필요로 하는 자리를 뜰 경우에는 동료와 직속상사에게 행선지를 알려야 한다.

시간을 잘 지켜야 합니다.
• 조직생활에 있어서는 출근시간, 퇴근시간, 근무시간, 점심시간, 휴식시간, 회의시간, 약속시간 등은 꼭 지켜야 한다.

슬리퍼는 자신의 근무공간에서만 착용합시다.
• 직장에서의 슬리퍼 착용은 발의 위생이나 보행의 편리함에 비추어 볼 때 가능하지만, 착용범위를 벗어나면 결례가 될 수 있다.

업무상 지시를 받을 때에는 반드시 메모를 하고 또렷하지 않은 부분은 질문하여 확인하여야 합니다
• 지시를 받을 때 메모를 하는 것은 내용을 잊지 않기 위해서 이다. 또 지시를 받을 때는 그 취지와 일의 범위, 처리방법, 처리기한을 확실히 해야 한다.
• 상급자도 업무지시를 할 때에는 구체적으로 해야 하며, 자기에게 뚜렷한 아이디어가 없을 때에는 하급자에게 포괄적인 계획 수립 권한을 주어 하급자가 명확한 방침으로 일할 수 있도록 해야 한다.

인사는 마음이 오갈 수 있는 통로가 됩니다.
• 마음이 통해야 행동도 함께 할 수 있다는 것을 깨달을 수 있을 것이다. 바로 마음을 통하는 길의 시작은 인사가 첫걸음이다.

직장에서는 공적인 관계를 우선하며, 사적인 관계는 가급적 조용히 유지하여야 합니다.

- 직장에서는 직무 수행에 따르는 공적 관계가 항상 우선 되어야 한다.
- 사적 관계가 타인들의 눈에 너무 드러나게 되면 조직의 기강이 풀어지는 수도 있고 때에 따라서는 공연한 알력과 반목, 질투의 원인이 되는 수도 있음을 유의해야 한다.

궂은 일 일수록 작은 이해를 떠나 서로 협조합시다.

- 직장생활에는 불가피하게 궂은 일이 따르는 경우가 많다. 궂은 일을 두고 신경전이 벌어지거나 불화가 생기지 않도록, 작은 이해관계를 떠나 서로 협조한다.

16-12 방사선사의 전문적 역할 및 직무분석

이 '방사선사의 전문적 역할'은 ISRRT에서 1993년 9월에 펴낸 〈Role of the Medical Radiation Technologist(MRT, Radiographer)〉와 日本放射線技師會誌 제43권 제7호(1996. 7)에 실린 '診療放射線技師の役割'을 참고하여 편집한 내용이다.

앞으로 양질의 방사선의료 서비스를 국민들에게 제공하고 방사선사의 수준 높은 전문적 지식과 기술의 향상을 위해, 방사선사의 업무를 더욱 다차원적으로 확대하고 기존의 방사선사가 수행하던 업무와 역할을 넘어선 전문 업무능력의 위상을 높일 수 있는 전략을 모색하여야 할 것이며, 미래의 비전속에서 향후 의료사회에 방사선사 직업이 발전적으로 정착되어야 한다.

1. 방사선사의 전반적인 책임

방사선사(medical radiation technologist, MRT)는 영상부문 또는 방사선치료부문에 있어서 patient care, 기술 이용, 선량 최적화, 임상적인 책임, 조직화, 품질관리 및 교육·연수를 포함한 중요한 일곱 분야를 통합하는 전문가이다. 각 분야에 있어서 방사선사의 역할에 대한 요점은 다음과 같다.

1) 환자 care(patient care)

방사선사는 환자의 안전 및 care에 있어서 환자 복지에 관하여 직접적이고도 감독자적인 역할을 해야 한다. 이것이 방사선사의 가장 중요한 책임이다.

① 방사선사는 환자에게 영향을 미칠 가능성이 있는 육체적·정신적 관련 요인들을 환자의 사회적, 문화적 요구와 함께 인식하고 있어야 하며, 필요에 따라 이것들을 보고하여야 한다.
② 방사선사는 환자의 안정과 쾌적함을 위하여 적절한 방법으로 주위를 정리하여야 한다.
③ 필요한 정보가 모두 갖추어져 있을 뿐만 아니라 정확한 확인절차가 수행되고 있다는 사실을 방사선사가 보증하여야 한다.
④ 환자로부터 필요한 절차에 대한 동의를 얻어야 한다.
⑤ 방사선사는 상호 감염을 예방하기 위하여 적절한 시설 및 방법을 위한 필요조건을 갖춰야 한다.
⑥ 환자에 대하여 윤리적인 배려가 있어야 한다.

2) 기술의 이용(use of technology)

방사선사는 환자에게 전리방사선 및 비전리방사선을 이용한 영상진단 또는 전리방사선을 이용한 방사선치료가 필요한가를 선택하여야 한다. 방사선사는 영상진단 또는 방사선치료를 실시할 수 있는 유일한 전문가이다.

3) 선량의 최적화(optimization of dose)

ICRP 36(1982년)에는 방사선사는 환자의 방사선방어에 관한 주도적 입장에서, 그들의 "기술을 이용하고 주의를 기울여, 넓은 재량권 내에서 조사할 방사선량을 결정한다"라고 기술되어 있다. 그러므로 방사선사는 아래와 같이 하지 않으면 안된다.

① 환자 및 직원에게 전리방사선 사용에 관한 관련 법률은 물론 규칙과 권고를 모두 이해하고 적용할 수 있어야 한다.
② 전리방사선을 의료 및 연구 목적으로 사용한 결과로 발생한 신체 및 유전적 위험을 이해하고, 질문에 대하여 적절한 용어로 이를 설명할 수 있어야 한다.
③ 방사선사의 태도와 권위는 물론 최신 지식을 유지하여 의료용 방사선의 사용·관리를 돕는다.
④ 방사선사는 방사선방어 관리자로서 역할을 다할 각오가 되어 있어야 한다.

4) 임상적인 책임(clinical responsibility)

방사선사의 주된 전문적인 기술 및 책임은 영상진단 및 방사선치료에서 모든 영역의 기술 관리는 물론, 동시에 자신이 맡은 업무의 질을 평가하는 것이다. 방사선사는 업무에 대한 직업적 책임을 지고, 직업상의 한도에 대하여 판정하고, 정보의 기밀을 유지하여야 한다.

5) 조직 및 관리(organization/management)

방사선사는 조직내에서 역할에 맞게 자신의 업무를 적절하고 효율적으로 수행할 뿐 아니라 의료기기를 사용하여 자신의 임무영역에 있어서 진료과의 방침을 적용할 책임이 있다.

6) 품질관리(quality assurance)

방사선사가 관련하는 모든 영역에 있어서 품질관리가 필요하다. 각 분야의 방사선사는 영상의학과, 핵의학과, 방사선종양학과의 품질기준을 설정·유지하며, 감시할 팀의 일원으로 관여하여야 한다. 적절한 program이 없는 경우에는 방사선사가 책임을 지고 program을 제안할 뿐만 아니라, 이를 확실하게 실시하여야 한다.

7) 교육 및 연수(education and training)

현장의 전문직으로서 방사선사는 기술 진보에 맞추어 업무를 최신화하고 이를 유지하고, 아울러 환자에게 이익이 되는 연구성과를 적용할 의무가 있다.

임상에서 근무하고 있는 방사선사는 대학 방사선학과 재학생의 임상교육에 관여하지 않으면 안된다. 방사선사의 자격, 능력 및 역할에 의해 적절한 상황에서 다른 직원에게 조언하고, 지시하고, 감독할 수 있다. 한편 학생, 다른 전문직, 일반인의 연수에 참가를 요청받을 수도 있다.

2. 방사선진단(radiodiagnosis) 부문에서 방사선사의 역할

현대의 영상진단 부문에는 일반방사선촬영, 투시검사, 디지털영상검사, 초음파검사, 핵의학검사, MRI검사가 포함된다.

1) 환자 care

방사선사는 다음 사항을 확인한 후에 촬영준비를 시작한다.

① 환자를 실수없이 확인한다.

② 먼저 실시한 촬영에 의해 필요한 정보가 이미 얻어져 있지 않은지 확인한다.

③ X선검사 전에 환자로부터 관련 임상력(clinical history)이 얻어져 있고, 적절한 검사가 요구되고 있는지 또는 적절한 의료요원의 검토가 있었는지 확인한다.

④ 병용요법이나 동시검사에 의해 좋은 결과에 방해받지 않는지 확인한다.

⑤ 준비 지시, 전처치 또는 조영제에 대한 지시가 정확히 행해지고 있는지를 확인한다.

⑥ 적절한 after-care가 실시되고 있는지 확인한다.

⑦ 태아를 보호할 방사선피폭 권고 절차가 적용되고 있는지 확인한다.

⑧ 감염을 예방하기 위해 모든 조치가 준비되어 있는지 확인한다.

⑨ 모든 검사과정이 윤리지침에 따르고 있는지 확인한다.

2) 환자 positioning

최적의 영상이 얻어질 수 있도록 환자의 자세, Image receptor의 선정, X선 입사방향을 정확히 결정하는 것은 방사선사의 책임이므로 다음의 사항을 고려하여야 한다.

① 환자의 쾌적함

② 고정

③ 영상의학과의 업무규정 및 필요한 수정

④ 현장에 있는 전원에 대한 방사선방어

3) 촬영조건(exposure factors)

환자의 상태를 고려하여, 정확한 사진농도 및 영상의 선예도를 얻을 수 있는 조사조건 및 Image receptor를 조합하는 것이 방사선사의 책임이다. 그러므로 아래의 사항을 검토하여야 한다.

① X선의 투과력

② 자동노출장치와 mAs 및 거리 등의 인식

③ 초점 크기 및 X선관 정격

④ 1차, 2차 방사선을 제한하기 위한 적절한 기구의 사용

⑤ 선택한 영상기록계 및 필요한 영상처리

4) 방사선피폭 및 선량의 최적화(radiation exposure and optimization of dose)

의학영상의 작성·보관을 유지 관리하는 것은 방사선사의 책임이며, 보고에 충분히 적절한 표준 영상인가의 여부를 계속하여 판단하여야 한다.

방사선사는 아래 사항에 대한 책임이 있다.

① 영상처리 장치 및 기자재가 철저히 준비되어 있고, 안전하게 사용할 수 있어야 한다.

② 목적에 적합한 최적의 화질이어야 한다.

③ 정확, 완전, 계속적으로 확인하여야 한다(이것은 법의학상 요건이다).

④ 영상을 적절한 의료요원에게 제시하기 전에 문서가 완성되어 있어야 한다.

방사선사의 책임 중에는 영상소견을 임상의사에게 설명하고, 비일상적인 소견이 인정되는 경우에는 이를 알릴 필요성을 포함하고 있다.

5) 장치(equipment)

방사선사는 다음과 같은 방법으로 장치를 사용하고 정비할 수 있어야 한다.

① 환자, 직원, 그밖의 모든 사람들의 위험을 가능한 한 제한하여 최소한으로 한다.

② 환자, 직원, 그밖의 모든 사람들에게 불필요하게 방사선을 조사하지 않는다.

③ 장치의 부정확한 사용에 의해 촬영 실수가 발생하지 않아야 한다.

④ 장치를 안전·정확하게 사용한다.

⑤ 장치의 성능을 항상 관리한다.

이들 기능을 수행하기 위하여 방사선사는 아래 내용을 실시하여야 한다.

① 장치가 순조로운 작업상태에 있는가를 점검한다.

② 장치의 성능을 감시하는데 필요한 모든 점검과 시험을 시행한다.

방사선사는 아래 사항에 대한 책임이 있다.

① 성능시험을 실시하는데 필요한 모든 시험장치가 영상의학과에 설치되어 있고, 양호한 작업 상태에 있는가를 확인한다.

② 장치 또는 그 성능의 결함을 보고하고, 필요한 정비가 적절한 사람에게 요청되고 있는가를 확인한다.

③ 장치 및 그 주위에 신체상의 위험이 없는가를 확인한다.

④ 주어진 장치 및 부속품의 범위에서, 영상의학과에서 정한 방법을 고려하여 최고의 방사선 영상을 만들기 위하여 선택한다.

6) Digital imaging에서의 책임

방사선사는 아래 사항에 대한 책임이 있다.

① 환자의 위치와 필요한 3차원 정보를 연관시키기 위하여 횡단면 해부에 대한 상세한 지식을 이용

② Program의 선택

③ 선택한 parameter(예를 들면, 보상 filter의 사용, 조사계수 또는 pulse계열의 선택, 부속장치의 사용 등)를 이용한 경우, 화질에 대한 가능성의 조언

④ 최적의 화질을 얻기 위한 data기록과 이에 적합한 재구성

⑤ 정보의 보관 및 검색

⑥ 얻어진 영상이 판독·진단용으로 적절한가에 대한 평가

7) 다른 직종과의 연대(multidiciplinary approach)가 필요한 검사

예를 들어, 다음과 같은 검사에서 영상의학과 전문의 또는 관련 임상의사와 협력하는 것은 방사선사의 책임이다.

① 투시와 간접촬영

② 혈관조영과 치료를 첨가한 중재적 시술

③ 수술실 및 집중치료실 등과 같이 영상의학과 이외에서 실시되는 방사선검사

④ 기타의 영상 제작

이들의 상황에서 방사선사의 책임에는 아래 내용을 추가하여 검사의 조정이 포함될 수 있다.

① 장치의 준비와 사용

② 환자 care와 환자 positioning

③ 촬영조건의 선택

④ 선량의 최적화

⑤ 순서 및 영상기록의 문서화

3. 초음파검사(medical ultrasound) 부문에서 방사선사의 역할

초음파검사 부문은 비전리방사선을 이용하는 전문분야이다. 다른 영상과 비교하여 검사자에 대한 의존성이 높으므로 장치를 조작하는 사람은 높은 수준의 이해와 판단이 요구된다. 먼저 항목화된 역할에 추가하여 초음파를 취급하는 방사선사는 장치 사용에 관한 물리학은 물론 관련 해부학, 생리학, 병리학에 대한 완전한 이해가 필요하다.

1) 환자 positioning(patient positioning)

검사부위를 표준방법 또는 응용한 방법에 따라서 명시할 필요가 있다.

Real time 영상으로부터 얻어진 정보를 위해서 즉석에서 표준방법으로 위치결정을 하는 것은 필수적인 기술이다.

2) 장치설정(equipment setting)

목적에 적합한 영상을 얻기 위해 최적조건을 선택하는 것은 방사선사의 책임이며, 이것에는 다음 내용이 포함된다.

① 탐촉자의 선택

② Gain설정 및 기타 관련 요인

③ 기록계의 선택

3) 영상의 기록

정지영상 또는 동영상의 작성·보관을 관리하는 것은 방사선사의 책임이다. 영상이 보고용으로 충분한 수준인가를 판단하여야 한다.

4) 초음파의 최적화(optimization of dose)

초음파 강도는 환자의 안정성을 고려하여 최저로 유지하여야 한다.

5) 임상적 책임

방사선사에게는 아래 사항이 요구된다.

① 허상(artifact), 가상echo(pseudo-echoes), 참소견(genuine appearances)과의 구별

② 해부, 병리 구조를 인식

③ 전자장치류의 한계를 인식

관련 교육 및 연수를 수료하고 권한이 주어져 있는 경우의 방사선사는 필요에 따라서 소견을 기술하거나 구두나 문서에 의한 보고를 할 수 있다.

4. MRI 및 MRS(magnetic resonance imaging/spectroscopy) 부문에서의 방사선사의 역할

1) 환자 care

① 환자에게 불안을 줄여 폐소공포증에 의한 거절률을 최소화하기 위해 환자에게 마음의 준비를 시킨다.

② 사고는 물론 영상에 허상 발생을 예방하기 위하여, 환자가 자장에 민감한 금속품이나 기타 물품을 몸에 지니고 있는지를 검사전에 점검한다.

2) 장치

방사선사는 기본적인 물리현상을 이해하고, 장치의 조작능력에 의해 다음 내용을 선택할 수 있어야 한다.

① Pulse계열

② 조직가변성, T1, T2, proton 밀도, flow

③ 신호강도

④ 부속장치의 사용

3) 안전성(safety)

방사선사는 공용하고 있는 여러 장치에 영향을 끼치는 강자장의 위험성을 이해하여야 하며, 영역내에 있는 사람 및 장치를 항상 평가하여 적절한 수단을 강구하지 않으면 안된다.

5. 핵의학(nuclear medicine) 부문에서 방사선사의 역할

1) 환자 care

방사선사는 다음 사항을 확인한 후에 영상촬영 또는 치료를 행한다.

① 환자가 본인인가를 확인한다.

② 검사(치료) 환경이 환자의 검사(치료)에 적당한 상태인가를 확인한다.

③ 환자가 검사결과에 영향을 미치는 약제를 복용하고 있는지를 확인한다.

④ 환자가 검사결과에 영향을 미치는 검사 또는 치료를 이전에 받았는지를 확인한다.

⑤ 전처치용 약제가 바르게 복용 또는 투여 되었는지를 확인한다.

⑥ 필요한 준비가 완료 되었는지를 확인한다.

⑦ 임신 가능성이 있는 환자는 이를 확인하고, 만일 임신중인 경우에는 적절하게 지도한다.

⑧ 투여된 약제의 특성에 따라 환자가 일상생활에서 지켜야 하는 주의사항에 대하여 상담한다(특히, 수유중인 여성).

2) 방사성 의약품

방사선사는 단순 및 복합 방사성 의약품을 조제할 필요가 있으며, 이에는 다음 사항이 포함된다.

① RI generator를 setting한다.

② Generator에서 낭핵종을 추출하고, 방사능을 측정한다.

③ 정확한 용적과 방사능 양을 산출한다.

④ 임상사용에 적합한 형으로 방사성 핵종을 무균적으로 표지한다.

방사선사는 진단 또는 치료선량을 조사 받은 환자의 검체를 in *vitro*로 측정할 수 있다. 이에는 다음 내용이 포함된다.

① 표준치를 넣어 daily check를 행하고 장치를 정확히 사용한다.

② 자연방사능을 계측하고 기록한다.

③ 기록 data를 이용하여 필요한 계산을 행한다.

④ Data조합이 반드시 정확, 완전, 불변인가를 확인한다.

3) 방사성 의약품의 투여

방사선사는 아래 내용을 행한다.

① 환자에게 각종 방사성 의약품을 정맥내 투여 및 경구 투여할 때에 이를 돕는다(또는 투여한다).

② 투여량이 정확한지를 반드시 확인한다(방사성 약제 및 방사능).

③ 투여시간을 포함한 정확한 투여량을 기록한다.

4) 장치

방사선사는 아래 내용에 대한 책임이 있다.

① 검사에 가장 적절한 장치 및 부속품을 선택한다.

② 장치의 가동상태가 양호한지를 점검한다.

③ 장치에 결함이 발생한 경우에는, 책임을 갖고 그 현상을 보고하고 필요한 정비를 의뢰할 뿐 아니라 관련 문서를 정리하고 기타 적절한 조치를 한다.

5) 환자 positioning

방사선사가 해야 할 중요한 책임은 다음과 같다.

① 최적의 영상을 만들기 위하여 환자의 정확한 체위를 확인한다.

② 정확한 진단을 위해, 영상에 위치, 방향 및 크기 등을 표시한다.

6) 조작 parameter

아래 내용과 같은 최적요인을 선택하는 것은 방사선사의 책임이다.

① 사용 방사성 핵종에 대한 정확한 energy window 선택

② 적절한 collimator의 선택

③ 기록계의 선택

7) 영상의 기록

방사선사는 아래 내용에 대한 책임을 진다.

① 적절한 program을 이용하여 전체적으로 필요한 data해석이 완료되고 있는가를 확인한다.

② 관련 영상 data가 적절하게 기록, 보관되어 검색할 수 있게 한다.

8) 방사선방어 및 선량의 최적화

방사선사는 전리방사선에 의한 위험에 관해 중요한 책임을 갖는다. 특히 핵의학은 비밀봉선원

의 사용으로 인해 보다 특정한 위험이 생긴다.

방사선사는 아래 업무를 행한다.

① 방사성 물질의 수령, 보관, 사용, 폐기에 대하여 상세하게 기록한다.
② 방사성 물질의 보관 및 차폐는 관련 법규 및 규정에 따른다.
③ 사람, 장치 및 환경의 방사능 오염을 예방한다.
④ 방사능에 오염되었을 경우에는 관련 법규 및 규정에 따라 적절한 조치를 한다.
⑤ 방사능에 오염되었을 경우에는 정확한 순서에 따라 보고한다.
⑥ 환자 및 직원의 방사선 위험을 최소한으로 유지하면서 치료선량 조사가 행해지고 있는가를 점검한다.
⑦ 진단 또는 치료용 방사성 의약품이 대량투여된 환자에게 접촉하는 직원 및 기타 사람들에게 방사선방어를 위해 충분하게 지시와 주의를 시킨다.
⑧ 관련 법규 및 규정에 따라 방사성 폐기물을 처리한다.
⑨ 방사선안전 관리자의 역할을 완수한다.

9) 품질보증

품질보증은 핵의학부문에서 중요한 역할이다. 장치는 특별히 민감함으로 항목별로 허용범위 내에서 작동되고 있는지를 확인하기 위해 정기적인 점검과 조정이 필요하며, 대부분의 시험은 계수 및 통계학적 변동으로 표현된다. 방사선사가 해야 할 업무의 일람표를 아래에 나타냈다.

품질보증 program을 실시하기 위하여 방사선사는 아래 내용을 수행하여야 하며, 이를 위해 모든 시험 및 시험장치를 이해하고 경험할 필요가 있다.

① 보수관리용 장치가 필요한 때에 이용이 가능하고 순조로운 작업상태인가를 확인한다.
② 보수관리용 장치를 적절하게 사용한다.
③ 환경(관리구역 포함)을 정기적으로 감시한다.
④ 고장이 생긴 경우에는 이를 파악하여 부정확한 data의 사용을 방지한다.
⑤ 검사 시작전에 결정한 기준에 따라 영상장치가 작동하고 있는가를 확인한다.

6. 방사선치료(radiation therapy) 부문에서 방사선사의 역할

방사선사는 방사선종양학과 전문의의 처방에 따라 치료(조사)를 준비, 점검 및 실행한다. 방사선사의 책임에는 조사부위의 위치결정, 조사기록, 치료영역의 marking 및 moulds제작도 포함된다. 여기서는 원격조사법 및 밀봉소선원에 대하여 설명하였다.

1) 환자 care

방사선사는 아래 내용을 확인한 후에 환자 치료를 시작해야 한다.

① 환자의 확인이 적절하게 행해졌다.

② 환자, 그 배우자 및 가족과 상담이 행해졌다.

③ 환자가 필요한 사전치료(예: 치과) 및 조언(예: 식사)을 받았는지 확인한다.

방사선사는 아래 내용에 대한 책임이 있다.

① 치료(조사)시 환자의 정신적 및 육체적인 쾌적함을 추구한다.

② 환자 및 가족과의 유효한 communication을 항상 할 수 있도록 마음을 갖는다.

③ 치료중인 환자를 계속적으로 관찰한다.

④ 다른 전문직과 협력하여 환자에게 치료와 그 이상반응에 대해서 조언을 한다.

⑤ 환자 치료에 대한 반응을 살피고, 유의한 변화가 있을 경우에는 적절한 조치를 한다. 이때 주치의와 협력하여 행할 수도 있다.

2) 치료계획(treatment planning)

방사선사는 다음 내용(에 책임이 있음)을 수행하지 않으면 안된다.

① 방사선종양학과 전문의의 처방 및 치료계획 지시를 해석하고 점검한다.

② 투시법 및 CT scanning, 그리고 경우에 따라서는 MRI로 위치를 결정하고, 또한 치료영역 또는 선원 배치를 simulator로 확인한다.

③ 방사선을 조사한다. 이 때에 다른 전문직 요원과 협력하여 실시할 경우도 있다.

④ 목적에 적합한 고정기구와 방어장치(moulds, 보상filter 등)를 설계 및 제작한다.

3) 장치

방사선사는 아래 목적을 위하여 밀봉방사선원, after-loading 장치를 포함한 치료장치를 사용하고 정비할 수 있어야 한다.

① 환자, 직원 및 기타 전체 사람들에게 위험성이 없다.

② 환자, 직원 및 기타 전체 사람들에게 불필요한 조사가 행해지지 않는다.

③ 장치의 고장 또는 손상을 즉시 보고하고, 이를 기록한다.

④ 장치가 안전하고 정확하게 사용될 뿐 아니라, 그 성능이 항상 관리되고 있다.

이들 기능을 유지하기 위하여 방사선사는 아래 내용을 수행할 수 있어야 한다.

① 적절한 수정 및 점검이 행해진 것을 확인한다.

② 보수관리용 장치가 언제라도 이용 가능하며, 양호한 상태로 있는 것을 확인한다.

③ 방사선종양학과의 업무규정에 따라 장치 성능을 점검하고, 그 결과를 기록한다. 그 결과가 과에서 요구하는 필요조건을 만족하지 않을 경우에는 담당자에게 보고한다.

④ 장치의 성능(정비 및 개조를 포함)에 대하여 정확하고 포괄적으로 기록한다.

⑤ 장치 및 그 주위환경을 청결하게 보존·정리하고, 위험성이 없도록 처리한다.

⑥ 치료중에도 장치의 성능을 계속적으로 관리한다.

⑦ 방사선원을 준비하고, after-loading 장치의 programing을 실시한다.

⑧ 수술실 등 특수상황에서 방사선원을 사용할 때에는 이에 적절한 준비와 정비를 실시한다. 여기에는 수술멸균절차가 포함될 수 있다.

4) 환자의 positioning

방사선사는 다음 내용에 대하여 모의 치료계획에서 처방한 절차를 해석하고, 이를 점검·확인하여 실시하여야 한다.

① 환자의 체위

② 방사선속의 방향

③ 필요한 장치의 선택 및 사용

④ 1일 당 총선량 및 분할조사

⑤ 방사선에너지 및 방사선의 종류

⑥ 치료조사 parameter 및 부속장치 사용의 필요성

⑦ 환자의 적절한 고정

5) 치료조사 기록

방사선사는 아래 내용을 고려하여 규정에 따른 치료(조사)내용을 기록하지 않으면 안된다.

① 조사에 대한 확인

② 기재사항

③ 투과영상의 사용 유무

④ 조직선량 측정의 유무

6) 방사선방어 및 선량최적화(radiation protection and optimization of dose)

방사선사는 전리방사선에 의한 신체적·유전적 위험성에 대해서 중대한 책임이 있으며, 아래 사항을 고려하여야 한다.

① 처방된 치료조사기술의 정확한 적용
② 방사선종양학과의 규정 적용
③ 방사선방어에 관한 최신 법규의 이해 및 적용
④ 방사선 사용에 의한 불의의 피폭 가능성에 대한 적절한 대응

7) 다른 직종과의 연대가 필요한 치료

방사선종양학과 전문의 및 관련 임상의 그리고 영상진단 부문과 협력하는 것은 방사선사의 책임이다. 예를 들면 CT, MRI 또는 기타 방법을 이용하여 환자의 체내에 applicator를 삽입(강내, 조직내, 관강내)하는 경우는 물론 위치결정 및 simulation 등 이다.

7. 조직(organization)에서 방사선사의 역할(관리/management)

조직에서 방사선사의 책임 범위 및 분야는 임명된 직위에 따라서 차이가 있으며, 직위가 올라감에 따라 방사선사의 역할은 조직적 요소가 증대된다고 생각된다.

고려해야 할 요소에는 다음 내용이 포함된다.

① 방사선사는 모든 단계에서 환자에게 할 수 있는 최고 수준의 서비스를 보증할 뿐 아니라 이를 유지하고 향상시키도록 노력하여야 한다.
② 과 또는 분야의 목적 및 목표를 설정한다.
③ 과의 직원들과 의사소통(comunication)을 하고, 그들에게 동기를 부여한다.
④ 필요한 경우에는 직원의 선발 및 임명에 참가한다.
⑤ 필요한 경우에는 24시간 양질의 서비스를 유지하도록 한다.
⑥ 효율적인 서비스를 제공하기 위해 필요한 통계정보를 보존하고, 이용 가능하게 처리한다.
⑦ 방사선사와 관련된 전반적인 법률의 최신 내용을 직장(국가, 병원, 과 등)에 적용하려는 마음자세를 갖는다.
⑧ 방사선사의 전문기술 과제에 대해서 경영진은 물론 기타 관련 인사들에게 조언하고, 공통 관심사항에 대하여 그들과 협력한다.
⑨ 장치, protocol, 자원 이용 등, 과에서 시행하는 개발에는 계획팀의 일원으로 동참한다.
⑩ 물품의 재고 및 공급은 과의 예산내에서 최적 수준으로 유지하고, 사용목적에 적합하도록 노력한다.
⑪ 병원안팎에서 관련 전문직 인사들과 공통 관심사항에 대해서 상호 연락하고 협력한다.
⑫ 제조업자의 대표와 장치 현황에 대해서 연락하고, 장래에 장치의 설계 및 기능이 사용자의

요구를 만족할 수 있도록 한다.

⑬ 국가, 병원 및 과의 방침이 실행될 수 있도록 마음자세를 갖는다.

⑭ 직원들의 잠재능력이 충분히 발휘될 수 있도록 마음자세를 갖는다.

⑮ 방사선사를 목표로 공부하는 대학 방사선학과 학생들의 교육계획을 지원하고, 그들의 교육·수련에 이바지한다.

⑯ 방사선사의 직업적 발전에 이바지한다.

최근 연구(연구자: 이윤희 외)에 의해 분석된 방사선사의 직무분석은 표 16-4와 같다.

일반적으로 직무분석이란 일의 과업과 작업 절차와 같은 직무 중심(job-oriented) 행동에 대한 정보의 모음으로, 직업 종사자들이 실제 수행해야 할 작업, 임무 및 책임이 무엇인가를 확인하고 구체화 하며, 조직하고 명시하는 과정이다.

16-13 4차 산업혁명을 대비하는 방사선사의 역할

▶ 이 글은 홍주완 교수(을지대학교 방사선학과) 글 〈4차 산업혁명과 방사선사〉 (방사협보, 2018. 여름호, 374호)에서 인용하였음.

4차 산업혁명(4th Industrial Revolution), 빅데이터(Big Data), 인공지능(Artificial Intelligence, AI)은 현대사회를 살아가는 사람에게 중요한 토픽이다. 이 토픽에 관심을 가지고 있는 사람은 세 가지 그룹으로 구별될 것 같다.

첫째, 이런 토픽들이 나타나게 된 배경이 무엇인지 이해하고 활용하고자하는 얼리어댑터(early adaptor) 그룹

둘째, 새로운 토픽에 단순한 흥미를 느끼고 각각의 의미를 조금씩 알아보고 싶지만, 새로운 분야에 대한 진입장벽으로 인해 시대에 뒤떨어지지 않을 정도의 기초 지식만을 얻는 그룹

셋째, 이런 토픽에 관심이 비교적 약한 그룹.

이 칼럼은 의료현장에서 최첨단 장비를 이용하는 방사선사의 더 나은 미래상을 위해, 4차 산업혁명에 대비하는 방사선사의 역할에 대해 논의하고자 한다.

4차 산업혁명과 빅데이터

4차 산업혁명은 2016년 스위스 다보스에서 열린 “세계경제포럼(World Economic Forum,

표 16-4. 방사선사의 직무분석

업무의 분류	Task					
A. 환자간호	A1. 환자에게 방사선과 방사선 피폭에 대해 설명하기.	A2. 검사 전 환자 맞이하기.	A3. 검사 전, 후에 환자에게 검사에 관해 교육하기.	A4. 방사선 검사에 따른 검사(Lab) 결과 확인하기.	A5. 검사 시 발생할 수 있는 성추행 예방하기.	A6. 응급상황 발생 시 환자 보살피기.
	A7. 환자의 활력징후(Vital Sign) 확인하기.	A8. 무균 조작법(Aseptic technique)에 따라 환자 간호하기.				
B. 방사선 검사	B1. 일반촬영 검사하기.	B2. 유방촬영 검사하기.	B3. 치과촬영 검사하기.	B4. 초음파 검사하기.	B5. 전산화단층촬영 검사하기.	B6. 자기공명영상 검사하기.
	B7. 골다공증 검사하기.	B8. 양전자 방출 단층 촬영(PET-CT) 검사하기	B9. 컴퓨터 적외선 채열 촬영 검사하기(DIT)	B10. 심전도 검사하기	B11. 담당의사에게 가기 전 영상에 대해 사전 점검(screening) 하기.	B12. 응급환자 및 장애인 검사하기.
	B13. 뇌혈류 초음파 검사하기					
C. 피폭관리	C1. 환자 & 보호자에 대한 피폭 관리하기.	C2. 작업종사자(방사선사)에 대한 피폭 관리하기.	C3. 동료직원들에 대한 피폭 관리하기.	C4. 방사선 안전관리 책임자로서 병원에 대한 전반적인 관리하기.	C5. 환자 및 동료직원 들에게 방사선 피폭에 대한 교육하기.	C6. 피폭 시 그에 대한 대처 방안에 따라 조직 구성원들 및 환자와 보호자 보호하기.
	C7. 검사 시 조사야 설정 및 차폐하기.	C8. 장비에 대한 선량 확인하기.				
D. 정도관리	D1. 검사 시 조사야 설정 및 차폐하기	D2. 외부업체 참여 정도 관리하기	D3. 내부직원 참여 정도 관리하기			
E. 교육 및 자기 개발	E1. 보수교육 및 학회 등 계속교육에 참석하기(전문성 향상)	E2. 방사선 장비 정도 관리에 대해 교육하기	E3. 논문작성에 필요한 연구 방법론 등을 교육하기	E4. 방사선과 학생 실습을 지도하기.	E5. 신규 방사선사 교육하기.	E6. 스트레스 관리하기.
	E7. 건강관리하기					
F. 영상처리 및 화질관리	F1. 필름 보관 및 대여 관리하기.	F2. 현상기 관리하기	F3. 폐 필름 처리하기	F4. 영상데이터 관리하기.	F5. 모니터 Q/C 하기.	F6. 영상 보정하기.
	F7. 환자 개인정보 유출에 대해 관리하기.	F8. 의료영상저장전송시스템(PACS) 관리하기.	F9. 전자의무기록(EMR) 관리하기.			
G. 방사선치료	G1. 치료계획 세우기	G2. 전산화 치료 계획 세우기	G3. 방사선 치료하기.	G4. 차폐체 또는 기타 고정장치 개발 및 적용하기.	G5. 정도 관리하기(피폭 관리 및 선원 관리하기)	G6. 방사선 동위원소를 이용하여 치료하기.
	G7. 작업종사자 및 실습 학생과 보호자 교육하기.	G8. 환자 및 보호자 간호하기.				
H. 비전리 방사선 검사	H1. 안저 촬영하기	H2. 레이저 치료하기	H3. 체외 충격파 쇄석술(ESWT) 시행하기.			

자료: 이윤희 외, 교육과정 개선을 위한 방사선사 직무분석, 방사선기술과학, 34권, 3호, 2011.

WEF)"에서 처음 언급된 개념으로 3차 산업혁명(3th Industrial Revolution)을 기반으로 한 디지털과 바이오산업, 물리학 등의 경계를 융합하는 기술혁명이라고 설명하고 있다. 이 설명이 내포하는 것은 특정 분야에 속하지 않고 새로운 가치를 창출해낼 수 있다는 의미가 있다.

4차 산업혁명은 빅데이터와 인공지능을 포괄적으로 담고 있는 용어로, 놀라운 기술이 개발되어 새로운 단어가 등장하였다고 생각되지만 사실 이러한 개념은 오래전 등장했다. 컴퓨터가 없던 시절에도 빅데이터는 존재 하였으며, 컴퓨터가 발명된 이후 인공지능에 관한 이론과 기술은 개발되었지만 과거에는 이러한 데이터를 효율적으로 활용할 수 있는 도구가 없었기에 큰 발전을 할 수가 없었다. 하지만, 최근 4차 산업혁명과 관련된 빅데이터와 인공지능이 지금에 와서 다시 회자되는 이유는 정보통신기술의 발달이 큰 역할을 하였기 때문이다.

또한 국내에서 많은 관심을 기울이게 된 사건 중 하나로 2016년 3월 이세돌 바둑9단과 바둑프로그램 알파고(AlphaGo, Google, DeepMind Technologies Limited)의 대국을 통해서 일 것이다. 4차 산업혁명의 특징으로 초연결성, 초지능성, 예측가능성이 있으며, 이를 가능하게 하는 기반에는 빅데이터가 자리 잡고 있다.

빅데이터란 말 그대로 방대한 양의 데이터를 의미하며, 여러 경로를 통해 다양하고 방대한 양의 데이터를 수집하고 이를 축적해 놓은 것이다. 이렇게 축적된 데이터는 주민등록번호처럼 단순히 개인을 식별하기 위한 자료 또는 과거 행동양식 파악 정도로 사용된다면 의미가 퇴색될 것이다. 이러한 빅데이터의 진정한 가치는 다양한 방식으로 수집된 데이터와 데이터분석, 분석을 통한 특징 분류를 통해 미래 상황에 대한 예측이 가능하게 된다. 현대인들은 이러한 빅데이터를 통해 실생활에서 많이 접하고 있을 것이다. 예를 들어 인터넷으로 자전거를 주문했을 경우, 해당 사이트에서 안전모를 추천 상품으로 보여주는 방식이다. 이는 자전거를 구매한 사람들의 방대한 데이터를 분석하여 대부분 자전거 구매 시 안전모를 구매했으니 '아마 당신도 이 안전모가 필요할 겁니다.'라고 알려주는 것이다. 이러한 방식은 단순해 보이지만 빅데이터 분석을 활용한다면 다양한 부가가치 창출에 기여할 수 있음을 보여준다.

빅데이터와 의료

최근 빅데이터는 의료분야에도 다양하게 활용되고 있다. 병원은 과거 종이차트방식에서 벗어나 병원정보시스템(Hospital Information System, HIS)과 의료영상을 위해 의료영상저장전송시스템(Picture Archiving and Communication System, PACS)을 구축하고 있다. 이러한 전자시스템으로 병원 역시 의료정보에 관한 빅데이터를 구축하고 있다. 앞서 기업에서 빅데이터를 활용하여 추천 상품이라는 예측을 통해 새로운 가치를 창출하는 것과 마찬가지로 의료영역에서 빅데이터 활용을 통해 의료분야의 새로운 가치를 창출 할 수 있다. 가장 대표적인 예로 IBM Watson Health 중 Watson for Oncology이다. 암환자에 대한 빅데이터를 기반으로 환자 데이터 입력 시 강력추천, 추천, 비추천 등 치료방법을 3가지로 나누어 암환자에게 가장 효율적인 치료 방향을 예측하여 권고하고 제시하는 시스템이다. 또한 구글에서는 2016년 Journal of the American Medical Association(JAMA)에 발표한 논문에 따르면 안저사진(fundus photograph)을 통해 당뇨성 망막병증(diabetic retinopathy) 판독에 대해 평균적인 안과전문의보다 성적이 좋다고 발표하였다.

또한 방사선사 관점에서 일반X선촬영, 전산화단층촬영, 자기공명영상 등 방사선사 업무 범위에서 활용 할 수 있는 흥미로운 연구 역시 다양하게 진행되고 있다. 몇 가지 예를 들면 미국 국립보건원(National Institute of Health, NIH)에서 흉복부 림프절(thoracoabdominal lymph node) 검출을 위해 연구가 진행되었으며, 아직 실험 단계이지만 자기공명영상을 이용하여 전산화단층촬영 영상으로 합성하는 연구의 결과가 발표되기도 하였다. 방사선종양학 분야의 데이터는 치료 정보가 전향적으로 저장되어 품질이 우수하다고 알려져 있기에 앞으로 기대가 매우 크다.

방사선사의 미래 역할

방사선사는 진단을 위한 의료영상을 생성할 뿐만 아니라 병원에서 영상검사, 방사선종양치료 분야에 걸쳐 굉장히 중추적인 역할을 담당하고 있다. 과거의 의료영상은 필름(x-ray film)을 사용하였지만, 현재는 의료용 디지털 영상 및 통신 표준(Digital Imaging and Communications in Medicine, DICOM)을 이용하여 전산화된 자료를 구축하고 있으며, 이를 관리하는 업무도 방사선사가 진행하고 있다. 이처럼 전산화된 방사선사 업무는 자연스럽게 의료영상 관련 정보 빅데이터와 접하게 된다.

방사선사는 의료기관에서 어느 직종보다 의료영상 관련 정보에 독보적인 전문가이며, 새롭게 추구되는 병원의 발전 목표에 선도하여 나아갈 수 있는 충분한 여건이 마련되어 있다.

따라서, 4차 산업혁명이 도래한 시대에 방사선사는 의료영상 생성 및 관리뿐만 아니라, 의료영상 관련 정보 빅데이터 활용능력과 참신한 아이디어를 통해 지금까지 구축해 놓은 훌륭한 방사선사의 역량을 바탕으로 한 단계 더 나아간 경쟁력을 확보하여 미래의 방사선사 상(像)을 만들어 나가길 희망한다.

16-14 인공지능을 활용한 디지털 의료영상의 발전

▶ 이 글은 정재호 박사(경희의료원 PACS팀장, 신구대학교 방사선학과 겸임교수) 글 〈인공지능과 의료방사선의 미래〉(방사협보, 2017. 여름호, 370호)에서 인용하였음.

1) 의료분야에서 인공지능(Artificial Intelligence) 활용

인공지능(AI) 알파고가 바둑계에서 세계 최강자인 이세돌 9단(2016년 3월)과 중국의 커제 9단(2017년 5월)을 연파한 후 인공지능에 대하여 사회적으로 큰 이슈가 되었다.

이에 의료계 여러 방면에 걸쳐 인공지능을 활용하여 진단 및 진료도구로서 연구가 활발하며 상용화 된 제품도 나온 실정이다. 인공지능이 적용된 PACS도 곧 개발 완료되어 의료기관에 보급이 될 전망이다. 담당하고 있는 환자 목록을 자동으로 조회하거나 과거 영상 비교 시 동일한 신체부위를 자동으로 비교 측정하는 것과 같은 역할을 수행할 것으로 보여진다.

실리콘벨리의 선각자이자 유명 벤처투자가인 비노드 코슬라(Vinod Khosla)는 몇 년 전 "미래에는 80%의 의사가 첨단 기술로 대체될 것이다"라고 공개석상에서 주장하였다. 즉, 대규모의 데이터에 기반하고 막강한 연산 능력으로 무장한 기계가 평균적인 의사보다 진료에 있어서 더 저렴하면서도 정확하고 객관적일 수 있다고 언급한 것이다. 또한, 질환의 진단 및 치료에 있어서 의사마다 일관성이 떨어지며 편차가 심한 이유가 인공지능과 같은 첨단기술의 적용이 가속화되는 요인임을 지적했다.

당시엔 의사들뿐만 아니라 과학자들조차 기술의 발달에 따른 의료의 변화는 인정하였지만 의사의 대체역할에는 격렬한 찬반양론이 일어났다. 하지만 이제 현실이 되고 있음을 인정할 수밖에 없다.

IBM 왓슨은 암 치료 영역에서 대용량의 전자의무기록, 유전정보 등의 빅데이터를 활용하여 딥러닝(Deep Learning)기술로 암 치료 분야에서 큰 성과를 내고 있으며 국내에도 2016년 9월 가천대 길병원을 필두로, 부산대병원, 건양대병원, 대구가톨릭병원, 계명대 동산병원 등이 도입을 했다. 물론 국내 의료환경에서 충분히 검증되었는지, 보완되어야 할 제도적, 법적 문제도 풀어야 할 숙제이다.

의료영상분야는 현대의학의 철학적 근간인 근거중심의학(evidence based medicine)의 기본 아래 질환 유무를 판정하는데 있어서 의사의 직관적 해석을 도와주는 주요한 매체로 인식되고 발전되어 왔다. 영상의학 분야 또한 비약적으로 발전하여 오늘에 이르렀다.

뢴트겐이 발견한 X-선은 인체의 내부를 들여다보는 획기적 전환점을 만들었고, CT, MRI, 초음파 등의 영상진단은 한층 업그레이드 되어 나날이 짧은 시간에 고화질의 영상정보를 제공하는 효율성을 갖추며 현대의학의 주요한 진단도구로 자리매김 하고 있다. 이제 인공지능에 의한 영상진단분야 또한 새로운 전환점의 시기에 이르렀고 우리는 가까운 시일안에 알파고가 바둑계를 충격에 빠뜨리듯 새로운 패러다임의 영상진단분야와 맞닥뜨릴 것을 확신한다.

2) 인공지능과 의료방사선의 미래

영상의학분야에서 인공지능을 활용한 제품과 연구는 어느 정도까지 이루어졌는지 살펴보고자 한다. 특히, 이 분야는 방대한 학습량을 기반으로 특정 종류의 의료영상 데이터를 해석하고 판독하는 역할이다. 현재 임상에서 사용하고 있는 엑스레이 장치 및 CT, MRI, 초음파, 양전자단층촬영 등 대부분의 의료영상진단 장치들은 디지털로 영상을 처리하고 있다. 1990년대 들어오면서 PACS가 국내에 보급되고 대형병원을 중심으로 앞 다투어 PACS를 설치·운영하기 시작하면서 명실상부하게 영상의학 분야가 디지털화 되는 전환점을 맞이하였다. 이때부터 본격적으로 의료영상 분석기술이 개발되고 적용되기 시작하였다.

시카고대학 등에서 유방 엑스레이 영상(digital mammography)분야에서 컴퓨터보조진단(computer aided diagnosis, CAD)기술을 개발하였다. 연구그룹은 1993년 북미영상의학회(Radiological Society of North America, RSNA)에서 자신들이 개발한 CAD 시스템을 시연하기 위해 직접 118명의 영상의학전문의를 초청하여 검증을 하였다. 이 새로운 기술을 기반으로 'R2 technology'라는 회사에서 개발한 CAD 프로그램이 상업화하여 미국식약처(FDA)에서 승인을 받게 되고 유방 엑스레이 영상 판독에 두 번째 판독의사(second opinion reader)로 사용될 수 있다는 인정을 받게 되었다. 이는 세계 최초로 컴퓨터 프로그램을 활용하여 의료영상을 판독을 하고 그 대가로 의료보험수가를 받게 되는 첫 사례가 되었다.

일반 산업분야에는 영상인식 분야가 이보다 더욱 빨리 적용되어 자동차번호 인식, 안면 인식, 홍채 인식 등과 같이 다양한 분야에 적용되고 더욱 발전되어 오늘에 이르렀다. 하지만 의료영상분야는 사람의 생명을 다루는 특성으로 인해 인식 실패, 오류 등 작은 오차도 허용되지 않는 특수성을 가지고 있다. 또한 질환의 다양성, 희귀질환, 신생질병 등 다양한 경우의 수까지 반영되어야 하므로 이러한 부분까지 컴퓨터 알고리즘이 구현해 낸다는 것은 실로 어려운 점이 아닐 수 없었다. 이를 해결하기 위한 다양한 시도와 끊임없는 연구를 통해 몇몇 방법이 제안되고 실험되었다. 먼저, 통계학적인 방법이 제안되었는데 인체의 해부학적 특성과 질환의 다양한 형태를 통계적으로 정확하게 모델링하는데 한계가 있음을 직시하게 되었다. 또 다른 방법으로 여러 형태의 변이를 가지고 있는 장기를 미리 분할하고 이를 정합(registration)하여 적용하는 정합알고리즘이 제안 되었으나 이는 컴퓨터가 계산할 경우의 수가 너무 방대하여 비효율적인 것으로 판명되었다.

3) 인공지능의 딥러닝(deep learning)

이세돌과 바둑 대결로 유명해진 '알파고'의 등장으로 의료영상분야, 나아가서 의료계 전체에 영향을 끼치게 되는 혁신적인 방법이 제안되었다.

'딥러닝(deep learning)' 즉, 컴퓨터가 자가 학습을 통해 검사영상을 분석하고 판독하며, 환자 진료에도 이를 적용하여 처방 및 검사결과를 분석하게 되는 컴퓨터 시스템이 개발되어 보급단계에 이르렀다. 의료영상을 분석하고 판독을 위해서 세부적인 주요 과제로서 객체검출(detection), 객체경계추출(segmentation), 객체검출(detection) 등이 필요하다. 딥러닝은 많은 기계학습 방법 중에서 인공신경망이라는 방법론에서 발전한 기술이다. 인공신경망은 인간의 뇌의 작동원리를 본따서 만들었다. 수많은 신경세포가 연결되어 뇌를 구성하는 것처럼, 인공신경망은 뇌의 신경세포의 '뉴런'에 해당하는 '노드'라고 하는 작은 요소들을 연결해서 만든 네트워크이다. 그렇다면 데이터를 전달하는 단순한 기능을 하는 뉴런이 어떻게 정보를 저장하는 것일까. 바로 수많은 뉴런이 네트워크를 이룬 '연결 상태' 자체가 바로 저장된 정보를 나타낸다고 할 수 있다. 즉, 개별 뉴런은 신호를 받고 보내는 단순한 기능만 하지만, 이런 뉴런들이 거대한 네트워크를 이루면 인간의 뇌가 될 만큼 강력해지는 것이다. 이것이 바로 '신경망'이다.

이를 위해 딥러닝 인공신경망 기술을 적용한 이미지데이터의 분석에 특화된 컨볼루션 신경망(convolution neural network, CNN) 알고리즘이 적용되었다. 딥러닝은 많은 기계학습 방법 중에서 인공신경망이라는 방법론에서 발전한 기술이다. 또한 딥러닝도 다양한 방식의 테크닉으로 나누어지는데 대표적으로 이미지 데이터의 분석에 특화된 컨볼루션 신경망(Convolution Neural Network, CNN)과 시간의 흐름에 따라 변화하는 데이터를 분석하기 위한 순환신경망(Recurrent Neural Network, RNN) 등으로 나눌 수 있다.

CNN은 앞의 컨볼루셔널 계층을 통해서 입력 받은 이미지에 대한 특징(Feature)를 추출하게 되고, 이렇게 추출된 특징을 기반으로 기존의 뉴럴 네트워크를 이용하여 분류를 해내게 된다.

4) 인공지능의 영상의학 분야 활성화를 위한 과제

이러한 기술을 토대로 MRI, CT, 초음파, mammography, 엑스레이 영상, 현미경 영상, 안저사진, 피부사진 등 진단영상을 활용한 대부분 영역을 망라하고 있다고 해도 과언이 아닐 정도다. 이러한 연구에는 역시나 딥러닝 중에 이미지 분석의 왕좌를 차지하고 있는 컨볼루션 신경망(CNN)이 대부분 활용되고 있다. 국내에서도 이러한 기술을 바탕으로 상업적으로 시도하고 있는 'A사' 'B사'라고 하는 대표적인 두 업체가 있다. A사는 폐질환 영상검출 분야와 골연령(bone age) 측정 분야에서 두각을 나타내고 있으며, B사는 폐결핵 추출과 유방촬영영상 판독분야에서 세계적으로 기술을 인정받고 있다. 이러한 시스템들은 의료기기 또는 의료 소프트웨어 개발이라는 까다로운 절차와 관련 법안의 적용을 받게 되어 상업화 하는데 많은 시간과 노력을 필요로 한다. 하지만 미국은 2017년 5월 혁신적인 FDA 법안을 통과시켰다.

적절한 자격 요건을 갖춘 회사에 "자격(pre-certify)"을 부여하고, 이 회사들이 만든 디지털 헬스케어 제품은 출시 전 인허가 과정을 면제받거나, 간소화된 인허가 과정(streamlined pre-market review) 만을 거치게 된다는 제안이다. 이는 기존에 각각의 제품에 대해서 임상시험을 사전에 수행하고, 그 결과를 기반으로 인가, 허가를 얻은 후에 시장에 출시하는 방식을 완전히 뒤엎는 것이다. 이를 통해 환자는 기술혁신의 수혜를 좀 더 신속하게 받을 수 있게 되었다. 기존의 FDA의 승인절차를 비교하자면 놀랍도록 파격적인 법안이라 할 수 있다.

우리도 제4차 산업혁명의 시대를 맞이하여 의료산업의 변화에서 앞서 나가려면 관련 법안의 수정과 혁신이 절실하다.

과거 의료가 환자의 증상에 따라 의사의 직관대로 진료를 하였다면, 현재 의료는 철저하게 근거 자료에 기반하여 진료와 치료를 하였고, 미래에는 빅데이터 분석을 통한 알고리즘에 기반하여 미리 질환을 예측하고 예방하는 의료행위로 발전할 것이다. 이러한 전환 시점에 방사선사는 어떻게 미래를 준비하고 예측해야 할 것인가? 제4차 산업혁명이 도래한다고 하는데 의료분야 특히, 영상의학분야는 어떤 변화를 맞이할 것인가?

보스턴 매사추세츠 종합병원의 방사선과 교수이며 명예회장인 Thrall 박사는 영상 의학 분야의 미래에 대해 다음과 같이 몇 가지 언급하였다.

첫째, 장기 해부학 및 병리학을 뛰어 넘는 생체 영상 즉, 약리학 및 세포 및 분자 생물학 분야의 의료 영상을 촬영하며 측정 단위는 센티미터와 밀리미터에서 마이크로미터와 나노미터까지 세분화 되었다. 종합적으로 살펴보면 이러한 발전은 방사선과학을 분자 의학영상 및 유전체학 시대로 옮겨 갈 수 있도록 유도한다.

둘째, 디지털 의료영상은 인간이 정성적으로 인식할 수 없는 정보를 담고 있는 자료의 원천이며 컴퓨터를 통해 2차적으로 유도된 매개변수를 추출하여 질병이 진행되는 과정에서 그 매개변수들이 나타내는 특징들을 이해하며 다차원 영상으로 묘사할 수 있을 것이다.

셋째, 향후 10여년에 걸쳐서 더 이상 논의의 대상이 되지 않을 만큼 방사선량(radiation dose)을 감소시킬 것이다. Phase contrast X-ray imaging 즉, 위상차 X-선 영상을 임상적으로 활용할 수 있는 기술이 적용된다면 CT 영상의 환자선량을 획기적으로 줄여줄 수 있을 것이다.

넷째, 앞으로의 영상처리 기술 및 방사선영상의 정밀성과 복잡성이 증가되어 이를 처리하기 위한 전문교육이 필요할 것이며 의학적 영상정보의 고유 가치로 인해 이를 처리하는 영상처리 방법의 '소유권'을 위해 연구경쟁이 계속 증가할 것이다. 또한, 의사 및 그 외 작업종사자의 작업시간을 줄여주고 환자를 위한 방사선 선량도 감소시키며 영상처리 서비스의 활용이 더욱 효율적으로 이루어 질 것이다.

이상과 같이 여러 학자들과 전문기관 연구보고서의 공통된 주장을 종합하여 정리하자면, 방사선영상 뿐만 아니라 진단에 이용되는 각종 영상진단은 갈수록 발전할 것이며, 컴퓨터를 활용한 다양한 시도와 연구로 사용자는 편리하고 효율적으로 초기질환을 판별할 수 있을 것이다. 또한 방사선 선량에 대한 제한으로 인공지능을 활용한 '저선량 진단법'의 개발이 요구되어진다. 그리고 분자영상학을 활용하여 질병을 예방하는 수준까지 발전할 것이다. 특정 질환의 검사 시 의료영상진단과 동시에 치료가 병행되는 프로세스도 도입이 될 것으로 보고 있다. 이렇게 발전해 나가는 진단영상분야에 대비해 향후 방사선사의 교육체계나 업무범위에 대한 심도 있는 논의와 연구를 통해 새로운 업무범위의 확대방안과 제도적 보완이 마련되어야 할 것으로 생각한다.

16-15 방사선사 선서(안)

히포크라테스 선서(Oath of Hippocrates)는 의성(醫聖)으로 불리우는 그리이스 의사 「히포크라테스」에 의해서 기원전 6세기에서 기원 후 1세기경에 걸쳐 쓰여졌을 것으로 보는, 가장 오래되고 대표적인 의학윤리 문서의 하나이다.

오늘날은 원문보다 이를 조금씩 수정한 약식 선서가 많이 읽히고 있다. 우리나라에서 의과대학 졸업 때에 쓰이는 다음 선서문도 사실은 원문을 크게 바꾼 「제네바 선언」(1948년 제네바 세계의학협회 총회에서 채택)이다.

이 제네바선언(Declaration of Geneva)은 의학이 추구하는 인간적인 목표에 대한 의사들의 공헌을 표현한 헌장이다.

히포크라테스 선서

이제 의업에 종사할 허락을 받음에
나의 생애를 인류봉사에 바칠 것을 엄숙히 서약하노라.
나는 은사에게 대하여 존경과 감사를 드리겠노라.
나는 양심과 품위를 가지고 의술을 베풀겠노라.
나는 환자의 건강과 생명을 첫째로 생각하겠노라.
나는 환자가 나에게 알려준 모든 것에 대하여 비밀을 지키겠노라.
나는 의업의 고귀한 전통과 명예를 유지하겠노라.

나는 동업자를 형제처럼 여기겠노라.
나는 인종, 종교, 국적, 정당관계 또는 사회적 지위 여하를 초월하여 오직 환자에 대한 나의 의무를 지키겠노라.
나는 인간의 생명을 그 수태된 때로부터 더없이 존중하겠노라.
나는 비록 위협을 당할지라도 나의 지식을 인도에 어긋나게 쓰지 않겠노라.
나는 자유 의사로서 나의 명예를 걸고 위의 서약을 하노라.

히포크라테스 선서의 정신을 기초로 하여 작성한 '방사선사 선서'(가칭)안은 다음과 같다.

◆방사선사 선서(안)

이제 방사선사로서 전문직업에 종사할 허락을 받음에, 나의 자유스런 판단에 따라 다음 사항을 약속하고, 이것을 지킬 것을 선서한다.

나는 방사선사의 전문적인 직무와 역할에 충실한다.
나는 환자의 생명과 건강을 첫째로 존중한다.
나는 환자에게 최상의 방사선의료 서비스와 CARE를 한다.
나는 국민, 환자, 의료팀을 불필요한 방사선 피폭으로부터 방어하는데 최선을 다한다.
나는 성심으로 의료팀과 협조하며, 최선으로 의료정보를 제공한다.
나는 방사선사 동료들과 협력하고 전문 기술 향상과 발전을 위해 연구, 노력한다.
나는 환자의 권리를 옹호하고, 직업 윤리를 실천한다.
나는 직무를 행하는 동안 알게 된 환자의 정보에 대해 비밀을 지킨다.
나는 직업의 명예를 지키고, 후진 양성을 위해 가지고 있는 지식과 기술을 성심으로 제공한다.
나는 보건의료인으로서 봉사하고, 인류 건강 및 국민 보건 향상을 위해 이바지 한다.

결국, 의학·의학기술은 인류를 위한 것이지, 그 반대는 절대로 아니다. 의학기술은 도구이다. 더 좋은 건강한 세상을 만드는 것은 선택된 몇 명의 의료종사자의 임무가 아니라 우리 모두의 의무이다.

"인류에 대한 따뜻한 가슴과 사랑의 손길을 가진 진취적인 방사선사가 여는 건강한 세상(the healthy world)"– 이것이 '방사선 진료환자 CARE'가 지향하는 목표이며 결론이다.

생각을 여는 창 38

방사선(放射線)과 함께라면

방사선과 더불어 가는 삶 길

너라면 그럴 수 있지
모습이 보이지 않더라도
목소리가 들리지 않더라도
네가 항상 곁에 지키어 있는 줄을 알아

본디 그랬듯이,
맛과 향기를 드러내 주지 않더라도
내가 욕망을 찾아 너를 떠나지는 않아

울고 있는 생명, 병자(病者)들을 위해
너는 몸을 던져주며 사느니
인류 건강과 안전의 수호자여
과학의 탐구자여

겨울의 심연에서
봄을 간절히 잉태하고 있는 네 곁에
나는 아름다운 동반자가 되고 싶다

오늘도 너는 강열한 눈빛을 주고 있어
"시대를 뚫어라"
"어두운 세계에 빛을 비춰라"
"굽힘없이 날개를 펼쳐라"

너에게 오래 변하지 않는 사랑을 품고 사느니
열정을 함께 불태우고 사르리라
너를 그리워하느니
새벽종이 울 듯
가슴에 울림이 온다

사랑해요, 방사선!

*이 글은 최종학 지음 시 〈방사선과 함께라면〉(시집 "꽃이 보내온 행복 노래"에 수록)

생각을 여는 창 39

좋아하는 일에 미쳐라

무엇이든,
"그냥 하는 사람은 열심히 하는 사람을 당할 수 없고,
열심히 하는 사람은 즐겨서 하는 사람을 당할 수 없고,
즐겨서 하는 삶은 미쳐서 하는 삶을 당할 수 없다!"라는 말이 있다.

우리는 새로운 일을 시작하기 전부터 두려움과 불안함을 느끼기 시작한다.
거절 당하지 않을까?
창피 당하지 않을까?
과연 내가 해낼 수 있을까?

우리 머릿속은 온갖 상상을 하면서
실패에 대한 불안감을 떠올리면서 망설이는 것이다.
아직 시작하지도 않았는데, 먼저 거절이나 창피 당하는 것을 먼저 상상하는가?

과감하게 도전해 보라.
거절을 당해봐야 다음에는 거절당하지 않는 법을 배우게 되며,
창피를 당해봐야 조심을 하고 다음에는 더 잘하게 되는 것이다.

성공하기 위해서는 단순히 열심히 하는 것이 아니라,
내가 좋아하는 일을 찾아야 한다.
자기 자신을 믿고,
믿음을 굳게 가지고 두려움을 이겨내면서 그 일에 몰입해야 한다.

목마른 사람이 우물을 파듯이 절박하게 간절히 원하고,
하고자 하는 일에 미쳐야 하는 것이다.
성공은 멀리 있는 게 아니라,
좋아하는 일에 미쳐서 하다보면
어느새 당신의 눈앞에 다가와 있는 것이다.

4차산업혁명 시대에서는 자신이 좋아하는 일을 찾아야 한다.

*정병호(레인보우 인재교육원 원장) 글 "좋아하는 일에 미쳐라" 중에서
("길問길答", 셀프북 미디어 펴냄, 2018년)

부록

의학윤리 관련 자료

이상적인 방사선사 상(放射線士 像)

〈대한방사선과학회, 1981년 제정〉

1. 인간존중에 철저하고 직업윤리를 실천할 수 있는 방사선사
2. 심오한 전문기술을 가지고 스스로 판단하고 행동할 수 있는 방사선사
3. 의학의 발전에 대응할 수 있는 방사선사
4. 의료팀과 협력할 수 있는 방사선사
5. 의학의 공학적 영역에 대하여 전문기술을 가진 방사선사

방사선사 윤리강령

〈대한방사선사협회, 1986년 제정〉

1. 방사선사는 인간존중에 최우선하는 직업윤리를 실천해야 한다.
2. 방사선사는 심오한 학문적 연구와 발전적 기술향상을 위하여 평생교육에 힘써야 한다.
3. 방사선사는 방사선관리의 적정을 기하여 환자에 대한 피폭선량 경감을 위하여 노력해야 한다.
4. 방사선사는 국민의료 봉사를 행함에 있어 직업적 품위를 지키며 사회적 신뢰를 받기위해 노력해야 한다.
5. 방사선사는 국민보건 향상의 일익을 담당하는 전문직업인으로서 긍지를 갖는다.

미국 방사선사 윤리강령(Code of Ethics of ASRT)

〈The American Society of Radiologic Technologists, 2003년 제정〉

1. 방사선사(Radiologic technologist)는 환자의 요구와 필요에 따라 전문가적인 태도로 행동하며, 환자 진료의 질을 증진하기 위해 동료들을 지원한다.
2. 방사선사는 사람의 존엄성을 최대한 존중하며, 인류에 대한 서비스를 제공하기 위하여 직업의 주요 목표를 증진하는데 노력한다.
3. 방사선사는 성, 인종, 신념, 종교 또는 사회·경제적 지위에 차별 없이 질병과 개인의 특성에 따라 제한 없는 환자 진료와 서비스를 제공한다.
4. 방사선사는 이론적인 지식과 개념에 따른 기술을 실행하고, 고안된 목적에 부합하는 기기와 부속품을 사용하고, 절차와 기술을 적합하게 적용한다.
5. 방사선사는 환자를 진료하는데 있어 상황을 평가하고 판단하며, 전문적 결정에 대하여 책임을 가지고, 환자에게 최대의 관심을 가지고 행동한다.
6. 방사선사는 의사가 환자를 진단하고 치료함에 있어 도움을 줄 적절한 정보를 관찰과 의사소통을 통해서 얻기 위해 대리인의 역할을 한다. 그리고 의료적 해석과 진단은 방사선사의 전문적 업무범위 밖이라는 것을 인식한다.
7. 방사선사는 기기와 부속품을 사용하고, 기술과 절차를 적용하고, 실무기준에 따라 서비스를 제공하고, 환자와 자신과 다른 의료팀에게 최소한의 방사선을 조사하기 위해 전문 기술을 실현한다.
8. 방사선사는 직업에 적합한 윤리적인 행동을 하고, 방사선 진료 환자의 권리를 보호한다.
9. 방사선사는 전문적 실무의 과정에 위임된 비밀들을 존중하고, 환자의 사생활 보호 권리를 존중하며, 법률의 요청에 의해서만 개인 정보를 지역사회의 복리를 보호하기 위하여 공개한다.
10. 방사선사는 계속교육에 참여하여 지식과 기술을 증진하는데 노력하며, 동료들과 지식을 공유하고 전문분야의 새로운 면을 연구한다.

일본진료방사선기사회 강령

〈일본진료방사선기사회, 1997년 제정〉

1\. 우리는 의료를 필요로 하는 사람들에게 봉사한다.

1\. 우리는 팀의료의 일원으로 행동한다.

1. 우리는 전문분야의 책임을 수행한다.
1. 우리는 인류의 이익을 위해서 항상 배우고 익힌다.
1. 우리는 'informed consent'를 존중하고 실천한다.

*일본방사선기사회는 창립 50주년(1997년)에 제정한 "일본 진료방사선기사회 강령"에 따른 진료방사선기사(診療放射線技師)의 직업윤리를 명확히 하기 위하여 2004년 10월에 발족한 위원회에서 토의하여 강령 주석을 달아 "진료방사선기사 윤리강령 지침"을 작성하였다.

진료방사선기사 윤리강령 지침

1. 우리들은, 의료를 요구하는 사람들에게 봉사합니다.

현재의 의료에서 환자는 최선의 의료를 받을 권리가 있다고 하며, 지금에 와서는 이 이념은 보편적으로 인식되고 있다. 이 체제를 기본으로, 임상에서는 많은 전문 스탭에 의해 환자들의 다양한 병의 상태와 요구에 따른 의료를 하고 있다. 그 의료 행위에서는, 환자가 가지고 있는 복잡한 사정이나 내면적인 고뇌 등을 신중하게 밝혀내, 대응하는 것이 요구되고 있다.

현재의 의료직의 역할로서 진료방사선기사도 환자를 대우하는데 본연의 자세로 극적인 변혁을 가져오고 있다. 즉, 의료를 요구하는 사람들(환자)의 존엄을 지키는 것, 대등한 인격으로서 존경하고, 성실히 대응하고, 거짓을 배제하고, 프라이버시를 지키는 것. 그 위에, 업무로서 실시하는 방사선 조사가 사람들에게 해를 미치지 않게 숙련된 기술을 습득하고 있어야 한다.

우리의 의료를 요구하는 사람에게 '봉사'는 환자의 인권을 보장하여, 양질인 의료를 받도록 노력을 하는 것과 동시에, 자신은 전문직의 일원으로서 환자로부터 신뢰를 받는데 충분한 품격을 갖추어, 전문성을 가지고 업무를 수행해 제공하는 것이다.

2. 우리들은, 팀 의료의 일원으로서 행동합니다.

'팀 의료'란, 여러 직종의 다양한 전문 영역의 의료종사자가 의료를 받는 사람들(환자)의 건강지원에 대해서 최선을 다하는 것을 공통 사명으로서 협동하는 것이다. 우리 진료방사선기사는, 팀 의료의 일원으로서, 이 공통 사명으로 협력 관계를 유지해, 각각의 직종이 자유롭게 의견을 논의한 의료를 실천해야 한다.

또, 진료방사선기사는, 검사·치료의 주체자인 의료를 받는 사람들과 함께, 의료종사자 사이에 진료 정보를 공유해 납득하기 쉬운 설명을 하여, 방사선 의료의 전문직 입장으로 안전하고 질 높은 방사선 의료를 제공하는 것이 요구되고 있다.

팀 의료의 전제가 되는 것은 학식, 소양, 품격이 뒷받침한 신뢰 위에 서로의 전문성을 이해하는 것으로, 그것에 의해 각각의 능력을 최대한으로 발휘할 수 있는 것이다. 이것에 의해 '팀 의료' 일원으로서 행동하기 위해서는 전문 분야의 책임을 완수하여 항상 학습하는 자세가 필요하다.

3. 우리들은, 전문 분야의 책임을 완수합니다.

진료방사선기사의 업무는, 진료방사선기사법 제2조 제 2항의 방사선을 인체에 조사하는 것으로, 같은 24조의 2에 정해진 검사를 실시하는 것이다. 주요 업무는 의료영상을 만들고 방사선 치료를 하는 것이다. 보건과 예방 의학의 중요성이 증가하고 있는 현대에서 의료영상이 맡는 역할은 크다.

인체에 대한 방사선 조사에 있어서, 우리의 책무는 보다 좋은 의료영상의 제공, 정확한 조사 및 방호의 최적화이다. 또, 의료 현장의 방사선관리와 장치 기기의 안전관리도 중요한 책무이다.

진료방사선기사는 의료에 종사하는 전문직으로서, 의료를 요구하는 사람들에 대한 성의 있는 대응과 봉사, 개인정보의 비밀 보장 및 환자에게 설명하여 동의를 얻는 중요한 책무도 있다.

이와 같은 책무를 완수하기 위해서는 스스로의 건강을 지키는 것 이외에, 매일 연구를 통해서 첨단 정보를 취득하는 등, 기술의 유지·계발(啓發)에 노력하는 것이 한층 더 큰 책무이다.

4. 우리들은, 사람들의 이익을 위해서, 항상 학습합니다.

의료 기술의 진보는 눈부시고 진단을 받는 사람의 의료에 대한 기대도 날마다 변화하는 오늘에 있어서, 우리 진료방사선기사는, 진단을 받는 사람에게 무엇이 이익이 될까를 항상 생각하고 행동하는 것이 요구되고 있다. 이것을 위해서는, 의료의 지식이나 기술뿐만 아니라 모든 분야에 걸친 학습이 평소부터 중요하다.

국가자격인 면허는 어디까지나 의료종사자로서의 출발점에 불과하며, 매일매일 계속하는 학습을 요구하고 기대한다는 점에서, 이 면허의 가치가 있는 것이다. 이 학습은 어디까지나 개인의 자발적 동기에 따라야 하며, 계속성을 필요로 하는 것과 동시에 방향성도 중요하다.

이 학습내용에는 발전하는 검사 기술이나 치료 기술을 밑바탕으로, 의료 안전의 확보나 의료 윤리, 의료 경제, 사회 정세 등, 넓게 견문과 지식을 가지는 일도 포함된다.

진료방사선기사회에서는 회원의 평생 학습을 지원하기 위해서 다양한 교육 활동을 실시하고 있다. 회원은 이것들도 이용해, 진단을 받는 사람이 안심하고 의료를 받을 수 있도록 한층 더 직책에 대한 자각을 가져, 자기 계발과 능력 확대를 하기 위해서 모든 생애를 통해 학습을 끊임없이 할 필요가 있다.

5. 우리들은, 인폼드 컨센트(informed consent)를 존중하고 실천합니다.

오늘, 인폼드 컨센트(informed consent)의 중요성은 사회의 사람들에게 침투하고 있어, 환자는 의료를 받을 때에 자기 결정권을 권리의 하나로서 인식하고 있다.

그러나, 진료방사선기사의 입장에서 인폼드 컨센트(informed consent)는 의사의 인폼드 컨센트(informed consent)와는 뜻을 달리하고 있다. 의사와 환자 사이에서는 '설명과 동의'가 있었다고 해도, 방사선 조사라고 하는 의료 행위에 대해 재차 환자의 이해나 협력을 필요로 하기 때문이다. 그리고 우리는, 방사선의 피폭과 장해에 대해 언제라도 데이터 제시를 포함해 환자에게 충분한 설명을 하고, 납득을 얻은 후에 검사나 치료를 실시할 수 있도록 준비하고 있어야 한다.

우리의 업무는 광범위한 연령층에서 정상 사람으로부터 위독한 사람까지 대상으로 하고 있다. 따라서, 방사선 업무의 인폼드 컨센트(informed consent)는 다양한 모습으로 해야 하는 것이 많아, 어떠한 상황에서도 신속히 적응할 수 있는 것이 중요하다. 전부 공통되고 있는 것은, 환자의 인격을 존중하는 겸손의 정신과 의료 직업인으로서 품위를 갖추고 있는 행동이다.

히포크라테스 선서 (Oath of Hippocrates)

〈히포크라테스 B.C. 6세기~A.D. 1세기경〉

이제 의업에 종사할 허락을 받음에
나의 생애를 인류봉사에 바칠 것을 엄숙히 서약하노라.
나의 은사에게 대하여 존경과 감사를 드리겠노라.
나는 양심과 품위를 가지고 의술을 베풀겠노라.
나는 환자의 건강과 생명을 첫째로 생각하겠노라.
나는 환자가 나에게 알려준 모든 것에 대하여 비밀을 지키겠노라.
나는 의업의 고귀한 전통과 명예를 유지하겠노라.
나는 동업자를 형제처럼 여기겠노라.
나는 인종, 종교, 국적, 정당관계 또는 사회적 지위 여하를 초월하여 오직 환자에 대한 나의 의무를 지키겠노라.
나는 인간의 생명을 그 수태된 때로부터 더없이 존중하겠노라.
나는 비록 위협을 당할지라도 나의 지식을 인도에 어긋나게 쓰지 않겠노라.
나는 자유 의사로서 나의 명예를 걸고 위의 서약을 하노라.

제네바 선언 (Declaration of Geneva)

〈세계의학총회, 제네바, 1948년 채택〉

의업에 종사할 한 일원으로써 받아들여지는 이 시간에:

나는 나의 일생을 전인류에 대한 봉사에 공헌할 것을 엄숙히 선서한다.

나는 스승에 대하여 당신이 당연히 받아야 할 존경과 감사를 드리겠다.

나는 나의 의업을 수행함에 있어서 양심과 권위를 가지고 행하겠다.

내 환자의 건강은 나의 최대의 관심사이다.

나는 환자의 비밀을 말하지 않겠으며 환자가 사망한 후라고 하여도 그에 관한 비밀을 말하지 않겠다.

나는 모든 최선을 다하여 의업의 명예롭고 숭고한 전통을 유지하겠다.

나의 동료들은 나의 형제와 같다.

나는 환자의 종교나, 국적이나, 종족이나, 정당이나, 사회적 지위 등에 관계없이 그들에 대한 나의 의무를 다하겠다.

나는 인간이 수태된 그때부터 인간생명에 대하여 최상의 존경을 바치겠으며 어떠한 위협이 온다 하더라도 인류애에 위배되는 의술을 행하지 않겠다.

나는 자유로이, 그리고 내 명예를 걸고 이 약속을 한다.

♣ 이 헌장은 1948년 스위스 제네바에서 개최된 세계의학협회 총회에서 채택되고, 1968년 시드니에서 개최된 제22차 세계의학협회에서 개정된 것으로, 의학이 추구하는 인간적인 목표에 대한 의사들의 공헌을 표현한 헌장이다.
이 제네바 헌장은 현시대와 잘 맞지 않는 히포크라테스 선서를 현대화시키기 위하여 시도된 것이다.

나이팅게일 선언문 (The Nightingale Pledge)

나는 나의 일생을 깨끗하게 살며, 내 직무에 충실할 것을 하나님 앞과 여러분 앞에서 삼가 서약 합니다.

남에게 해로운 일은 무엇이나 하지 않겠으며, 해로운 약인 줄 알고서는 자기나 남에게 쓰지 않겠습니다.

간호사업 수준을 향상시키기 위하여 내 전력을 다 하겠으며, 직업을 통하여 내게 알려진 개인이나 가족의 비밀을 굳게 지키겠습니다.

나는 성심으로 의사와 협조하며 내게 맡겨진 사람의 안위를 위하여 이 몸을 바치겠습니다.

의료윤리에 대한 국제협약

〈1983. 10〉

의사의 일반적인 의무

- 의사는 의업의 수행에서 최고의 수준을 유지해야 한다.
- 의사는 환자의 이익을 대변하여 자유롭고 독립된 전문적인 판단을 내릴 때 영리적 동기의 영향을 받아서는 안된다.
- 의사는 어떤 의료행위에 있어서도 동정심과 인간존엄을 존중하는 마음을 가지고, 전적으로 기술적 및 도덕적으로 독립하여 적절한 의료서비스를 제공하도록 헌신하여야 한다.
- 의사는 환자와 동료에게 정직하게 대하고, 성격이나 능력에 결함이 있거나 협잡 또는 사기에 가담한 의사를 폭로하는데 노력하여야 한다.
- 다음 행위는 비윤리적인 것으로 간주된다.
  a) 해당국가의 법률이나 의학협의의 윤리규약으로 허용된 경우 이외에 의사 자신이 스스로를 선전하는 행위
  b) 환자 유치나 환자 이송을 위해 어떤 금품이나 배려를 주거나 받는 행위
- 의사는 환자와 동료 그리고 모든 보건관계 전문직종의 권리를 존중해야 하며, 환자의 비밀을 엄수해야 한다.
- 환자의 신체 및 정신적 상태를 약화시킬 수도 있는 의료시술을 제공할 때에 의사는 오직 환자의 이익에 바탕하여야 한다.
- 의사는 새로운 발견이나 기술 또는 치료법을 비전문적인 경로를 통해 공표할 때에는 매우 신중을 기하여야 한다.
- 의사는 자기 자신이 직접 확인한 것만을 보증해야 한다.

환자에 대한 의사의 의무

- 의사는 항상 인간의 생명을 보존할 책임이 있음을 명심하여야 한다.
- 의사는 전폭적인 성실과 모든 과학적 자질을 다하여 자기 환자를 돌볼 의무가 있다. 검사나 치료법이 자신의 능력을 벗어나는 경우에는 필요한 능력을 갖춘 다른 의사에게 의뢰하여야 한다.
- 의사는 다른 동료들이 돌볼 의지와 능력이 있다고 확신할 수 있는 경우를 제외하고는 인도

적 의무로서 응급처치를 제공할 의무가 있다.

의사 상호간의 의무

- 의사는 동료들이 자기에게 대해 주기를 바라는 그대로 동료들에게 대해 주어야 한다.
- 의사는 동료의사의 환자를 유인해서는 안된다.
- 의사는 세계의사회에 의해 승인된 〈제네바 선언〉의 원칙을 준수하여야 한다.

* 이 국제협약은 1949년 10월 영국의 런던에서 개최된 세계의학협회 제3차 총회에서 채택되었으며, 1968년 8월 오스트레일리아의 시드니에서 개최된 제22차 세계의학협회 총회와 1983년 10월 이탈리아 베니스에서 개최된 제35차 세계의학협회 총회에서 다시 개정되었다.

의학윤리 원칙 (Principles of Medical Ethics)

〈미국의사협회, 1957년 제정〉

의학윤리에 관한 제 원칙들

이것은 의사들이 개인적으로나 집단적으로 높은 수준의 윤리적인 진료를 하는데 도움이 되도록 마련한 것이다. 이 원칙들은 강제성을 띤 규약이라기보다는 이러한 원칙들을 근거로 하여 의사가 대하게 되는 환자, 동료의사, 보조인 및 여타의 관련된 직업인들, 그리고 대중과의 관계에 있어서 올바른 결정을 내릴 수 있도록 제시한 것이다.

1. 의업의 제1 목표는 인간의 고귀함을 최대로 존경하면서 인류에 대한 봉사를 행하는데 있다. 의사는 환자를 진료함에 있어서 모든 가능한 진료를 최선을 다하여 행하고 이로 인하여 환자들은 의사에 대한 신뢰감을 가지게 될 것이다.
2. 의사는 자신의 의학지식 및 기술을 새롭게 하기 위하여 최선을 다해 노력하여야 하며 이렇게 하여 습득한 지식을 환자와 동료의사들에게 항상 베풀 수 있는 마음가짐을 가지고 있어야 한다.
3. 의사는 과학적인 근거에 의하여 발견된 치료법만을 쓸 것이며 동시에 이 원칙을 위배한 의료인과는 자발적으로 관계를 갖지 말아야 한다.
4. 의업에 종사하는 의사들은 윤리적인 면에서나 기술적인 면에서 자질을 갖추지 못한 의사로 인하여 일어날 수 있는 피해로부터 일반 공중은 물론 그들 스스로를 방어할 수 있어야 한다.

   의사는 모든 법을 따라야 하며 의업의 고귀함과 명예를 존중하여야 하고 그 내규를 받아들여야 한다. 그들은 동료의료인들이 불법적이거나 비윤리적인 행동을 할 경우 주저없이 이를 폭로하여야 한다.

5. 의사가 누구를 진료할 것인지 선택하는 경우도 있을 것이다. 그러나 야간 응급환자의 경우, 그는 모든 능력을 다하여야 한다. 환자에 대한 진료를 거부할 수 없으며 일단 진료를 시작하면 상태가 좋아졌다 하더라도 환자가 알아야 할 모든 주의사항 등을 다 알려준 후에야 진료를 끝냈다고 할 수 있다. 환자를 자신의 진료에 임하도록 유인하여서는 안된다.
6. 의사는 상황이 그로 하여금 자유롭고 완전한 의학적인 결정을 내리는데 방해되거나 의료의 질을 저해하는 원인이 될 경우에는 진료를 행하여서는 안된다.
7. 의사는 진료비를 받는데 있어서 자기가 한 것만큼의 보수만을 받아야 한다. 그가 받는 보수는 의료행위와 환자의 지불능력에 부합하여야 한다. 환자를 필요에 따라 다른 의사에게로 후송 의뢰할 경우 커미션을 받아서도 안되며 다른 의사에게 주어서도 아니된다. 진료에 수반되는 기구나 주사나 다른 모든 처방들은 환자에게 온전히 이익을 줄 때에만 쓰여져야 한다.
8. 의사는 의심이 가는 환자이거나 자신이 해결할 수 있는 문제 이상의 복잡한 문제를 지니고 있는 환자를 만날 경우, 다른 의사에게 후송의뢰하는 것이 의료의 질을 향상시킨다고 간주될 때에는 즉시 후송 의뢰하여야 한다.
9. 의사는 의료행위를 함에 있어서 자신이 지니고 있는 진료에 대한 확신이라든가 이에 관한 자신의 결점 등을 법으로 이야기하게끔 되어 있거나 또는 이렇게 함으로써 개인이나 사회의 안녕이 유지될 수 있다고 생각되는 경우 이외에는 이야기하여서는 안된다.
10. 의업이 지니고 있는 명예로운 이상은 의사가 환자 개인만을 책임지는 것이 아니고 건강과 지역사회의 안녕을 증진시키는 것을 목적으로 하는 의업활동에 대한 의사의 관심 및 참여가 당연한 것임을 의미한다.

병원윤리강령

〈대한병원협회 제정〉

우리 병원인은 인간생명의 존엄성을 인식하고 박애와 봉사정신으로 우리의 강령을 아래와 같이 다짐한다.

1. 병원은, 의료가 제일의 의무임을 인식하고 모든 환자에게 최선의 진료를 제공한다.
2. 병원은, 항시 구급진료 태세를 완비하고 사랑과 정성으로 환자를 보호한다.

3. 병원은, 직원의 인화와 협동적 노력으로 친절하고 윤리적인 진료 분위기를 조성한다.
4. 병원은, 부단한 연구와 교육훈련으로 의료발전에 기여하고 환자의 신뢰를 높인다.
5. 병원은, 진료환경을 청결히 유지하고 감염 및 화재예방 등 안전관리에 주의 의무를 다한다.
6. 병원은, 관계법규를 준수하고 모든 거래행위를 공정무사하게 처리한다.
7. 병원은, 환자 진료의 비밀을 지키고 환자의 신앙적 관습을 존중한다.
8. 병원은, 유관기관 및 단체와 상호 협력하고 지역사회 주민의 보건증진에 노력한다.
9. 병원은, 도의적이며 적정한 홍보활동을 하고 타 병원을 비방하거나 환자 유인 행위를 하지 않는다.
10. 병원은, 환자 관리, 시설장비 및 진료활동면에서 과학적이고 객관적인 표준을 유지향상시킨다.

한국 의사의 윤리

〈대한의학협회 제정〉

우리 의사는 사람의 고귀한 생명과 건강을 보전 향상하는 일을 탐구하고 실천함을 본직으로 삼는다. 의사는 인류사회에 대한 봉사정신에 투철하고 지성인으로서 긍지를 갖는다. 이에 우리 의사들은 다음과 같은 윤리를 준수할 것을 서약한다.

1\. 의사는 환자의 인격을 존중하고 그들의 질병을 예방, 진료함을 사명으로 한다.

1\. 의사는 직무를 수행함에 있어 최고의 의학 수준을 유지하도록 끊임없이 연구 노력한다.

1\. 의사는 과학적 근거 위에 정립되지 않은 예방 및 치료에 종사하거나 관여하지 아니한다.

1\. 의사는 새로운 진료방법을 쓰거나 사람을 의학의 조사연구 대상으로 함에 있어 신중을 기한다.

1\. 의사는 의학적 판단과 의술을 훼방하는 어떠한 행위에도 구애받지 않으며 직무에 대한 권위와 영예를 드높인다.

1\. 의사는 환자를 진료함에 있어 최선을 다하며 필요한 때에는 다른 의사의 협력을 요청한다.

1\. 의사는 의도(醫道)의 앙양을 위하여 서로 협력하고 의사의 품격과 명예를 손상시키는 선전이나 광고를 하지 아니한다.

1\. 의사는 진료 등 직무수행에 따른 적정한 보수를 받는다.

1\. 의사는 정당한 사유없이는 직무상 알게 된 환자의 비밀을 누설하지 아니한다.

1\. 의사는 보건의료의 직무와 더불어 지역사회 발전에 적극 참여한다.

한국 간호사 윤리강령

〈한국간호협회 제정〉

간호의 기본책임은 건강의 증진, 질병의 예방, 건강의 회복 및 고통의 경감에 있다. 간호의 근본이념은 인간의 생명의 존엄성과 기본원리를 존중하는 것이며, 따라서 간호는 국적이나 인종, 사상, 종교, 연령, 성별, 사회적 배경에 의해 영향을 받지 않는다. 간호사는 인류의 건강복지의 증진, 간호사업의 발전 및 간호사의 권익을 위하여 윤리강령을 제정하고 각 간호현장에서 이를 준수하여 복지사회를 실현하는데 이바지 한다(본 강령은 국제간호윤리강령을 기초로 하여 제정되었다).

대상자에 대하여

1. 간호사는 국가사회의 일원으로서 건강사회 구현의 주역임을 인식하고 권위와 긍지를 가지고 간호직에 임하며 국가비상시에 대비한다.
2. 간호사는 개인의 신앙, 가치관 그리고 관습을 존중한다.
3. 간호사는 직업상 알게 된 개인의 비밀을 전문적인 판단 없이는 개방하지 않는다.

전문직 업무에 대하여

4. 간호사는 간호업무와 간호교육의 표준을 결정하고 이를 시행하는데 있어 그 주역을 담당한다.
5. 간호사는 전문교육과 훈련을 바탕으로 간호활동을 전개하며 간호의 학문적 발전에 능동적으로 참여한다.
6. 간호사는 실진적으로 가능한 최고 수준의 간호를 제공한다.
7. 간호사는 간호사업의 발전과 사회적 지위 향상 및 권익을 위하여 조직체의 활동에 적극 참여한다.

협동자에 대하여

8. 간호사는 법적 권한과 의무를 정확히 알고 다른 전문직의 영역을 침해하지 않는다.
9. 간호사는 업무와 관련된 모든 사람들과 협조한다.
10. 간호사는 간호를 받는 자가 타인에 의해 안전에 위협을 받을 가능성이 있을시 이를 보호하기 위한 적절한 행위를 한다.

국제간호 윤리규약(International Code of Nursing Ethics)

〈국제간호협회, 1953년 제정, 1965년 개정〉

간호사의 기본책임은 그 보호아래 맡겨진 각 사람의 생명을 보전하고 고통을 덜어주며 건강을 유지하고 증진하도록 도와주는 일이다.

전문 간호직을 통하여 인류애를 실천하고 봉사하는 간호사는 양심적이고 진실한 행동으로 직업윤리를 앙양함으로서 사회정의 실현을 추구한다.

간호사는 면허소지자로서 자격과 권리에 따르는 도의적 책임과 의무를 다하기 위하여 다음의 윤리강령을 존중하고 준수한다. 그외에 세부적인 윤리문제에 관해서는 각자의 올바른 철학과 직업적 양식으로써 결정한다.

1. 간호사는 국제 간호 윤리규약과 제네바 협정에서 밝혀진 적십자 원칙을 따른다.
2. 간호사는 민주 국민의 정신으로 지역사회인의 건강을 위하여 일하며 국가 비상시에 대비하는 자세를 갖춘다.
3. 간호사는 받은 간호교육이 인류복지에 공헌할 것을 확신하며 계속적인 수련으로 자질향상에 노력한다.
4. 간호사는 의료보건팀의 요원으로 질병의 예방과 퇴치에 힘쓰며 개인, 가정, 국가 및 국제사회의 발전을 위하여 활동한다.
5. 간호사는 환자의 인종, 성별, 사상, 종교, 빈부 또는 사회적 지위를 초월하여 간호한다.
6. 간호사는 환자와 그 가족의 인격을 존중하여 성실하게 대하며 직업상 알게된 그들의 비밀을 굳게 지킨다.
7. 간호사는 간호 행위 실시에 있어서 높은 수준의 지식과 기술을 적용하며 비윤리적인 행위에는 참여를 거부한다.
8. 간호사는 업무의 한계를 분명히 알고 행함으로 다른 전문직의 영역을 침해하지 않는다.
9. 간호사는 의사의 처방을 명확하게 이해하고 바로 행하며 처방이 잘못된 줄 알고는 실시하지 않는다.
10. 간호사는 관찰한 증상과 실시한 내용을 사실 그대로 정직하고 정확하게 기록하고 보고한다.
11. 간호사는 업무와 관련된 모든 사람들과 원만한 관계를 유지하며 윤리적인 기풍을 조성한다.
12. 간호사는 공·사를 확실히 구별하며 공적인 시간과 물자를 사사롭게 쓰지 않는다.
13. 간호사는 약속한 근무기간을 엄수하며 정당한 보수만을 받는다.

14. 간호사는 사생활을 건전하게 영위하며 외모와 행동을 단정히 하여 전문직업인으로서의 긍지를 높인다.
15. 간호사는 자치활동에 참여하여 각자의 직업적 발전과 권익확장을 위해 힘쓰며 간호사업 수준 향상에 이바지한다.

임상병리사 윤리강령

〈대한임상병리사협회 제정〉

우리 임상병리사는 존엄한 인간생명과 건강을 위하여 박애와 봉사정신으로 국민보건 향상에 이바지하기 위하여 아래 강령을 준수하여야 한다.

1. 임상병리사는 직무를 수행함에 있어 의료과학 수준을 유지하도록 계속 학술연구와 발전에 기여하고 사회의 신뢰도를 높인다.
2. 임상병리사는 관계법규를 준수하고 명예와 권익을 침해하는 비윤리적인 행위를 아니한다.
3. 임상병리사의 기본 책임은 정확한 검사의 기술적 관점 이외의 검사결과들에 대한 어떠한 해석도 하지 아니한다.
4. 임상병리사는 업무수행상 안전관리를 위해 환경청결을 유지하고 병원내 감염예방에 적극 노력한다.
5. 임상병리사는 의료기사법 또는 다른 법령에 규정된 경우를 제외하고는 그 업무상 알게된 비밀을 누설하지 아니한다.
6. 임상병리사는 유관기관 및 단체의 윤리 앙양을 위해서 협력하고 임상병리사의 품위를 손상하는 행위를 아니한다.
7. 임상병리사는 협동과 인화단결로서 회원 상호간의 협력으로 협회 발전에 기여한다.

미국 응급구조사 윤리강령

〈1978년 제정〉

전문응급구조사로서 전문적 지위는 사회, 다른 의료 전문인, 전문적인 응급구조사에 대한 의무를 다하며 자발적인 개인적 참여에 의해 유지되고, 증진된다. '일반응급구조사'나 '전문응급구조사'로서 나는 다음 윤리강령을 따를 것을 엄숙하게 선서한다.

응급구조사의 기본적인 책임은 생명을 보존하는 것이며 고통경감과 건강증진을 위함이며 해를 주지 않고 응급의료처치를 가능하게 하며 질을 향상시키는 것이다.

응급구조사는 국가, 인종, 종교, 피부색, 지위에 관계없이 인간 존엄에 기초한 인간 요구에 근거한 서비스를 제공한다.

응급구조사는 공공의 안녕에 해로운 것에는 전문지식과 기술을 사용하지 않는다.

응급구조사는 전문적인 일을 하면서 알게된 모든 비밀정보는 법적인 요구 없이는 존중하며 비밀을 지킨다.

한 시민으로서 응급구조사는 법을 이해하며 지지하고 시민의 의무를 다한다; 전문인으로서 응급구조사는 모든 사람에 대한 응급의료 처치의 질을 증진하는데 관심을 가지며 시민과 다른 건강관리 전문가와 일함으로써 무한책임을 진다.

응급구조사는 전문적인 자격을 유지해야 하며 응급의료 체계의 다른 건강관리요원의 자격에 대해서도 관심을 보여야 한다.

응급구조사는 전문적인 훈련과 교육의 기본을 정의하고 유지하는데 책임을 진다.

응급구조사는 독립적이든 비독립적이든 응급의료에 개인적인 전문적 행위와 판단에 책임을 지며 응급구조사의 실무에 영향을 주는 법을 알고 지킨다.

응급구조사는 응급구조사와 응급의료체계에 영향을 미치는 법률제정을 알아야 하며 참여할 책임이 있다.

응급구조사는 직업의 명예를 반영하는 개인적 윤리지침을 지킨다.

전문적 서비스에 참여하는 응급구조사 또는 응급구조단체는 직업의 존엄성에 따라 행동한다.

응급구조사는 응급구조사의 전문적 능력이 요구되는 어떠한 서비스라도 자격이 안되는 사람에게 위임하지 않도록 하여 공공을 보호할 책임이 있다.

응급구조사는 응급구조사협회, 간호사, 의사, 응급의료체계의 다른 건강관리요원과 신뢰를 유지하며 함께 조화있게 일한다.

응급구조사는 비윤리적인 절차를 거부하며, 적절하고 전문적인 방법으로 다른 권위있는 기관에 적절하지 못하거나 비윤리적인 행동을 밝힐 책임이 있다.

참 약사 선언문

〈건강사회를 위한 약사회, 2000년 제정〉

나는 건강사회를 위한 약사회 회원으로서 건강한 사회, 건강한 주민, 건강한 약사를 위한 참 약사가 되기 위하여 다음과 같이 서약한다.

하나, 나는 약사로서 내가 가지고 있는 전문가적 지식과 기술을 모든 인류가 건강한 삶을 영위할 수 있도록 사용할 것을 서약한다.

하나, 나는 상업적 영리를 얻기 위한 부당한 수단과 방법을 절대 배척하며, 약사로서 최상의 윤리상태를 유지할 것을 서약한다.

하나, 나는 건강한 사회를 만들기 위해 모든 잘못된 제도와 환경을 개선하는데 앞장서고 총체 보건 실현에 최선을 다할 것을 서약한다.

하나, 나는 분단된 조국의 통일과 자유, 평등, 정의를 실현하기 위하여 작은 것부터 실천하고, 사회 진보와 연대를 위한 활동을 한 가지 이상 행할 것을 서약한다.

환자진료 윤리지침

〈가톨릭중앙의료원, 1991년 제정〉

1. 환자의 진료는 영리성 추구가 목적이 되어서는 안된다.
2. 진료분쟁을 예상한 방어적 진료가 시행되어서는 안된다.
3. 의학적으로 정립된 진료와 정확한 양의 투약으로 환자를 치료하되, 어떤 이유에서라도 환자를 차별하거나 과잉 또는 과소진료를 하지 아니한다.
4. 의업(醫業)의 명예를 지켜야 하며 환자진료는 동료 의료인들과 항상 협조하여 최선의 진료를 하도록 힘써야 한다.
5. 환자의 종교와 믿음은 존중하여야 하며, 특히 중환자의 경우 영적으로나 도덕적으로 바른 삶의 가치를 갖도록 도와야 한다.

방사선진료 환자의 CARE

1991년 2월 2일 초판 발행
2019년 3월 2일 개정 8판 발행
2023년 3월 2일 개정 9판 발행

지은이 최종학·송재흥·임창선·임청환
펴낸이 윤 진 영
펴낸곳 도서출판 대학서림

03076 서울특별시 종로구 혜화로 2길 8
전화/(02) 745-1220, 763-1220
FAX/(02) 744-1210
등록/1965. 1. 20
번호/1-88

ISBN 978-89-6940-302-5 93510
값 22,000원